高等职业教育本科药学类专业规划教材

病原微生物与免疫学

（供药学、药物制剂、护理、食品类、药品与医疗器械类及医学技术类等专业用）

主　编　曹伟娟　岑丹维

副主编　童长勇　沈　勇　魏军军　唐正宇

编　者　（以姓氏笔画为序）

王　飒（台州市肿瘤医院）　　　　　　　支雅军（浙江药科职业大学）

叶晓鲜（温州医科大学）　　　　　　　　朱　萍（杭州市临平区第一人民医院）

许佳琳（承德护理职业学院）　　　　　　孙梦竹（九江学院附属医院）

李　晶（福建卫生职业技术学院）　　　　岑丹维（浙江药科职业大学）

汪文寰（温州市人民医院）　　　　　　　沈　勇（河南省肿瘤医院）

张学敏（杭州市临平区第一人民医院）　　陈文婷（湖州师范学院）

赵　茹（陕西国防工业职业技术学院）　　赵美平（湘潭医卫职业技术学院）

姜　舒（台州市肿瘤医院）　　　　　　　贾庆军（杭州市疾病预防控制中心）

唐正宇（长沙卫生职业学院）　　　　　　唐振强（河南省疾病预防控制中心）

黄　倩（九江职业大学）　　　　　　　　曹伟娟（浙江药科职业大学）

崔相一（浙江药科职业大学）　　　　　　童长勇（宁波大学附属第一医院）

魏军军（宁波市鄞州区第二医院）

中国健康传媒集团

中国医药科技出版社

内 容 提 要

　　本教材是"高等职业教育本科药学类专业规划教材"之一，系根据本套教材编写思想和指导原则编写完成，紧贴教学大纲和岗位职业素养需求。全书分为病原微生物与免疫学两部分，病原微生物学部分涵盖病原微生物学绪论、细菌、其他原核细胞型微生物、病毒以及真菌等内容，主要介绍常见病原微生物的生物学特性，致病性和免疫性，微生物学检查方法及防治原则。免疫学部分包括免疫学绪论、免疫系统组成、基础免疫学和临床免疫学等内容。教材在编写过程中，以学生的职业能力培养为中心，围绕高层次技术技能人才培养目标，对应职业岗位群技术能力的要求，同时注重科研创新思维及独立思考、综合分析的能力。本书为书网融合教材，即纸质教材有机融合电子教材，教学配套资源（题库、PPT、微课等），使教材便教易学。

　　本教材主要供高等职业教育本科院校药学、药物制剂、护理、食品类、药品与医疗器械类及医学技术类等专业师生教学使用，亦可作为相关学科研究生、专科生、成人教育学生及临床工作者的参考用书。

图书在版编目（CIP）数据

病原微生物与免疫学/曹伟娟，岑丹维主编 . —北京：中国医药科技出版社，2023.12
高等职业教育本科药学类专业规划教材
ISBN 978 - 7 - 5214 - 4353 - 0

Ⅰ.①病⋯　Ⅱ.①曹⋯　②岑⋯　Ⅲ.①病原微生物 - 高等职业教育 - 教材 ②免疫学 - 高等职业教育 - 教材　Ⅳ.①R37 ②R392

中国国家版本馆 CIP 数据核字（2023）第 252290 号

美术编辑　陈君杞
版式设计　友全图文

出版　**中国健康传媒集团** | 中国医药科技出版社
地址　北京市海淀区文慧园北路甲 22 号
邮编　100082
电话　发行：010 - 62227427　邮购：010 - 62236938
网址　www. cmstp. com
规格　889mm × 1194mm $\frac{1}{16}$
印张　24 $\frac{3}{4}$
字数　707 千字
版次　2024 年 1 月第 1 版
印次　2024 年 1 月第 1 次印刷
印刷　三河市万龙印装有限公司
经销　全国各地新华书店
书号　ISBN 978 - 7 - 5214 - 4353 - 0
定价　**82.00 元**

获取新书信息、投稿、为图书纠错，请扫码联系我们。

数字化教材编委会

主　编　曹伟娟　岑丹维
副主编　童长勇　沈　勇　魏军军　唐正宇
编　者　（以姓氏笔画为序）

王　飒（台州市肿瘤医院）　　　　　　支雅军（浙江药科职业大学）

叶晓鲜（温州医科大学）　　　　　　　朱　萍（杭州市临平区第一人民医院）

许佳琳（承德护理职业学院）　　　　　孙梦竹（九江学院附属医院）

李　晶（福建卫生职业技术学院）　　　岑丹维（浙江药科职业大学）

汪文寰（温州市人民医院）　　　　　　张学敏（杭州市临平区第一人民医院）

陈文婷（湖州师范学院）　　　　　　　赵　茹（陕西国防工业职业技术学院）

赵美平（湘潭医卫职业技术学院）　　　姜　舒（台州市肿瘤医院）

贾庆军（杭州市疾病预防控制中心）　　唐正宇（长沙卫生职业学院）

黄　倩（九江职业大学）　　　　　　　曹伟娟（浙江药科职业大学）

崔相一（浙江药科职业大学）　　　　　童长勇（宁波大学附属第一医院）

前言 PREFACE

为贯彻党的二十大精神，落实国务院《国家职业教育改革实施方案》《关于推动职业教育高质量发展的实施方案》等文件精神，将"落实立德树人根本任务，发展素质教育"的战略部署要求贯穿教材编写全过程，充分体现教材育人功能，突出教材的思想性、科学性、创新性、启发性、先进性，我们启动了本教材的编写工作，并结合目前病原微生物与免疫学学科教育教学实际，开展校企合作，贯彻产教融合，针对性地优化了教材的体例内容，以适应该领域的迅猛发展及医药行业人才的岗位职业素养需求。

《病原微生物与免疫学》教材内容分为病原微生物与免疫学两部分，病原微生物学部分涵盖病原微生物学绪论、细菌、其他原核细胞型微生物、病毒以及真菌等内容，主要介绍常见病原微生物的生物学特性，致病性和免疫性，微生物学检查方法及防治原则。免疫学部分包括免疫学绪论、免疫系统组成、基础免疫学和临床免疫学等内容。教材既保持了病原微生物和免疫学两门学科的相对独立性，又将两者相关的内容进行了有机结合，使病原微生物学与免疫学的知识形成统一的体系。教材在编写过程中，以学生的职业能力培养为中心，围绕高层次技术技能人才培养目标，对应职业岗位群对病原微生物学与免疫学技术能力的要求，突出病原微生物学与免疫学基本知识的基础性，重点培养学生"厚药德、明药规、强药技、懂智造、接国际、能创新"的"六位一体人才"理念及劳动素养，同时注重科研创新思维及独立思考、综合分析的能力。

本教材主要供高等职业本科院校药学、药物制剂、护理、食品类、药品与医疗器械及医学技术类等专业师生教学使用，也可作为相关学科研究生、专科生、成人教育学生及临床工作者的参考用书。教材在传统内容的编排上结合了插图绘制，在章节设置中增加了数字化资源，每一章配有重点小结、目标检测、PPT、微课及题库等丰富的数字化资源内容，书网融合。同时把推进党的二十大精神进教材作为重要政治任务，融入教材整体设计，充分发挥教材的铸魂育人功能。

教材编写过程中，得到了各编者单位领导和同仁们的大力支持和帮助，在此一并表示最衷心的感谢！尽管编者老师们尽了最大的努力，但病原微生物学和免疫学发展迅速，知识更新速度快，限于编者们写作水平和学术能力，难免存在疏漏之处，恳请广大师生和读者提出宝贵建议和意见，以便不断完善和提高。

编　者
2023 年 9 月

CONTENTS 目录

第二篇　医学免疫学

第一篇
病原微生物学

第一章　病原微生物学绪论 <small>ⓔ 微课</small>

1. 掌握　微生物的定义、特点及种类（三型八大类）。
2. 熟悉　微生物与人类的关系，微生物与医学微生物学等相关概念，正常菌群及条件致病菌的定义。
3. 了解　微生物学发展简史。
4. 利用微生物学相关技术方法，提高正确认识问题、分析问题和解决问题的能力。
5. 增强爱护环境的情感，秉持热爱科学的态度，树立正确的人生观、价值观及伦理道德规范。

一、微生物的种类和特征

微生物（microorganism）是一类体积微小、结构简单、肉眼看不见的微小生物，大小通常以微米（μm）或纳米（nm）计算，必须借助光学显微镜或电子显微镜放大数百倍，数千倍甚至数万倍才能观察到。

微生物种类繁多，难以计算具体的数量。根据其大小、结构特征以及组成可分为三大类，分别是非细胞型微生物、原核细胞型微生物以及真核细胞型微生物。

1. 非细胞型微生物　最小的一类微生物，无典型细胞结构，无产生能量的酶系统，只能在代谢旺盛的活细胞内复制增殖。病毒属于非细胞型微生物，只含有一种核酸类型，DNA 或 RNA，两者不可能同时存在。比病毒结构更简单的亚病毒，如卫星病毒、类病毒、朊粒等，暂时归属于这一类。

2. 原核细胞型微生物　原始核呈环状裸露 DNA 团块结构，无核膜和核仁，细胞器不完善，只有核糖体，DNA 和 RNA 同时存在。如细菌、支原体、衣原体、立克次体、螺旋体、放线菌。

3. 真核细胞型微生物　细胞结构完整，细胞核分化程度高，有核膜和核仁，含有各种细胞器，真菌属于该类微生物。

二、微生物的分布

微生物在自然界广泛分布。江河、湖泊、土壤、矿层、空气等都有数量不等，种类各异的微生物。土壤中存在的微生物最多，1g 土壤中可达到几亿甚至几十亿个。人类和动植物的体表以及体内一定部位也存在大量微生物，如呼吸道、消化道、泌尿生殖道等。正常情况下，微生物种类和数量相对稳定，与机体之间保持相对平衡，称为正常微生物或正常菌群（normal flora）。

正常菌群在生物进化过程中，与宿主环境之间形成相对稳定，协同进化的共生状态。微生物与人体之间相互依存，相互制约，一般情况下对机体不致病，有时甚至有益，可表现为对入侵的某些致病菌有一定的生物拮抗作用，可参与宿主体内某些物质的代谢、营养转化和合成。如乳杆菌和双歧杆菌可产生烟酸和叶酸供人体利用，肠道内大肠埃希菌能合成维生素 K 和维生素 B。正常菌群作为一种抗原能促进宿主免疫器官的发育成熟。研究显示，肠道中正常菌群双歧杆菌、乳杆菌具有一定的抗衰老作用，可能与其清除自由基的毒性有关。

某些条件下，正常菌群中的有些微生物也可以引起疾病，称为条件致病菌。如大肠埃希菌，在肠道中不致病，但一旦进入伤口、泌尿道或腹腔中可引起感染。临床上由条件致病菌引起的感染，称为机会性感染。

当正常菌群的组分发生改变，其功能也会发生变化，从而影响人体健康。已知各类代谢性疾病、消化系统疾病、呼吸系统疾病、心脑血管疾病、神经精神性疾病、肿瘤等多种疾病与肠道菌群的组成改变密切相关。人类肠道菌群与疾病发生发展及治疗的关系也是研究的热点之一。

三、微生物和人类的关系

自然界中各种氮、碳、硫等元素循环需要依靠微生物的代谢。土壤中的微生物可将死亡的动植物有机氮化物转化为无机氮化物，供植物生长所需，植物又可为人和动植物使用。空气中的大量游离氮，也需要依靠土壤中的固氮菌作用才能被植物吸收。没有微生物，动植物不能代谢，人类难以生存。但是，微生物也能引起人类各种感染性疾病，具有致病性的微生物称为病原微生物或致病微生物。如甲型肝炎病毒引起甲型肝炎、结核分枝杆菌引起结核病、HIV 病毒引起艾滋病等，致病微生物还可以引起动植物的感染，如禽流感、牛炭疽、小麦赤霉病、水稻白叶枯病、中药材的霉变腐烂等。

农业方面，微生物可以制造菌肥，产生植物生长素，可以利用微生物感染昆虫来消灭害虫。如苏云金杆菌，能在农作物害虫的肠道中生长繁殖并分泌毒素，导致寄生的昆虫死亡，提高农作物产量。

工业方面，微生物的应用也较为广泛，如制药、食品、纺织、皮革、石油、化工、采矿、冶金、新能源等。通过微生物可以发酵生产维生素 C、氨基酸、抗生素等，降低生产成本，节约粮食，利用微生物进行石油脱蜡，可提高石油产量。

环境保护方面，微生物能降解甲苯、塑料等有机物，从而处理污水、废水，如通过微生物新陈代谢中产生的二氧化碳中和废水中的碱。微生物对污水的氧化还原和分解作用能使废水中的有机磷、氢化物、汞等有害物质转化为无毒物质。

在生命健康领域，微生物是重点研究对象和模式生物。基因遗传、转录、翻译、调控等都是在微生物中发现和证实的。随着分子生物学的发展，微生物在基因工程中的作用更为重要，可以作为多种工具酶和载体系统，有助于培养有益菌种等。

四、微生物学与医学微生物

微生物学（microbiology）是研究微生物形态、结构、代谢、生长繁殖、遗传、进化、类型、分布以及人类、动植物等相互关系的科学，是生命科学的一个重要分支。随着微生物学的发展，又出现了许多新的分支，如普通微生物学、微生物分类学、微生物生理学、微生物生态学、微生物遗传学、分子微生物学等。根据研究对象不同，可分为细菌学、病毒学、真菌学。根据研究和应用领域不同，可分为医学微生物学、兽医微生物学、食品微生物学、农业微生物学、工业微生物学等，所有分支学科互相配合促进，促使微生物学学科不断全面发展。

医学微生物学（medical microbiology）是微生物学的一个分支，主要研究与医学有关的病原微生物的生物学特性、致病机制、机体的抗感染免疫、特异性检测方法及相关的防治措施，以达到控制和消灭感染性疾病的目的，保障和提高人类健康水平。

目前，病原微生物可引起多种传染性疾病，严重威胁人类健康，且至今仍有一些感染性疾病的病原体尚未发现，有些病原体的致病和免疫机制尚不明确，不少微生物导致的疾病缺乏有效的防治措施，医学微生物学的发展仍面临艰巨的任务。

医学微生物学是基础医学中的一门重要学科，掌握医学微生物学的基本理论，可为后期专业课程的学习奠定良好的理论基础。医学微生物学的内容分为细菌学、病毒学、真菌学三部分，每部分包括总论和各论，各论包含常见微生物的生物学特性、致病性、免疫性、微生物学检查方法及防治原则。

五、微生物学发展史

（一）微生物学经验时期

古人虽未观察到具体的微生物，但已将微生物相关知识运用于农业、工业生产和疾病防治。公元前2000多年，夏禹时代就记载了夷狄作酒。春秋战国时期，人们已经通过微生物分解有机物质，进行沤粪积肥。北魏（386～534年）贾思勰《齐民要术》中详细记载了制造酒曲和醋曲的方法，并用豆类发酵制成酱。古人通过糖渍、盐腌、烟熏、风干等方法保存食物，实际是防止食物因微生物生长繁殖而腐烂变质。可见，人们发现微生物之前，就已经在利用微生物了。

我国2000多年前《素问》记载，"五疫之至，皆相染易，无问大小，症状相似"。东晋（265～341年），葛洪在《肘后方》对肺结核、天花、恙虫病等也有相关记载。北宋末年，刘真人提出肺痨由虫引起之说。意大利 Fracastoro（1483～1553年）提出传染病的传播有直接、间接或通过空气传播等多种途径。奥地利 Plenciz 主张每种传染病都由各自独特的活物体所引起。18世纪，我国师道南在《天愚集，鼠死行》中记载描述了鼠疫的流行规律及极高死亡率，同时指出了鼠疫的流行环节。

预防医学方面，我国自古以来就有将水煮沸饮用的习惯。明代李时珍在《本草纲目》中指出，患者的衣服熏蒸以后再穿就不会感染疾病，表明已有消毒的记载，还详细总结了多种防治感染性疾病的药物，如黄连、黄柏、苦参等。古人已经认识到天花是一种烈性传染病，接触后感染和病死率极高，但用患者的痘衣、痘痂可预防天花，并开创了预防天花的人痘接种法。根据明清时期众多医书记载，人们在明隆庆年间（1567～1572年）已经广泛使用人痘苗，并先后传至朝鲜、英国、俄国、土耳其等国家。明朝末年，吴又可作有专著《瘟疫论》，后世诸多医家通过进一步发扬和丰富，形成了中医的温医学派，代表专著有刘松峰的《松峰说疫》，戴天章的《广瘟疫论》，杨栗山的《伤寒瘟疫条辨》，余师愚的《疫疹一得》，分别从不同角度阐述了传染性疾病的病因、诊断、辨证及治疗，对传染病的防治起到了重要的作用。

（二）实验微生物学时期

1. 微生物的发现　1676年，荷兰人列文·虎克（Antony van Leeuwenhoek，1632～1723年）用自制的显微镜放大266倍后，观察了多种样本，如雨水、井水、植物、牙垢等，发现了能运动的"微小动物"并记载下来，观察到微生物有球形、杆状、螺旋状等多种形态，为微生物的存在提供了科学依据。

19世纪60年代，欧洲葡萄酒业比较发达，在酿酒过程中发现有时酒类会变酸。法国科学家巴斯德（Louis Pasteur，1822～1895年）通过实验证明，有机物质的发酵和腐败由微生物引起，酒类变质正是由于微生物污染所致，推翻了之前的"自然发生说"，且通过用加温处理法防止酒类发酵酸败，并沿用至今，用于酒类和牛奶消毒，即"巴氏消毒法"。英国外科医生李斯特（Joseph Lister，1827～1912年）受到巴斯德的启发，通过用苯酚喷洒手术室，煮沸手术用具，降低了患者术后感染的发生，为消毒、防腐以及无菌操作奠定了基础。

德国学者郭霍（Robert Koch，1843～1910 年）利用琼脂固体培养基从环境或患者排泄物中分离细菌并纯培养，有利于对各种细菌特性的研究。此外，他还创立了染色方法和实验动物感染研究，为发现传染病的病原体提供了实验手段。郭霍根据对炭疽芽孢杆菌的研究，提出了著名的郭霍法则。①特异的病原菌应在同一疾病中查见，健康人中不存在；②该种特殊病原菌能被分离培养，得到纯种；③该种纯培养物接种到易感动物，能产生同样的病症；④从人工感染的实验动物体内，能重新分离得到该病原菌纯培养物。郭霍法则为发现多种传染病的病原菌提供了理论指导和依据。但实际应用时需注意一些特殊情况，如有些人看似健康实为带菌者，部分病原体目前还不能人工培养，如麻风分枝杆菌，部分病原体还未发现有易感动物等。此外，一些病原体的确立也可以通过免疫学方法检测血清中的特异性抗体，或通过分子生物学手段鉴定靶组织中的特异性基因。

1892 年，俄国伊万诺夫斯基首先发现了烟草花叶病毒，发现其比细菌还小，能通过细菌滤菌器，光学显微镜下不能看到，称为滤过性病毒，是人类发现的第一种病毒。1897 年德国细菌学家勒夫勒（Loeffler）和弗施（Frosch）发现了第一种动物病毒，即口蹄疫病毒。即 1901 年美国细菌学家里德（Reed）领导的黄热病委员会证实了对人致病的第一种病毒，即黄热病病毒。随后，更多的人类和动物植物致病性病毒相继被发现和分离出来。

2. 免疫学的兴起　18 世纪末，英国医生琴纳（Edward Jenner，1749～1823 年）创立了用牛痘预防天花，为预防医学的发展开辟了途径。随后，巴斯德研制出了鸡霍乱、炭疽和狂犬病的疫苗。德国科学家贝林格（Behring）在 1891 年用白喉抗毒素的动物免疫血清，成功治愈了一名白喉患儿，是第一个被动免疫治疗的病例。随后更多科学家们先后尝试从血清中寻找杀菌和抗病毒物质，促进了血清学的发展。

澳大利亚学者 Burnet 以生物学和分子遗传学的发展为基础，于 1985 年提出了克隆选择学说，阐明了抗体产生的机制，同时对抗原的形成、免疫记忆形成、自身耐受建立和自身免疫等重要免疫生物学现象做出了解释，免疫学逐渐形成了生物医学中的一门新学科。

3. 化学制剂和抗生素的发明　1910 年，德国欧立希（Paul Ehrlich）化学合成了治疗梅毒的砷凡纳明，开创了感染性疾病的化学治疗时代。1935 年，Domagk 发现了百浪多息（prontosil）可治疗致病性球菌感染。随后，一些磺胺类药物相继合成，广泛应用于感染性疾病的治疗。1929 年，弗莱明 Fleming 发现青霉菌产生的青霉素能抑制金黄色葡萄球菌的生长。1940 年，Florey 等将青霉菌的培养液提纯获得了可供于临床使用的青霉素纯品，之后更多的药物如链霉素、氯霉素、红霉素等相继出现，大量细菌性感染疾病得到了控制和治愈。

（三）现代微生物学时期

随着物理、化学、生物、分子生物学、生物化学、遗传学、细胞生物学、免疫学等学科的进展，电子显微镜技术、细胞培养、标记技术、核酸杂交、组织化学、电子计算机等新技术的建立和改进，微生物学得到了快速的发展。

自 1973 年以来，不断有新的病原微生物被发现，如军团菌，幽门螺杆菌，霍乱弧菌 O139 血清型，大肠埃希菌 O157：H7 血清型，肺炎衣原体，人类免疫缺陷病毒，人类疱疹病毒 6、7、8 型等。

1967～1971 年，美国植物学家 Diener 从马铃薯纺锤形块茎病中发现了不具有蛋白质组分的 RNA 致病因子，称为类病毒（viroid）。此后又发现了引起植物病害的卫星病毒（satellite virus），1983 年国际病毒命名委员会统一将这些微生物称为亚病毒（subvirus）。1982 年，美国科学家 Prusiner 从感染羊瘙病的鼠脑中分离出朊粒（prion），该因子只含蛋白质，无核酸成分，能引起海绵状脑病，是一种慢性进行性致死性中枢神经系统疾病。

目前，对病原微生物基因组的研究已取得重大进展。人类已完成大量病原微生物基因组的测序工作，不仅能深入了解其结构功能、致病机制、与宿主的相互关系，还能发现更特异的分子靶标作为诊断分型的依据，有助于临床筛选有效药物和开发疫苗等。

微生物学研究和诊断技术不断进步，以往传统上细菌的鉴定和分类以细菌表型为主，现侧重于基因型方法来分析细菌的遗传学特征，如 DNA 的 G＋C 测定、DNA 杂交、16S rRNA 寡核苷酸序列分析、氨基酸序列分析、基因转移和重组、基因探针、PCR、质粒指纹图分析等。分子生物学技术在病原微生物的分类、新种鉴定、辅助临床诊断和流行病学研究中尤为重要。

临床微生物学检验中，仪器自动化检测或化学试剂盒的使用频率不断增加，免疫荧光、酶联免疫吸附技术、PCR 技术等免疫学和分子生物学技术已被广泛应用。

随着人们对病原微生物基因组和蛋白结构及功能的认识不断深入，微生物学、免疫学、分子生物学等理论和实验技术不断发展和进步，新型疫苗研制开发工作进展顺利。

总体而言，人类对病原微生物的研究取得了巨大的成就，但距离控制和消灭其所致疾病的远大目标依然任重而道远，需进一步加强感染性疾病的病原学，病原微生物的生物学性状与致病机制，抗感染免疫的分子机制等的研究，促进医学微生物学的发展，为提高人类健康水平服务。

目标检测

答案解析

1. 简述微生物的分类及其特点。
2. 简述"郭霍法则"的主要内容。

（岑丹维）

书网融合……

微课　　　本章小结　　　题库

第二章　细菌的形态与结构

学习目标

1. 掌握　细菌的三大类形态和基本结构。
2. 熟悉　细菌的特殊结构，如细菌荚膜、鞭毛、菌毛及芽胞。
3. 了解　细菌形态与结构检查方法。
4. 通过分类、对比等，具备分析、解决问题的能力。
5. 理解科学的发展与技术的进步密切相关。

细菌（bacterium）是一类原核细胞型（prokaryotic cell type）微生物。细菌在范畴上有广义和狭义之分。广义上泛指：各类原核细胞型微生物，包括细菌、放线菌、衣原体、支原体、立克次体和螺旋体等。狭义专指：原核细胞型微生物中的细菌。了解细菌的形态和结构对研究细菌的生理活动、免疫性和致病性，鉴别细菌以及细菌性感染的诊断和防治等有着重要的意义。

第一节　细菌的形态　微课

细菌（bacterium）体积微小，观察细菌最常用的仪器是光学显微镜，其大小可在显微镜下进行测量，一般以微米（μm）为单位。在营养丰富的人工培养条件下，细菌呈单体浮游（planktonic）状态，主要有杆菌、球菌和螺形菌三大类（图1-2-1）。

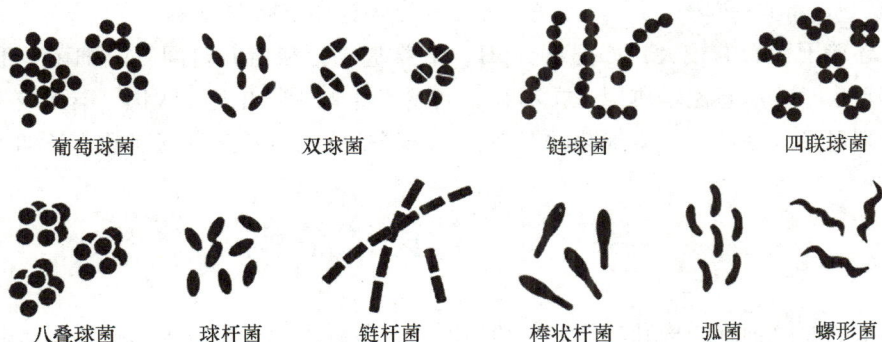

葡萄球菌　　双球菌　　链球菌　　四联球菌

八叠球菌　　球杆菌　　链杆菌　　棒状杆菌　　弧菌　　螺形菌

图1-2-1　细菌的基本形态

一、杆菌

杆菌（bacillus）菌体多为直杆状，也有的菌体稍弯。多数分散存在，也有呈链状排列，称为链杆菌（streptobacillus）。不同杆菌的大小、长短、粗细不一致，菌体两端多呈钝圆形，少数两端平切（如炭疽芽胞杆菌）或两端尖细（如梭杆菌），少数杆菌有特殊的形状，如棒状杆菌（corynebacterium），菌体末端膨大成棒状，球杆菌（coccobacillus）菌体短小接近椭圆形，双歧杆菌（bifidobacterium）菌体末端常有分叉，分枝杆菌（mycobacterium）则有分枝状态等。

二、球菌

球菌（coccus）菌体呈球形或近似球形。球菌呈单个分散排列。一些球菌因其分裂繁殖时，细胞分裂的平面不同、菌体的分离是否完全以及分裂后菌体之间相互黏附的松紧程度不同，可形成不同的排列方式，这对球菌的鉴别具有重要意义。

1. 双球菌（diplococcus）　细菌在一个平面上分裂，分裂后两个菌体成对排列，如脑膜炎奈瑟菌、肺炎链球菌。

2. 链球菌（streptococcus）　细菌在一个平面上分裂，分裂后多个菌体连接呈链状，如乙型溶血性链球菌。

3. 葡萄球菌（staphylococcus）　细菌在多个平面上分裂，分裂后菌体黏连呈葡萄串状，如金黄色葡萄球菌。

4. 四联球菌（tetrad）　细菌在两个互相垂直的平面上分裂，分裂后四个菌体黏连在一起，如四联加夫菌。

5. 八叠球菌（sarcina）　细菌在三个互相垂直的平面上分裂，分裂后八个菌体黏连在一起，如藤黄八叠球菌。

三、螺形菌

螺形菌（spiral bacterium）菌体弯曲，为一类有动力、螺旋形或弧形的革兰阴性杆菌，分类学上属于不同的属。

1. 螺菌属（*Spirillum*）　菌体有两个以上弯曲，如鼠咬热螺菌。

2. 螺杆菌属（*Helicobacter*）　菌体连续弯曲呈螺旋状，如幽门螺杆菌。

3. 弧菌属（*Vibrio*）　菌体只有一个弯曲，呈弧形或逗点状，如霍乱弧菌和副溶血弧菌。

4. 弯曲菌属（*Campylobacter*）　菌体呈 U 形、S 形等，如空肠弯曲菌。

细菌形态受环境因素影响较大，如温度、pH、培养基成分和培养时间等。细菌一般在适宜的生长条件下培养 8~18 小时，形态比较典型，在不利环境或菌龄老时常出现气球状、梨形或丝状等不规则的多形性，称之为衰退型。因此，观察细菌的形态，应选择适宜的生长条件下对数生长期为宜。

第二节　细菌的结构

细菌具有典型的原核细胞结构和功能。一般情况下，各种细菌均具有细胞壁、细胞膜、细胞质和核质，称为细菌的基本结构。部分细菌还具有荚膜、鞭毛、芽胞和菌毛等特殊结构（图 1-2-2）。

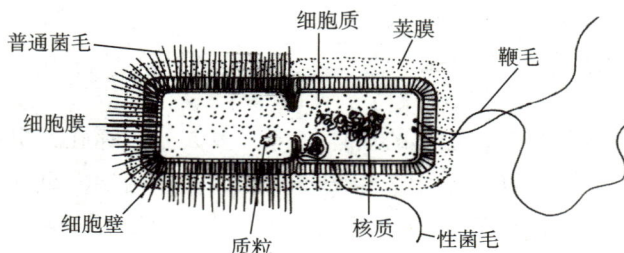

图 1-2-2　细菌的结构

一、细菌的基本结构

（一）细胞壁

细胞壁（cell wall）位于细胞的最外层，包绕在细胞膜的周围。细胞壁是膜状结构，组成成分较复杂，随不同细菌而异。一般光学显微镜下不易看到，能用胞质分离法和特殊染色法或电子显微镜观察。用革兰染色法可将细菌分为两大类，即革兰阳性（G^+）菌和革兰阴性（G^-）菌。两类细菌共有的细胞壁组分为肽聚糖，但又分别含有各自的特殊组分。

1. 革兰阳性菌 细胞壁较厚（20～80nm），除含有5～50层肽聚糖结构外，大多数含有大量的磷壁酸（teichoic acid），少数是磷壁醛酸（teichuronic acid），约占细胞壁干重的50%（图1-2-3）。G^+菌的肽聚糖由聚糖骨架（backbone）、四肽侧链（tetrapeptide sidechain）和五

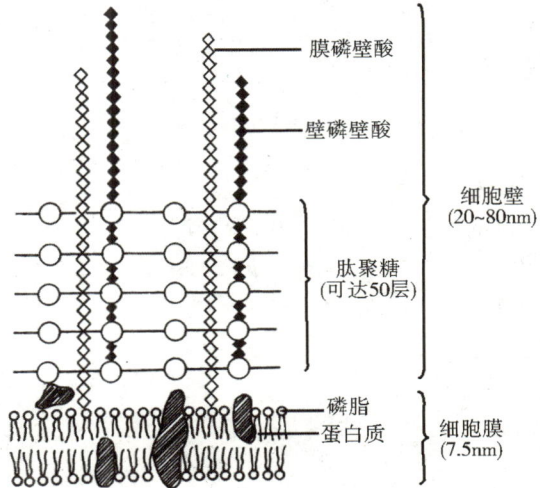

图1-2-3 革兰阳性菌的细胞壁结构示意图

肽交联桥（pentapeptide cross-bridge）三部分组成。此外，某些G^+菌细胞壁表面上有一些特殊的表面蛋白质，如金黄色葡萄球菌A蛋白、A群链球菌M蛋白等。而大多数细菌细胞壁中蛋白质含量较少。

2. 革兰阴性菌 细胞壁较薄（10～15nm），但结构较复杂。肽聚糖含量少，仅由聚糖骨架和四肽侧链两部分组成，G^-菌除含有1～2层的肽聚糖结构外，还有外膜（outer membrane），由脂蛋白、脂质双层和脂多糖三部分组成，与肽聚糖一起约占细胞壁干重的80%（图1-2-4）。

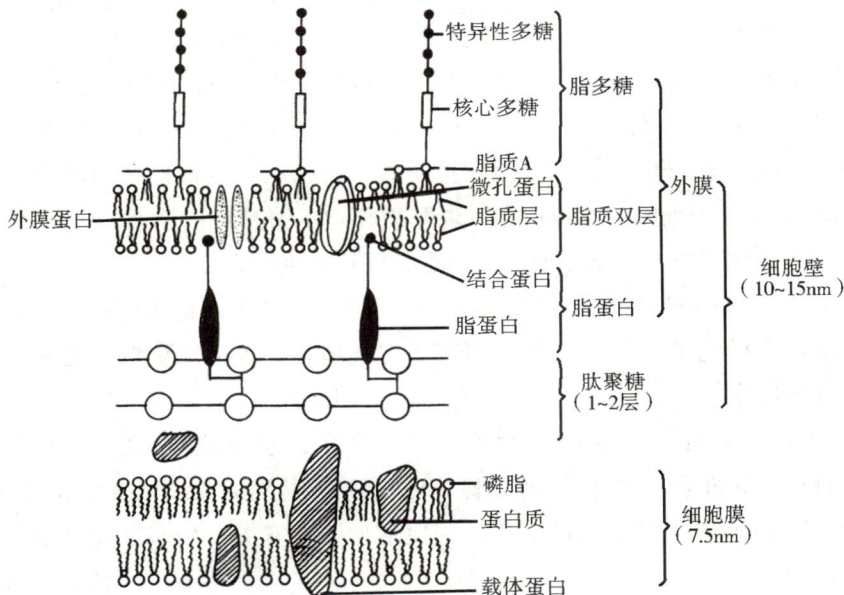

图1-2-4 革兰阴性菌的细胞壁结构示意图

革兰阳性菌和革兰阴性菌细胞壁结构不同（表1-2-1），致使两类细菌在抗原性、染色性、对药物的敏感性及致病性等各方面有很大差异。另外，某些细菌（如分枝杆菌）细胞壁含有丰富的脂质，与上述革兰阳性菌和革兰阴性菌细胞壁结构显著不同，因此这类细菌具有特殊的生物学性状和致病特点。

表1-2-1　革兰阳性菌与阴性菌细胞壁结构比较

细胞壁性状		革兰阳性菌	革兰阴性菌
厚度		$20 \sim 80nm$	$10 \sim 15nm$
强度		较坚韧	较疏松
肽聚糖组成	聚糖骨架	有	有
	四肽侧链	有	有
	五肽交联桥	有	无
结构类型		三维立体结构	二维平面结构
层数		可多达50层	$1 \sim 2$ 层
含量		占细胞壁干重50%～80%	占细胞壁干重5%～20%
糖类含量		约45%	15%～20%
脂类含量		1%～4%	11%～22%
磷壁酸或磷壁醛酸		有	无
外膜	脂蛋白	无	有
	不对称的脂质	无	有
	脂多糖	无	有

3. 细胞壁主要功能及相关医学意义

（1）保护细菌和维持菌体形态　细菌细胞壁坚韧而富有弹性，其形态决定了菌体的形态。细胞壁保护细菌抵抗低渗环境，细胞质内部含有大量高浓度的无机盐和生物大分子，其渗透压高达5～25个大气压（506.6～2 533.1kPa），坚韧的细胞壁能使细菌抵抗环境的低渗透压而不引起菌体破裂，从而使细菌能生存于相对低渗的环境。

（2）物质交换　细胞壁上有许多小孔以及特定转运蛋白，参与菌体内外的物质交换。

（3）参与致病过程　乙型溶血性链球菌表面的M蛋白与脂磷壁酸结合，在细菌表面形成微纤维（microfibril），介导菌体与宿主细胞黏附，是该菌重要的致病物质。金黄色葡萄球菌A蛋白、乙型溶血性链球菌M蛋白具有对抗免疫细胞的吞噬功能。磷壁酸和脂多糖具有抗原性，可诱发机体的免疫应答。脂多糖是内毒素，可使机体发热、白细胞增加，严重时可致休克死亡。

（4）与静电性有关　磷壁酸和脂多糖均带负电荷，能与 Mg^{2+} 等双价离子结合，有利于维持菌体内离子的平衡，调节细菌生理代谢。G^+菌的磷壁酸带更多负电荷，等电点更低，更易与带正电荷的碱性染料结晶紫结合，被染成紫色。

（5）与耐药性有关　G^+菌肽聚糖缺失，使作用于细胞壁的抗菌药物失效；G^-菌外膜通透性降低可以阻止某些抗菌药物进入和外膜主动外排（泵出）抗菌药物，从而成为细菌重要的耐药机制。

（6）其他　G^+菌的磷壁酸是重要表面抗原，与血清型分类有关。脂多糖还可增强机体非特异性抵抗力，有抗肿瘤等作用。

4. 细菌细胞壁缺陷型（细菌L型）

细菌细胞壁的肽聚糖结构受到生物或理化因素的直接破坏或抑制合成，细胞壁受损的细菌在高渗环境下仍能存活者，称为细菌细胞壁缺陷型或细菌L^-型。细菌L型在体内或体外、人工诱导或自然情况下均可形成，影响因素较多，例如溶菌酶（lysozyme）、胆汁、抗体、补体等；或抑制细胞壁合成的药物，如杆菌肽、环丝氨酸、甘氨酸等；或培养过程中缺少合成细胞壁的成分，如二氨基庚二酸、赖氨酸等；也可因亚硝基胍、紫外线、氯化锂等影响因素诱变获得。

某些细菌 L 型仍有一定的致病力，通常引起慢性感染，如尿路感染、骨髓炎、心内膜炎等，常发生在使用作用于细胞壁的抗菌药物（β - 内酰胺类抗生素等）治疗的过程中。

青霉素和溶菌酶是细菌 L 型最常用的人工诱导剂。青霉素能与细菌竞争合成肽聚糖过程中所需的转肽酶，抑制四肽侧链上 D - 丙氨酸与五肽交联桥间的联结，使细菌不能合成完整的肽聚糖，在一般渗透压环境中，可导致细菌死亡。溶菌酶和溶葡萄球菌素作用相同，能裂解肽聚糖中 N - 乙酰前糖胺和 N - 乙酰胞壁酸之间的 β - 1，4 - 糖苷键，破坏聚糖骨架，引起细菌裂解（表 1 - 2 - 2）。

表 1 - 2 - 2 细菌 L 型的特点

性状	特点
形态	缺失细胞壁，形态呈高度多形性
染色	无论革兰阳性菌还是革兰阴性菌，其 L 型基本表现为革兰阴性
培养	高渗培养基
回复	去除诱发因素后，有些 L 型可回复为原菌，有些则不能回复
致病性	可引起尿路感染、骨髓炎、心内膜炎等慢性感染
药物敏感性	对作用于细胞壁的抗菌药物（如 β 内酰胺类抗生素）治疗无效

（二）细胞膜

细胞膜（cell membrane）或称胞质膜（cytoplasmic membrane），位于细胞壁内侧，紧包着细胞质，厚约 7.5nm，富有弹性，柔韧致密，占细胞干重的 10%~30%。细胞膜的基本结构是脂质双层（主要为磷脂），其间镶嵌有多种蛋白质，但不含胆固醇。

细菌细胞膜的主要功能如下。

1. 物质渗透和转运 细菌细胞膜形成疏水性屏障，允许某些小分子物质和水被动性扩散，以及特异性营养物质选择性进入和废物的排出。

2. 生物合成 细胞膜含有多种酶类，参与细胞结构物质（如肽聚糖、磷脂、鞭毛和荚膜等）的合成。其中与肽聚糖合成有关的酶类（转肽酶或转糖基酶），是青霉素作用的主要靶位，称其为青霉素结合蛋白（penicillin - binding protein，PBP），与细菌的耐药性形成有关。

3. 呼吸和分泌 因细菌无线粒体结构，参与细胞氧化呼吸的细胞色素、组成呼吸链的其他酶类及三羧酸循环的某些酶均定位于细胞膜表面。因此，细菌细胞膜类似于真核细胞的线粒体，在细胞呼吸和能量代谢中发挥重要作用。

4. 参与细菌分裂和能量合成 部分细胞膜内陷、卷曲、折叠形成的囊状物，称为中介体（mesosome），中介体多见于革兰阳性细菌，可有一个或多个。中介体一端连在细胞膜上，另一端与核质相连，细胞分裂时中介体一分为二，各携带一套核质进入子代细菌细胞内。中介体的形成有效地扩大了细胞膜的面积，相应地增加了酶的含量和能量的产生，其功能类似于真核细胞的线粒体，故又称为拟线粒体（chondroid）。

（三）细胞质

细胞质（cytoplasm）为细胞膜包裹的溶胶状物质，或称原生质（protoplasm），基本成分由水、无机盐、蛋白质、脂类、核酸和少量糖组成，其中包含许多重要结构。

1. 核糖体（ribosome） 是细菌合成蛋白质的场所，游离于细胞质中，每个细菌体内可达数万个。

细菌核糖体沉降系数为70S，由50S和30S两个亚基组成，与真核细胞60S和40S两个亚基组成的80S核糖体不同，故细菌核糖体是大环内酯类、氨基糖苷类、四环素类等抗生素作用的靶点，约2/3是RNA，约1/3为蛋白质。核糖体常与正在转录的mRNA相连呈串珠状，称为多聚核糖体（polysome），其意义是使转录和翻译偶联。生长活跃的细菌几乎所有核糖体均以多聚核糖体的形式存在。

细菌的核糖体与真核生物核糖体不同。有些抗生素可以结合至细菌核糖体的亚基，如链霉素能与30S亚基结合，红霉素与50S亚基结合，均能干扰其蛋白质合成，从而杀死细菌，但这些药物不结合人类核糖体，因此对人类无作用。

2. 质粒（plasmid）　存在于细胞质中，染色体外的遗传物质，为环状闭合双链DNA，带有遗传信息，控制细菌某些特定的遗传性状。质粒能独立自行复制，随细菌分裂转移到子代细胞中。质粒不是细菌生长所必需的，失去质粒，细菌还能正常存活。质粒可通过接合或转导作用等将有关性状传递给另一细菌。质粒编码的细菌性状有菌毛、毒素、细菌素和耐药性的产生等，与细菌耐药性和致病性有关。质粒的结构简单，易导入细胞中，在分子生物学研究中作为载体被广泛应用。

3. 胞质颗粒（cytoplasm granule）　细菌细胞质中含有多种颗粒，大多为贮藏的营养物质，包括糖原、淀粉等多糖、脂类以及磷酸盐等。胞质颗粒又称内含物（inclusion），不同细菌有不同的胞质颗粒，同一细菌在不同环境或生长期亦可形成不同的胞质颗粒。一些细菌具有主要成分为RNA和多偏磷酸盐的胞质颗粒，其嗜碱性强，用亚甲蓝染色时着色较深呈紫色，称为异染颗粒（metachromatic granule）。异染颗粒常见于白喉棒状杆菌，位于菌体两端，故又称极体（polar body），有助于鉴定细菌种类。

（四）核质

细菌是原核细胞，不具有成形的核。细菌基因组DNA聚集于细胞质的某一区域，多在菌体中央，称为核质（nuclear material）或拟核（nucleoid），因其功能与真核细胞的染色体相似，亦称之为细菌的染色体（bacterial chromosome）。细菌核质为单倍体。大多数细菌的核质由单一的密闭环状DNA分子反复回旋卷曲盘绕，形成一松散网状结构，相当于一条染色体，附着在横隔中介体或细菌膜上。

二、细菌的特殊结构

（一）荚膜

某些细菌细胞壁外包绕一层界限分明、不易被洗脱的黏液性物质，为多糖或蛋白质的多聚体，用理化方法去除后并不影响细胞的生命活动。黏液性物质牢固地与细胞壁结合，厚度≥0.2μm，称为荚膜（capsule）或大荚膜（macrocapsule）（图1-2-5）；厚度<0.2μm，称为微荚膜（microcapsule），如大肠埃希菌K抗原、伤寒沙门菌的Vi抗原等。当黏液性物质疏松地附着于菌细胞表面，边界不明显且易被洗脱者称为黏液层（slime layer）。荚膜是细菌致病的重要毒力因子，也是鉴别细菌的重要标志。

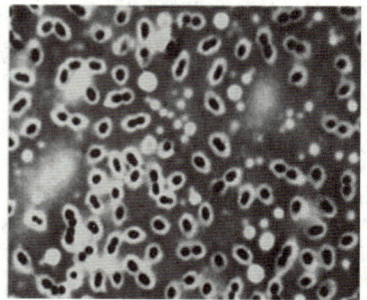

图1-2-5　肺炎球菌的荚膜

1. 荚膜的化学组成　大多数细菌的荚膜是多糖，但炭疽芽胞杆菌、鼠疫耶尔森菌等少数菌的荚膜为多肽。由多糖组成的荚膜和黏液层称为糖萼（glycocalyx）。荚膜碱性染料亲和力低，不易着色，普通染色只能见到菌体周围有未着色的透明圈。如用墨汁负染，则荚膜显现更为清楚。用特殊染色法可将荚膜染成与菌体不同的颜色。荚膜的形成过程受遗传的控制和环境条件的影响。

2. 荚膜的功能

（1）黏附作用　荚膜多糖可使细菌彼此黏连，也可黏附于组织细胞或无生命物体表面，参与生物被膜（biofilm）的形成，是引起感染的重要因素。例如唾液链球菌（Streptococcus salivarius）和变异链球菌（S. mutans）分泌一种己糖转移酶，使蔗糖转变成果聚糖，它可使细菌牢牢黏附于牙齿表面，这些细菌发酵糖类产生的乳酸，可腐蚀牙釉质，引起龋齿。有些具有荚膜的细菌，如铜绿假单胞菌，在住院患者的各种导管内黏附定居形成生物膜，是造成院内感染发生的重要因素。

（2）抗吞噬作用　荚膜具有保护细菌抵抗宿主吞噬细胞的吞噬和消化的作用，增强细菌的侵袭力，因而荚膜是病原菌的重要毒力因子。例如，有荚膜的肺炎链球菌（Streptococcus pneumoniae）更易引起人的肺炎，又如肺炎克雷伯菌（Klebsiella pneumoniae）的荚膜，既可使其黏附于人体呼吸道并定殖，又可防止白细胞的吞噬。

（3）抗有害物质的损伤作用　荚膜处于菌细胞的最外层，有保护菌体，避免和减少受溶菌酶、抗体、补体和抗菌药物等有害物质的损伤作用。

（二）鞭毛

鞭毛（flagellum）是指所有的弧菌、螺菌，大多数的杆菌以及极少数球菌，在菌体上附着有细长呈波状弯曲的丝状物，少者仅 1 ~ 2 根，多者达数百根，是细菌的"运动器官"。鞭毛纤细长 3 ~ 20 μm，直径仅 10 ~ 20 nm，不能直接在光学显微镜下观察到，需经特殊染色法增粗后，才能在普通光学显微镜或电子显微镜下观察到。

1. 鞭毛的分类　根据鞭毛的数量和排列方式的不同，可将鞭毛菌分成 4 类（图 1 - 2 - 6）。

（1）单毛菌（monotrichate）　　1 根鞭毛，位于菌体一端，如霍乱弧菌。

（2）双毛菌（amphitrichate）　　菌体两端各有 1 根鞭毛，如空肠弯曲菌。

（3）丛毛菌（lophotrichate）　　菌体一端或两端有一束鞭毛，如铜绿假单胞菌。

（4）周毛菌（peritrichate）　　菌体周身遍布许多鞭毛，如伤寒沙门菌。

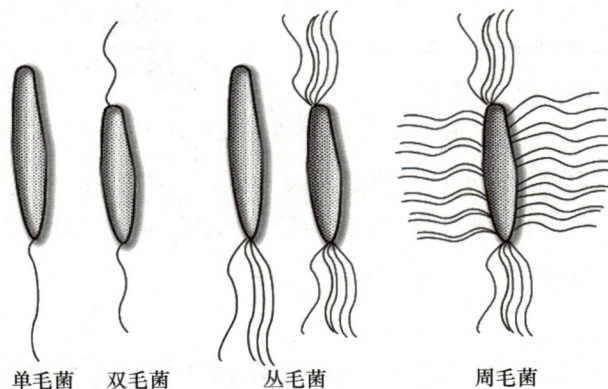

单毛菌　　双毛菌　　丛毛菌　　　周毛菌

图 1 - 2 - 6　细菌鞭毛类型模式图

2. 鞭毛的结构　鞭毛一端附着于菌体表面，一端游离于菌细胞外，由基础小体、钩状体和丝状体三个部分组成（图 1 - 2 - 7）。但基础小体远端部分可伸入胞质近细胞膜的位置。

3. 鞭毛的功能

（1）有鞭毛的细菌能在液体环境中主动、自由游动，速度迅速，使细菌趋利避害。

（2）部分细菌鞭毛与致病性有关，例如幽门螺杆菌、空肠弯曲菌和霍乱弧菌等，通过活跃的鞭毛运动穿越胃或小肠黏膜表面覆盖的黏液层，致使细菌到达黏膜细胞表面定植，产生毒性物质导致病变发生。

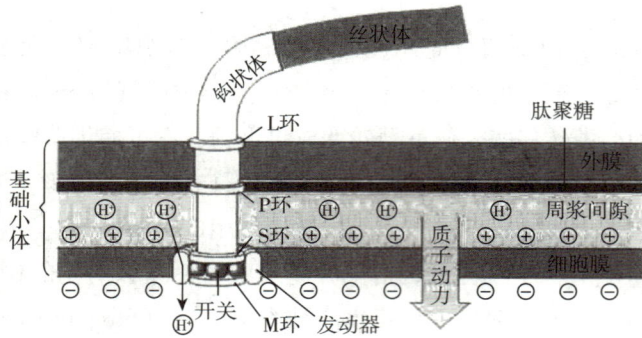

图 1 - 2 - 7 大肠埃希菌鞭毛根部模式图

（3）细菌鉴定和分类 鞭毛蛋白具有较强的抗原性，称为鞭毛抗原，又称 H 抗原，不同细菌鞭毛蛋白抗原性可有差异。根据细菌能否运动，有无动力，鞭毛的数量、部位和特异的抗原性，来鉴定细菌和进行细菌分类。

（三）菌毛

许多革兰阴性细菌和少数革兰阳性细菌，菌体表面存在着的丝状物，比鞭毛更细、短而直硬，称作菌毛（pilus）。菌毛由菌毛蛋白（pilin）组成，其具有抗原性。在光学显微镜下看不到菌毛，需借助电子显微镜观察。根据菌毛的形态、分布和功能，可以分为普通菌毛（common pilus）和性菌毛（sex pilus）。

1. 普通菌毛 长 0.2 ~ 2μm，直径 3 ~ 10nm。菌毛数目较多（100 ~ 500 根），遍布菌体表面。这类菌毛是细菌的黏附结构，能与宿主细胞表面的特异性受体结合，是细菌感染的第一步。因此，菌毛与细菌的致病性密切相关。例如，淋病的病原菌淋病奈瑟菌（Neisseriagonorrhoeas）有大量的菌毛，可把菌体牢牢黏附在患者泌尿生殖道的上皮细胞上，尿液无法冲掉，待其定殖、生长后引起严重的性病。

图 1 - 2 - 8 细菌的性菌毛

2. 性菌毛 构造和成分与菌毛相同，但比菌毛长，较粗（直径为 9 ~ 10nm），数量仅一至几根（图 1 - 2 - 8）。性菌毛一般见于革兰阴性菌的雄性菌株（即供体菌）中，其功能是向雌性菌株（即受体菌）传递遗传物质。有的性菌毛还是噬菌体的特异性吸附受体。

（四）芽胞

某些细菌在一定的环境条件下，胞质脱水浓缩，在菌体内形成有多层膜包裹的一个圆形或卵圆形小体，称为芽胞（spore）。只有革兰阳性菌能产生芽胞，芽胞梭菌属（破伤风梭菌等）和杆菌属（炭疽芽胞杆菌等）是主要形成芽胞的细菌。

芽胞具有多层膜结构。核心是芽胞的原生质，含有细菌原有的核质和蛋白质，主要是核蛋白体和酶类。核心的外层依次为内膜、芽胞壁、皮质层、外膜、芽胞壳和芽胞外衣，形成坚实的球状体。芽胞能保持细菌的全部生命活性。

1. 芽胞的形成与发芽 芽胞一般只是在动物体外对细菌不良的环境条件下形成，其形成条件因菌种而异，同时也受遗传因素的控制和环境因素的影响。如破伤风梭菌在厌氧条件下形成，而炭疽芽胞杆菌则相反。

芽胞形成则细菌失去繁殖能力，菌体成为空壳，有些芽胞可从菌体脱落游离。芽胞形成后，若在热、pH、机械力等改变因素刺激下，破坏其芽胞壳，并供给水分和营养，芽胞可发芽形成新菌体。一个细菌只生成一个芽胞，一个芽胞发芽也只生成一个菌体，故芽胞不是细菌的繁殖方式。芽胞生成繁殖体的过程称为发芽（germination），分为活化（activation）、启动（initiation）和长出（outgrowth）三个阶段。芽胞发芽过程中，代谢活性和呼吸作用逐渐增强，生物合成也逐渐加速，合成顺序依次为 RNA、蛋白质、脂质、DNA，继而核心体积增大、皮质膨松、芽胞壳破裂，随后芽管长出并逐渐长大、发育成新的繁殖体。未形成芽胞而具有繁殖能力的菌体称为繁殖体（vegetative form）。芽胞折光性强，壁厚，不易着色，需经媒染和加热染色，才能在光学显微镜下可见。芽胞的大小、形态及在菌体中的位置等随菌种而异，有重要的鉴别价值（图 1 - 2 - 9），例如破伤风梭菌芽胞正圆形，比菌体大，位于顶端，状如鼓槌。炭疽芽胞杆菌的芽胞为卵圆形，比菌体小，位于菌体中央。

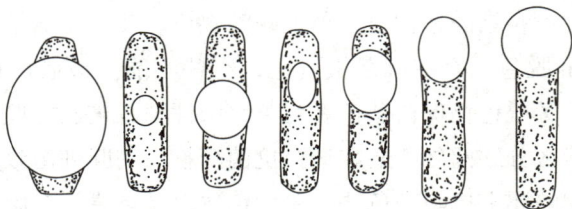

图 1 - 2 - 9　细菌芽胞的结构模式图

2. 芽胞的功能及其医学意义

（1）抵抗力强　细菌芽胞对干燥、热力、化学消毒剂、辐射等理化因素有强大的抵抗力，这与其特殊的结构和组成有关。芽胞具有多层致密的厚膜，理化因素不易透入；芽胞含水量少（约为繁殖体的40%），蛋白质不易受热变性；芽胞的核心和皮质中含有吡啶二羧酸（dipicolinic acid，DPA），DPA 与钙结合生成的盐能提高芽胞中各种酶的热稳定性。例如，有的细菌芽胞可耐 100℃ 沸水数小时而不死亡；被炭疽芽胞杆菌芽胞污染的草原，传染性可保持 20 ~ 30 年。

（2）杀死芽胞是判断灭菌效果的指标。被芽胞污染的敷料、用具、手术器械等，用高压蒸汽灭菌法杀灭芽胞是最可靠的方法，在进行高压蒸汽灭菌时，应以是否杀死芽胞作为判断灭菌效果的指标。

（3）细菌芽胞是某些外源性感染的重要来源。某些形成芽胞的细菌可引起人类严重疾病，包括厌氧芽胞梭菌（肉毒梭菌、破伤风芽胞梭菌和产气荚膜梭菌）和需氧芽胞杆菌（炭疽芽胞杆菌），这些细菌的芽胞并不直接引起疾病，只有在芽胞发芽成为繁殖体后才能致病，引起食物中毒、破伤风、气性坏疽和炭疽病。

第三节　细菌形态与结构检查方法

一、显微镜放大法

细菌形体微小，肉眼不能直接看到，观察细菌形态主要采用光学显微镜。但光学显微镜只能观察到细菌的一般形态和结构，观察细菌微细结构必须采用电子显微镜。

普通光学显微镜（light microscope）以可见光（日光或灯光）为光源，用普通光学显微镜观察细菌时，需将细菌染色，以增加其与周围环境的对比度，以便人眼睛可观察清楚。

电子显微镜（electron microscope）是利用电子流代替可见光波，以电磁圈代替放大透镜。电子显微镜标本须在真空干燥的状态下检查，故不能观察活的微生物。

此外，尚有暗视野显微镜（darkfield microscope）、相差显微镜（phase contrast microscope）、荧光显微镜（fluorescence microscope）和激光共聚焦显微镜（confocal microscope）等，适用于观察不同情况下的细菌形态和（或）结构。

二、染色法

细菌体形小、半透明，经染色后才能观察较清楚。根据染色对象不同，可分为正染法（positive staining）和负染法（negative staining），前者染色菌体，后者染色背景。最常用的细菌染色检查方法是丹麦细菌学家革兰（Hans Christian Gram）于1884年创建的革兰染色法（Gram staining），至今仍在广泛应用。标本经固定后，先用碱性染料结晶紫初染，再加碘液媒染，使之生成结晶紫碘复合物。此时细菌均染成深紫色，然后用95%乙醇脱色，有些细菌被脱色，有些不能。最后用稀释复红或沙黄复染。此法可将细菌分为两大类：不被乙醇脱色仍保留紫色者为革兰阳性菌，被乙醇脱色后复染成红色者为革兰阴性菌。革兰染色结果除可初步区分细菌外，还在选择抗菌药物、判断细菌致病特点方面有参考价值。

细菌染色法中，目前应用的还有抗酸染色法、单染色法以及荚膜、芽胞、鞭毛、细胞壁、核质等特殊染色法。

目标检测

答案解析

1. 简述细胞壁的功能。
2. 试述细菌的特殊结构在医学上的意义。
3. 试比较革兰阳性菌和革兰阴性菌的细胞壁结构和化学组成的差异。

（张学敏）

书网融合……

微课　　　　　本章小结　　　　　题库

第三章　细菌的生理

PPT

1. 掌握　细菌的营养类型，细菌的生长规律，细菌的新陈代谢。
2. 熟悉　细菌细胞的化学组成与物理性状及细菌的人工培养。
3. 了解　细菌的分类与命名。
4. 逐渐具备积极参与和主动探究的能力。
5. 具有勇于探索未知、追求真理、攀登科学高峰的责任感和使命感。

　　细菌的生理活动包括摄取营养物质和合成各种所需物质，进行新陈代谢及生长繁殖等。其中细菌的新陈代谢是整个生理活动的中心，代谢活动活跃且多样化，能产生多种对医学、环境卫生、工农业生产等具有重要意义的代谢产物，其中繁殖迅速是其最显著的特点。对细菌生理活动的研究，是基础生物学科的范畴。例如，对于致病菌，掌握其代谢与致病的关系，有助于寻找、设计诊断和防治的有效方法，研究如何利用细菌的代谢来净化环境，开发极端环境的微生物资源等，具有非常重要的理论和实际意义。

第一节　细菌的理化性状

一、细菌的化学组成

　　细菌细胞的化学组成与其他生物细胞相似，物质基础是各种化学元素，再由其构成细胞内的各类化学物质，以满足生命活动的需要。按各化学元素对细菌细胞的重要程度不同，可分为主要元素和微量元素。主要元素包括碳、氢、氧、氮、钾、硫、镁、铁、钙、磷等，其中碳、氮、氢、氧、硫、磷六种元素占细菌细胞干重的97%，微量元素主要有锰、锌、钠、氯、钼、硒、钴、铜、钨、镍和硼等。各化学元素构成的化学物质有水、无机物、有机物及以此为基础进一步合成的蛋白质、核酸、糖类及脂类等。水分占细胞总重的75%~90%，是细菌细胞重要的组成。细菌体内的元素组成和所占的比例随菌种、菌龄、环境条件和菌株的培养时间不同而异。此外，细菌还含有一些原核细胞型微生物所特有的化学组成，如肽聚糖、胞壁酸、磷壁酸、吡啶二羧酸和二氨基庚二酸等。

二、细菌的物理性状

1. 细菌的带电现象　　细菌固体成分的50%~80%是蛋白质，蛋白质由兼性离子氨基酸组成。在一定pH的溶液中可电离成带阴离子的羧基（COO^-）和带阳离子的氨基（NH_3^+）。氨基酸电离的阳离子和阴离子相等时的pH称为细菌的等电点（pI）。G^+菌的等电点pH为2~3之间，而G^-菌的等电点pH为4~5之间。故在近中性或弱碱性环境中，溶液的pH一般高于细菌的pI，氨基电离受到抑制，羧基电离使细菌带负电，以 G⁺ 菌所带电荷更多。细菌的带电现象与细菌的染色反应、凝集反应、抑菌和杀菌作用等都有密切关系。

2. 细菌的比表面积   单位体积所具有的表面积（即"表面积/体积"）为比表面积。细菌体积微小，但相对比表面积大。如葡萄球菌直径约 $1\mu m$，则 $1cm^3$ 体积的比表面积可达 $60000cm^2$；直径为 1cm 的生物体，每 $1cm^3$ 体积的比表面积仅 $6cm^2$，两者之间相差 1 万倍。细菌比表面积大，可有巨大的营养物质吸收面、代谢废物的排泄面和环境信息的接受面，因此细菌的代谢旺盛，繁殖迅速。

3. 细菌的布朗运动   细菌是一个大胶体粒子，在液体中受到媒介分子的撞击，表现为不发生位移的无规则颤动，称为布朗运动。这种运动和具有鞭毛的细菌所发生的位移运动（真运动）完全不同。

4. 细菌的光学性质   细菌为半透明体，光线不能全部透过菌体。当光线照射至细菌悬液，部分被吸收，部分被折射，降低了透过量，故细菌悬液呈混浊状态。细菌悬液的透光度或光吸收值可反映细菌数量的多少。菌数越多，浊度越大，使用比浊法或分光光度计可粗略地估计细菌的数量。由于细菌具有这种光学性质，可用相差显微镜观察细菌的形态和结构。

5. 半透性   细菌的细胞壁和细胞膜都有半透性，与所有生物膜一样，允许水及部分小分子物质通过，但对其他物质的透过则具有选择性。这有利于吸收营养和排出代谢产物。

6. 细菌的渗透压   细菌体内含有高浓度的营养物质和无机盐，致使其菌体内部具有较高的渗透压，一般 G⁻ 菌仅为 5~6 个大气压，而 G⁺ 菌的渗透压高达 20~25 个大气压。细菌所处环境一般相对低渗，但因有坚韧细胞壁的保护，能在相对低渗的环境中生存而不崩裂。若所处环境比菌体内渗透压更高，菌体内水分逸出，胞质浓缩，细菌就不能生长繁殖，导致细菌死亡。

第二节　细菌的营养和生长繁殖

一、细菌的营养物质

营养物质（nutrient）是能够满足细菌生长繁殖及完成各种生理活动所需的物质，营养物质主要包括水、碳源、氮源、无机盐和生长因子五种类型（表 1-3-1）。

1. 水   水是维持细菌细胞结构和生存必不可少的一种重要物质，细菌所需营养物质须先溶于水，营养的吸收与代谢均需有水才能进行。

2. 碳源（carbon source）   碳源是含碳元素的各种化合物，是为细菌生长提供碳素来源的营养物质的统称。各种碳的无机或有机物都能被细菌吸收和利用，主要用于合成细菌的含碳物质及其细胞骨架，并为细菌的生长繁殖提供能量。多数细菌以有机碳源为主，在各种有机碳源中，最易被细菌吸收利用的是糖类物质。葡萄糖是细菌最为广泛利用的碳源。

3. 氮源（nitrogen source）   氮源是含氮元素的各种化合物或简单分子，是为细菌生长提供氮素来源的营养物质的统称。细菌对氮源的需要量仅次于碳源，其主要功能是作为菌体成分的原料。氮源从其化学结构上可分为无机氮化物、有机氮化物和氮气分子三种类型。很多细菌可以利用有机氮化物，病原性微生物主要从氨基酸、蛋白质等有机氮化物中获得氮。少数病原菌如克雷伯菌可利用硝酸盐甚至环境中游离的氮气作为氮源，但利用率较低。

4. 无机盐（inorganic salt）   无机盐为细菌生长提供各种元素，以满足细菌细胞的正常生理活动。其中主要元素包括碳、氢、氧、氮、钾、硫、镁、铁、钙、磷等；微量元素主要有锰、锌、钠、氯、钼、硒等。各类无机盐对细菌细胞的主要生物功能有：①构成有机化合物，成为菌体的成分；②作为酶或辅酶的组成部分，维持酶的活性；③参与能量储存与转运；④调节并维持菌体内外的渗透压；⑤某些元素与细菌的生长繁殖和致病作用密切相关。如白喉棒状杆菌能否产毒与细菌生存环境中的含铁量有关。在人体内，大部分铁均结合在铁蛋白、乳铁蛋白或转铁蛋白中，细菌必须与人体细胞竞争得到铁才能生长繁殖。具有载铁体（siderophore）的细菌就有此竞争力，它可与铁螯合和溶解铁，并带入菌体内以供代谢之需。当然，并非所有细菌都需要一些微量元素，不同菌只需其中的一种或数种。

5. 生长因子（growth factor）　生长因子是指某些细菌生长所必需的，但本身不能合成或合成量不足，必须借助外源加入来满足细菌生长繁殖的一类物质。它们通常为有机化合物，例如维生素、某些氨基酸及各类碱基（嘌呤、嘧啶）等。少数细菌还需特殊的生长因子，如流感嗜血杆菌需要 X、V 两种因子，V 因子是辅酶 I 或辅酶 II，X 因子是高铁血红素，两者为流感嗜血杆菌呼吸所必需。生长因子并非任何一种细菌都须从外界吸收，多数真菌、放线菌和某些细菌不需要提供生长因子，因此在培养这类细菌时，不需加入某种生长因子。

表 1-3-1　细菌生长所需的营养物质

营养物质	营养成分	功效作用
水	营养物质溶于水	在营养吸收和代谢中起介质作用
碳源	糖类	合成菌体成分，供给能量
氮源	蛋白质、氨基酸	合成菌体成分
无机盐	磷、硫、钾、钠、钙、镁、铁、锌、钼、铜等	合成菌体成分，维持酶的活性，参与能量储存与转运，调节菌体的渗透压，某些元素（铁）与细菌致病性有关
生长因子	维生素、氨基酸、嘌呤、嘧啶、X 因子、V 因子	补充细菌自身不能合成的有机化合物，供给特殊需要的呼吸辅酶

二、细菌摄取营养物质的机制

细菌营养物质的进入及代谢产物的排出均通过具有半透膜性质的细胞壁和细胞膜完成，其对各种营养物质具有自由或选择性的透过作用。因此，营养物质进入菌体内的方式有被动扩散和主动转运。

1. 被动扩散　被动扩散指营养物质从浓度高向浓度低的一侧扩散，其驱动力是浓度梯度，不需要提供能量。无需任何细菌组分的帮助，使营养物质通过细菌细胞的壁膜屏障结构从高浓度向低浓度扩散的过程称为简单扩散。常见的有水、某些离子等。如需要菌细胞的特异性蛋白来帮助或促进营养物质的跨膜转运称为易化扩散，如进入细胞内的甘油需要被甘油激酶催化形成磷酸甘油才能在菌体内积累。

2. 主动转运　主动转运是在细胞膜上特异性渗透酶的参与下，消耗能量，逆浓度差运输营养物质，且被运输物质在运输前后并不发生任何变化的一种物质运输形式。这是细菌细胞吸收营养物质的主要方式。

（1）离子偶联转运（ion-coupled transport）　该系统利用膜内外两侧质子或离子浓度差产生的质子动力（proton motive force）或钠动力（sodium motive force）作为驱使营养物质越膜转移的能量。载体属于电化学离子梯度透性酶，这种酶是一种能够进行可逆性氧化还原反应的疏水性膜蛋白，即在氧化状态与营养物质结合，当营养物被运输穿过膜时，在还原状态发生构象改变，导致营养物在细胞内释放。这种方式在需氧菌中极为常见。

（2）ABC 转运（ABC transport）　G⁺菌的特异性结合蛋白位于细胞的外表面，G⁻菌的特异性结合蛋白位于周浆间隙。营养物质与特异性结合蛋白形成复合物后，引起后者构型改变，从而将营养物质转送给细胞膜上的 ATP 结合型载体（ATP – binding cassette – type carrier），导致 ATP 水解，提供的能量打开膜孔，使营养物质进入细胞内。

（3）基团转移（group transfer）　准确而言，基团转移不是主动转运，它不涉及营养物质的浓度梯度，而是利用能量将物质转运与代谢相结合，且被运输物质在运输前后发生了分子结构修饰。如大肠埃希菌摄入葡萄糖需要的磷酸转移酶系统，修饰葡萄糖，在其分子上增加了一个磷酸基团变为 6 – 磷酸葡萄糖，经过磷酸化的葡萄糖在胞内累积，不能再逸出菌体。该系统的能量供体是磷酸烯醇丙酮酸。基团转移主要存在于厌氧和兼性厌氧型细菌中，好氧型细菌及真核细胞型微生物中尚未发现这种运输方式。

（4）特异性转运（special transport）　细菌生长几乎都需要铁。细菌通过分泌载铁体来摄取铁，载铁体是异羟肟酸（—$CONH_2OH$）的衍生物，能与 Fe^{3+} 螯合形成铁 – 异羟肟酸复合物，通过贯穿细菌外膜、周浆间隙和内膜的蛋白质协同作用，使铁进入细菌细胞内并释放出来。载铁体与某些细菌的致病性有关。有的细菌以特异性受体与宿主的转铁蛋白或乳铁蛋白结合，依赖于提供的能量将铁转运至细胞内。

各种细菌转运营养物质的方式不同，即使对同一种物质，不同细菌的摄取方式也不一样。

三、细菌的营养类型

营养（nutrition）是指细菌获得和利用营养物质的过程。细菌种类繁多，营养类型多而复杂。根据细菌所利用的能源和碳源的不同，将细菌的营养类型分为自养菌和异养菌。

1. 自养菌（autotroph）　该类菌以简单的无机物为原料，如利用 CO_2、CO_3^{2-} 作为碳源，利用 NH_3、N_2、NO_2^-、NO_3^- 等作为氮源，合成菌体成分。该类细菌生长所需的能量来自无机物氧化过程中放出的化学能称为化能自养菌（chemotroph），而通过光合作用获得能量称为光能自养菌（phototroph）。

2. 异养菌（heterotroph）　该类菌必须以多种有机物为原料，以有机物作为主要碳源，如蛋白质、糖类等，才能合成菌体成分并获得能量。这类细菌按其所需能量的来源不同也可分为化能型和光能型。根据利用的有机物性质不同，还可将化能异养菌分为腐生菌（saprophyte）和寄生菌（parasite）两类。腐生菌以动植物尸体、腐败食物等作为营养物质；寄生菌寄生于活体内，从宿主的有机物获得营养。所有的病原菌都是异养菌，大部分属寄生菌。

四、影响细菌生长的因素

细菌的种类繁多，不同细菌生长繁殖所需的条件也不完全相同。影响细菌生长繁殖的主要环境因素包括充足的营养物质、适宜的温度、合适的酸碱度、一定的气体环境和渗透压等。

1. 充足的营养物质　营养物质可为细菌的新陈代谢及生长繁殖提供必要的原料和充足的能量。

2. 适宜的温度　细菌的生长繁殖必须在适宜的温度范围内进行，在此范围内细菌生长繁殖的速率最快。各类细菌对温度的要求不一，可分为嗜冷菌（psychrophile）、嗜温菌（mesophile）和嗜热菌（thermophile）三类（表 1 – 3 – 2）。嗜温菌还可再分为室温菌和体温菌两种。病原菌几乎都是体温菌，如哺乳动物寄生菌的最适温度为 37℃，其他腐生细菌最适温度为 25 ～ 32℃。当细菌暴露于高出适宜生长温度的环境时，可暂时合成热休克蛋白（heat shock protein，HSP），这种蛋白对热有抵抗性，并可稳定菌体内热敏感的蛋白质。

表1-3-2　细菌生长的温度范围

细菌类型		生长温度（P）			代表类型
		最低	最适	最高	
嗜冷菌		-5~0	10~20	25~30	海洋、深湖、冷泉的细菌
嗜温菌	室温菌	10~20	25~32	40~45	寄生病原菌
	体温菌	10~20	37	40~45	腐生菌
嗜热菌		25~45	50~60	70~95	温泉、堆肥、火山口附近细菌

3. 合适的酸碱度（pH）　每种细菌都有一个最适生长的 pH 范围。依据细菌生长的最适 pH 范围可将细菌划分为嗜中性菌（neutrophile）、嗜碱性菌（alkaliphile）和嗜酸性菌（acidophile）三大类，大多数嗜中性菌生长的 pH 范围是 6.0~8.0，嗜碱性菌最适生长 pH 可高达 10.5，嗜酸性菌最适生长 pH 可低至 3.0。多数病原菌最适生长 pH 为 7.2~7.6，但霍乱弧菌在 pH 8.4~9.2 生长最好，而结核分枝杆菌生长的最适 pH 为 6.5~6.8。细菌依靠细胞膜上的质子转运系统调节菌体内的 pH，使其保持稳定，包括 ATP 驱使的质子泵，Na^+/H^+ 和 K^+/H^+ 交换系统。

4. 气体环境　多数细菌在代谢过程中需要氧气，少数细菌还需一定量的 CO_2。如脑膜炎奈瑟菌和布鲁菌，在从标本初次分离时，需人工供给 5%~10% 的 CO_2，可促进细菌迅速生长繁殖。根据细菌代谢时对分子氧的需要与否，可以分为四类（表1-3-3）。

表1-3-3　细菌与氧气的关系

细菌类型	最适生长的 O_2 体积（%）	代表类型
专性需氧菌	≥20	枯草芽胞杆菌、结核分枝杆菌
微需氧菌	2~10	霍乱弧菌
兼性厌氧菌	有 O_2 或无 O_2	大肠埃希菌
专性厌氧菌	不能有 O_2	丙酮丁醇梭菌

（1）专性需氧菌（obligate aerobe）　具有完善的呼吸酶系统，需要分子氧作为受氢体以完成需氧呼吸，仅能在有氧环境下生长。多数细菌和绝大多数真菌都是专性需氧菌。如白喉棒状杆菌、结核分枝杆菌、铜绿假单胞菌等。

（2）微需氧菌（microaerophilic bacterium）　只能在低氧压（5%~6%）生长最好，氧浓度>10%对其有抑制作用。如空肠弯曲菌、幽门螺杆菌、霍乱弧菌等。

（3）兼性厌氧菌（facultative anaerobe）　在有氧或无氧环境中均能生长，既能进行有氧呼吸也能进行无氧发酵，但以有氧时生长状况较好。大多数病原菌属于此类。

（4）专性厌氧菌（obligate anaerobe）　缺乏完善的呼吸酶系统，利用氧以外的其他物质作为受氢体，只能在低氧分压或无氧环境中生长。当游离氧存在时，会抑制其生长甚至死亡。由于细菌在有氧环境中进行物质代谢常产生超氧阴离子（O_2^-）和过氧化氢（H_2O_2），两者都有强烈的杀菌作用。厌氧菌细胞内缺乏过氧化氢酶、过氧化物酶或氧化还原电势高的呼吸酶类，在有氧时受到有毒氧基团的影响，就不能生长繁殖。如破伤风梭菌、双歧杆菌属、光合细菌及产甲烷菌等。但不同种属的细菌，其厌氧程度有所差别。

5. 渗透压　少数细菌如嗜盐菌（halophilic bacterium）需要在高浓度（30g/L）的 NaCl 环境中生长良好。一般培养基的盐浓度和渗透压对大多数细菌是适宜的。

五、细菌的生长繁殖

细菌的生长繁殖表现为细菌的数量和组分的增加。

（一）细菌个体的生长繁殖

细菌一般以简单的二分裂（binary fission）方式进行无性繁殖，即细菌生长到一定时期，在细胞中间逐渐形成横隔，由一个母细胞分裂成两个大小基本相等的子细胞。细菌细胞的分裂大致可分为核质体DNA 的复制和分裂、横隔壁的形成和子细胞的分离三个过程。在适宜条件下，多数细菌繁殖速度很快。细菌分裂数量倍增所需要的时间称为代时（generation time），多数细菌为 20～30 分钟，就能形成肉眼可见的单个菌增殖的集团，即菌落（colony）。个别细菌繁殖速度较慢，如结核分枝杆菌 18～20 小时才能繁殖一代，需 3～4 周才形成肉眼可见的菌落。

（二）细菌群体的生长繁殖

细菌在有限体系中的生长称为群体生长，具有一定的规律性。细菌生长速度很快，按细菌 20 分钟分裂一次来计算，一个细菌经 7 小时可繁殖到约 200 万个，10 小时后可达 10 亿以上。但实际上由于细菌繁殖中营养物质的逐渐耗竭，有害代谢产物的逐渐积累，细菌不可能始终保持高速的无限繁殖。经过一段时间后，细菌繁殖速度渐缓，死亡菌数增多，活菌增长率随之下降并趋于停滞。描述细菌群体在整个培养期间细菌群体生长规律的曲线称为生长曲线（growth curve），以培养时间为横坐标，培养物中活菌数的对数为纵坐标。典型的细菌生长曲线可分为迟缓期、对数期、稳定期和衰亡期（图 1-3-1）。

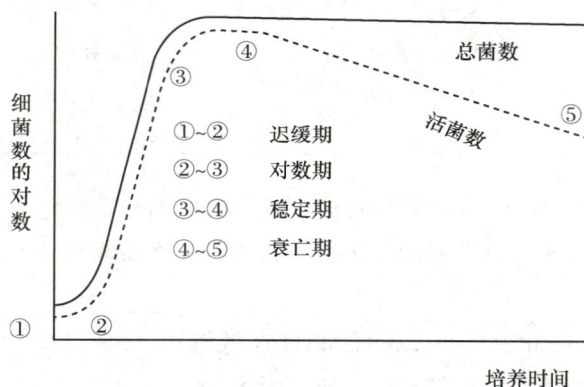

图 1-3-1　细菌的生长曲线示意图

1. 迟缓期（lag phase）　细菌进入新环境后的短暂适应阶段。此期细菌特点是：菌体增大，代谢活跃，细菌分裂、繁殖、合成并积累充足的酶、辅酶和中间代谢产物，但分裂迟缓，繁殖极少。迟缓期的长短可以反映细菌的生长繁殖条件是否适宜。影响迟缓期长短的因素主要有菌种、菌龄、接种量以及接种前后培养基成分的差异等，迟缓期一般为 1～4 小时。

2. 对数期（logarithmic phase）　又称指数期（exponential phase）。细菌在该期生长迅速，活菌数以恒定的几何级数增长，生长曲线图上细菌数的对数呈直线上升，达到顶峰状态。此期细菌特点是：生物学性状较为典型，对外界因素的影响敏感，代谢活性最强，酶活性高且稳定。研究细菌的生物学性状（形态染色、生化反应、药物敏感试验等）应选用该期的细菌。一般细菌对数期在细菌培养后的 8～18 小时。

3. 稳定期（stationary phase）　又称恒定期或最高生长期。由于营养物质消耗，细菌有害代谢产物的堆积和环境中 pH 的变化等因素，细菌的繁殖速度渐缓，死亡数逐渐增加，两者大致平衡。该期的活菌数大致恒定，总的细菌数缓慢增加，细菌形态、染色性和生理性状常有改变。一些细菌的芽孢、外毒素和抗生素等代谢产物大多在稳定期产生。在生产上通常采取一些措施如补充营养物质、调节 pH、移去代谢产物等方法使稳定期得以延长，以积累更多的代谢产物。

4. 衰亡期（decline phase）　当有害代谢产物大量积累，菌体死亡的速率超过繁殖的速率，活菌数呈几何级数下降，细胞形态发生显著改变，出现衰退型或菌体自溶，难以辨认，生理代谢活动也趋于停滞。因此，陈旧培养的细菌难以鉴定。

细菌生长曲线只有在体外人工培养的条件下才能观察到。细菌的生长曲线反映出体外细菌群体的生长规律，对科研和生产都具有指导意义。掌握细菌的生长规律，人为干预改变培养条件，调整细菌的生长过程，可更为有效地利用对人类有益的细菌。例如在培养过程中，不断补充新鲜培养液和对需氧菌进行通气，使细菌长时间处于生长旺盛的对数期，这种培养称为连续培养。

第三节　细菌的新陈代谢 🄴微课

细菌的新陈代谢是指细菌细胞内分解代谢与合成代谢的总和，其显著特点是代谢旺盛和代谢类型的多样化。

分解代谢（catabolism）又称生物的异化作用，是指将复杂的有机物分解为简单化合物的过程，同时伴随能量的释放。合成代谢（anabolism）也称生物的同化作用，是指细菌利用能量将简单小分子物质合成复杂大分子和细胞结构物质的过程；将两者紧密结合在一起称为中间代谢。在细菌细胞中，分解代谢与合成代谢不是彼此孤立地进行，而是同时存在并相互偶联地进行。分解代谢为合成代谢提供原料和能量，合成代谢又为分解代谢提供物质基础。伴随代谢过程细菌还将产生许多在医学上有重要意义的代谢产物。

一、细菌的能量代谢

细菌能量代谢活动中主要涉及 ATP 形式的化学能。细菌的有机物分解或无机物氧化过程中释放的能量通过底物磷酸化或氧化磷酸化合成 ATP。

病原菌合成细胞组分和获得能量的基质（生物氧化的底物）主要为糖类，通过糖的氧化或糖酵解释放能量，并以高能磷酸键的形式（ATP、ADP）储存能量。以葡萄糖为例，简述细菌的能量代谢。

1. 糖酵解途径（Embden - Meyerhof pathway，EMP）　大多数细菌共有的基本代谢途径，也是专性厌氧菌产能的唯一途径。反应最终的受氢体为未彻底氧化的中间代谢产物，产生能量远比需氧呼吸少。1 分子葡萄糖可生成 2 分子丙酮酸，产生 2 分子 ATP 和 2 分子 $NADH + H^+$。丙酮酸以后的代谢随细菌的种类不同而异。

2. 己糖磷酸途径（hexose monophosphate pathway，HMP）　又称戊糖磷酸途径，是 EMP 途径的分支，由己糖生成戊糖的循环途径。其主要功能是为生物合成提供前体和还原能，反应获得的 12 分子（$NADH + H^+$）可供进一步利用，产能效果仅为 EMP 途径的一半，不是产能的主要途径。

3. 需氧呼吸　在有氧条件下 1 分子葡萄糖彻底氧化，生成 CO_2 和 H_2O，并产生 30mol 或 32mol ATP。需氧呼吸中，葡萄糖经过 EMP 途径生成丙酮酸，后者脱羧产生乙酰辅酶 A 后进入三羧酸循环（tricarboxylic acid cycle，TCA）彻底氧化，将脱出的氢再进入电子传递链进行氧化磷酸化，最终以分子氧作为受氢体。需氧菌和兼性厌氧菌都是进行需氧呼吸的。

4. 厌氧呼吸 在厌氧条件下1分子葡萄糖经厌氧糖酵解只能产生2分子ATP，最终以外源的无机氧化物（CO_2、NO_3^-、SO_4^{2-}）作为受氢体的一类产能效率低的特殊呼吸。专性厌氧菌和兼性厌氧菌都是进行厌氧呼吸的。

二、细菌的代谢产物

（一）分解代谢产物和细菌的生化反应

不同细菌具有的酶不完全相同，对同一营养物质的代谢途径和代谢产物也不相同，因而其代谢产物有别。根据此特点，利用生物化学方法来鉴别不同细菌称为细菌的生化反应试验。其中以细菌分解糖和氨基酸的生化反应类型最具有鉴别意义。

1. 糖发酵试验（carbohydrate fermentation test） 不同细菌含有的酶不同，分解糖的代谢产物也不相同。对某一种糖，有的能分解，有的不能分解；对同种糖分解的途径也不尽相同。例如大肠埃希菌能发酵葡萄糖、乳糖等产酸产气；而伤寒沙门菌可发酵葡萄糖产酸，不产气，但不能发酵乳糖。即使两种细菌均可发酵同一糖类，其结果也不尽相同，如大肠埃希菌有甲酸脱氢酶，经它的作用生成 H_2 和 CO_2，而伤寒沙门菌无此酶，发酵葡萄糖仅产酸不产气。

2. VP 试验（Voges – Proskauer test） 大肠埃希菌和产气杆菌均能发酵葡萄糖产生丙酮酸，产酸产气，两者不能区别。但产气杆菌能使丙酮酸脱羧生成中性的乙酰甲基甲醇，其在碱性溶液中被氧化生成二乙酰，二乙酰与含胍基化合物反应生成红色化合物，此为 VP 试验阳性。而大肠埃希菌不能生成乙酰甲基甲醇，培养液的颜色最终不能变红，故 VP 试验阴性。

3. 甲基红试验（methyl red test） 有的细菌如大肠埃希菌可分解葡萄糖产生丙酮酸，继而将其分解为甲酸、乙酸、乳酸等，产生的酸较多，使培养基 pH≤4.5，加入甲基红指示剂呈红色，此为甲基红试验阳性；而有的细菌如产气杆菌分解葡萄糖产生丙酮酸，后者经脱羧后生成中性的乙酰甲基甲醇，故最终的酸含量减少，培养液 pH＞5.4，甲基红指示剂呈橘黄色，为甲基红试验阴性。

4. 枸橼酸盐利用试验（citrate utilization test） 将枸橼酸盐作为唯一碳源，某些细菌如产气肠杆菌，能在以枸橼酸盐作为唯一碳源的培养基上生长，分解枸橼酸盐生成碳酸盐，并分解培养基中的铵盐生成氨，使培养基变为碱性，为该试验阳性；而大肠埃希菌等细菌因不能利用枸橼酸盐为唯一碳源，故在该类培养基上无法生长，为枸橼酸盐试验阴性。

5. 硫化氢试验（hydrogen sulfide test） 某些细菌如变形杆菌、沙门菌等能分解培养基中的胱氨酸、半胱氨酸等含硫氨基酸，生成硫化氢，其遇培养基中的铅或铁离子，就会生成黑色的硫化物，为硫化氢试验阳性。

6. 吲哚试验（indole test） 有些细菌如大肠埃希菌、变形杆菌、霍乱弧菌等能分解培养基中的色氨酸生成吲哚，与试剂中的对二甲基氨基苯甲醛作用，生成玫瑰吲哚而呈红色，此为吲哚试验阳性。

7. 尿素酶试验（urease test） 变形杆菌有尿素酶，能分解培养基中的尿素产生氨，使培养基变碱，以酚红为指示剂检测为红色，此为尿素酶试验阳性。

细菌的生化反应还有其他一些重要类型，上述七项试验是较常用的。细菌的生化反应是鉴别细菌的重要手段，尤其对形态、革兰染色反应和培养特性相同或相似的细菌更为重要。例如，吲哚试验（I）、甲基红试验（M）、VP 试验（V）、枸橼酸盐利用试验（C），四种试验常用于鉴定肠道杆菌，合称为 IMViC 试验。典型大肠埃希菌的 IMViC 试验结果是"＋＋－－"，而产气肠杆菌是"－－＋＋"。

目前临床细菌学已普遍采用微量、快速的生化鉴定方法，全自动细菌鉴定及药敏分析仪使细菌的生化反应鉴定更加快速高效。此外，应用气相、液相色谱法鉴定细菌分解代谢产物中挥发性或非挥发性有机酸和醇类，能够快速确定细菌种类。

（二）合成代谢产物及其医学上的意义

细菌利用分解代谢中的产物和能量不断合成一些相关的代谢产物，存在于菌体细胞中或分泌到细菌细胞外，如细胞壁、多糖、蛋白质、脂肪酸、核酸等，同时还合成一些在医学及制药工业上具有重要意义的代谢产物。

1. 热原质（pyrogen） 或称致热原，是细菌合成的一种注入人体或动物体内能引起发热反应的物质。产生热原质的细菌大多是革兰阴性菌，主要成分是 G^- 细胞壁的脂多糖（LPS）。

热原质能耐受高温，采用高压蒸气灭菌（121℃，20 分钟）亦不被破坏，一般需250°高温干烤才能破坏热原质。在制药工业中，用吸附剂和特殊石棉滤板可除去液体中大部分热原质，蒸馏法效果最好。因此，在制备和使用注射药品过程中应严格遵守无菌操作，防止细菌污染。

2. 毒素（toxin）与侵袭性酶 大多数病原性细菌能合成对人和动物有毒性的物质，称为毒素（toxin）。细菌产生内毒素（endotoxin）和外毒素（exotoxin）两类毒素，在细菌致病作用中非常重要。内毒素是革兰阴性菌细胞壁的脂多糖，当菌体死亡崩解后游离出来。外毒素是多数革兰阳性菌和少数革兰阴性菌在生长繁殖过程中释放到菌体外的蛋白质。内毒素毒性较外毒素毒性弱。

某些病原性细菌可产生具有侵袭性的酶，能损伤机体组织，促使细菌的侵袭和扩散，是细菌重要的致病物质。如链球菌产生的透明质酸酶、产气荚膜梭菌的卵磷脂酶等。

3. 抗生素（antibiotics） 某些微生物在代谢过程中产生的一类能选择性地抑制或杀死其他微生物或肿瘤细胞的物质。多数抗生素由放线菌和真菌产生，细菌产生的抗生素较少，如多黏菌素（polymyxin）、短杆菌肽（tyrothricin）等。

4. 细菌素（bacteriocin） 某些菌株产生的一种具有抗菌作用的蛋白质称为细菌素（bacteriocin）。细菌素与抗生素不同的是作用范围狭窄，仅对与产生菌有亲缘关系的细菌有杀伤作用。如大肠埃希菌产生的大肠菌素（colicin）、铜绿假单胞菌产生的绿脓菌素（pyocin）等。细菌素一般不用于抗菌治疗，但由于其作用的特异性，可用于细菌的分型和流行病学调查。

5. 色素（pigment） 某些细菌在一定条件下能产生不同颜色的色素，细菌的色素有脂溶性和水溶性两类。脂溶性色素溶于水，只存在于菌体，使菌落显色而培养基颜色不变，如金黄色葡萄球菌产生的金黄色色素。水溶性色素可向菌落周围的培养基中扩散，使培养基带有一定颜色，如铜绿假单胞菌产生的色素使培养基或感染的脓汁呈绿色。细菌色素产生需要一定的条件，如氧气充足、温度适宜、营养丰富等。细菌所产生的色素颜色是固定的，有助于鉴别细菌。细菌色素不能进行光合作用，其功能尚不清楚。

6. 维生素 细菌能合成某些维生素，除供自身需要外，还能分泌至周围环境中。例如人体肠道内的大肠埃希菌，合成的 B 族维生素和维生素 K，供给人体吸收利用，对维持肠道的生理环境起着重要作用。

三、细菌的分泌系统

细菌在生长代谢过程中，合成许多蛋白质类的物质，如蛋白酶、毒素、溶血素等，这些蛋白质可分布于细菌细胞的表面，或释放到所处的外环境中，或注入到宿主细胞内，从而参与细菌各种重要的生命活动和致病作用。细菌为了在宿主体内生存、繁殖和扩散，必须分泌一些毒性或非毒性蛋白质。G^+ 菌具有单一胞质膜，胞质膜外是一层厚厚的由肽聚糖组成的细胞壁，而 G⁻ 菌有两层生物膜，即细胞膜（内膜）和位于细胞壁的外膜（outer membrane）。内膜和外膜之间为一层薄的肽聚糖层和周浆间隙（periplasmic space）。细菌依赖分泌通路进行蛋白质的跨胞质膜转运的系统，称为蛋白分泌系统（protein secretion system）。细菌合成的蛋白质，大多数 G⁺ 菌将其直接分泌到胞外，G⁻ 菌和少数 G⁺ 菌以及分枝杆菌则由蛋白分泌系统将其分泌到胞外。根据细菌分泌系统的结构和功能的不同，目前确认的有 7 型分泌系统，完成合成蛋白的分泌过程。其中Ⅶ型为分枝杆菌及少数 G⁺ 菌的分泌系统，Ⅰ~Ⅵ型为 G⁻ 菌的分泌系统。

四、细菌的免疫系统

细菌常受到病毒（噬菌体）和外来 DNA（如质粒）的侵袭。细菌在进化过程中逐渐形成了多种防御机制。目前研究发现了四种不同的免疫类型，包括限制修饰系统、毒素 - 抗毒素系统、流产感染系统和 CRISPR - Cas 系统。

1. 限制修饰系统（restriction modification） 是最早发现的细菌免疫系统。这种系统在细菌中起到了免疫的作用，即外来入侵的 DNA 在限制性内切酶的作用下被水解，而细菌自身的 DNA 在甲基化酶的作用下被保护起来。

2. 毒素 - 抗毒素系统（toxin - antitoxin system，TAS） 是细菌染色及质粒上的两个共表达基因，分别编码毒素（toxin）和抗毒素（antotoxin）蛋白。毒素会抑制细菌的生长，而抗毒素可以拮抗毒素，对细菌起保护作用。

3. 流产感染系统（abortive infection，Abi） 是由噬菌体诱发的细菌死亡进而限制噬菌体增殖的机制。噬菌体的入侵干扰了细菌的正常生理功能，导致细菌死亡，从而也阻止了噬菌体的增殖和扩散，从而保护了周围细菌。

4. CRISPR - Cas 是一个特殊的 DNA 重复序列家族，为长度 25 ~ 50bp 的被间隔序列所间隔的重复序列，广泛分布于细菌和古细菌的基因组中。CRISPR 相关基因（CRISPR - associated genes，Cas）编码的酶将 CRISPR DNA 转录的 RNA 中的间隔序列切除出来，随后其他的 Cas 酶利用这些间隔序列作为靶向破坏入侵者。目前已发现的 CRISPR/Cas 9，广泛用于包括人类等多种系细胞的基因编辑研究等。

第四节 细菌的人工培养

细菌的人工培养是指提供细菌生长所需的营养物质，满足其生长所需的环境条件，如酸碱度、渗透压、温度和必要的气体等，使细菌能够在较短时间内大量繁殖。通过人工培养，可以获得大量的菌体及其相应的代谢产物，这不仅能满足流行病学的调查、感染性疾病的病原学诊断和生物制品的制备，而且对制药工业生产实践有着至关重要的作用。

一、培养细菌的方法

需氧菌和兼性厌氧菌置于空气中，专性厌氧菌须在无游离氧的环境中培养。多数细菌在代谢过程中需要 CO_2，但分解糖类时产生的 CO_2 足够其所需，且空气中还有微量 CO_2，不再补充。只有少数菌如布鲁菌、脑膜炎奈瑟菌、淋病奈瑟菌等，初次分离培养时必须在 5% ~ 10% CO_2 环境中才能生长。

病原菌的人工培养一般采用 35 ~ 37℃，培养时间多数为 18 ~ 24 小时，但有时需根据菌种及培养目的做最佳选择，如细菌的药物敏感试验则应选用对数期的培养物。

根据不同标本及不同培养目的，可选用不同的接种和培养方法。常用的是细菌的纯培养和分离培养。在固体培养基表面由单个细菌大量繁殖所形成的细菌群体，称为菌落（colony）。理论上一个菌落是由一个细菌繁殖而来，故可用于纯种分离。由单个菌落取菌，再移种到新鲜培养基中而获得该细菌的纯培养物（pure culture）。将标本或培养物划线接种在固体培养基的表面，因划线的分散作用，使许多原混杂的细菌在固体培养基表面上散开，称为分离培养。

在医药等工业中还使用发酵培养，是在适宜的条件下，在发酵罐中大量培养微生物（细菌、真菌等）细胞和生产代谢产物的工艺过程。发酵培养分为两步，即种子培养和发酵罐培养。种子培养目的在于扩大培养，增加细菌的数量同时培养出活性高的细胞，使细胞迅速进行分裂或菌丝快速生长，有利于在发酵罐中产生更多的所需产物。通过发酵培养可制成许多食品、酶制剂和医药用品（其中包括传统的发酵产品和基因工程的发酵产品）。

二、细菌培养基

培养基（culture medium）是由人工配制而成的，专供微生物生长繁殖使用的混合营养物制品。配制培养基必须根据微生物的种类、培养的目的全面考虑。配制培养基的原则是：①根据培养微生物的类型选择适宜的营养物质；②要注意各种营养物质的浓度和比例；③必须调整培养基合适的 pH 或适宜范围；④培养基必须及时灭菌后方可使用。

培养基按其营养组成和用途不同，分为以下几类。

1. 基础培养基（basic medium）　含有满足多数细菌生长繁殖所需的基本营养成分。基础培养基也可作为一些特殊培养基的基础成分，再根据某种微生物的特殊营养要求，在基础培养基中添加所需营养物质即可。如营养肉汤（nutrient broth）、营养琼脂（nutrient agar）等。

2. 增菌培养基（enrichment medium）　若了解某种细菌的特殊营养要求，可配制出适合这种细菌而不适合其他细菌生长的增菌培养基（enrichment medium）。在这种培养基上生长的是营养要求相同的细菌群，包括通用增菌培养基和专用增菌培养基，前者为基础培养基中添加合适的微量元素或生长因子等，以促使某些特殊细菌生长繁殖，例如链球菌、肺炎链球菌需在含血液或血清的培养基中生长；后者又称为选择性增菌培养基，即除固有的营养成分外，再添加特殊抑制剂，有利于目的菌的生长繁殖，如碱性蛋白胨水用于霍乱弧菌的增菌培养。

3. 选择培养基（selective medium）　选择培养基在培养基中加入某种化学物质，使之抑制某些细菌生长，而有利于另一些细菌生长，从而将后者从混杂的标本中分离出来，这种培养基称为选择培养基（selective medium）。例如培养肠道致病菌的 SS 琼脂，其中的胆盐能抑制革兰阳性菌，枸橼酸钠和煌绿能抑制大肠埃希菌，因而使致病的沙门菌和志贺菌容易分离出。若在培养基中加入抗生素也可起到选择作用。实际上有些选择培养基、增菌培养基之间的界限并不十分严格。

4. 鉴别培养基（differential medium）　用于培养和区分不同细菌种类的培养基称为鉴别培养基。利用各种细菌分解糖类和蛋白质的能力及其代谢产物不同，在培养基中加入特定的作用底物和指示剂，一般不加抑菌剂，观察细菌在其中生长后对底物的作用，从而鉴别细菌。如伊红美蓝乳糖（Eosin Methylene Blue）培养基，即 EMB 培养基在饮用水、牛奶的大肠菌群数等细菌学检查和在 E. coli 的遗传学研究工作中有着重要的用途。

5. 厌氧培养基（anaerobic medium）　用于厌氧菌的分离、培养和鉴别用的培养基，称为厌氧培养基。这种培养基营养成分丰富，含有特殊生长因子，氧化还原电势低，并加入亚甲蓝作为氧化还原指示剂。如液体培养基中可加入硫基乙酸钠、谷胱甘肽等。常用的有庖肉培养基（cooked meat medium）、硫乙醇酸盐肉汤等，并在液体培养基表面加入凡士林或液状石蜡以隔绝空气。目前已有专门用于培养厌氧菌的装置，如厌氧培养箱。

根据对培养基成分了解的程度不同将其分为三大类。化学成分清楚，组成精确，重现性强，但价格相对较贵的培养基，称为合成培养基（synthetic medium）；化学成分常不恒定，也难以确定，但营养丰富的培养基，称天然培养基（complex medium）；还有一种是在天然有机物的基础上适当加入已知成分的化学物质，或者在合成培养基的基础上添加某些天然成分，称半合成培养基（semi - synthetic medium）。

根据培养基的物理状态的不同分为液体、固体和半固体培养基三大类。液体培养基（liquid medium）指呈液体状态的培养基，这种培养基的成分均匀，微生物能充分接触和利用培养基中的养料。固体培养基（solid medium）指用天然固体营养基质制成的培养基，或在液体培养基中加入一定量凝固剂而呈固体状态的培养基。半固体培养基（semi - solid medium）指在液体培养基中加入少量凝固剂（如0.2%~0.8%的琼脂）制成的半固体状态的培养基。

三、细菌在培养基中的生长情况

（一）在液体培养基中生长情况

多数需氧菌及兼性厌氧菌呈均匀混浊生长，如大肠埃希菌；少数链状的细菌呈沉淀生长，结核分枝杆菌、枯草芽胞杆菌等专性需氧菌浮于液体表面呈菌膜生长。液体培养法主要用于收集细菌、获得发酵产物及菌种的鉴定等。培养方式有静置培养和震荡培养两种形式。

（二）在固体培养基中生长情况

通过分离培养，细菌可在固体培养基上形成菌落，分离培养是检查、鉴定细菌很重要的一步。在固体培养基上，每一种细菌的菌落都有其特点，即菌落的大小、形状、表面光滑度，边缘形状、黏稠度、色泽等都不相同，在血琼脂平板上的溶血情况等均有不同表现，这些均有助于识别和鉴定细菌。此外，取一定量的液体标本或培养液均匀接种于琼脂平板上，可计数菌落，推算标本中的活菌数。这种菌落计数法常用于检测自来水、饮料、污水和临床标本的活菌含量。

细菌菌落一般可分为三种类型。

1. 光滑型菌落（smooth colony，S 型） 新分离的细菌大多呈光滑型菌落，表面光滑、湿润、边缘整齐。

2. 粗糙型菌落（rough colony，R 型） 表面干燥、粗糙、呈皱纹状、边缘不整齐。R 型细菌多由 S 型细菌失去菌体表面多糖或蛋白质后形成，其毒力、抗吞噬能力等都比 S 型细菌弱。但也有少数细菌新分离的毒力株就是 R 型，如炭疽芽胞杆菌等。

3. 黏液型菌落（mucoid colony，M 型） 表面黏稠、有光泽、似水珠状，多见于有厚荚膜或丰富黏液层的细菌，如肺炎克雷伯菌等。

（三）在半固体培养基中生长情况

常用于观察细菌的运动性、测定某些生化反应及菌种的保藏等。半固体培养基黏度低，有鞭毛的细菌在其中仍可自由游动，沿穿刺线呈羽毛状或云雾状混浊生长；无鞭毛细菌只能沿穿刺线呈明显的线状生长，由此现象来判断该菌是否有动力，即有无鞭毛。

四、人工培养细菌的用途

在医学中，应用细菌培养对科学研究、疾病的诊断、预防、治疗都具有重要的作用。

在细菌学的研究方面，有关细菌生理、遗传变异、耐药性和致病性等研究都离不开细菌的培养和菌种的保存等。

在基因工程中的应用方面，将带有外源性基因的重组 DNA 转化给受体菌，使其在菌体内能获得表达。细菌操作方便，容易培养，繁殖快，基因表达产物易于提取纯化，故可以大大地降低成本。如应用基因工程技术已成功地制备了胰岛素、干扰素、乙型肝炎疫苗等。

在感染性疾病的病原学诊断方面，明确感染性疾病的病原菌必须取病人有关标本进行细菌分离培养、鉴定和药物敏感试验，其结果可指导临床用药。

在生物制品的制备方面，供防治用的疫苗、类毒素、抗毒素、免疫血清及供诊断用的菌液、抗血清等均来自培养的细菌或其代谢产物。

在工、农业生产中的应用方面，细菌培养和发酵过程中多种代谢产物在工农业生产中有广泛用途，可制成抗生素、维生素、氨基酸、有机溶剂、酒、酱油、味精等产品。细菌培养物还可生产酶制剂，处理废水和垃圾，制造菌肥和农药等。

第五节　细菌的分类与命名

一、细菌的分类原则与层次

细菌的分类（classification）是以特征相似性或系统发育相关性为基础，对细菌进行分群归类，按照一定的原则将他们排列成系统，并对分类单元或分类群进行描述。细菌分类学是一个古老的、传统的学科，又是一个现代化的、发展的学科。细菌的分类原则上分为种系分类（phylogenetic classification）和传统分类两种。前者以细菌的发育进化关系为基础，故又称为自然分类；后者以细菌的生物学性状为依据，由于对分类性状的选择和重视程度带有一定的主观性，故又称为人为分类。具体到细菌鉴定（identification）和分类（classification）的方法，包括分析分类、表型分类和基因型分类。

1. 分析分类　指应用电泳、色谱、质谱等方法，对菌体组分、代谢产物组成与图谱等特征进行分析，如目前经常使用的细胞壁脂肪酸分析、全细胞脂类和蛋白质的分析、多点酶电泳等，为揭示细菌表型差异提供了有力的手段。

2. 表型分类　以细菌的形态和生理特征为依据的分类方法，选择一些较为稳定的生物学性状，如菌体形态与结构、培养特性、染色性、抗原性、生化反应等作为分类的依据，再根据主次顺序逐级区分，给分类法奠定了传统分类的基础。20 世纪 60 年代开始借助计算机将拟分类的细菌按其性状的相似程度进行归类，一般种的水平相似度 >80%，>65% 的为同属。以此划分种和属，称为数值分类。

3. 基因型分类　分析细菌的遗传物质，揭示了细菌进化的信息，是最精确的分类方法。主要包括 DNA 碱基组成（G + C mol%）、16S rRNA 同源性分析和核酸分子杂交（DNA - DNA 同源性、DNA - rRNA 同源性），比较细菌大分子（蛋白质、核酸）结构的同源程度等，其中 16S rRNA 更为重要，因其在进化过程中保守、稳定，很少发生变异，是种系分类的重要依据。

国际最具权威性的细菌分类系统专著是《伯杰氏系统细菌学手册》（2004 年），将原核生物分为两个域，即古细菌域（Archaea）和细菌域（Bacteria），前者分为 2 个门，后者分为 24 个门，依次再分为纲、目、科、属、种。细菌的分类层次与其他生物相同，在细菌学分类中更常用属和种。

种、亚种和型种是细菌分类的基本单位。在分类时，表型特征高度相似，亲缘关系极其接近、与同属内其他种有明显差异的菌株构成种（species）。特性相近，关系密切的若干菌种组成一个菌属（genus）。有一定差异，差异较明显的称亚种（subspecies，subsp.）或变种（variety，var.），差异小的则为型（type）。如按抗原特异性、对噬菌体的敏感性、产生的毒素等差异等可分为相应的不同血清型、噬菌体型和毒素型等。按此原则，大肠埃希菌（种）属于原核生物界、细菌域、变形菌门、寸变形菌纲、肠杆菌目、肠杆菌科、埃希菌属中的一个种，全称为大肠埃希菌。对不同来源的同一菌种的细菌称为该菌的不同菌株（strain）。具有某种细菌典型特征的菌株称为该菌的标准菌株（standard strain）或模式菌株（type strain）。

二、细菌的命名

细菌的命名是按照国际准则给每个物种一个公认的名称。细菌的命名采用生物普遍适用的拉丁双名法（binomial nomenclature），每个菌名由两个拉丁字组成，用斜体字表示。前一字为属名，用名词第一个，字母大写，后一字为种名，用形容词，小写。一般属名表示细菌的形态或发现有贡献者，种名表明细菌的性状特征、寄居部位或所致疾病等。中文的命名次序与拉丁文相反，是种名在前，属名在后。例如 *Escherichia coli*（大肠埃希菌）、*Staphylococcus aureus*（金黄色葡萄球菌）、*Neisseria meningitidis*（脑膜炎奈瑟菌）等。属名也可不将全文写出，只用第一个字母代表，如 *S. typhi*、*M. tuberculosis*，*E. coli* 等。有些常见菌有其习惯通用的俗名，如 *typhoid bacillus*（伤寒杆菌）、*tubercle bacillus*（结核分枝杆菌）、*meningococcus*（脑膜炎球菌）等。有时泛指某一属细菌，不特指其中某个菌种，则可在属名后加 sp.（单数）或 spp.（复数），如 *Salmonella sp.* 表示为沙门菌属中的细菌。

目标检测

答案解析

1. 影响细菌生长繁殖的因素有哪些？
2. 简述细菌的合成代谢产物及其意义。
3. 培养基按其功能可分为几类？各有何意义？

（朱　萍　张学敏）

书网融合……

微课　　　　　本章小结　　　　　题库

第四章　消毒与安全灭菌

PPT

学习目标

1. 掌握　基本概念，如消毒、灭菌、无菌。
2. 熟悉　物理和化学常用的消毒灭菌方法。
3. 了解　生物安全的概念及生物安全水平分级。
4. 增强遵纪守规的安全生产意识，具备精益求精、爱岗敬业的态度。
5. 厚植担当使命、服务社会的情怀。

第一节　物理消毒灭菌法 e 微课

微生物在环境适宜时繁殖生长，环境改变时发生变异，环境发生剧烈改变时可因代谢障碍和生长抑制而导致死亡。常采用多种物理、化学或生物学方法，造成对微生物生长不利的环境，抑制或杀死病原微生物。有害微生物的控制主要包括消毒、灭菌、防腐、抑菌和采取无菌措施等。

1. 消毒（disinfection）　杀死物体或环境中病原微生物，但不包括芽胞及非病原微生物的方法。用于消毒的化学药品称为消毒剂（disinfectant）。一般消毒剂在常用的浓度下，能有效杀灭细菌繁殖体。

2. 灭菌（sterilization）　杀灭物体上所有微生物的方法，包括病毒和真菌在内的所有病原微生物和非病原微生物以及细菌芽胞。

3. 防腐（antisepsis）　抑制或防止体外细菌生长繁殖的方法，细菌一般不死亡，但也不能生长，用于防腐的化学药品称为防腐剂（antiseptics），某些防腐剂在高浓度时有消毒效果。

4. 抑菌（bacteriostasis）　抑制体内或体外细菌生长繁殖的方法。常用的抑菌剂（bacteriostatics）为各种抗生素。可用于体外抑菌剂试验以检测微生物对抗生素的敏感性，也可用于抑制体内微生物的繁殖。

5. 无菌（asepsis）　即不存在活的微生物，是灭菌的结果。防止微生物进入物体或机体的操作技术，即为无菌操作（sterile operation）或无菌技术（aseptic technique）。比如，微生物学实验和外科手术时需无菌操作，以防止造成微生物实验室污染和微生物进入手术创口。

物理消毒灭菌法在医疗实践中广泛使用，包括热力消毒灭菌法、电离辐射杀菌法、超声波杀菌法、滤过除菌法等，低温和干燥应用于抑菌。

（一）热力消毒灭菌法

在物理消毒灭菌法中，热力消毒灭菌法是广泛应用的。利用热能可导致蛋白质或核酸变性、破坏细胞膜而杀死病原生物。

热力灭菌法可分为两大类，即干热灭菌法和湿热灭菌法。在温度相同、时间相同的情况下，湿热灭菌效力大于干热灭菌。其原因是：①湿热的穿透力比干热大，使物品深部也易于达到灭菌温度；②湿热灭菌过程中产生的蒸气有大量潜热存在，水由气态变为液态会放出热量；③湿热灭菌时，菌体蛋白质吸收水分后更易于凝固变性。

1. 干热灭菌法 在没有水分子的参与下，通过加热使病原生物脱水和大分子变性，进而杀灭病原生物。具体包括如下。

（1）干烤或干热灭菌器（hot air sterilizer） 将待灭菌的物品放于干烤箱内，按照不同温度设置不同杀菌时间，完成后可达到灭菌目的。适用于玻璃器皿、金属等用品及耐高温且不耐湿物品、油类、粉剂等的灭菌。

（2）焚烧（incineration） 直接用火焰点燃或焚烧炉中焚烧，是最完全的灭菌方法。只适用于人、动物尸体或废弃物品等。

（3）烧灼（flame） 用火焰烧灼灭菌。常用于实验室的金属器械，如金属镊、接种环、培养瓶口、玻璃试管口灭菌。

（4）红外线（infrared ray） 利用红外线产生的热效应杀菌，$1 \sim 10\mu m$ 波长范围的红外线热效应最强。红外线的灭菌作用与干热法相仿，此种方法适用于食具和医疗器械领域。

（5）微波（microwave） 超高频电微波，波长为 $1 \sim 300mm$，可穿透玻璃、塑料、陶瓷等物品，但不能穿透金属，故可用于非金属食具、器械等的消毒。

2. 湿热灭菌法 在加热过程中，有水分子参与。

（1）高压蒸汽灭菌法（autoclaving） 将待灭菌的物品放入密闭的高压灭菌器内，加热后高压锅内蒸气产生压力，最终形成高温高压的水蒸气环境，作用一定时间后可达到对物品的灭菌效果。常用于手术器械、敷料、手术衣和手套、微生物培养基、生理盐水等耐高温、耐湿物品以及手术或微生物实验后废弃物、传染患者污物的灭菌。压力蒸气灭菌器分为下排气式和预排气式两大类。

（2）煮沸法（boiling） 在100℃沸水中，5min 能杀死一般细菌的繁殖体，但杀死芽胞需 $1 \sim 2h$ 甚至更长时间。将待消毒物品完全浸没水中，在一个大气压下，加热至水沸腾后维持 15min 以上可达到消毒效果。水中加入2%碳酸氢钠，可提高其沸点，既可促进芽胞的杀灭，又能防止金属器皿生锈。

（3）巴氏消毒法（Pasteurization） 利用较低温度杀死液体中的病原菌或一般杂菌，同时不致损害其中不耐热成分。消毒参数：$61.1 \sim 62.89$℃，30min 或 71.79℃，$15 \sim 30s$，现广泛采用后者。常用于牛奶和酒类等的消毒。

（4）流动蒸汽消毒法（free – flowing steaming） 指在一个大气压下，水蒸气的温度为100℃的条件下消毒。将待消毒物品置于流动蒸气灭菌器中，加热 $15 \sim 30min$，可杀死细菌繁殖体，不保证杀灭芽胞。

（5）间歇蒸汽灭菌（fractional sterilization） 将需要灭菌物品或材料用流动蒸气灭菌器反复多次的流动蒸汽间歇加热以达到灭菌。适用于不耐高热的含糖或牛奶培养基的灭菌。

（二）辐射灭菌法

（1）紫外线 波长 $200 \sim 300nm$ 的紫外线均可杀菌，但以 $265 \sim 266nm$ 效果最好。病原体核酸中嘌呤碱和嘧啶碱的共轭双键具有很强吸收的紫外线作用，吸收后可导致核酸链上相邻的嘧啶共价结合形成二聚体，阻碍核酸的正常复制和转录，导致细菌和病毒的变异或死亡。紫外线的能量低，穿透力弱，常用于实验室的空气、手术室、病房或物体表面的消毒。

（2）电离辐射 包括短波和高频电磁波、电子，常用 X 线和 γ 射线等。电离辐射的灭菌机制复杂，包括可产生游离基而杀死所有微生物；破坏细菌的细胞膜；扰乱细菌的酶系统；干扰 DNA 的合成等。电离辐射具有较高的能量与穿透力，在足够剂量时，对各种病原生物均有致死作用，可在常温下对不耐热的物品进行灭菌，也可用于食品、药品等的消毒或灭菌。

（3）过滤除菌（filtration sterilization）　将空气或液体通过含有微细小孔的滤器，只允许其中小于孔径的成分通过，大于孔径的细菌和真菌通过滤膜时经机械阻挡被除去。一般不能除去病毒、支原体和细菌 L 型。主要用于一些不耐热的血清、毒素、抗生素、细胞培养液等的除菌，也可用于进出手术室、生物安全柜和生物安全实验室、层流病房等空间空气的除菌。

（4）超声波杀菌法　超声波通过水时可产生空化（cavitation）作用，在液体中形成压力变化，应力薄弱区形成许多小空腔并逐渐扩大，最后造成细胞崩裂。主要用于分离和提取组分或制备抗原时裂解细胞或细菌。

（5）低温　可抑制细菌的代谢，淋病奈瑟菌对低温敏感，多数细菌耐低温，当温度回升到适宜范围后又能恢复生长繁殖。为避免解冻时对细菌的损伤，可在低温状态下真空抽取水分，冻干的细菌可长期保存，此法称为真空冷冻干燥法。大多数细菌的生长和繁殖可被干燥抑制，故干燥可用于食物等物品较长时间的保存。如保存食物、细菌干粉培养基、中草药等。

第二节　化学消毒灭菌法

消毒剂的种类很多，不同种类消毒剂的作用原理、杀菌效能以及应用领域存在差异。化学消毒剂通过使菌体蛋白质变性、干扰细菌酶的活性和损伤细胞膜的结构等机制，达到消毒灭菌的目的。化学消毒剂在医疗实践中广泛应用。常用消毒剂的种类与用途，见表 1 - 4 - 1。

表 1 - 4 - 1　常用化学消毒剂的种类、性质、作用时间与用途

消毒剂	用途	浓度	作用时间	备注
漂白粉	物品表面、排泄物、污水	10% ~ 20%	30min	刺激皮肤与黏膜，吸入易中毒
过氧化氢	皮肤、物品表面，空气消毒	3%	30min	遇光、热易分解变质
戊二醛	医疗器械等	2%	20 ~ 45min	杀菌作用比甲醛强 2 ~ 10 倍
乙醇	皮肤、医疗器械	70% ~ 75%	5 ~ 10min	不适用于黏膜及创面消毒
碘伏	皮肤、物品表面	0.5% ~ 1%	1 ~ 10min	不能与红汞同用
过氧乙酸	皮肤、物品表面，空气消毒	0.2% ~ 1%	10 ~ 30min	原液对皮肤、金属有腐蚀性
高锰酸钾	皮肤、黏膜、食具蔬菜、水果消毒	0.1% ~ 1%	10 ~ 30min	久置失效，现用现配
"84" 消毒液	皮肤、食具、蔬菜、器械	1 : 25 ~ 1 : 1000	30min	含次氯酸钠，腐蚀性和刺激性强
苯扎溴铵	皮肤、黏膜、物品表面	0.05% ~ 0.1%	10 ~ 30min	遇肥皂作用减弱

化学消毒剂按其杀菌能力可分为三大类。

1. 高效消毒剂（high - level disinfectants）　可杀灭物体上一切微生物。常用于不能耐受热力灭菌，但要进入人体内部的物品，如外科器材等。

（1）含氯消毒剂（chlorine compounds）　杀灭微生物的能力与其有效氯含量成正比，因此，这类消毒剂的使用浓度均按有效氯含量计算，是一类最经济、最早、最为广泛使用的消毒剂，包括有机含氯消毒剂和无机含氯消毒剂。无机含氯消毒剂有次氯酸钠、漂白粉等，有机含氯消毒剂有二氯异氰尿酸钠等，可用于物品表面、饮用水、皮肤、地面、排泄物和污水等消毒。其中，二氧化氯（chlorine dioxide）消毒剂易溶于水，靠其强大的氧化能力来灭菌，适用于疫源地消毒、餐具和食品加工设备消毒、饮用水消毒等，是当前新型的安全无毒、广谱高效的空气消毒净化剂。

（2）过氧化物消毒剂　如过氧化氢（hydrogen peroxide）和过氧乙酸（peracetic acid），两者主要靠

其强大的氧化能力来灭菌。3%~6%的过氧化氢可杀死大多数细菌，10%~25%浓度时可杀死所有微生物，包括细菌芽胞。过氧化氢熏蒸还可用于空气消毒。过氧乙酸为强氧化剂，易溶于水，广谱杀菌，作用力强，无残留毒性，但稳定性差，并有刺激性与腐蚀性，不适用于金属器具等的消毒，适用于皮肤、物品表面的消毒。

（3）醛类消毒剂　常用的有戊二醛（glutaraldehyde）和甲醛（formaldehyde），具有广谱、高效、快速的杀菌作用。其杀菌机制是对细菌蛋白质和核酸的烷化作用。我国已将戊二醛列入法定消毒剂。目前大部分医院将戊二醛作为不耐高温、怕腐蚀的器械灭菌的首选消毒剂，并逐渐取代甲醛溶液，2%戊二醛对橡胶、塑料、金属器械等物品无腐蚀性，适用于精密仪器、内镜的消毒，但对皮肤黏膜有刺激性。

（4）环氧乙烷（ethylene oxide）　易蒸发，多用为气体消毒剂。其杀菌机制与甲醛相同，但其作用受气体浓度、消毒温度和湿度的影响。其优点为有穿透力，杀菌广谱高效，杀灭芽胞能力强，对多数物品无损害作用。不足之处为易燃，对人有一定毒性。灭菌后物品中残留的环氧乙烷应挥发至规定的安全浓度方可使用。

2. 中效消毒剂（intermediate – level disinfectants）　中效消毒剂可杀灭除细菌芽胞以外的各种微生物。适用于喉镜、纤维内镜、麻醉器材等。

（1）含碘消毒剂　常用的有碘酊（tincture of iodine）和碘伏（povidone iodine），杀菌作用主要依靠其沉淀蛋白和强大的氧化能力。碘伏是碘与表面活性剂的不定型结合物，并有助溶的作用，常用于皮肤消毒，用于传染病患者（如痢疾、甲肝）衣物浸泡消毒，水果蔬菜消毒等。碘酊又称碘酒，即碘与碘化钾的稀酒精溶液，属于游离碘，用于体温计、饮用水消毒，用于小伤口时，擦拭伤口处1~2min后用酒精擦净余碘，避免着色。

（2）醇类消毒剂　醇类的杀菌活性随碳链的长度增加而增加，乙醇（alcohols）对细菌繁殖体、病毒与真菌均有杀灭作用，使细菌的蛋白失去活性，干扰微生物的代谢，溶解某些细菌的菌体达到杀灭作用。乙醇浓度为70%~75%时杀菌力最强，用于手的卫生消毒、体温计消毒、生活用品表面消毒及传染病患者排泄物的消毒。

3. 低效消毒剂（low – level disinfectants）　指可以消灭细菌繁殖体和亲脂病毒的消毒方法。

（1）季铵盐类消毒剂（quaternary ammonium compounds）　如苯扎溴铵（benzalkonium chloride），其溶液无色、无臭、刺激性轻微。杀菌机制是能吸附于细菌表面，改变胞壁通透性，使菌体内的酶、辅酶、代谢中间产物逸出从而实现杀菌作用。化学上称为阳离子表面活性剂，溶于水时无难闻的气味，有表面活性作用，能降低液体的表面张力，使物品表面油脂乳化易于除去，故具有清洁作用。表面活性剂有阳离子型、阴离子型和非离子型三类。因细菌带阴电离子，故阳离子型杀菌作用较强，但不得与阴离子表面活性剂（如肥皂）合用。可用于皮肤、黏膜、物品表面、地面消毒。生活中常用为5%浓度的白色液体，性质稳定，不怕热和光，可长期储存。

（2）氯己定（chlorhexidine）　为双胍类化合物，难溶于水，能迅速破坏细菌的细胞膜和一些酶的活性，导致细菌死亡，其杀菌作用好，性能稳定，毒性低、刺激性小，对人无副作用，且使用方便，可用于皮肤、黏膜、物品表面、地面消毒。

第三节　生物安全

生物安全（biosafety）有广义和狭义之分。广义的生物安全涉及医学、环境保护、动植物保护、农林业等多个学科和领域。狭义的生物安全是指防范现代生物技术的开发和应用对人类产生的负面影响。

医学领域的生物安全特指避免病原体或毒素等危险生物因子造成实验室人员暴露伤害，或意外泄漏导致环境污染或疫病传播。进行病原微生物有关操作时，应在符合国家有关规定的微生物实验室中进行，同时还应根据国家有关规定对医学微生物实验室进行管理和个人防护。其核心是"防感染，防扩散"。

一、生物安全相关术语

1. 生物因子（biological factor）　指一切生物活性物质和活的微生物。

2. 气溶胶（gasoloid）　指液体或固体微粒稳定地悬浮于气体介质中形成的分散体系。该气体介质称为连续相，通常为空气。

3. 病原体（pathogen）　致使人、动物和植物致病的各种生物的统称，如细菌、病毒、真菌和寄生虫等。

4. 生物危险（biorisk）和生物危害（biohazard）　生物危险是指生物病原体将要或可能形成的危害程度。生物危害是由生物病原体形成的伤害。

5. 生物安全柜（biological safety cabinet，BSC）　气流只能从外部进入安全柜，使柜内的生物病原体不能逸出，从而保护工作人员及环境，指微生物实验操作台。

6. 实验室感染（laboratory infection）　从事实验活动时发生与被操作生物病原体相关的感染。

7. 职业暴露（job exposure）　指由于职业关系而暴露在危险因素中，从而有可能损害健康或危及生命的情况。

二、病原微生物危害程度分级及其适用实验室

实验室生物安全是指避免危险生物病原体造成实验室人员暴露、向实验室外扩散并导致危害的综合措施。

根据不同病原微生物的传染性、感染后对个体或群体的危害程度，我国将生物病原体分为四大类。目前世界卫生组织（WHO）及包括我国在内的许多国家根据安全防护水平（biosafety level，BSL）将生物病原体实验室分为4级：BSL-1、BSL-2、BSL-3以及BSL-4。防护水平以BSL-4级最高，BSL-1级最低，不同微生物必须在相应级别的生物安全实验室中才能操作。

四类：指在一般情况下不会引起人类或者动物疾病的微生物。

Ⅰ级（BSL-1）：适用于无致病作用的微生物，低个体危害及群体危害，实验室依照微生物学操作技术规范即可获得基本的防护水平，如教学的普通微生物实验室。

三类：指对群体危害较低，对个体危害程度为中度，能引起人类或动物疾病，但一般情况下对人、动物或环境不构成严重危害，传播风险有限，实验室感染后很少引起严重疾病，并且具备有效治疗和预防措施的生物病原体，有275种，包括沙眼衣原体、登革热病毒、风疹病毒等。

Ⅱ级（BSL-2）：适用于对人和环境有中度潜在危害的病原体，中等个体危害、有限群体危害，应有高压灭菌器、生物安全柜等，应有生物危险标识，人员进出制度，废弃物处置管理等。

二类：指对群体危害较高，对个体危害程度高，能引起人类或动物严重疾病，对人引发的疾病具有有效的预防和治疗措施，较易直接或间接在人与人、动物与人、动物与动物之间传播的微生物，有70余种，包括汉坦病毒、结核分枝杆菌、乙型脑炎病毒等。

Ⅲ级（BSL-3）：适用于比较容易传播，能引起人或动物严重疾病，但通常有预防治疗措施，高个

体危害、低群体危害，实验室选址必须通过生态环境部的实验室环境影响评价，有特殊防护服、健康监测等个人防护措施。应具备传递窗、"三区两缓"等布局，实验室内负压、空气要通过高效过滤后，外排管道送排风系统，感应式洗手池等设备。

一类：指对群体和个体危害程度高，能引起人或者动物非常严重疾病的微生物，以及我国尚未发现或已经宣布消灭的生物病原体，包括天花病毒、埃博拉病毒等。

Ⅳ级（BSL-4）：适用于对人具有高度危险性，能引起人或动物严重疾病，一般无有效药物和疫苗，高个体危害及群体危害。实验室应在独立建筑内，周围有封闭安全隔离带，有双重过滤排风系统、正压防护服、特殊处理等防护措施。

根据上述规则，我国规定，高致病性病原微生物实验活动应在三、四级实验室中开展，不能在一级、二级实验室内从事。

三、微生物实验室生物安全防护

微生物实验室生物安全防护（biosafety protection for microbial laboratory）是指实验室工作人员所处理的实验对象含有致病的微生物及其毒素时，通过在实验室设计建造、使用个体防护设备，严格遵从标准化的工作规程等方面的综合措施，以确保实验室工作人员不受实验对象侵染以及周围环境免受其污染。

1. 安全工作行为要求 为防止自身感染、微生物泄漏和环境污染，工作人员处理微生物标本时必须遵守安全工作行为要求。

（1）对于未知微生物有潜在危险的标本，均按预计最高危害等级对待处理。

（2）建立实时质量控制系统和报警系统，制定实验室管理和安全操作规定。

（3）生物安全知识培训后实验室工作人员进行才能上岗。

（4）实验室内已使用的针头、玻片、手术刀片等锐利废弃物应有专用处理容器。

（5）BSL-3 和 BSL-4 实验室中，微生物样品应由穿着个人防护装备的专业人员在生物安全柜中开启，若微生物样品包装有严重损坏或泄漏，应安全废弃后重新采样。实验室工作人员进行微生物实验操作时应遵守安全操作要求。

（6）应具备实验室条件处理相应不同危害的微生物。

2. 个体防护 BSL-3 和 BSL-4 实验室工作人员配备和使用个体防护装备用品，如特定手套和口罩、正压防护服、防护面罩、安全护目镜等。

3. 生物安全防护的基本原则

（1）实验室生物安全防护包括个体防护装置、安全设备和措施，实验室应有严格的管理制度和标准化的操作程序及规程，实验室建筑应符合特殊设计和建设要求。

（2）实验室必须设有专职生物安全负责人。从立项、建设、使用与维护的全过程中有关生物安全防护综合措施的内容编入实验室生物安全手册中。

（3）生物安全防护实验室分为 BSL-1 至 BSL-4 四级生物安全防护级别，根据处理不同微生物的防护有具体对应要求。

四、生物恐怖活动及其防范

生物恐怖活动（bioterrorism）指人为散布强致病力生物病原体及其产物制剂，攻击非武装平民的行为。

生物恐怖活动中常用的生物病原体散布方式以气溶胶方式在空气中传播最为多见，除此之外还包括在水源、食品、通风系统中人为投毒。用于生物恐怖活动的生物病原体的特点有：高致死性、高传播性、高生存率、高感染性以及有自然动物宿主等特点，如天花病毒等。

防范生物恐怖活动的措施主要有加强出入境卫生检疫以及建立生物恐怖相关病原体的快速诊断方法、研制及储备治疗药物和疫苗，加强国际合作等。

目标检测

答案解析

1. 相同温度条件下，湿热灭菌与干热灭菌相比，哪种效果更好？并说明原因。
2. 常用的湿热灭菌法有哪些？

（孙梦竹）

书网融合……

微课　　　　本章小结　　　　题库

第五章 噬菌体

学习目标

1. 掌握 噬菌体的生物学性状，毒性噬菌体的增殖过程。
2. 熟悉 毒性噬菌体和温和噬菌体定义及区别。
3. 了解 噬菌体的应用。
4. 提高噬菌体抗菌的临床应用能力，增强合理正确使用抗菌药物的意识。
5. 具备创新的科学研究精神，为实际生产及人民健康服务。

　　英法细菌学家分别从葡萄球菌（1915 年）和痢疾志贺菌（1917 年）的培养物中发现这类特殊的病毒，因其能使细菌裂解，故名噬菌体。

　　噬菌体（bacteriophage）指能感染细菌、真菌、放线菌或螺旋体等微生物的病毒，具有病毒的基本生物学特征，只能在活动宿主内复制增殖。噬菌体具有病毒的特性，无细胞结构，个体微小，分布广泛，具有严格的细胞内寄生。噬菌体有严格的宿主特异性，只寄居在易感宿主菌体内并可裂解细菌，故流行病学可利用噬菌体进行细菌的鉴定与分型。噬菌体还参与细菌变异，噬菌体的感染导致宿主菌的裂解或建立溶原状态，此过程中可导致细菌遗传物质的改变而引起性状的变异。

第一节　噬菌体的生物学性状 e 微课

　　1. 形态与结构　　噬菌体需用电子显微镜观察，在电子显微镜下有三种基本形态，即蝌蚪形、微球形和细杆形。大多数呈蝌蚪形（图 1 - 5 - 1），由头部和尾部两部分组成。头部呈球形，其组成是薄层蛋白质外壳，内含核酸，尾部是管状结构，由蛋白质组成，尾部长短不等，由尾领、尾鞘、尾髓、尾板、尾丝和尾刺等构成，其中尾板、尾丝和尾刺是噬菌体和宿主菌接触的部位，尾鞘具有收缩功能，可使头部核酸注入宿主菌。

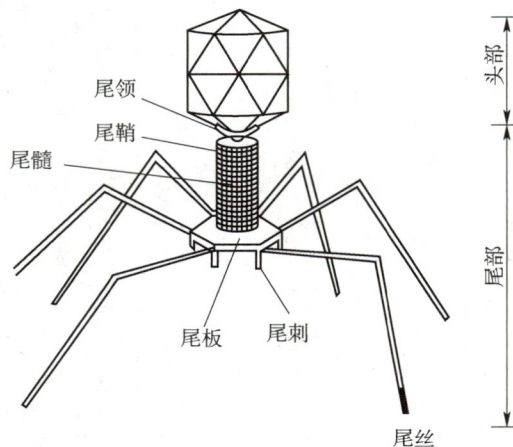

图 1 - 5 - 1　噬菌体结构示意图

2. 化学组成 噬菌体主要由蛋白质和核酸组成。蛋白质构成噬菌体的头部衣壳与尾部，对核酸起保护作用，参与识别宿主菌表面的噬菌体受体并与之结合。核酸只有一种，大多数是双链 DNA，少数为单链 DNA 或 RNA，核酸是噬菌体的遗传物质。

3. 抗原性 噬菌体蛋白质部分具有抗原性，能够刺激机体产生特异性抗体，与相应的噬菌体结合后使噬菌体丧失感染宿主菌的能力。

4. 抵抗力 噬菌体对理化因素的抵抗力比一般细菌繁殖体强，能抵抗乙醇、氯仿等，70℃ 30 分钟不灭活，低温可长期保存。可利用这些特性进行噬菌体分离。

第二节 毒性噬菌体

根据与宿主菌的相互关系，噬菌体可分为两种类型：一种是噬菌体在宿主菌内增殖后使宿主菌裂解，释放的噬菌体再感染其他敏感细胞，建立溶菌性周期，称为毒性噬菌体（virulent phage）。另一种是噬菌体感染细菌后，其核酸整合到细菌染色体上，随细菌染色体的复制而复制，并随细菌分裂而分配至子代细菌染色体中，建立溶原性周期，即温和噬菌体（temperate phage），又称溶原性噬菌体（lysogenic phage）。

毒性噬菌体在宿主菌内以复制方式进行增殖，产生子代噬菌体，并最终裂解细菌。增殖过程包括吸附、穿入、生物合成、成熟与释放等四个阶段（图 1-5-2）。

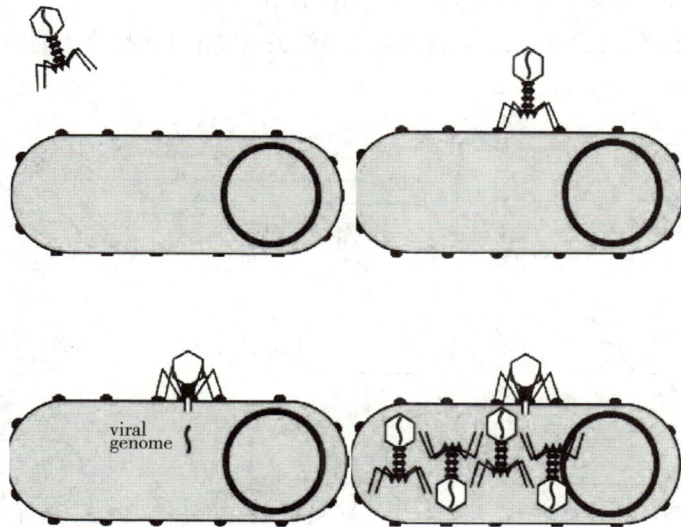

图 1-5-2 毒性噬菌体增殖过程示意图

1. 吸附（absorption） 噬菌体的尾部与菌体表面受体发生特异性结合的过程，其特异性取决于噬菌体蛋白与宿主菌表面受体分子结构的互补性。

2. 穿入（penetration） 宿主菌被有尾噬菌体吸附后，借助尾部末端的溶菌酶在宿主菌细胞壁上溶一小孔，再通过尾鞘的收缩，将头部的核酸注入菌体内，而蛋白质衣壳留在菌体外。菌细胞内可被无尾噬菌体与细杆形噬菌体以脱壳的方式使核酸进入。

3. 生物合成（biosyntesis） 噬菌体核酸进入菌细胞后，以噬菌体核酸为模板，大量复制子代噬菌体的核酸，同时通过转录生成 mRNA，再由此翻译成噬菌体所需的与其生物合成有关的酶、调节蛋白和结构蛋白。

4. 成熟（maturation）与释放（release）　蛋白质与核酸分别合成后，在宿主菌细胞质中按一定程序装配成完整的成熟噬菌体。当达到一定数目的子代噬菌体时，裂解菌细胞释放出子代噬菌体，后者又可感染新的宿主菌。

噬斑（plaque）：在固体培养基上，将适量的噬菌体和宿主菌液混合接种培养后，培养基表面可出现透亮的溶菌空斑，每个空斑由一个噬菌体复制增殖并裂解宿主菌后形成。通过噬斑计数，可测知一定体积内的噬斑形成单位数目，即噬菌体的数量。

第三节　温和噬菌体

温和噬菌体感染宿主菌后不立刻增殖，而是将其基因整合到宿主菌的核酸中，并随宿主菌核酸的复制而复制，且随着宿主菌分裂而分配到两个子代菌细胞中，称为溶原状态。

溶原性细菌（lysogenic bacterium）指带有温和噬菌体基因组的细菌。前噬菌体（prophage）指整合在宿主菌核酸中的噬菌体基因组。某些溶原性细菌可同时伴有相应性状的改变称为溶原性转换（lysogenic conversion），如白喉毒素致热外毒素的产生。温和噬菌体具有产生成熟子代噬菌体颗粒和裂解宿主菌的潜在能力。温和噬菌体有三种存在状态，即：①游离的具有感染性的噬菌颗粒；②宿主菌细胞质内类似质粒形式的噬菌体核酸；③前噬菌体。

溶原状态一般比较稳定，能经历许多代，但有时候也会自发终止，因此温和噬菌体有溶原性周期和溶菌性周期（图1–5–3），而毒性噬菌体只有一个溶菌性周期。

噬菌体免疫状态指溶原性细菌具有抵抗同种或具有亲缘关系噬菌体再感染的能力即噬菌体免疫状态。

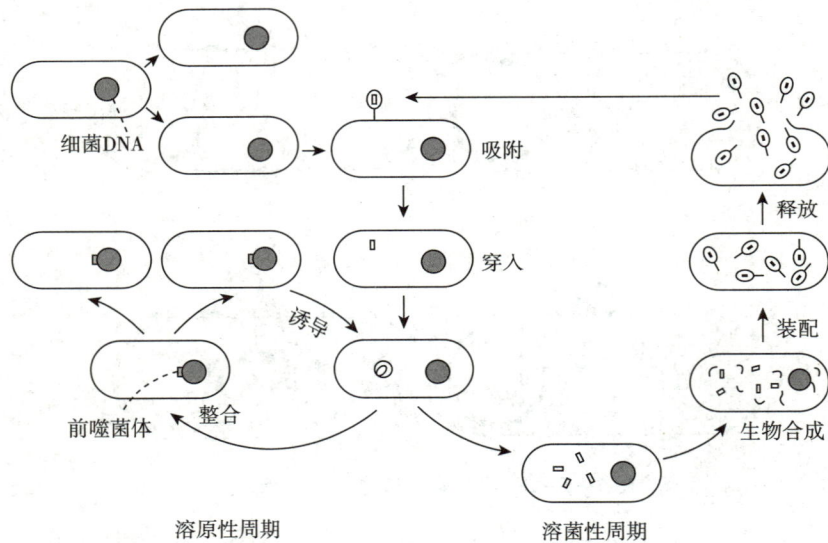

图1–5–3　溶原性细菌的溶原性周期和溶菌性周期

第四节　噬菌体的应用

1. 细菌的鉴定和分型　由于噬菌体裂解细菌有高度的特异性，借此鉴定未知细菌，如利用已知的噬菌体鉴定未知的霍乱弧菌。

2. 检测标本中的未知细菌　在自然界中凡有细菌的地方，如污水、土壤、人和动物的排泄物等都可能有噬菌体。从标本中检出某种噬菌体常提示该标本中曾有相应的细菌存在。根据噬菌体必须在活的敏感细菌内才能增殖的特性，如将检测标本与一定数量已知噬菌体放到一起培养，当噬菌体明显增加，提示该标本中存在相应的细菌。

3. 分子生物学研究的重要工具　在基因工程的研究上起重要作用，构建基因文库、抗体文库、蛋白文库、肽文库等。

4. 用于细菌性感染的治疗　应用效价增长试验可检测标本中相应的细菌，某些局部感染时可应用噬菌体作为一种辅助治疗。

5. 用于发酵菌种的选育　由于噬菌体分布广泛，在发酵工业中应严防噬菌体污染，在选育生产用发酵菌种时应注意选育抗菌体的菌种。

目标检测

答案解析

1. 简述噬菌体的形态结构、组成及功能。
2. 简述噬菌体的分类及其与宿主菌的关系。

（孙梦竹）

书网融合……

微课　　　　　本章小结　　　　　题库

第六章　细菌的遗传与变异

PPT

1. 掌握　细菌常见的变异现象，基因的转移与重组。
2. 熟悉　细菌的遗传物质。
3. 了解　细菌遗传与变异的应用。
4. 正确理解细菌遗传与变异，提高抗菌药物依法依规合理应用意识，能推理出细菌变异在医学上的应用，养成由本质推断其致病性的临床思维。
5. 具备医药工作者社会责任感，担当使命守护人民生命健康。

细菌和所有生物一样，都具有共同的生命特征——遗传与变异。细菌的子代与亲代之间生物学性状（形态、结构、代谢规律、致病性等）具有相似性，称为遗传（heredity）；细菌子代与亲代之间、子代与子代之间的生物学性状出现不同程度的差异，称为变异（variation）。遗传可使细菌的性状保持其种属的稳定性，代代相传，而变异则产生变种和新种，有利于细菌的生存与进化。

细菌的变异分为遗传型变异和非遗传型变异。遗传型变异（genetic variation）是指细菌的遗传物质结构发生了改变，导致变异的性状可稳定遗传给后代，又称为基因型变异。此种变异常发生于个别细菌，不受环境因素的影响，变异发生后不可逆。而非遗传型变异是由于一定的外界环境因素作用而引起的变异，其基因结构未发生改变，细菌变异的性状并不遗传给后代。影响变异的外界因素一旦去除，变异的性状又可复原，所以又称为表型变异（phenotypic variation）。细菌变异类型的比较见表1-6-1。

表1-6-1　细菌变异类型的比较

	基因型变异（遗传型变异）	表型变异（非遗传型变异）
变异数量	个别细菌	所有细菌
变异原因	基因结构改变	环境作用等
变异性状能否遗传	能	不能（基因型未发生改变）
本质	DNA 改变	DNA 未改变
变异是否可逆	不可逆	可逆（去除外因后）

第一节　细菌的变异现象

细菌变异的现象非常普遍，常见的主要有形态结构变异、菌落变异、毒力变异以及耐药性变异。

一、形态结构变异

细菌形态结构可因外部环境影响而发生变异。例如有些细菌在含有微量青霉素或溶菌酶的环境中，因细胞壁合成受阻，从而成为细胞壁缺失的 L 型细菌，不能维持原有的形态而呈现出球形、长丝形或多形态。有些细菌变异后可失去特殊结构，如有荚膜的肺炎链球菌在普通培养基经连续传代培养后，荚膜会变薄或失去荚膜，其毒力亦会减弱（图1-6-1），此时如再接种至易感动物小鼠腹腔内传代或含血清的培养基上培养后则又可重新产生荚膜，恢复毒力；有鞭毛的变形杆菌在含0.1%的苯酚培养基中培养会失去鞭毛，但将其移至一般培养基中鞭毛又可恢复，这种鞭毛从有到无的变异称为H-O变异；有芽孢的炭疽杆菌在42℃培养10~20天后，会失去形成芽孢的能力。

有荚膜细菌　　　　　　　　　无荚膜细菌
（致病性强）　　　　　　　　（致病性减弱）

有荚膜的肺炎球菌　　　　　　无荚膜的肺炎球菌

图1-6-1　细菌形态结构变异

二、菌落变异

细菌的菌落有光滑型（S型）、粗糙型（R型）和黏液型（M型）三种。大多数细菌经人工多代培养后，光滑型菌落可向粗糙型的变异，称为S-R变异（图1-6-2）。这种变异常见于肠道杆菌。S-R变异的同时，往往伴随着细菌其他性状，如抗原性、毒力、生化反应性也会发生改变。一般而言，S型菌落的细菌致病性比R型细菌强。但有少数细菌，如炭疽芽孢杆菌、结核分枝杆菌、鼠疫耶尔森菌等R型菌落致病性较S型强。

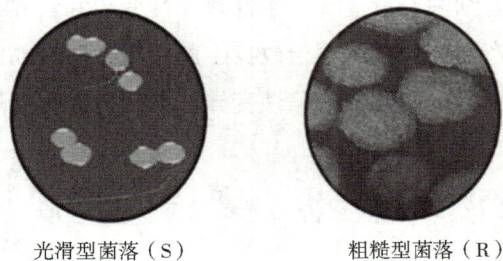

光滑型菌落（S）　　　　　　粗糙型菌落（R）

图1-6-2　细菌菌落变异（S-R变异）

三、毒力变异

细菌的毒力变异可表现为毒力减弱或毒力增强。毒力减弱是指有毒菌株经长期人工培养或其他方法处理，其毒力可减弱或消失。例如卡-介（Calmette和Guerin）二氏将强毒力的牛型结核分枝杆菌接种于含胆汁、甘油和马铃薯的培养基中，经13年连续传代230代后，获得了毒力减弱但其免疫原性仍保留的变异株，即是目前广泛应用于结核病预防的卡介苗（Bacille Calmette-Guerin，BCG）。毒力增强的变异，如无毒的白喉棒状杆菌感染β-棒状杆菌噬菌体后，变异为可产白喉毒素、毒力增强的致病菌株（图1-6-3）。

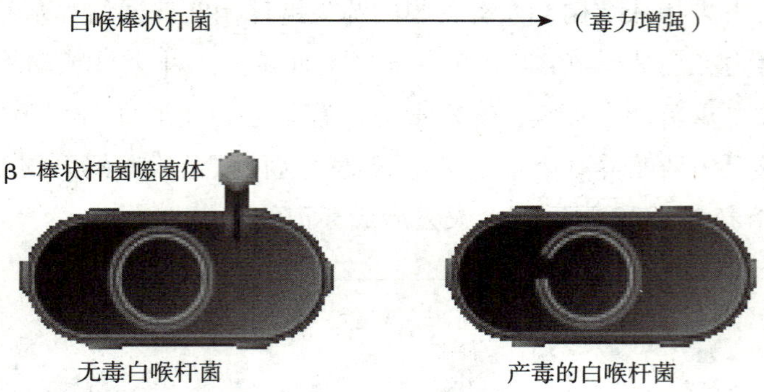

白喉棒状杆菌 ——————————————→ （毒力增强）

β–棒状杆菌噬菌体

无毒白喉杆菌   产毒的白喉杆菌

图 1 – 6 – 3 毒力变异

四、耐药性变异

细菌对某种抗生素由敏感变成耐药，称为耐药性变异。自抗生素在临床广泛应用以来，因滥用等原因，耐药菌株逐年增多并迅速传播，有的甚至出现耐受多种抗菌药物的多重耐药性菌株，还有的细菌变异后产生对药物的依赖性，使许多药物失去原有治疗效果，给临床感染性疾病的治疗带来了极大困难，已成为现代医学广为关注的问题。如果细菌耐药性变异迅猛发生，而人类则将面临无药可治的尴尬局面。身为医学生，未来的医药工作者，我们肩负助力健康中国建设，守护人民生命健康的重担。正确理解细菌变异，促进基层医疗机构抗菌药物依法依规合理应用，才能降低耐药性产生的不良影响。

五、其他变异类型

其他与药学有关的变异主要有细菌产量变异、条件致死性变异和营养缺陷性变异。细菌产量变异有利于在药品生产过程中筛选出高产突变株，可用于改良生产用菌种和提高医药工业生产产量。条件致死性突变株常作为遗传学研究的选择标记。营养缺陷性变异可在菌种选育中用于筛选工程菌。

第二节 细菌遗传变异的物质基础

细菌遗传变异的物质基础存在于细菌拟核的染色体，染色体外的质粒以及噬菌体等，化学本质是DNA（RNA 病毒为 RNA）。

一、染色体

细菌是原核细胞型微生物，没有真正的细胞核，它的染色体主要集中在拟核或类核的区域，是由一条双股环状 DNA 链在菌体内反复盘绕堆积，形成环状或丝状结构，分子量较小，不含组蛋白。DNA 复制根据碱基配对原则进行半保留复制。

二、质粒

质粒（plasmid）是细菌染色体外的遗传物质，能进行自主复制的闭合环状双链 DNA 分子。质粒通常游离于细胞质中，也可整合到染色体上。质粒所携带的基因不是细菌生长繁殖所必需的，但却可以使细菌具有某些遗传特性。质粒不仅与细菌遗传物质的转移有关，也与某些细菌的致病性、抗药性以及代谢产物的合成有关，同时还是基因工程常用的载体，在医药、生物科学研究中有广泛的应用。

常见的质粒有编码性菌毛的致育质粒（F 质粒）、产生抗药性的 R 质粒、编码大肠菌素的 Col 质粒，以及编码降解某些基质酶的代谢质粒（也称降解质粒）。

（一）质粒的主要特性

1. 质粒不受染色体 DNA 影响，具有自主复制的能力。

2. 质粒携带的基因赋予宿主细胞某些特性，如抗药性、致育性、合成抗生素、细菌素、毒素的能力等。

3. 质粒可自行丢失、消除。质粒所携带的遗传物质往往并非宿主细胞生存所必需的。随着质粒丢失或消除，质粒所编码的遗传性状亦随之消失，但细菌仍存活着。在某些理化因素（如高温、紫外线）的影响下，可大大提高质粒的消除率。

4. 质粒可转移。质粒可通过接合、转化或转导等方式在细菌间转移，从而使得受体菌获得相应的生物学特性。

5. 质粒的相容性与不相容性。几种不同类型的质粒同时稳定地共存于同一个宿主细胞内，即为质粒的相容性。反之则为不相容性。

（二）与医学相关的常见质粒类型

1. F 质粒（fertility plasmid） 即致育质粒，亦称致育因子，具有编码性菌毛、介导细菌之间接合传递的能力。可在染色体外游离存在，亦可整合入宿主菌的染色体中。含有 F 质粒的细菌称为雄性菌或 F^+ 菌，能够长出性菌毛。反之，则为雌性菌或 F^- 菌。

2. R 质粒（resistance plasmid） 即耐药质粒，亦称 R 因子。编码宿主菌对多种抗生素和重金属的耐药性。由于它们具有自主复制的能力，故可将耐药性遗传给后代。此外，这些质粒还可以通过细菌间的接合或噬菌体的传递在不同细菌间进行转移，因此能将耐药性从耐药菌传递给敏感菌，从而使敏感菌也产生耐药性。在革兰阳性菌中多见，如金黄色葡萄球菌的青霉素酶质粒即可以通过转导方式在细菌间转移。

3. 细菌素质粒 编码各种细菌素。如 Col 质粒（colicinogenic plasmid）即大肠菌素质粒，编码大肠埃希菌产生大肠菌素。

4. Vi 质粒（virulence plasmid） 即毒力质粒，编码与细菌致病性有关的毒力因子。如金黄色葡萄球菌产生的剥脱性毒素；致病性大肠埃希菌产生引起腹泻的肠毒素等，均由毒力质粒编码。

5. 代谢质粒 该类质粒编码与代谢相关的酶类。含有此类质粒的细菌，通过产生的酶可降解某些基质，如铜绿假单胞菌具有降解有害物质的酶类。

三、噬菌体

噬菌体是侵染细菌、真菌、放线菌和螺旋体等微生物的病毒，尤其是温和噬菌体，通过溶原状态将病毒自身基因整合到宿主菌基因上，从而赋予宿主菌某些生物学性状，并可随宿主菌 DNA 复制而复制，从而将自身遗传物质随着宿主菌分裂传给子代。

噬菌体具有个体微小、结构简单、专性胞内寄生、严格宿主特异性、种类繁多、分布广泛等特点。

四、转座因子与整合子

转座因子（transposable elements），又称跳跃基因，是指细菌基因组中的一段能够从一个位置转移到另一个位置的特定 DNA 序列，可在染色体、质粒或噬菌体之间自行移动。转座因子从染色体的一个位置转移到染色体或质粒的不同位置的过程，称为转座。转座可以出现插入突变或基因转移与重组。目前已经证实的转座因子主要有①插入序列（insertion sequence，IS）：是最简单的转座因子，只含自身基因，不含任何与插入功能无关的基因区域，插入序列两端通常有反向重复序列（inverted repeat，IR），IR 一般长 15～25bp（图 1 - 6 - 4）；②转座子（transposon，Tn）：结构比较复杂，基因结构一般为 IS - 功能基因 - IS（图 1 - 6 - 5），即两端携带 IS，中间区域有其他特殊功能的基因序列，如耐药性基因、肠毒素基因等，一般长 2000～25000bp。

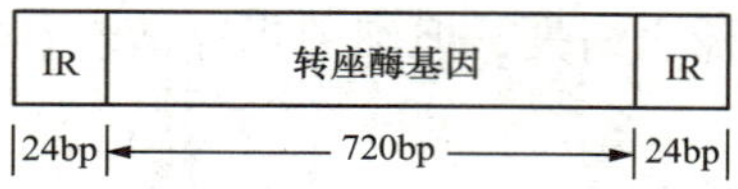

图 1 - 6 - 4　插入序列结构示意图

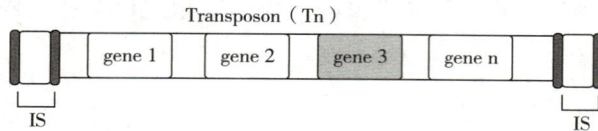

图 1 - 6 - 5　转座子结构示意图

整合子（integron，In）是捕获或整合外源基因并使之转变为功能性基因表达单位的可移动 DNA 分子。整合子由保守片段、基因盒、整合酶基因和启动子组成。整合子是一个可移动性基因元件，一方面它可以通过对基因盒的捕获和剪切使基因盒发生移动，另一方面它可以位于转座因子、质粒等可移动基因元件上而参与转移，从而使细菌的生存适应性增强。如细菌可捕获耐药性基因，从而获得耐药性。

转座噬菌体是具有转座功能的溶原性噬菌体，以前噬菌体的形式整合到宿主菌染色体上，并导致宿主菌产生某些生物学特性的一类噬菌体，又称为突变噬菌体（Mu 噬菌体）。Mu 噬菌体已成为研究细菌变异的工具之一，常用作生物诱变剂。有时转座噬菌体从溶原性细菌染色体脱离时，可带有邻近的细菌 DNA 片段，再感染其他细菌，因而在细菌遗传物质转移中可起到载体的作用。如白喉棒状杆菌的外毒素就是由转座噬菌体的有关基因编码的。

第三节　细菌变异的机制 🔲微课

细菌的遗传性变异主要是由基因结构发生改变所致，通过基因突变和基因的转移与重组来实现。

一、基因突变

基因突变是指细菌的遗传基因在结构上发生稳定可遗传的变化，包括 DNA 碱基对的置换、插入、缺失等。突变在细菌生长繁殖过程中时常发生。一个基因内一对或少数几对碱基出现较小范围变化，称为点突变（mutant type）。大片段染色体 DNA 出现较大范围遗传物质结构变化，则称为染色体畸变。没有发生突变的细菌称为野生株（wild type），发生突变的细菌称为突变株（mutant strain）。

基因突变的类型与突变率：①自发突变：正常条件下自然发生，该突变频率极低，约为每一世代$10^{-10} \sim 10^{-6}$。②诱发突变：通过理化因素，如电离辐射、紫外线、高温、失重或金属离子、烷化剂、亚硝酸盐、抗生素等引起，诱发突变概率比自发突变高$10 \sim 10^{4}$倍。

二、基因的转移和重组

基因的转移和重组是细菌发生遗传变异的重要原因。外源性遗传物质由供体菌转移给受体菌的过程称为基因转移（gene transfer），转移的基因与受体菌基因整合即为基因重组（gene recombination）。经过遗传分子间的重新组合，使受体菌获得供体菌的某些生物学特性，形成新遗传型个体。原核细胞型微生物基因转移和重组的方式主要有转化、转导、接合、溶原性转换、原生质体融合等。

（一）转化

转化（transformation）是指受体菌直接摄取供体菌游离的 DNA 片段，经整合而获得供体菌部分遗传性状。可转化的性状包括形态、荚膜、营养需要、耐药性等。1928 年，英国细菌学家 Griffith 首先发现细菌转化现象，他在研究肺炎链球菌时发现了细菌由 R 型转化为 S 型而致病性增强的现象。1944 年 Avery 证实 R 型肺炎链球菌活菌摄取了 S 型肺炎链球菌死菌的 DNA 片段而转化为 S 型的事实，这就是著名的小鼠体内肺炎链球菌的转化试验（图 1 - 6 - 6）。

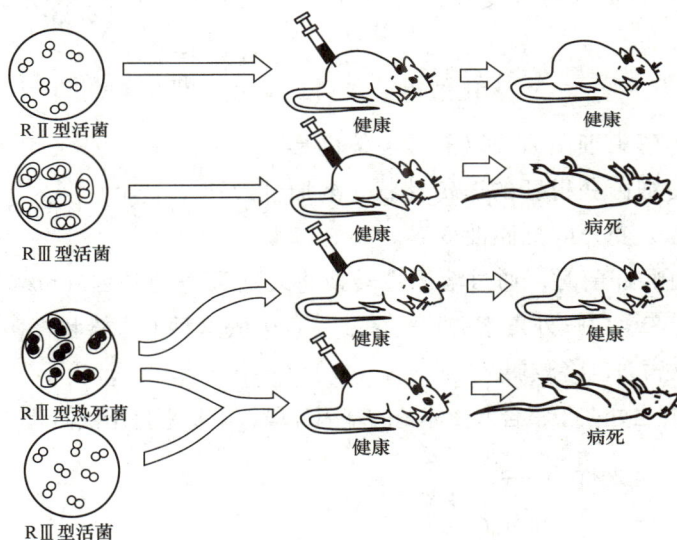

图 1 - 6 - 6　转化试验

（二）接合

接合（conjugation）是指通过性菌毛相互沟通，将遗传物质从供体菌直接转移给受体菌，使受体菌获得供体菌部分遗传性状。接合广泛存在于革兰阴性菌中，许多质粒 DNA 都可通过接合的方式进行转移，主要包括 F 质粒和 R 质粒等。

F^{+}菌株内存在 F 质粒，控制性菌毛合成，在接合时作为供体菌。F^{-}菌株内无 F 质粒，在接合时作为受体菌。接合结束后，两个菌的细胞内各自形成一个双链 F 质粒，F^{-}菌变成F^{+}菌，也长出性菌毛（图 1 - 6 - 7a）。

F 质粒可整合到细菌染色体上，可能引起宿主的染色体发生高频率转移，称为高频重组菌（high frequency recombinant，Hfr）。Hfr 与 F^{-}菌株接合时，可随时自发解离或受外界影响而中断，因此有不同长度的供体染色体片段进入受体菌重组。但受体菌获得完整 F 质粒可能性很小，因其大部分最后才进入受体菌，故 Hfr 仍然是 Hfr 菌，受体菌往往还是 F⁻菌（图1－6－7b）。

（三）转导

噬菌体携带供体菌遗传物质并转移到受体菌体内，使受体菌获得供体菌部分遗传性状，称为转导（transduction）。

以噬菌体为载体，将供体菌的 DNA 片段转移到受体菌内，经遗传物质重组而使受体菌获得供体菌的某些遗传性状，这种方式称为转导。由于噬菌体有宿主特异性，转导仅发生于同种细菌内。根据转化 DNA 片段的性质范围，可分为普遍性转导和局限性转导两种。①普遍性转导：可由毒性噬菌体和温和噬菌体介导，供体菌染色体任何部位的 DNA 都有可能被装配入噬菌体从而转入受体菌（图1－6－8）。②局限性转导：由温和噬菌体介导，只局限于供体菌染色体上特定的基因，即当前噬菌体从宿主菌染色体脱离的时候，只将其两旁的部分基因带入受体菌（图1－6－9）。

（四）溶原性转换

溶原性转换指噬菌体感染细菌后，以前噬菌体的形式存在于细菌染色体中，使细菌获得新的遗传性状。溶原性转换可使某些细菌发生毒力变异或抗原性变异。如 β 棒状杆菌噬菌体感染无毒的白喉杆菌时，通过溶原性转换将表达毒力的基因（tox⁺）整合到宿主菌的基因中，使得白喉杆菌变成能产生白喉外毒素的致病菌。一旦失去这种 β－棒状杆菌噬菌体，白喉杆菌产毒素能力也随之消失，其致病力也将减弱。

转换与前三种机制不同之处在于整合入受体菌的基因片段，不是来自于供体菌，而是来自于噬菌体基因。

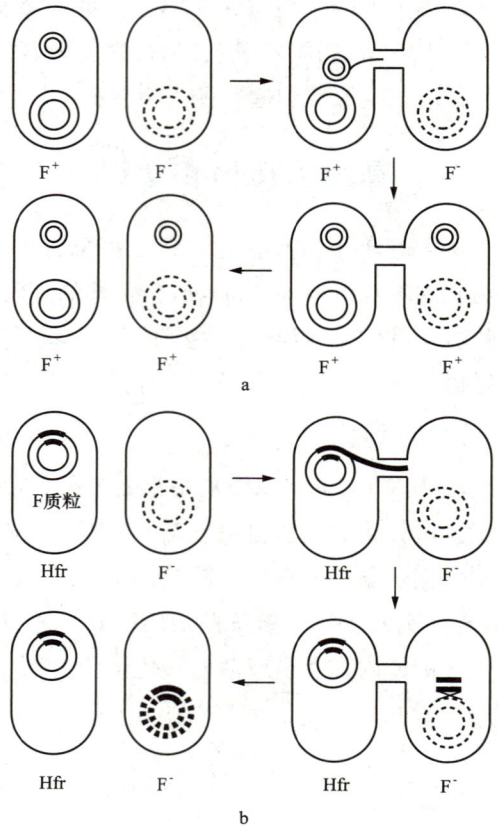

图1－6－7 细菌的接合转移

a. F⁺介导的接合作用；b. Hfr 介导的接合作用

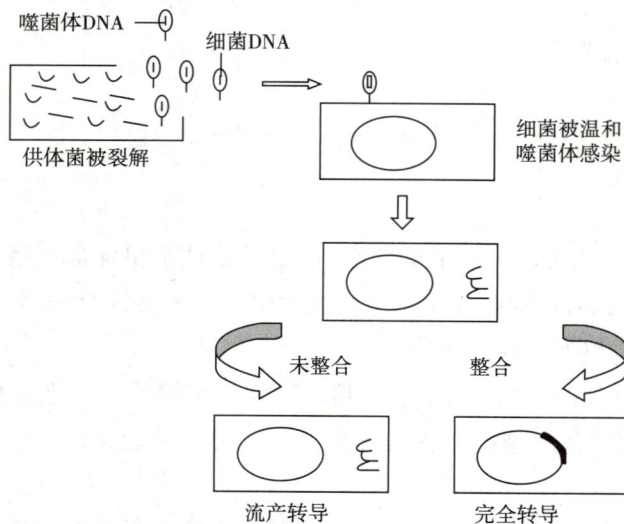

图1－6－8 普遍性转导模式图

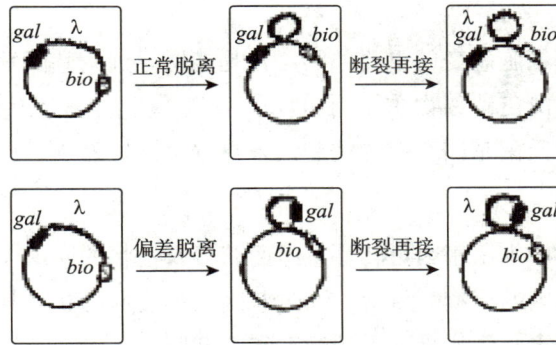

图 1-6-9 局限性转导模式图

（五）原生质体融合

原生质体融合是指应用人工技术（如经青霉素或溶菌体等处理后）将两个不同遗传性状的细胞去除细胞壁后形成原生质体，在一定条件下（如在高渗条件下借助融合剂聚乙二醇）使两者融合，融合后通过基因的交换与重组，产生新的遗传性状。

第四节 细菌遗传变异的应用

细菌因具有个体微小，遗传物质较为简单，繁殖快速、易于培养检测等特性，故常在遗传变异研究领域被用作重要模式生物和基因工程的工具。细菌的遗传性变异，在药品的生产与研发、病原菌鉴定、疾病的防治、流行病学分析、筛选测定致癌物以及基因工程等方面，均有十分重要的应用价值。

（一）药品生产与研发

在药学领域，利用细菌的遗传变异规律，通过菌种选育技术获得高产量、生产工艺相对简单的优良菌种，从而可有效提高医药工业药品生产产量和质量，降低生产成本，提供质优价廉的药品。

（二）病原菌鉴定

因细菌变异导致其形态结构、染色性、生化反应和抗原性等生物学特征往往不典型，常给临床细菌鉴定工作带来困难。因此，在临床微生物学检验中必须在掌握病原菌典型性状的基础上了解变异菌株的特点，才能对病原菌作出正确的鉴别和诊断。

在流行病学分析中，病原菌鉴定不同于普通感染，应尽可能地鉴定到基因型。可利用分子生物学技术，对病原菌的基因水平的转移与播散进行溯源，有助于确定感染暴发流行的菌株和基因来源。

（三）疾病防治

细菌耐药性变异使耐药菌株日益增多，甚至出现了多重耐药菌株，且具有耐药性形成快、传播快、耐药谱广、耐药强度高等特点，导致医院感染率升高，感染性疾病在预防、治疗、监控方面难度加大，已引起临床的广泛关注，均给感染性疾病的治疗带来很大的困难。因此，为避免细菌耐药性的产生，临床上应合理用药，在药敏试验的基础上选择敏感药物进行治疗。加强耐药菌株的监测，防止耐药菌株的扩散。而对于需要长期用药的慢性病患者，应考虑药物联合应用，降低细菌抗药性突变的机会。

利用毒力变异的原理，可以制备减毒或无毒又具有免疫原性的疫苗，用于免疫接种，从而预防某些传染病。如卡介苗、破伤风疫苗、炭疽疫苗、鼠疫疫苗等，均已取得良好的免疫效果。

（四）筛选测定致癌物

研究认为基因突变是引起细胞恶变的重要原因，凡是能诱导细菌基因发生突变的物质均有可能是致癌剂。因此细菌可以用来筛选测定致癌物质，例如 Ames 实验（污染物致突变实验）就是依据此原理设计的，利用可以使鼠伤寒沙门氏菌基因突变的诱变剂来筛选可疑致癌物。

（五）基因工程

基因工程是根据遗传变异中细菌基因可转移重组而获得新性状的原理，制备能够大量生产生物制品的工程菌，以获得大量目的基因的产物。目前，通过基因工程技术已获得某些从天然生物体内难以大量提取的生物活性物质，如胰岛素、干扰素、生长激素和乙型肝炎病毒疫苗等，为基因工程药物、基因工程疫苗等生物制药和基因精准治疗技术开辟了新的途径。

目标检测

答案解析

1. 什么是质粒？其主要特性有哪些？
2. 简述细菌基因重组与转移的方式。
3. 结核病可通过早期接种卡介苗来预防，你了解卡介苗是怎么生产出来的吗？
4. 众所周知"种瓜得瓜，种豆得豆"，利用细菌遗传与变异的原理，谈谈为什么不能"种瓜得豆"或者"种豆得瓜"呢？

（李　晶）

书网融合……

微课　　　　　　本章小结　　　　　　题库

第七章　细菌的感染与免疫

PPT

  1. 掌握　细菌致病性的影响因素、细菌感染的途径，固有免疫和特异性免疫在机体抗感染免疫中的特点。

  2. 熟悉　细菌的黏附、侵袭，常见外毒素的类型，内毒素的致病机制，屏障、吞噬细胞、体液因素在抗感染固有免疫中的作用，抗原呈递、体液免疫、细胞免疫在抗感染特异性免疫中的作用。

  3. 了解　正常菌群与微生态平衡，病原体特征模式识别受体，机体抗胞内菌和胞外菌感染。

  4. 加强对细菌感染、免疫、防护以及医院感染的认识，增强岗位责任感。

  5. 激发职业信仰及对职业的热爱，建立正确的职业观和价值观。

  细菌是一类广泛分布于自然界的单细胞微生物，在长期进化的过程中，这些微生物与机体形成共生关系。感染宿主且引起疾病的细菌称为致病菌（pathogenic bacterium）或病原菌（pathogen）。

  细菌感染（bacterial infection）是指细菌侵入机体后，生长繁殖、释放毒性物质等，并与机体免疫系统相互作用，引起不同程度病理损伤的过程。感染的发生、发展和结果是机体和病原菌相互作用的复杂过程，由细菌的致病性（pathogenicity）以及机体免疫两方面因素所决定。

第一节　细菌的感染 微课

  细菌的致病性主要由其毒力、侵入机体的途径及数量等因素决定。细菌的毒力主要由两方面体现：一是病原菌有突破宿主皮肤、黏膜等生理屏障，进入机体定植和繁殖扩散的能力，即侵袭力（invasiveness）。二是毒素，指由病原菌产生的损害宿主组织、器官并引起生理功能紊乱的大分子物质。侵袭力和毒素是病原菌毒力的物质基础，统称为毒力因子（toxic factor）。

一、细菌的侵袭力

  1. 侵袭力（invasiveness）　侵袭力的物质基础是与致病菌黏附、定植、扩散和产生侵袭作用有关的物质，主要涉及菌体的表面结构、释放的胞外蛋白、酶类，包括荚膜、黏附素、侵袭素、侵袭性酶类和细菌生物被膜等。

  （1）细菌的黏附　细菌的黏附是指细菌通过特定的结构或物质与宿主细胞表面结合，从而在宿主体内定植和繁殖，是引起感染的首要条件且与致病性密切相关，具有黏附作用的细菌结构和物质称为黏附素（adhesin）。细菌通过直接黏附和间接黏附两种机制实现黏附作用。

  1）直接黏附：指细菌通过表面黏附素直接与细胞表面受体结合。细菌表面存在的一些特殊结构和蛋白质，具有使细菌黏附到宿主靶细胞的作用，该黏附素分为两类：一类是菌毛黏附素，主要存在于革兰阴性菌的菌毛上；另一类为非菌毛黏附素，主要见于革兰阳性菌的细胞壁和革兰阴性菌外膜蛋白。黏附素与宿主细胞表面的黏附素受体结合发挥黏附作用。

菌毛黏附素（fimbrial adhesin）：菌毛是大多数革兰阴性菌和少数革兰阳性菌表面的特殊结构，由多个亚基组成。菌毛黏附素是存在于菌毛顶端的蛋白质，可识别宿主细胞表面的糖基或其他分子。根据其形态、数目、分布、黏附性、分子质量和抗原性等，分为六个型，其中Ⅰ型和Ⅳ型与细菌的黏附作用密切相关。Ⅰ型菌毛是重要的毒性因子，表达在大肠埃希菌和大多数肠杆菌属家族成员表面，介导细菌与真核细胞的 D-甘露糖连接，使细菌定植在肠黏膜表面从而引起感染，又称为定植因子（colonization factor）。Ⅳ型菌毛参与细菌多种功能活动，如黏附、活动因子、特异靶细胞的识别和噬菌体吸附，在铜绿假单胞菌、霍乱弧菌、致病奈瑟菌、牛嗜血杆菌和肠致病性大肠埃希菌（EPEC）等细菌中均发现Ⅳ型菌毛的表达。

非菌毛黏附素（afimbrial adhesin）是指存在于菌毛之外且与黏附有关的分子，主要存在于革兰阳性菌，较少见于革兰阴性菌，非菌毛黏附素有以下几种类型。

①细胞壁或其他表面成分：脂磷壁酸（lipoteichoic acid，LTA）是革兰阳性菌细胞壁组成成分，是化脓性链球菌、金黄色葡萄球菌和表皮葡萄球菌等的黏附素。人类很多细胞（如口腔黏膜细胞、皮肤表皮细胞、淋巴细胞、白细胞、红细胞和血小板等）的细胞膜上均有 LTA 受体，即纤维结合素或纤维连接蛋白（fibronectin，FN）。当 LTA 与 M 蛋白等形成复合物后，部分 LTA 脱酰基，而未脱酰基的 LTA 脂质末端外露，使细菌表面呈现疏水性，形成 LTA 类脂端，一种易于与宿主上皮细胞表面受体结合的构型。当细菌表面 LTA 含量多时，表面黏附现象迅速发生。细菌表面的蛋白也可以作为黏附素，如金黄色葡萄球菌产生的 210kD 表面蛋白，能介导与纤连蛋白的连接；59kD 的蛋白介导连接到纤维蛋白原；57kD 的蛋白介导连接到层粘连蛋白。葡萄球菌 A 蛋白（staphylococcal protein A，SPA）以及凝聚因子（clumping factor）也是细菌黏附素的成分，有助于细菌对上皮细胞的黏附。肺炎链球菌的 37kD 蛋白 PsaA 是介导其黏附到鼻咽上皮的糖蛋白。

②血凝素：鼠伤寒沙门菌的甘露糖抗性血凝素、霍乱弧菌的血凝素、百日咳杆菌的丝状血凝素、结核分枝杆菌的肝素结合血凝素等在黏附过程中起重要作用，而幽门螺杆菌的黏附与其 N-乙酰乳糖神经氨原纤维血凝素有关。

③疏水蛋白：细菌表面的疏水性是介导表面黏附的重要因素，口腔细菌中疏水性的黏附作用已被深入研究，特别是链球菌对牙齿表面的黏附。一般而言，微生物越疏水，越易黏附于唾液覆盖的羟磷灰石。口腔的牙龈卟啉单胞菌对胶原质的黏附也是由疏水反应实现的。

④自转运黏附素：自转运黏附素（auto transporter adhesins）是革兰阴性菌最大的细胞外蛋白家族，已发现 700 多种。这些蛋白具有多种生物功能，如黏附、侵袭、蛋白水解、细胞毒性、血清抗性和细胞间扩散等，由细菌的 V 型分泌系统分泌到菌体表面。分泌的蛋白在跨膜转运过程中不需要能量和辅助因子的参与，故又称自主转运蛋白系统。大多数自转运黏附素除了具有黏附活性外，还具有其他功能，如自身凝集反应和抗血清活性等。小肠结肠炎耶尔森菌的 YadA 是最典型的自转运黏附素，介导细菌黏附于纤维连接蛋白、胶原蛋白和纤维粘连蛋白。

细菌通过黏附素与宿主细胞表面黏附素受体特异性结合，介导其进入宿主组织细胞生长繁殖，形成细菌群体，称为定植（colonization）。黏附作用具有抵抗黏液冲刷、细胞纤毛运动和肠蠕动等清除作用，有利于病原菌定植。抗特异性菌毛抗体对病原菌感染有预防作用，如肠产毒型大肠埃希菌的菌毛疫苗已用于预防动物腹泻。黏附素的致病机制有：①激活被黏附细胞的信号传导系统，使其不同程度释放不同种类的细胞因子，导致炎性反应性损伤。②某些黏附因子与受体作用，激活细胞凋亡控制系统，引起细胞凋亡（apoptosis）。炎症损伤和细胞凋亡有利于细菌生长、繁殖和扩散。

2）间接黏附：指细菌通过细胞外基质蛋白间接地黏附到细胞，如链球菌和葡萄球菌通过表达在细胞表面的纤连蛋白结合蛋白或磷壁酸结合到纤连蛋白或胶原蛋白。一些革兰阴性菌如假单胞菌和耶尔森菌也可以通过此方式，如耶尔森菌通过 YadA 蛋白结合纤连蛋白和胶原蛋白与细胞外基质蛋白的结合，一方面允许细菌附着到基质，另一方面也促进细菌进一步通过基质蛋白与细胞黏附。

3）细菌生物被膜（bacterial biofilm）：是指细菌在体内表面或无生命材料表面形成的一层膜状结构，由细菌及其分泌的菌体外多聚物（extracellular polymeric substance，EPS）组成。细菌生物被膜是细菌为了适应生存环境而形成的一种群体黏附定植方式，是一种与游离、悬浮细菌相对应的存在方式。细菌生物被膜的形成过程：细菌首先在体内表面定植、繁殖并形成微菌落（microcolony），其次细菌通过菌体外多聚物使微菌落和生物被膜彼此黏附，形成复杂的三维结构，再者细菌的其他黏附素也参与作用，增强生物被膜的稳定性和完整性。

细菌生物被膜有利于细菌的黏附和附着，抵抗黏液冲刷、细胞纤毛运动和肠蠕动等被清除；能阻挡抗生素等杀菌药物和免疫物质，增加细菌的耐药性和抗宿主防御能力；利于细菌之间的信息传递和致病基因的转移，调节细菌的基因表达和代谢活动；与细菌致病性密切相关，引起各种感染性疾病，特别是医院感染。

细菌感染的第一步是细菌与宿主细胞表面结合，这一过程称为黏附。黏附是决定细菌是否能在宿主体内定植和繁殖的关键因素，也影响了细菌的致病性和亲嗜性。不同的病原菌有不同的黏附方式和黏附素，可以识别宿主细胞表面的特定受体或分子。黏附后，细菌会调整自身的结构和功能，以适应新的环境，并进一步侵入宿主细胞或组织。

（2）细菌的侵袭　是指细菌通过一些物质或机制，使自身能够进入宿主细胞或组织，从而引起感染或疾病。细菌的侵袭能力受其侵袭基因（invasive gene）所控制，这些基因能编码一些具有侵袭功能的蛋白质，称为侵袭素（invasin）。细菌的侵袭物质主要有以下几类。

1）侵袭素：介导细菌与宿主细胞表面的特定受体结合，促进细菌进入邻近的上皮细胞内，主要见于肠道病原菌，如鼠伤寒沙门菌、福氏志贺菌、肠侵袭性大肠埃希菌和空肠弯曲菌等。这些细菌的侵袭基因通常位于染色体或质粒上，编码不同的侵袭素，如 Ipa、Ipb、Ipc 等。侵袭素的受体是宿主细胞表面的整合素（integrin），广泛分布在上皮细胞、内皮细胞、T 淋巴细胞等细胞表面。整合素作为宿主细胞外环境与细胞内环境联系的跨膜蛋白，通过信号转导途径控制宿主细胞的活性。许多病原菌利用其侵袭素结合到宿主细胞整合素后，再侵入宿主细胞内，导致局部感染扩散。

2）侵袭性酶类：指病原菌在代谢过程中合成的具有侵袭性的胞外酶类，能协助病原菌抗吞噬和向周围组织扩散。这些酶一般不具有毒性，但可破坏宿主组织结构或功能，有利于病原菌及其毒素在组织内的迅速播散。常见的侵袭性酶类主要有以下几种。

①凝固酶（coagulase）：金黄色葡萄球菌产生的凝固酶能使血浆中的液态纤维蛋白原变成固态的纤维蛋白，包裹在细菌表面，抵抗宿主吞噬细胞的吞噬作用。

②透明质酸酶（hyaluronidase）：A 群链球菌产生的透明质酸酶能分解组织间质中的透明质酸，使组织间隙增大，有利于细菌及其毒素在组织内扩散。

③链激酶（streptokinase）：A 群链球菌产生的链激酶能激活血浆中的纤溶酶原，形成纤溶酶，分解血栓中的纤维蛋白，使血流通畅，有利于细菌及其毒素在血液中扩散。

④胶原酶（collagenase）：某些细菌产生的胶原酶能分解组织中的胶原蛋白，破坏组织结构，有利于细菌及其毒素在组织内扩散。

⑤IgA 蛋白酶（IgA protease）：淋病奈瑟菌、脑膜炎奈瑟菌、溶血性链球菌、口腔链球菌和流感嗜血杆菌等能产生分解 IgA 的蛋白酶，破坏黏膜部位 sIgA 的特异性防御功能。

⑥过氧化氢酶（catalase）：葡萄球菌能产生过氧化氢酶，分解中性粒细胞释放的过氧化氢，抵抗中性粒细胞的髓过氧化物酶系统的杀菌作用，也有利于细菌随吞噬细胞的流动而在组织中播散。

3）荚膜和微荚膜：指细菌表面的一层多糖或多糖 - 蛋白质复合物，能保护细菌免受宿主免疫系统的攻击，使细菌在宿主体内存活、繁殖和扩散。荚膜具有抗吞噬和阻挠杀菌物质的作用，如补体和抗体的杀菌作用。因此，具有荚膜的细菌侵袭力强，也是细菌免疫逃逸的主要物质。例如有荚膜的肺炎链球菌、炭疽杆菌不易被吞噬细胞吞噬杀灭。有些细菌表面有类似荚膜的物质，如 A 群链球菌的 M 蛋白、伤寒杆菌的 Vi 抗原及大肠埃希菌的 K 抗原等，这些物质位于细胞壁外层，称为微荚膜。微荚膜除具有抗吞噬作用外，还有抵抗抗菌抗体和补体的作用。这类细菌表面结构的主要功能是抵抗和突破宿主防御功能，使细菌迅速繁殖。

二、细菌的毒素

细菌毒素（bacteria toxin）是细菌在黏附、定居及生长繁殖过程中产生的有毒物质，可损害宿主的细胞结构和功能。依据毒素的来源、性质和作用的不同，可分为外毒素（exotoxin）和内毒素（endotoxin）。

1. 外毒素　主要由革兰阳性菌和部分革兰阴性菌产生并释放到菌体外的毒性蛋白质。

外毒素其化学本质是蛋白质，多由 A 和 B 两个亚单位组成。A 亚单位是活性部分，决定毒性效应。B 亚单位是结合部分，无毒性但免疫原性强，与宿主细胞表面的特殊受体结合，介导 A 亚单位进入细胞（图 1 - 7 - 1）。

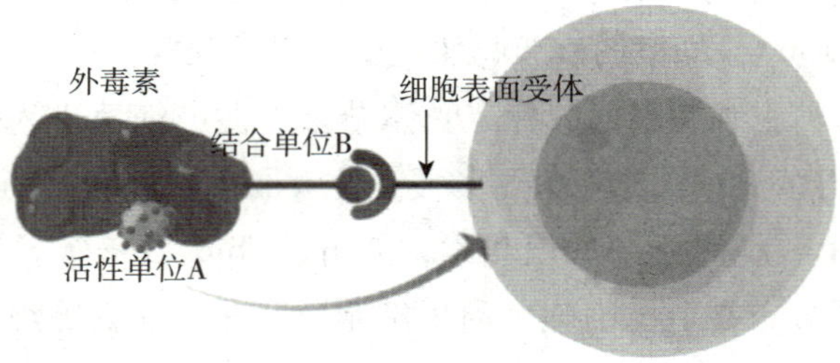

图 1 - 7 - 1　外毒素结构示意图

外毒素的致病作用依赖于毒素分子结构的完整，各亚单位单独对宿主无致病作用。提纯的结合亚单位可作为疫苗，预防外毒素所致疾病。外毒素的毒性作用强，如 1mg 肉毒毒素纯品能杀死 2 亿只小鼠，比氰化钾强万倍。外毒素的高度选择性，仅对特定组织、器官造成损害，引起特殊病症。如肉毒毒素可阻断神经末梢释放乙酰胆碱，引起眼肌麻痹等。

外毒素对理化因素稳定性差，多不耐热，$60 \sim 80℃$，30 分钟可被破坏，对化学因素不稳定。但葡萄球菌肠毒素是例外，能耐受 100℃，30 分钟。

外毒素抗原性强，可用甲醛处理一定时间改变 A 亚单位活性后使之脱去毒性但保留具有保护性抗原的 B 亚单位成为类毒素（toxoid），作为疫苗接种后能诱导机体产生抗外毒素抗体（抗毒素）。

外毒素种类多样，按作用方式可分为神经毒素、肠毒素和细胞毒素三大类，具体外毒素细菌举例如表 1 - 7 - 1。

（1）神经毒素　主要作用于神经组织的外毒素，可阻断神经冲动的传递，导致肌肉麻痹或痉挛，是一种非常危险的细菌致病因子，可引起严重的神经系统疾病，甚至危及生命。

（2）肠毒素 主要作用于肠道功能的外毒素，可激活肠黏膜腺细胞的环化酶，提高细胞内 cAMP 或 cGMP 水平，导致细胞内水分和钠离子大量丢失，引起腹泻和呕吐等症状。

（3）细胞毒素 主要作用于细胞蛋白质合成或细胞膜结构的外毒素，可抑制或破坏宿主细胞，导致细胞死亡或功能障碍。细胞毒素可引起多种严重的炎症反应或免疫损伤，甚至危及生命。

表 1-7-1　常见外毒素细菌

分类	产生细菌	外毒素	作用机制	症状与体征
神经毒素	破伤风梭菌	痉挛毒素	阻断正常抑制性神经冲动传递	骨骼肌强直性痉挛
	肉毒梭菌	肉毒毒素	抑制胆碱能神经释放乙酰胆碱	肌肉松弛性麻痹
细胞毒素	白喉棒状杆菌	白喉毒素	抑制细胞蛋白质合成	肾上腺出血、心肌损伤、外周神经麻痹
	金黄色葡萄球菌	毒性休克综合征毒素 1	增强对内毒素作用的敏感性	发热、皮疹、休克
		表皮剥脱毒素	表皮与真皮脱离	表皮剥脱性病变
	A 群链球菌	致热外毒素	破坏毛细血管内皮细胞	猩红热皮疹
肠毒素	霍乱弧菌	肠毒素	激活肠黏膜腺苷环化酶，提高细胞内 cAMP 水平	小肠上皮细胞内水分和钠离子大量丢失、腹泻、呕吐
	产毒型大肠埃希菌	肠毒素	不耐热肠毒素作用同霍乱肠毒素 1，耐热肠毒素使细胞内 cGMP 增高	呕吐、腹泻
	产气荚膜梭菌	肠毒素	同霍乱肠毒素	呕吐为主，腹泻
	金黄色葡萄球菌	肠毒素	作用于呕吐中枢	呕吐、腹泻

外毒素的致病机制主要有两类，一类是外毒素与特异性受体结合后的作用：①通过信号传导系统，改变细胞内离子平衡，导致细胞失水和功能障碍，如耶尔森菌的外毒素。②进入细胞质，抑制宿主细胞蛋白质合成，导致细胞死亡，如白喉毒素和炭疽毒素。③直接改变细胞膜结构，形成通道，导致细胞裂解，如金黄色葡萄球菌 α 溶血素。④直接由细菌的毒素破坏细胞，如链球菌溶血素和蜡样芽胞杆菌溶细胞素。另一类是外毒素本身的固有性质的作用：①外毒素具有酶活性，如葡萄球菌 β 溶血素为磷脂酶 C，可分解胞膜上磷脂使细胞膜结构损害。②外毒素具有超抗原作用，如金黄色葡萄球菌和链球菌的超抗原毒素，可激活大量 T 淋巴细胞和巨噬细胞，释放大量的细胞因子，引起全身性炎症反应和免疫损伤，与一些原发性皮肤病和自身免疫性疾病密切相关。

2. 内毒素 一种主要存在于革兰阴性细菌细胞壁外膜层的脂多糖（LPS），是革兰阴性菌的主要毒力因子之一。内毒素的毒性成分主要为脂质 A，它可以在细菌死亡、自溶或经人工裂解后释放出来，进入人体血液或组织，引起一系列的病理生理反应。

（1）内毒素的理化特性 内毒素是一种化学本质为 LPS 的物质，由 O-特异性多糖、非特异核心多糖和脂质 A 三部分组成（图 1-7-2）。脂质 A 是内毒素的主要毒性成分，可与机体内的脂质 A 受体或细胞膜磷脂结合，激活免疫细胞、内皮细胞和黏膜细胞，诱导产生细胞因子、炎性因子和生物活性因子，引起局部及全身性病理生理反应。

内毒素对理化因素稳定，160℃，2~4 小时才被破坏，或用强酸、强碱、强氧化剂处理 30 分钟才能灭活。内毒素不能用甲醛处理成为类毒素。内毒素的免疫原性较弱，注射机体可产生相应抗体，但中和作用较差。内毒素的毒性作用相对较弱且无组织细胞选择性。

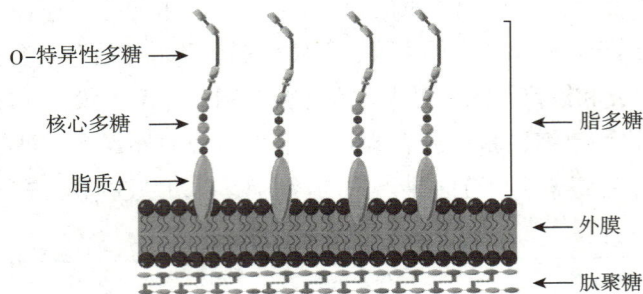

图1-7-2　内毒素结构示意图

（2）内毒素的生物学特性　内毒素可以引起发热反应，微量内毒素就能使体温上升。其机制是LPS激活巨噬细胞、血管内皮细胞等，使之产生内源性致热原，如IL-1、TNF-α和IL-6等，它们能作用于下丘脑体温调节中枢，促使体温升高。

内毒素可以引起白细胞数量变化，LPS进入血液后，白细胞数量骤减。1~2小时后，LPS诱生的中性粒细胞释放因子刺激骨髓释放中性粒细胞进入血液，使其数量显著增加，并有核左移现象。伤寒沙门菌内毒素除外，血液中白细胞总数始终减少。

内毒素可以引起内毒素血症与内毒素性休克，大量内毒素入血后，机体出现内毒素血症，严重时可引起内毒素休克。主要是LPS诱生大量TNF-α、IL-1和组胺、前列腺素及激肽等血管活性介质，使全身小血管舒缩功能紊乱，出现血液循环障碍，表现为血压降低、有效循环量减少、组织器官缺氧、酸中毒等，严重者可出现内毒素休克。

内毒素可以引起Shwartzman现象与弥散性血管内凝血（DIC）。Shwartzman现象是观察内毒素致病作用时动物出现的反应。在家兔皮内注射革兰阴性菌培养滤液（含LPS），8~24小时后静脉再注射同一种或另一种革兰阴性菌的培养滤液，10小时后发现在第一次注射的局部皮肤呈现出血和坏死的局部反应，是局部Shwartzman现象。若两次均静脉注射休克剂量滤液，则动物两侧肾上腺皮质坏死，全身广泛出血，最终死亡，此为全身性Shwartzman现象。小量LPS可对宿主产生有益的炎性反应，但大量释放的内毒素刺激免疫细胞产生过量细胞因子，能活化凝血系统，诱发DIC，导致内毒素休克甚至死亡。在人类严重革兰阴性菌感染中常出现DIC，其病理变化与动物全身性Shwartzman现象相同。

内毒素的致病机制复杂，主要与细胞因子及补体的协同作用密切相关。LPS并不直接损伤组织细胞，而是通过激活体内免疫细胞、内皮细胞和黏膜细胞的某些特定功能，诱导产生细胞因子、炎性因子和生物活性因子，引起局部及全身性病理生理反应。LPS可与机体内的靶细胞结合，结合方式有两种：①与脂质A受体特异性结合；②非特异性结合细胞膜磷脂。

三、正常菌群与微生态平衡

正常菌群（normal flora）指在人体各部位正常寄居而对人无害或有利的细菌，与人体形成了一种共生关系。机会致病菌（opportunistic bacterium）指原不致病的正常菌群中的细菌，在某些条件下，如定居部位改变、机体免疫功能低下或菌群失调等，可成为致病菌，引起机会性感染。

正常菌群主要分布于体表和与外界相通的腔道中，如皮肤、口腔、鼻咽腔、外耳道、眼结膜、肠道、尿道和阴道等。正常菌群的种类和数量各有不同，以肠道内的细菌最多，达到10^{14}个，是人体总细胞数的10倍以上，基因数量多达300万余个，是人类自身基因的100多倍。正常菌群对人体有多种益处，如：①参与消化和吸收食物，如乳杆菌和双歧杆菌可分解乳糖和纤维素等。②营养作用：正常肠道菌群能产生维生素 K、维生素 B_{12}、叶酸和生物素等。③竞争营养物质和受体位点，抑制外来致病菌的定植和繁殖，如乳杆菌可降低阴道内的 pH，抑制白假丝酵母菌等。④刺激免疫系统的发育和功能，如肠道中乳杆菌和双歧杆菌能促进肠黏膜屏障的形成，增强黏膜分泌 IgA 的能力等。

正常菌群与宿主间存在着一种微生态平衡（microeubiosis），即正常菌群与宿主的免疫系统和其他因素相互制约，保持着一种相对稳定的状态。当这种平衡被打破时，就会导致微生态失调（microdysbiosis），即正常菌群的种类、数量或位置发生异常变化，影响宿主的健康。如不规范使用抗生素，抑制或杀灭正常菌群，使耐药或致病性细菌占据优势，引起二重感染或重叠感染（super infection）。应用免疫抑制剂或肿瘤化疗药物，降低机体免疫功能，使正常菌群中的细菌成为机会致病菌，引起机会性感染（opportunistic infection）。部分外科手术或插管等侵入性诊疗操作，使正常寄居部位的细菌进入其他部位，引起感染以及某些慢性消耗性疾病，如肥胖、高血压、糖尿病等，改变机体的代谢和内环境，影响正常菌群的构成和功能。

四、感染的传播途径和类型

感染源指能引起机体感染的致病菌的来源，分为外源性和内源性两种。外源性感染（exogenous infection）是指病原菌来自机体外的环境，如患者、带菌者或患病动物等，可通过各种方式将病原菌传播给正常人或动物，造成感染。内源性感染（exogenous infection）指病原菌来自机体内或体表的正常菌群，如肠道、口腔、皮肤等，当机体免疫力下降或受到创伤等因素影响时，这些条件致病菌就会感染并致病。医院感染（nosocomial infection）是一种特殊的感染源，是指在医院环境内发生的感染，如交叉感染、自身感染或环境感染等，它们可能由外源性或内源性的病原菌引起，且多具有耐药性，给临床治疗和预防带来困难。

感染的传播途径主要有以下几种（表 1－7－2）。

表 1－7－2　常见感染途径、传播方式及典型病原菌

感染途径	传播方式	典型病原菌
呼吸道感染	通过气溶胶或飞沫方式吸入病原菌	肺结核、白喉、百日咳、新型冠状病毒肺炎等
消化道感染	通过粪－口方式，食入或喝入病原菌	伤寒、痢疾、食物中毒、霍乱等
泌尿生殖道感染	通过性接触、血液或黏膜损伤	淋病、梅毒、尖锐湿疣、艾滋病等
创伤性感染	通过皮肤、黏膜创伤或破损，使病原菌侵入机体	皮肤化脓感染、破伤风、丹毒等
经血感染	通过输血、注射、针刺等方式，将病原菌直接注入血液	细菌败血症、乙肝、丙肝等
媒介昆虫感染	通过动物或昆虫的密切接触或叮咬	鼠疫、沙门菌病、登革热、西尼罗河发热等

感染的类型可依据原菌和宿主力量的对比不同和患者的临床表现，分为五种不同类型（表 1－7－3）。

①不感染：当侵入的病原菌数量不足、毒力很弱、入侵部位不适当或宿主具有高度免疫力时，病原菌迅速被机体免疫系统消灭，不发生感染。

②隐性感染（inapparent infection）：当侵入的病原菌数量不多、毒力较弱、宿主抗感染免疫力较强时，虽发生感染但对机体损害较轻，不出现或出现不明显的临床症状，称为隐性感染或亚临床感染。隐性感染后，机体可获得足够的特异免疫力，能抵御同种致病菌的再次感染。一般在一次传染病流行中，90% 以上感染人群为隐性感染。结核、白喉、伤寒等常有隐性感染。

③潜伏感染（latent infection）：致病菌与机体相互作用过程中暂时处于平衡状态时，病原菌长期潜伏在病灶内或某些特殊组织中，一般不出现在血液、分泌物或排泄物中。一旦机体免疫力下降，潜伏的

病原菌就大量复活而引起疾病，如结核分枝杆菌的潜伏感染。

④显性感染（apparent infection）：当入侵的病原菌数量大、毒力强而宿主抗感染免疫力较弱时，机体组织细胞受到不同程度损害，生理功能紊乱，出现一系列临床症状和体征，称为显性感染。具有传染性的病原菌引起的显性感染称为传染病。显性感染按临床病情和感染部位可分为急性感染、慢性感染、局部感染和全身感染等。

⑤带菌状态（carrier state）：机体在显性感染或隐性感染后，由于病原菌未被消灭而在体内继续存在一定时间，与机体免疫力处于相对平衡状态，称为带菌状态，处于带菌状态的宿主称为带菌者。如伤寒、白喉等病后常出现带菌状态。带菌者没有临床症状，但常间歇排出病原菌，是感染性疾病中重要的传染源。

表 1 – 7 – 3　常见病原菌感染类型举例

分类依据	感染类型	定义	举例
病情缓急	急性感染	发病急，病程短，病原菌多从宿主体内消失	霍乱弧菌、脑膜炎奈瑟菌感染等
	慢性感染	发病慢，病程长，常持续数月至数年	结核分枝杆菌、麻风分枝杆菌及布鲁菌等
感染部位与性质	局部感染	病原菌只局限在宿主一定部位生长繁殖，引起局部病变	化脓性球菌所致的疖、痈等
	全身感染	病原菌或其毒性代谢产物向全身扩散，引起全身性症状	毒血症、菌血症、败血症、脓毒血症、内毒素血症等

第二节　机体抗细菌感染免疫

细菌为了在宿主体内生存和繁殖，进化出了各种逃避、抵抗或破坏宿主防御机制的策略，如分泌细胞外酶、产生荚膜或类荚膜物质、变异表面抗原、分泌外毒素或释放内毒素等。宿主受到细菌感染后，抵御并清除入侵病原微生物的免疫防御功能即为抗感染免疫（anti – infection immunity）。抗感染免疫包括固有免疫（innate immunity）和适应性免疫（adaptive immunity），如吞噬细胞的吞噬作用、补体系统的溶菌作用、抗体的中和作用、细胞因子的调节作用、凋亡和坏死等。这些反应既有利于宿主消灭或控制细菌，也可能对宿主造成损伤或不良后果。因此，从机体抗感染免疫的角度了解细菌与宿主细胞之间的相互作用，可以从细胞水平阐明细菌的致病机制，有助于认识病原菌与宿主细胞间相互作用的本质。

一、固有免疫

固有免疫（innate immunity）又称非特异性免疫（non – specific immunity）是机体与生俱来的生理防卫功能，又称天然免疫（innate immunity），是在种系发育过程中形成的，不需要诱导即可发挥对外界异物的防卫功能。机体抗病原体免疫机制主要包括生理屏障、吞噬细胞、体液因素、病原体特征模式识别受体四个部分组成。

1. 生理屏障

（1）表面屏障　健康机体的外表面覆盖着连续完整的皮肤结构，其外面的角质层是坚韧的，不可渗透的，组成了阻挡微生物入侵的有效屏障。同时，汗腺分泌物中的乳酸和皮肤腺分泌物中的长链不饱和脂肪酸均有一定的杀菌、抑菌能力。机体呼吸道、消化道、泌尿生殖道表面由黏膜覆盖，其表面屏障作用较弱，但有多种附件和分泌物。黏膜所分泌的黏液具有化学性屏障作用，并且能与细胞表面的受体竞争病毒的神经氨酸酶而抑制病毒进入细胞。当微生物和其他异物颗粒落入附于黏膜表面的黏液中，机体可用机械的方式如纤毛运动、咳嗽和喷嚏而排出，同时还有眼泪、唾液和尿液的清洗作用。

（2）局部屏障　体内的某些部位具有特殊的结构而形成阻挡微生物和大分子异物进入的局部屏障，对保护该器官，维持局部生理环境恒定有重要作用。如由脑毛细血管壁及其外的脑星形细胞组成的血-脑屏障，阻挡血中的物质包括致病微生物及其产物向脑内自由扩散，从而保护中枢神经系统的稳定。由怀孕母体子宫内膜的基蜕膜和胎儿的绒毛膜滋养层细胞共同组成的血-胎屏障，能阻挡病原微生物由母体通过胎盘感染胎儿。

2. 吞噬细胞　吞噬细胞（phagocytes）分为大、小吞噬细胞两类。大吞噬细胞即居留于各种组织中的巨噬细胞（macrophages）和单核细胞（monocytes）。小吞噬细胞主要指血液中的嗜中性粒细胞（neutrophils）。吞噬细胞有吞噬入侵的病原微生物等颗粒的能力，并且由于吞噬细胞表面存在补体受体、抗体受体等多种受体，当有相应配体存在并与之结合时，将刺激吞噬细胞活化，大大增强其吞噬杀伤能力。吞噬细胞内含有丰富的溶酶体，其中含有水解酶、溶菌酶等多种酶类和其他杀菌物质。当病原微生物入侵时，吞噬细胞可在趋化因子和黏附分子的作用下穿过毛细血管壁到达感染局部，吞入病原体形成吞噬体，进而与溶酶体融合为吞噬溶酶体，通过依氧和不依氧两种机制将吞入胞内的病原体杀灭。

依氧机制激发胞内氧化酶，通过称为"呼吸爆发"（respiratory burst）的剧烈氧代谢，产生一组具有强杀菌作用的反应氧中间产物（ROI），包括超氧离子、过氧化氢、次氯酸、游离羟基和单态氧等；同时，还产生反应氮中间产物（RNI）特别是一氧化氮，对抗胞内寄生物如弓形虫和利什曼原虫更为重要。嗜中性粒细胞有髓过氧化物酶（MPO）系统，可通过髓过氧化物酶-H_2O_2-卤素形成醛类，具有强杀伤能力。巨噬细胞可以吞噬细菌，并在吞噬体内产生一些有毒的物质，如活性氧、活性氮、过渡金属离子等，来破坏细菌的结构和功能。

非依氧机制主要由溶菌酶、乳酸、乳铁蛋白和阳离子蛋白等组成，在厌氧条件下起主要作用。病原体被吞噬后，多数情况下，由吞噬细胞将其杀死，并被溶酶体中的水解蛋白酶、多糖酶、核酸酶及酯酶等消化分解，最后将不能消化的残渣排出体外，称为完全吞噬。如化脓性球菌，一般于被吞噬后 5~10 分钟死亡，30~60 分钟分解。有些病原体，如结核杆菌、麻风杆菌、布氏杆菌等胞内寄生菌，具有抗吞噬溶酶体形成或抗溶菌酶等逃避机制，在免疫力低下的机体内，虽被吞噬却不能杀死，反而随吞噬细胞移动，造成扩散，称不完全吞噬。

此外，巨噬细胞还可分泌多种可溶性因子，不但有加强杀菌、促进炎症的作用，还具有免疫调节等重要功能。同时，作为抗原提呈细胞，是特异性免疫的重要组成部分。

3. 体液因素

（1）补体系统（complement system）　包括 30 余种蛋白质成分，按其生物学功能可分为补体固有成分、补体调节蛋白和补体受体三大类。这些蛋白主要由肝细胞和巨噬细胞产生，在正常生理状况下以无活性形式存在于血清和体液中。只有在特定条件（如感染）下，补体成分才依次被激活，此过程称为补体的激活。

补体激活途径是指补体系统中的一系列反应过程，目的是清除病原体或损伤的细胞。补体系统由30 多种蛋白质组成，它们在正常情况下处于无活性状态，只有在遇到病原体或抗原时才被激活。补体激活有三条途径，分别是经典途径、替代途径和凝集素途径。这三条途径的起始因子不同，但最终都导致 C3 和 C5 的切割，从而产生各种具有生物活性的片段和膜攻击复合物。①经典途径：由抗原-抗体复合物激活 C1，进而激活 C4 和 C2，形成 C3 转化酶和 C5 转化酶，切割 C3 和 C5。②替代途径：由微生物表面的 PAMP 激活 C3 和 B 因子，进而激活 D 因子和 P 因子，形成 C3 转化酶和 C5 转化酶，切割 C3 和 C5。③凝集素途径：由 MBL 与微生物表面的甘露糖结合后激活 MASP，进而激活 C4 和 C2，形成 C3

转化酶和 C5 转化酶，切割 C3 和 C5。

补体激活后，可发挥以下几种作用。

1）溶菌作用：膜攻击复合物在靶细胞膜上形成孔道，导致细胞内容物泄漏和细胞死亡。

2）调理作用：抗体与补体结合后增强吞噬细胞的黏附和吞噬能力。

3）趋化作用：某些补体片段可以吸引白细胞迁移到感染或损伤部位。

4）炎症作用：某些补体片段可以增加血管通透性、刺激肥大细胞释放组胺等介质、激活 MAST 等效应。

5）免疫调节作用：某些补体片段可以影响 B 细胞和 T 细胞的分化、增殖和功能。

（2）溶菌酶　溶菌酶（lysozyme）相对分子质量为 1.47×10^4，不耐热的碱性蛋白，主要来源于吞噬细胞并可分泌到血清及各种分泌液中，能水解革兰阳性菌胞壁肽聚糖而使细胞裂解。除了干扰素和溶菌酶外，体液中还有其他一些具有杀菌或抑菌作用的因素，如 K–溶解素、转铁蛋白、血浆铜蓝蛋白和 C 反应蛋白等，但它们的直接作用较弱，只起辅助作用。

4. 病原体特征模式识别受体　病原体相关分子模式（pathogen–associated molecular pattern，PAMP）是指一些在微生物上普遍存在且与宿主分子有明显区别的分子结构，包括细菌、真菌、寄生虫和病毒等不同类型的微生物所具有的脂多糖（LPS）、脂磷壁酸（LTA）、肽聚糖（PGN）、鞭毛蛋白、CpG DNA、双链 RNA、单链 RNA 等。模式识别受体（PRR）是一类能够识别病原体相关分子模式（PAMP）它们在固有免疫系统中发挥重要作用，可以激活免疫细胞的功能，抵抗病原微生物的入侵或修复组织损伤。PRR 根据其细胞定位和功能，可以分为以下四类。

①血清中的分泌型 PRR：这类 PRR 存在于血清中，可以结合病原微生物表面的特定糖基或磷脂酰胆碱，激活补体或调理吞噬细胞的功能。例如，甘露聚糖结合凝集素（MBL）和 C 反应蛋白（CRP）。

②膜结合的内吞型 PRR：这类 PRR 表达在巨噬细胞等吞噬细胞的表面，可以直接与 PAMP 结合，介导吞噬细胞对病原体的摄取和运输，参与病原体的降解和抗原呈递。例如，清道夫受体（SR）和甘露糖受体（MR）。

③膜结合的信号转导型 PRR：这类 PRR 表达在细胞表面或内膜上，可以识别并结合相应的 PAMP，进而启动信号传导途径，激活转录因子和基因表达，促进细胞因子、趋化因子和抗微生物肽的分泌。例如，Toll 样受体（TLR）和核苷酸结合寡聚化结构域样受体（NLR）。

④胞质的信号转导型 PRR：这类 PRR 存在于细胞质中，可以识别并结合进入细胞内的 PAMP，激活激酶或炎症小体等效应分子，调节细胞代谢、自噬或凋亡等过程。例如，α 激酶 1（ALPK1）和 TIFA3。

所有类型的 PRR 都与固有免疫相关，因为它们都可以直接或间接地诱导固有免疫效应器分子，如补体、吞噬细胞、自然杀伤细胞、中性粒细胞、骨髓样细胞、巨噬细胞、树突状细胞等发挥抵抗病原微生物的作用。

二、适应性免疫

适应性免疫（adaptive immunity）是机体在生命过程中接受抗原性异物刺激后产生的一种高级的免疫功能，具有获得性、特异性和记忆性。适应性免疫不同于固有免疫，是在宿主与病原体及其代谢产物相互作用的过程中逐步形成的免疫应答，是宿主防御感染的第二道防线。适应性免疫依赖于免疫细胞识别、活化、增殖、分化和产生特异性免疫反应的能力。根据介导的免疫细胞不同，适应性免疫应答可分为 T 细胞介导的细胞免疫（cellular immunity）和 B 细胞介导的体液免疫（humoral immunity）。适应性免疫应答能够针对性地排除或摧毁、灭活相关抗原，但过强或异常时，可引起组织损伤以及超敏反应或自身免疫性疾病。

1. 抗原呈递　抗原呈递是指免疫细胞将抗原信息传递给 T 细胞和 B 细胞的过程，是适应性免疫应答的关键步骤。

抗原呈递细胞（antigen‐presenting cell，APC）是一类能够摄取、加工和表达抗原的免疫细胞，主要包括单核‐巨噬细胞和树突状细胞。APC 通过主要组织相容性复合体（major histocompatibility complex，MHC）分子将抗原肽与 T 细胞受体（T cell receptor，TCR）相结合，从而激活 T 细胞。

MHC 分子分为 MHC‐Ⅰ类和 MHC‐Ⅱ类两种类型。MHC‐Ⅰ类分子主要与内源性抗原肽结合，如病毒感染的细胞产生的抗原肽；MHC‐Ⅱ类分子主要与外源性抗原肽结合，如吞噬或内化的细菌产生的抗原肽。

侵入机体的病原微生物及其代谢产物等大多数为胸腺依赖抗原（TD‐Ag），TD‐Ag 引起免疫应答时需有 APC 呈递抗原，产生抗体时需有 T 细胞协助。少数病原微生物产物如脂多糖（LPS）等为非胸腺依赖抗原（TI‐Ag），TI‐Ag 可直接激活 B 细胞合成抗体。

抗原呈递在机体抗细菌适应性免疫中的作用主要有以下几方面。

（1）APC 能够识别并清除入侵的细菌或其代谢产物，防止其进一步扩散或损伤宿主组织。

（2）APC 能够将外源性细菌抗原加工成小肽片段，并通过 MHC‐Ⅱ类分子表达在表面，与 CD4$^+$T 细胞相互作用，激活 CD4$^+$T 细胞并诱导其向 Th1 或 Th2 两种亚型分化。

（3）Th1 细胞能够分泌干扰素‐γ（IFN‐γ）等促炎性因子，增强巨噬细胞和中性粒细胞的杀菌能力，同时刺激 B 细胞产生 IgG 等可与补体结合的抗体，从而清除革兰阴性菌等难以吞噬的细菌。

（4）Th2 细胞能够分泌白介素‐4（IL‐4）和白介素‐5（IL‐5）等促进 B 细胞增殖和分化的因子，刺激 B 细胞产生 IgA、IgE 等可以与黏膜表面或肥大细胞结合的抗体，从而清除革兰阳性菌等易于吞噬的细菌。

（5）APC 还能够将内源性细菌抗原加工成小肽片段，并通过 MHC‐Ⅰ类分子表达在表面，与 CD8$^+$T 细胞相互作用，激活 CD8$^+$T 细胞并诱导其分化为细胞毒性 T 淋巴细胞（CTL），CTL 能够识别并杀伤被细菌感染的宿主细胞，从而清除潜伏性或隐匿性的细菌。

2. 细胞免疫　细胞免疫是指 T 细胞接受 APC 呈递的抗原肽刺激后，活化、增殖、分化为效应 T 细胞并由其介导的特异性免疫应答。细胞免疫主要针对胞内病原体和异物。细胞免疫的过程包括以下几个步骤。

（1）感应阶段　T 细胞通过其表面的 T 细胞受体识别抗原提呈细胞表面的 MHC‐抗原肽复合物，接受抗原刺激，并获得协同刺激信号，如白介素‐1（interleukin‐1，IL‐1）和 B7 分子。

（2）反应阶段　T 细胞在 IL‐2（interleukin‐2）的作用下，活化、增殖、分化为不同类型的效应 T 细胞，如 CD4$^+$辅助性 T 细胞（helper T cell，Th）、CD8$^+$细胞毒性 T 细胞（cytotoxic T lymphocyte，CTb）和 CD4$^+$抑制性 T 细胞（suppressor T cell，Ts）。同时，也产生一部分记忆 T 细胞，用于加强再次遇到相同抗原时的免疫反应。

（3）效应阶段　效应 T 细胞通过直接杀伤或分泌细胞因子的方式，清除感染或变异的靶细胞。具体表现在以下几个方面。

①Th 细胞分泌多种细胞因子，如 IL‐2、干扰素‐γ（interferon‐gamma，IFN‐γ）、肿瘤坏死因子‐α（tumor necrosis factor‐alpha，TNF‐α）等，招募吞噬细胞和多种免疫活性细胞进入病原体侵入部位，围歼入侵病原体以及由微生物（细菌和病毒）寄生的感染细胞。IFN‐γ 可活化巨噬细胞，增强对胞内微生物的杀灭作用。细胞因子还可增强 NK 细胞（natural killer cell，NK cell）的杀伤作用、促进

单核细胞向炎症局部浸润及促进 CTL 的分化成熟等，加强固有免疫和特异性免疫效应。

②CTL 通过其 TCR 识别感染胞内寄生菌、病毒及某些真菌等靶细胞表面的 MHC‑Ⅰ‑抗原肽复合物，获得活化的第一信号，与靶细胞表面多种黏附分子相互作用获得活化的第二信号，然后通过穿孔素蛋白/颗粒酶途径或 CTL 表面 FasL/靶细胞 Fas 途径发挥杀伤被感染靶细胞的功能。其中穿孔素蛋白/颗粒酶途径是指 CTL 释放穿孔素（perforin）和颗粒酶（granzyme）等毒性分子导致靶细胞裂解；FasL/Fas 途径是指 CTL 活化后膜表面表达 FasL（Fas ligand），FasL 与靶细胞表面的 Fas 分子结合，导致靶细胞内在的自杀基因程序活化，引起靶细胞凋亡（apoptosis）。CTL 攻击靶细胞后，自身不受损伤，仍可与新的靶细胞结合发挥效应，也可通过非溶细胞机制，如分泌细胞因子 IFN‑γ、TNF‑α 等发挥抗感染作用。

③Ts 细胞在免疫反应即将结束时，分泌抑制性细胞因子，如 IL‑10（interleukin‑10）、转化生长因子‑β（transforming growth factor‑beta，TGF‑β）等，抑制其他淋巴细胞的活性，终止免疫反应，维持免疫稳态和耐受。

3. 体液免疫　体液免疫（humoral immunity）是指 B 细胞介导、以抗体为主的特异性免疫应答。各种抗体所发挥的抗感染免疫效应主要表现在以下几个方面。

（1）中和作用　体液中的 IgG 抗体和外分泌液中的 SIgA 抗体（secretory IgA，SIgA）能阻断细菌黏附宿主细胞、抑制病毒吸附及穿入易感细胞。细菌外毒素或类毒素产生的抗体（抗毒素）能与外毒素结合，通过阻断外毒素与靶细胞受体的结合或封闭外毒素的活性部位，使外毒素失去毒性作用。上述抗体与病原微生物或毒素结合后使其感染性或毒性消失的抗体称为中和抗体（neutralizing antibody），该作用称为中和作用（neutralization）。

（2）调理吞噬作用　IgG Fab 段与病原微生物抗原结合后，其 Fc 段与单核‑巨噬细胞和中性粒细胞 FcγR 结合，激活吞噬细胞增强对病原微生物的吞噬作用。抗原抗体复合物激活补体后产生 C3b，C3b 与单核‑巨噬细胞和中性粒细胞 C3bR 结合后，也可增强吞噬作用。

（3）激活补体　IgG_1、IgG_2、IgG_3 和 IgM 抗体与病原微生物结合后形成的免疫复合物可激活补体经典途径，聚合的 IgG_4、IgA 和 IgE 可激活补体替代途径，从而发挥对细菌、某些包膜病毒及感染靶细胞的溶解作用。

（4）抗体依赖细胞介导的细胞毒作用　IgG 通过 Fab 段与感染细胞表面的病原微生物抗原结合后，其 Fc 段与 NK 细胞、巨噬细胞、中性粒细胞 FcγR 结合，启动或加强这些细胞对靶细胞的杀伤作用，称为抗体依赖性细胞介导的细胞毒作用（antibody dependent cell mediated cytotoxicity，ADCC）。体液免疫在抗微生物感染中占有极为重要的地位，主要针对胞外菌及其毒素。当机体受到致病菌感染后，在 $CD4^+$ Th2 细胞辅助下，B 淋巴细胞活化、增殖、分化为浆细胞，进而合成和分泌 IgG、IgM、IgA、IgD 和 IgE 等免疫球蛋白，也称抗体（antibody）。

三、机体抗胞外菌感染的免疫机制

胞外菌（extracellular bacteria）是指寄生在宿主细胞外的组织间隙和血液、淋巴液和组织液中的病原菌，如化脓性球菌、大肠埃希菌、百日咳鲍特菌等。胞外菌的致病机制主要是产生内、外毒素等毒性物质和引起炎症反应。机体抗胞外菌感染的免疫机制主要由固有免疫介导。①吞噬细胞的吞噬作用：胞外菌感染机体后易被单核‑巨噬细胞和中性粒细胞吞噬和杀灭。单核‑巨噬细胞能激活 $CD4^+$ Th2 分泌细胞因子，作用于单核‑巨噬细胞和中性粒细胞增强其吞噬和杀菌功能。②特异性抗体的作用：抗胞外菌感染主要依赖特异性抗体介导的体液免疫效应。抗体通过以下几种方式清除病原菌及其毒素：①抑制细菌黏附：SIgA 与病原菌结合后，可阻断病原菌黏附黏膜上皮细胞。②激活补体溶菌：IgG、IgM、IgA 和 SIgA 与病原菌结合后，IgG 和 IgM 通过经典途径、SIgA 或聚合的血清 IgA 通过替代途径激活补体，使细菌细胞膜损伤而引起溶菌。③调理吞噬：中性粒细胞和单核 – 巨噬细胞通过 Fc 与 IgG、通过 C3bR 与 IgM 结合后被激活，使其吞噬及杀菌能力显著增强。④中和毒素：抗体与细菌外毒素结合后，通过直接结合封闭或间接遮盖，使外毒素失去对靶细胞的毒性。⑤实验室诊断：保护性抗体或无保护作用补体结合抗体均可用于血清学诊断。

此外，特异性细胞免疫抗胞外菌感染的作用主要表现为 CD4⁺ Th2 细胞辅助 B 细胞产生特异性抗体、分泌细胞因子活化吞噬细胞及促进局部的炎症反应。抗胞外菌的免疫过程可能还会造成免疫病理损伤：宿主抗胞外菌的免疫应答可诱导吞噬细胞和 T 细胞等免疫细胞产生大量的炎性介质和生物活性物质，在清除病原微生物的同时，也可造成免疫损伤，导致炎症和败血症休克等疾病。有些胞外菌与人体组织存在交叉抗原，诱导的抗胞外菌抗体可能因交叉反应而致病，如咽部或皮肤感染溶血性链球菌数周后，可出现风湿热和肾小球肾炎。

四、机体抗胞内菌感染的免疫机制

胞内菌（intracellular bacterium）是指感染过程中主要寄生于宿主细胞内的病原菌，分为兼性胞内菌和专性胞内菌。兼性胞内菌不仅可在细胞内生存，也可在体外无活细胞的适宜条件下生长繁殖，如结核分枝杆菌、伤寒沙门菌等。专性胞内菌只能在细胞内生存和繁殖，如立克次体、衣原体等。胞内菌感染的特征包括细胞内寄生、低毒性、呈慢性感染过程、往往有肉芽肿形成，并多伴有迟发型超敏反应等。

由于抗体不能进入细胞内发挥作用，抗胞内菌感染的获得性免疫主要依赖于细胞免疫，即主要通过 Th1 细胞和 CTL 细胞完成。Th1 细胞是一类分泌 IL－2 和 IFN－γ 等细胞因子的 CD4⁺T 细胞，能促进细胞免疫应答，激活巨噬细胞和 CTL 细胞，有助于杀伤胞内菌。细胞毒性 T 淋巴细胞（cytotoxic lymphocyte，CTL）是一类具有特异性杀伤功能的 CD8⁺T 细胞，能通过释放穿孔素、颗粒酶等特异性成分，作用于胞内菌感染细胞，使细菌散出，并在抗体或补体的调理作用下被吞噬细胞杀灭。

除获得性免疫外，非特异性免疫和体液免疫也在抗胞内菌感染中起一定作用。未活化的单核 – 巨噬细胞能吞噬胞内菌，但难以有效杀灭吞噬的胞内菌，故单核 – 巨噬细胞常成为胞内菌的主要宿主细胞。活化的单核 – 巨噬细胞可通过产生活性氧中介物和活性氮中介物，杀灭所吞噬的胞内菌。此外，中性粒细胞和 NK 细胞在胞内菌感染早期也可发挥一定的杀菌作用。大多数胞内菌通过黏膜途径侵入机体，故经黏膜免疫 SIgA 可与胞内菌结合使其失去感染能力。此外，中和抗体能使胞内菌外毒素的毒性消失。

在抗胞内菌的免疫应答中，针对胞内菌蛋白质抗原的迟发型超敏反应可能是引起组织损伤的主要原因。胞内菌被吞噬细胞吞入后，可以抵抗吞噬细胞的杀伤而长期在细胞内生存，引起慢性抗原刺激以及 T 细胞和巨噬细胞活化，围绕胞内菌形成肉芽肿。这种类型的炎症反应可以局限和防止胞内菌感染扩散，但由于肉芽肿炎症造成的组织坏死和纤维化形成，导致严重的功能障碍。如在典型的胞内菌之一的结核分枝杆菌感染中，宿主体内抗结核分枝杆菌的保护性免疫反应和病理性迟发型超敏反应共同存在，迟发型超敏反应可导致严重的组织损伤。

目标检测

答案解析

1. 简述构成细菌侵袭力的物质基础和作用。
2. 简述内毒素的生物学作用。
3. 试述正常菌群的生理学意义。
4. 试比较细菌内毒素与外毒素的主要区别。

（汪文寰）

书网融合……

微课　　　　　　本章小结　　　　　　题库

第八章 细菌感染的检查方法与防治原则

PPT

学习目标

1. 掌握 细菌感染的检查方法，标本的采集与送检注意事项。
2. 熟悉 细菌感染常用微生物学检查方法。
3. 了解 细菌感染的防治原则。
4. 能够通过推理细菌感染的防控策略，养成由本质推断其致病性的临床思维。
5. 提倡疫苗接种，健康生活，逐步养成严谨、认真、富有逻辑的工作态度和思维，能够将所学理论知识灵活运用到临床工作中。

临床诊疗过程中，在评估患者的临床症状和体征的基础上，正确采集相应的标本，并对标本进行及时、有效的检测，对明确病因学诊断至关重要，同时可为临床治疗和预防提供可靠的依据。细菌感染性疾病的预防包括人工主动免疫和被动免疫。细菌感染性疾病的特异性治疗主要是应用抗菌药物，其中病原菌的耐药性问题是目前临床不容忽视的重要课题。

第一节 细菌感染的检查方法 微课

感染是病原体和宿主相互作用、相互斗争的过程。细菌感染的诊断主要包括两种策略：一是检测机体是否存在病原菌及其抗原、代谢产物或核酸；二是检测患者血清中是否针对病原菌产生了特异性抗体。

一、标本的采集与送检

采集和送检标本是细菌学检查的第一步，其质量直接影响病原菌检出的效率和准确性。为提高检出率，标本采集和送检过程需遵循以下原则。

1. 无菌原则 对所需器材和培养基等用物均应严格无菌处理，且操作过程需坚持无菌原则，尽量避免杂菌污染。抽取血液或脑脊液标本前消毒穿刺部位皮肤，但采集局部病变处的标本时不可用消毒剂，必要时可予生理盐水冲洗，拭干后采集。对于某些病原菌的标本，可采取特殊方式处理以去除杂菌，如对疑似结核患者的标本用酸碱处理消除杂菌。

2. 标本适宜 根据细菌感染的部位、病程和拟采用的检测技术不同选取不同的标本，尽可能采集病变明显部位的标本。如处于病程 1~2 周的伤寒患者宜采集血液为标本，病程 2~3 周患者则宜采集粪便为标本。

3. 正确处理标本 用作细菌分离培养的标本尽量在应用抗菌药物前采集，如已使用抗菌药物，需停药数天后采集，或将药物名称标注于化验申请单上并在培养基中加入相应药物拮抗剂，如对使用过磺胺类药物的标本可用对氨苯甲酸予以处理。

4. 尽快送检并做好防护　采集标本后应尽快送检以保证标本新鲜，多数标本可冷藏运送，少数不耐冷的细菌：如淋病奈瑟菌、脑膜炎奈瑟菌等应保暖保存，对于含杂菌多的标本可置于甘油缓冲盐水保存液中。

二、细菌检验的常用方法

（一）形态学检验

细菌的形态学检验包括不染色标本检验法和染色标本检验法。

1. 不染色标本检验法　细菌标本不经染色直接镜检，主要用于观察活菌的动力及其运动状况，如观察霍乱弧菌可出现典型的"鱼群"样排列和穿梭样的活泼运动。常用的方法有悬滴法和压滴法，采用暗视野显微镜、相差显微镜或普通光学显微镜进行观察。

2. 染色标本检验法　对于某些病原菌，因细菌体积小并呈半透明，须经染色后通过显微镜放大才能观察到细菌的形态学特征。染色标本检验法是细菌分类和鉴定的基础，尤其适用于在形态和染色性上具有特征性且来自正确采集部位的病原菌。直接将其涂片染色镜检可初步诊断，帮助指导临床经验性治疗，同时为细菌的进一步检验提供参考依据。常用的方法包括革兰染色法、抗酸染色法和荧光染色法。

细菌的形态学检验简便、快速、价格低廉，是临床检验常用的检验方式，特别是有些细菌不适宜进行人工培养，或人工培养的时间较长时，可通过形态学检验结合临床症状体征进行诊断并指导治疗，避免因等待人工培养报告而延误治疗时间。

（二）分离培养

利用接种环将标本接种于合适的培养基中，通过人工供给细菌生长繁殖所需的各种营养和环境，培养长出单一的菌落，是细菌感染性疾病确诊最可靠的方法。根据细菌生长条件、生长速度和菌落特征可作初步鉴定，如金黄色葡萄球菌分离培养后可见金黄色脂溶性色素和完全透明的溶血环，但确诊还需对纯培养物进行菌体镜下形态学检验、生化试验和血清学试验等鉴定。

（三）生化试验

细菌需借助一系列酶的催化作用完成代谢活动，不同的细菌体内酶系统不同，因而对营养物质的分解能力和代谢产物不同。细菌的生化试验就是检测细菌对各种基质（如糖类或蛋白质）的代谢作用和代谢产物的差异，以区别和鉴定细菌。这种方式对鉴别菌体形态、染色性和菌落特征相同或相似的细菌尤其具有价值。例如不同的肠道杆菌因所含糖酶不同，通过含有不同糖的培养基进行生化反应可鉴别不同的肠道杆菌。

（四）血清学试验

适用于某些情况，如发病早期使用过抗生素等药物治疗导致病原菌的生长受到抑制或被杀死，不能或难以从这样的标本中分离培养出病原菌。由于抗原和相应抗体在适宜条件下可于体外发生特异性结合，血清学试验据此原理，用已知的抗原或抗体检测未知的抗体或抗原，且因抗体主要存在于血清中，故抗原抗体检测主要采用的标本是血清，因此也称为血清学试验或血清学反应。血清学试验包括血清学鉴定和血清学诊断。

1. 血清学鉴定　利用含有已知抗体的免疫血清（诊断血清）检测患者标本中的或分离培养出的待测细菌抗原进行属、种和血清型的鉴定，以对病原菌作出早期、快速的确诊。常用的方法包括玻片凝集试验、免疫荧光试验、放射免疫试验、酶免疫试验和免疫印迹试验等。

2. 血清学诊断　机体受到病原菌感染后，免疫系统发生免疫应答可产生特异性抗体，并且抗体的含量常随感染进程而增多，表现为抗体效价或滴度的增高。血清学诊断即用已知的细菌抗原检测血清中有无相应的特异性抗体及其效价的动态变化，是辅助诊断细菌性疾病的重要方式。但因抗体常在感染后数天甚至更长时间产生，故这种方式对于细菌感染的早期诊断价值较小。通常在感染的急性期和恢复期各采集一份血清，若恢复期或病程 1~2 周后的血清抗体效价高于急性期抗体效价的 4 倍或以上，有确诊意义。常用的方法有试管凝集试验、间接免疫荧光法和酶联免疫吸附（ELISA）试验等。

第二节　细菌感染的防治原则

一、细菌感染的特异性预防

机体在感染病原体后可产生特异性的免疫反应，这些免疫反应有利于机体清除病原体，并对预防再次感染有重要意义。特异性预防根据机体这种获得性免疫的机制，通过人工的方法给机体输入免疫原性物质或免疫效应分子使机体获得特异性免疫，达到预防疾病的目的。包括人工主动免疫（artificial active immunization）和人工被动免疫（artificial passive immunization）两种方式（表 1-8-1）。

表 1-8-1　人工主动免疫和人工被动免疫的区别

区别点	人工主动免疫	人工被动免疫
免疫物质	免疫原，如病原微生物及其产物	抗体、免疫细胞或细胞因子等
接种次数	1~3 次	1 次
免疫出现时间	慢，2~4 周	快，立即
免疫维持时间	长，数月~数年	短，2~3 周
主要用途	预防	治疗或紧急预防

（一）人工主动免疫

人工主动免疫是通过人工将免疫原性物质（疫苗）接种于机体，刺激机体产生免疫应答，获得特异性免疫。这种方式获得的免疫出现时间较慢，但维持时间长，因此主要用于某些传染病的特异性预防。

疫苗是将各种微生物及其代谢产物经人工减毒、灭活或生物工程等方式制备的生物制品，保留了微生物的抗原性，但不具备致病性，因此可用于预防相应的传染病。疫苗接种如今已成为人们预防传染病最重要、最有效的手段。用于预防细菌感染性疾病的疫苗主要包括以下几种。

1. 灭活疫苗（死疫苗）　选取免疫原性强的病原体进行人工培养后，用理化方式（如加热或甲醛处理）将其杀灭制成。常用的灭活疫苗有伤寒、副伤寒、百日咳、霍乱和流行性脑脊髓膜炎等。灭活疫苗的优点是制备工艺相对简单，安全性高，易于储存和运输，一般 4℃ 可保存 1 年左右。缺点是这种疫苗进入人体后不能繁殖，对机体刺激时间短，因此需多次接种且接种剂量较大，故接种后可引起较大的局部或全身不良反应，同时不能模拟病原体在机体中的自然过程，诱发的主要是体液免疫，细胞免疫应答不强。

2. 减毒活疫苗　通过诱导毒力变异，将有毒株变成减毒株或无毒株，或从自然界直接筛选和培养弱毒株或无毒株制备疫苗，使其能够模拟自然发生的隐性感染，诱发机体免疫应答而不产生临床症状。常见的减毒活疫苗有卡介苗、炭疽杆菌疫苗和鼠疫耶尔森菌等。活菌苗接种后在宿主体内可一定程度生长繁殖，类似轻型或隐性感染，一般只需接种一次，且需要剂量较小，引起的免疫效果优于死疫苗，免疫持久。缺点是存在毒力回复突变的可能且不易保存、有效期短。免疫缺陷者和孕妇一般不宜接种活疫苗。

3. 亚单位疫苗　指通过理化方式去除病原体中不能激发机体产生保护性免疫的物质或对宿主有害的成分，仅提取纯化的有效免疫原成分（即能诱发产生中和抗体的微生物蛋白或表面抗原成分）制成的疫苗。这种疫苗因不含病原体核酸，免疫作用明显增强且稳定，并可消除减毒活疫苗的回复突变和灭活疫苗的感染性复活作用，对机体的不良作用小。缺点是需要配合佐剂或免疫原性强的抗原结合成偶联疫苗。如肺炎链球菌荚膜多糖结合破伤风类毒素和白喉类毒素制成偶联疫苗，能有效预防"白、破、链"感染。偶联疫苗的生产成本常较高。

4. 基因工程疫苗　将病原体中能诱导保护性免疫应答的目的抗原编码扩增后插入到载体质粒中，之后导入病原菌原核或真核表达系统中，获得高效且稳定表达后制成的疫苗。这种疫苗避免了使用完整病原体带来的致病性，且采用简化免疫程序降低了疫苗生产成本，可批量生产，安全、经济，但是对技术的要求高。

5. 核酸疫苗（DNA 疫苗）　指将能编码某种病原体抗原的基因克隆到真核质粒表达载体上之后，将重组的质粒 DNA 直接注射到宿主体内，使机体内持续表达该抗原，刺激机体产生免疫应答。核酸疫苗兼具亚单位疫苗的安全性和减毒活疫苗的高效力，且与传统不同，它仅编码病原体某种抗原的基因片段，因此被认为是疫苗的"第三次革命"。其优点是能同时诱发体液免疫和细胞免疫，免疫应答效果好，且保存和运输方便。但其使用具有潜在的安全性问题，如宿主染色体与外源性 DNA 整合，癌基因可能被活化，同时有诱发自身免疫性疾病的可能。

6. 类毒素　用 0.3%～0.4% 的甲醛将某些细菌的外毒素进行处理，使其失去毒性但仍保留免疫原性，接种后可诱导机体产生抗毒素，主要用于某些由外毒素致病的感染性疾病预防。在毒素中加入适量氢氧化铝或磷酸铝等吸附剂（佐剂），可延缓类毒素在机体的吸收，刺激机体产生足量的抗毒素，增强免疫效果。常用的类毒素有破伤风类毒素、白喉类毒素等。同时，可将类毒素和灭活疫苗制成联合疫苗，如百白破三联疫苗，可同时预防三种疾病。

我国在党的领导下，预防接种工作取得了卓越的成绩。例如，自 1978 年白喉疫苗纳入免疫规划以来，我国自 2007 年起无白喉病例报告；流行性脑脊髓膜炎疫苗自 2007 年纳入规划后，2020 年全国仅报告 50 例，切实改善了人民的生活品质。

（二）人工被动免疫

人工被动免疫是指向机体接种含有特异性抗体的免疫效应物质（免疫球蛋白、抗毒素等），使机体即刻获得特异性免疫，作用及时。但这些免疫物质并非患者自身主动产生，易被清除，免疫作用维持时间较短，主要用于治疗或紧急预防。

1. 抗毒素　指能中和某种毒素的抗体或含有这种抗体的血清。使用细菌类毒素或外毒素多次注射马等大动物，待其血清产生大量特异性抗体（抗毒素）后，采血分离血清、提取免疫球蛋白并精制成抗毒素制剂。主要用于治疗或紧急预防外毒素致病的病原体感染。临床常用的有破伤风精制抗毒素、白喉精制抗毒素、肉毒抗毒素及气性坏疽多价抗毒素等。使用这些异种（马等动物血清）抗毒素时应警惕超敏反应的发生。

2. 免疫球蛋白　包括胎盘丙种球蛋白和血清丙种球蛋白两种制剂。前者由健康产妇胎盘和婴儿脐带血中提取、纯化制备；后者由健康成人血清提取制备。健康产妇和成人一般经历过多种病原微生物的感染或疫苗接种，故血清中可含有多种相应抗体，所以可预防多种病原微生物的感染，但因不是专门针对某一病原体，免疫效果不如特异性 IgG 抗体。临床一般用于预防烧伤患者、长期放化疗的肿瘤患者或丙种球蛋白缺乏患者各种常见细菌的感染，也用于某些细菌感染性疾病的应急预防。

二、细菌感染的治疗

细菌感染的治疗主要通过使用抗菌药物来完成。抗菌药物是指天然或人工合成的具有抗菌或其他活性的化合物，能够杀灭或抑制病原菌，包括抗生素和人工化学合成的抗菌药。抗菌药物的种类极多，每种抗菌药物有相应的抗菌范围，即抗菌谱。根据抗菌谱的大小，分为广谱抗生素和窄谱抗生素。抗菌药物的使用大大降低了感染性疾病带来的死亡率，但值得注意的是随着抗菌药物的广泛使用，细菌对抗菌药物产生的耐药性乃至多重耐药性问题越来越严重。因此，正确遵循抗菌药物的使用原则十分重要，应正确选择合适的药物且药物剂量要适当，必要时可以合理选择交替用药或联合用药提高疗效，减少和延迟耐药菌株的出现。

目标检测

答案解析

1. 细菌感染标本采集和送检过程应遵循哪些原则？
2. 试比较人工主动免疫和人工被动免疫的区别。

（陈文婷）

书网融合……

微课　　　本章小结　　　题库

第九章　球　菌

　　1. 掌握　致病性葡萄球菌的鉴别要求和防治原则；链球菌的分型、链球菌溶素和抗"O"试验；甲型链球菌与肺炎链球菌的鉴别要点；脑膜炎奈瑟菌的标本采集与注意点。

　　2. 熟悉　引起人类化脓性感染的主要病原性球菌的种类、形态染色、培养特性、致病物质、所致疾病及微生物学检查方法。

　　3. 了解　凝固酶阴性葡萄球菌。

　　4. 学会运用分类比较法辨别各种球菌的生物学性状及致病特点，能够将所学理论知识运用到实际工作。

　　5. 能够增强个人卫生观念及无菌操作意识。

　　球菌是一大类常见的细菌，广泛分布于自然界，可正常存在于人和动物皮肤及与外界相通的腔道中。球菌的种类繁多，大部分是不致病的腐生寄生菌，对机体有致病作用的称为病原性球菌（pathogenic coccus），且因主要引起化脓性炎症，故又称为化脓性球菌（pyogenic coccus）。根据革兰染色性的不同，分为革兰阳性球菌和革兰阴性球菌两大类。葡萄球菌、链球菌、肠球菌等为革兰阳性球菌，脑膜炎奈瑟菌、淋病奈瑟菌等属于革兰阴性球菌。病原球菌有不同程度的器官亲和性，肺炎链球菌、脑膜炎奈瑟菌和淋病奈瑟菌器官亲和性显著，葡萄球菌和链球菌则表现得不明显。

第一节　葡萄球菌属 🄮微课

　　葡萄球菌属（Staphylococcus）因常堆积成葡萄串状而得名，是临床上最常见的化脓性球菌，80%以上的化脓性疾病由葡萄球菌感染造成。本属细菌种类多，大部分为不致病的腐生葡萄球菌（S. saprophytics）和人体正常菌群的表皮葡萄球菌（S. epidermidis），具有致病性的主要是金黄色葡萄球菌（S. aureus），可由人或动物的皮肤和鼻咽部携带，其中医务人员的带菌率可达70%~80%，且多为耐药性菌株，是重要的院内感染传染源。葡萄球菌在皮肤表面生存时间长，临床侵入性操作时若消毒不严格，易造成化脓性感染。

一、生物学性状

（一）形态与染色

　　球形或略呈椭圆形，直径一般 0.4~1.2μm，呈葡萄串排列（图1-9-1），有时为散在、成双或短链状形态。无鞭毛、无芽胞，体外培养一般不形成荚膜，但体内菌株多有荚膜。革兰染色阳性，在衰老、死亡、被白细胞吞噬或在药物作用下等情况时，菌体可呈革兰阴性。

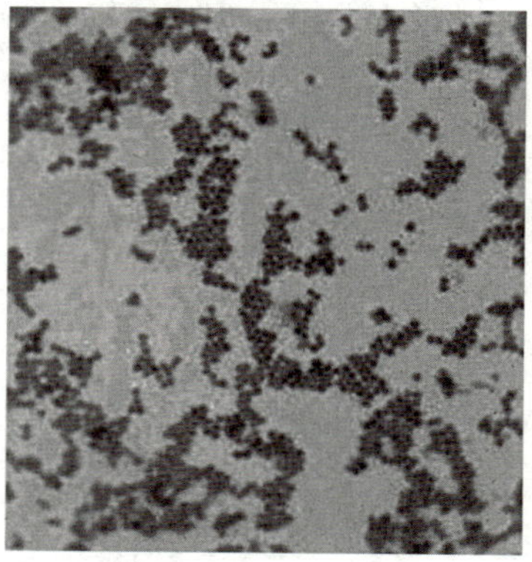

图 1-9-1　葡萄球菌

（二）培养特性和生化反应

营养要求不高，在普通培养基上生长良好，尤喜含血液或葡萄糖的培养基。耐盐性强，在含有10%～15%的 NaCl 培养基中能生长，故可用高盐培养基分离菌种。最适宜的 pH7.4，最适生长温度37℃，兼性厌氧或需氧。普通琼脂平板上形成圆形、隆起、表面光滑湿润、边缘整齐、不透明的菌落。典型菌株因可产生脂溶性的金黄色色素而呈金黄色，部分可产生白色或柠檬色色素而显现不同颜色。在血琼脂平板上，因金黄色葡萄球菌能产生溶素，而使菌落周边形成透明溶血环。在肉汤培养基中均匀混浊生长，管底可有少许沉淀。过氧化氢酶阳性，可将此作为葡萄球菌和链球菌的区别点之一。多数能分解葡萄糖、麦芽糖和蔗糖，产酸不产气。能分解甘露醇对于识别致病性葡萄球菌有一定意义。

（三）抗原结构

葡萄球菌抗原种类多，结构复杂，目前已发现的抗原达 30 余种，其化学成分有多糖抗原、蛋白质抗原和细菌壁的重要成分抗原。其中以葡萄球菌 A 蛋白和荚膜多糖最为重要。

1. 葡萄球菌 A 蛋白（Staphylococcal protein A，SPA）　90% 以上金黄色葡萄球菌细胞壁上存在 SPA，为单链多肽，与胞壁肽聚糖呈共价结合，是完全抗原。能与人和多种哺乳动物 IgG 亚类中的 IgG_1、IgG_2 和 IgG_4 的 Fc 段非特异性结合，结合后 IgG 的 Fc 段仍能自由地与相应抗原分子特异性结合。根据这一原理建立的协同凝集试验已广泛应用于多种微生物抗原的检测。

2. 荚膜抗原　宿主体内金黄色葡萄球菌表面常形成黏液样物质，即为荚膜多糖成分，具有抗原性，包括 11 个血清型，其中与感染相关的主要是 5 型和 7 型。有抗吞噬细胞吞噬作用，同时有利于细菌黏附到细胞或生物合成材料（如人工关节和生物瓣膜等）的表面。

（四）分类

依据不同的方法，可将葡萄球菌进行不同的分类。根据血平板上菌落色素和生化反应的不同，可分为金黄色葡萄球菌、表皮葡萄球菌和腐生葡萄球菌三类（表 1 - 9 - 1）。根据有无凝固酶分型，可划分为凝固酶阳性菌株和凝固酶阴性菌株两类。凝固酶阳性的金黄色葡萄球菌能被不同的噬菌体所裂解，据此又可划分为 4 个噬菌体群和 23 个噬菌体型。噬菌体分型对于调查流行病学、分析菌体分型与疾病类型关系具有重要意义。还可通过琼脂糖凝胶电泳法和遗传学分析法等途径对葡萄球菌进行分型。

表 1 - 9 - 1　三种葡萄球菌的主要生物学性状比较

性状	金黄色葡萄球菌	表皮葡萄球菌	腐生葡萄球菌
菌落色素	金黄色	白色	白色或柠檬色
触酶	+	+	+
凝固酶	+	—	—
分解葡萄糖	+	+	—
分解甘露醇	+	—	—
α 溶血素	+	—	—
SPA	+	—	—
磷壁酸类型	核糖醇型	甘油型	—
噬菌体分型	多数能	不能	不能
致病性	强	弱或无	无

（五）抵抗力

在无芽胞的细菌中，葡萄球菌抵抗力最强。在痰液或干燥的脓汁中可生存 2～3 个月，60℃ 1h 或

80℃ 30min、2％苯酚 15min、0.1％氯化汞 10min 才能将其灭活。同其他革兰阳性细菌一样，对碱性染料敏感，1：100000～1：200000 龙胆紫溶液可抑制其生长。对抗生素、磺胺类药物和红霉素均敏感，但由于抗生素滥用，许多金黄色葡萄球菌能产生青霉素酶（β-内酰胺酶），对青霉素 G 的耐药株高达 90％以上。

二、致病性与免疫性

葡萄球菌是医院和公共场所的主要病原之一，可导致多种常见疾病如伤口感染、皮肤脓肿、泌尿道感染、食物中毒和心内膜炎等。在医院获得性感染中，葡萄球菌仅次于大肠埃希菌，占据第二位。主要易感因素包括个人卫生状况、医院性感染、慢性病、异物和抗生素使用等。

（一）致病物质

1. 凝固酶（coagulase）　一种能使人或兔血浆发生凝固的蛋白质。多数致病菌株能产生凝固酶，非致病菌株一般不产生，因此有无凝固酶对于鉴别葡萄球菌有无致病性具有重要参考价值，但不是绝对标准。

凝固酶有两种形式，一种被分泌至菌体外，称游离凝固酶，能被人或兔血浆中的协同因子激活变成凝血酶样物质，固化原本液态的纤维蛋白原，使血浆凝固。另一种凝固酶结合在菌体表面未被释放，为结合凝固酶或凝聚因子，使菌株表面存在纤维蛋白原受体，当纤维蛋白与菌体表面受体交联时，细菌发生凝聚。

凝固酶与金黄色葡萄球菌的致病力密切相关。凝固酶可使机体血浆的纤维蛋白沉积于菌体表面受体，阻碍宿主体内吞噬细胞的吞噬作用，并保护细菌不受血清杀菌物质的破坏。同时，因病灶周围纤维蛋白的凝固和沉积，细菌不易向外扩散。因此，葡萄球菌引起的感染易于局限化和形成血栓。

2. 葡萄球菌溶素（staphylolysin）　致病性葡萄球菌能产生多种葡萄球菌溶素，均为蛋白质，具有抗原性，其中对人类有致病作用的主要是 α 溶素。α 溶素属于外毒素的一种，抗原性良好，经甲醛溶液处理后可制成类毒素。该溶素由质粒或染色体编码，可使多种哺乳动物红细胞发生溶血，同时对血小板、白细胞和肝细胞等均有毒性作用，可引起组织坏死。其作用机制可能是毒素分子插入细胞膜疏水区，破坏膜的完整性使其溶解。

3. 杀白细胞素（leukocidin）　不耐热，是致病性葡萄球菌产生的能够破坏白细胞的一种毒素，又称 Panton - Valentine（PV）杀白细胞素（leukocidin），含有快（F）和慢（S）两种蛋白质，通过改变细胞膜的通透性，攻击中性粒细胞和巨噬细胞。对细菌抵抗宿主吞噬细胞吞噬，增强病原菌侵袭力有重要意义。

4. 肠毒素（enterotoxin）　常由凝固酶阳性的菌株产生，是一种热稳定的蛋白质，100℃煮沸 30min 仍不被破坏，并可抵抗胃液中蛋白酶的水解作用。误食肠毒素污染的食物后，该毒素可经消化道吸收入血，传入中枢神经系统刺激呕吐中枢，导致以呕吐为主要症状的食物中毒。

5. 表皮剥脱毒素（exfoliatin）　也称表皮溶解毒素，是一种主要由噬菌体 Ⅱ 群金黄色葡萄球菌产生的蛋白质，可引起人类或新生小鼠的表皮剥脱性病变，形成烫伤样皮肤综合征（SSSS），患者皮肤呈现弥漫性红斑和水疱，继而出现表皮上层的大片脱落。这种毒素具有抗原性，可被甲醛脱毒处理制成类毒素。

6. 毒性休克综合征毒素 -1（toxic shock syndrome toxin -1，TSST -1）　是某些金黄色葡萄球菌在生长过程中产生的一种外毒素，可引起高热、低血压、休克及脱屑性皮疹，并增加机体对内毒素的敏感性。

（二）所致疾病

1. 金黄色葡萄球菌所致疾病　分为侵袭性和毒素性两大类。

（1）侵袭性疾病　主要由金黄色葡萄球菌引起，金黄色葡萄球菌经多种途径侵入机体，导致皮肤或深部组织器官的化脓性炎症，严重者可导致败血症。皮肤感染的形式包括疖、痈、毛囊炎、甲沟炎、睑腺炎、蜂窝组织炎等。内脏器官感染的形式包括肺炎、脓胸、中耳炎、脑膜炎、心包炎等。感染后的脓汁金黄而黏稠，病灶局限边界清楚。

（2）毒素性疾病　由金黄色葡萄球菌产生的外毒素造成。

1）食物中毒（food poisoning）：摄入含有金黄色葡萄球菌肠毒素污染后的食物造成的中毒。起病急，患者一般在进食后 1 ~ 6 小时内出现头晕、恶心、呕吐、腹痛、腹泻等急性肠胃炎的表现，其中呕吐最为突出。通常发病 1 ~ 3 天可自行恢复，预后良好。

2）烫伤样皮肤综合征（scolded skin syndrome）：由表皮剥脱毒素造成，常见于婴幼儿或免疫功能低下的成年人，尤以新生儿多见。患者皮肤首先出现弥漫性红斑和皱皮，继而出现含无菌清亮液体的水疱，最后表皮脱落。

3）毒性休克综合征毒素（toxic shock syndrome）：是一种急性发作性多系统损害的综合征，主要由金黄色葡萄球菌产生的 TSST – 1 引起，也可由细菌内毒素、葡萄球菌肠毒素等造成。患者主要表现为突发高热、低血压、呕吐、腹泻、猩红热样皮疹继而伴脱屑，严重者可发生休克，较多患者有消化道、肝、肾、血液、中枢神经系统受累，偶可见心脏受累。

2. 凝固酶阴性葡萄球菌所致疾病　凝固酶阴性葡萄球菌（coagulase – negative staphylococci，CNS）可存在于健康人的皮肤、口腔及其他腔道中，故过去普遍认为金黄色葡萄球菌是葡萄球菌中唯一的致病菌，而 CNS 是人类无害的共栖菌。但目前已被证实 CNS 是医源性感染的重要病原菌，且其耐药性是临床诊治的难题。但其毒力因子较少，致病力较弱，致病机制与其产生黏液物质和溶血素有关，常见于儿童或免疫功能低下者。引起的感染主要有以下几种形式。

（1）泌尿系统感染　CNS 是青年女性急性膀胱炎的主要致病菌，是仅次于大肠埃希菌的常见下尿路感染病原菌。常见的有表皮葡萄球菌、人葡萄球菌和溶血葡萄球菌，腐生葡萄球菌则是青年人原发性尿路感染的常见病原菌。

（2）败血症　CNS 是仅次于大肠埃希菌和金黄色葡萄球菌的第三位败血症常见的病原菌，尤其是新生儿败血症。常见的有溶血葡萄球菌和人葡萄球菌，少部分可由表皮葡萄球菌引起。

（3）术后感染及植入医用器械引起的感染　CNS 是外科感染，尤其是心脏瓣膜术后和各种植入性器械引发感染的常见病原菌。CNS 产生的黏质使细菌黏附在导管等各种植入性医用器械上，同时使细菌不易被抗生素或炎性细胞破坏。

（三）免疫性

人体对致病性葡萄球菌有一定的天然免疫力，只有在皮肤黏膜完整性受损后或机体因各种原因（如长期慢性消耗性疾病等）导致免疫力低下时容易感染。感染后机体能获得一定免疫力，但比较弱且维持时间较短，难以防止再感染。

三、微生物学检查

1. 标本采集　结合临床表现，采集相应的标本，如疖、痈可取脓汁进行检查，败血症可抽血液进行检查，食物中毒则可取可疑食物、呕吐物及粪便进行检查。

2. 直接涂片镜检　将标本涂片进行革兰染色后镜检，根据细菌形态、排列和染色性进行初步诊断，但并不能依此判断是否为致病菌。

3. 分离培养与鉴定　除血液标本需增菌再培养，其余标本可直接接种于培养基上，37℃培养 18 ~ 24h 后挑选可疑菌落进行致病性鉴定。金黄色素、凝固酶、耐热核酸酶、甘露醇酶和溶血性有无等可作为鉴定有无致病性的指标。少数凝固酶阴性菌株亦可致病，最终判断时需结合临床表现。

4. 葡萄球菌肠毒素检查　可用 ELISA 法对食物中毒患者的呕吐物、粪便和可疑食物进行快速检测肠毒素，也可用核酸杂交或 PCR 等技术判断分离到的葡萄球菌是否产生肠毒素。

四、防治原则

加强卫生宣传教育，注意个人卫生，及时处理皮肤伤口。当皮肤尤其是手部有感染时，在未痊愈前，不宜从事餐饮或食品行业，防止食用者出现食物中毒。医务人员在接触感染者后要充分消毒手部再接触其他患者，防止出现交叉感染。治疗时应根据药敏试验结果选择敏感的抗菌药物，避免滥用抗菌药物，防止耐药菌株的产生和播散。对反复发作的顽固性疖病患者，可采用自身疫苗或类毒素进行人工主动免疫疗法。

第二节　链球菌属

链球菌属（*Streptococcus*）呈双或长短不一的链状排列，广泛存在于自然界、人体和动物鼻咽部、胃肠道中。种类繁多，多数为不致病的正常菌群，少部分为致病菌，是另一类常见的革兰阳性化脓性球菌。主要有 A 群链球菌和肺炎链球菌。

一、A 群链球菌

（一）生物学性状

1. 形态与染色　呈球形或椭圆形，直径一般 0.6 ~ 1.0μm，呈链状，链的长短与链球菌的种类和生长环境有关（图 1 - 9 - 2）。在液体培养基中常为长链，在固体培养基中常为短链。无芽胞和鞭毛，不能运动。部分菌种在培养早期（2 ~ 4h）可形成透明质酸的荚膜，具有抗吞噬作用。随着培养时间的延长，菌体自身产生透明质酸，荚膜因此消失。革兰染色阳性，被吞噬细胞吞噬及其他衰退中的细菌可转为革兰染色阴性。

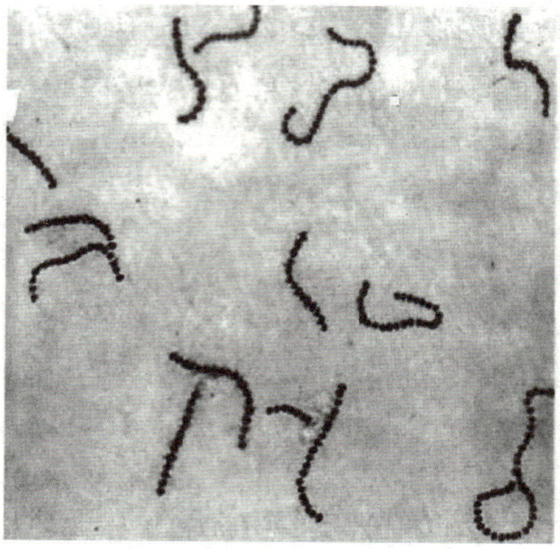

2. 培养特性和生化反应

（1）培养特性　需氧或兼性厌氧，少数专性厌氧或微需氧。营养要求高，在普通培养基上生长不良，需在培养基内加入血液、血清、葡萄糖等营养物质。最适宜的 pH7.4 ~ 7.6，最适生长温度37℃。在液体培养基中常形成絮状沉淀，在固体培养基上易形成灰白色、表面光滑、边缘整齐、半透明或不透明的细小菌落。不同菌株可产生不同程度的溶血现象。

图 1 - 9 - 2　链球菌

（2）生化反应 能分解葡萄糖，产酸不产气。不同菌株对乳糖和甘露醇的分解情况不同，但一般不分解菊糖，不被胆汁或1%去氧胆酸钠溶解，可据此鉴别甲型溶血性链球菌和肺炎链球菌，链球菌葡萄球菌不同，前者不产生触酶。

3. 抗原结构 链球菌的细胞壁含有多种抗原物质，抗原结构较复杂（图1-9-3），主要有三种。

（1）多糖抗原（又称C抗原） 菌体细胞壁多糖组分，为群特异性抗原，可作为链球菌分群的依据。

（2）表面抗原（又称蛋白质抗原） 位于C抗原的外层，具有型特异性，有M、R、S、T蛋白质抗原，其中M抗原与致病性有关。

（3）核蛋白抗原（又称P抗原） 为菌体的主要成分，各菌种相同，缺乏特异性，与葡萄球菌有交叉。

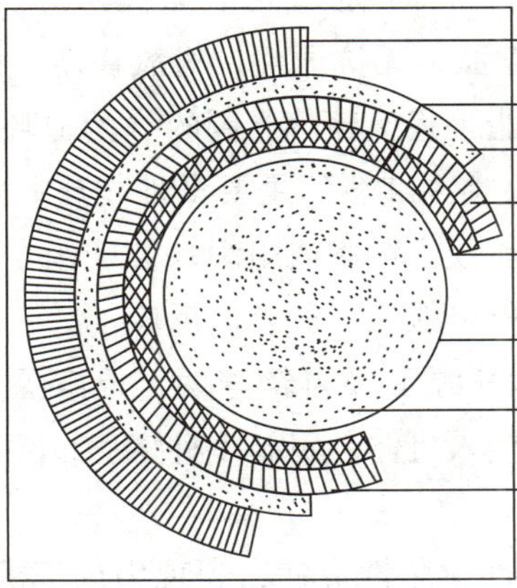

图1-9-3 链球菌的抗原构造模式图

4. 分类 可依据多种方式进行分类。根据在血液琼脂平板上的溶血性分为甲型（α）溶血性链球菌、乙型（β）溶血性链球菌和丙型（γ）溶血性链球菌；根据群特异性抗原可将链球菌分为20个群，对人致病的链球菌90%为A群链球菌。每群链球菌根据菌体表面蛋白质抗原的不同，又可分为若干型。

5. 抵抗力 抵抗力不强，加热60℃，30min即被杀死。对常用消毒剂、抗生素等均比较敏感。青霉素是链球菌治疗的首选药物，很少产生耐药菌株。

（二）致病性与免疫性

1. 致病物质 A群链球菌是链球菌中致病力最强的一种，侵袭力强，致病物质与细菌细胞壁成分和产生的多种侵袭性酶和外毒素有关。

（1）细胞壁成分

1）黏附素：以磷脂壁酸（lipoteichoic acid，LTA）和F蛋白为代表。人口腔黏膜上皮细胞、淋巴细胞、红细胞、白细胞和血小板等细胞膜上均有LTA的结合位点，F蛋白则具有纤维黏连蛋白受体，两者均有利于细菌在宿主体内定植和繁殖。

2）M蛋白：为菌体细胞壁外的表面蛋白质，具有抗吞噬和抵抗细胞内杀菌的作用。此外，M蛋白与心肌、肾小球基底膜有共同的抗原，可损害人心血管和肾脏等组织，故与某些超敏反应性疾病如风湿性心肌炎和肾小球肾炎等有关。

3）肽聚糖：能够致热、溶解血小板和提高血管通透性及诱发实验性关节炎等作用。

（2）侵袭酶

1）透明质酸酶（hyaluronidaes）：又称扩散因子，能分解细胞间质的透明质酸，使病菌易于扩散。

2）链激酶（streptokinase，SK）：又称链球菌溶纤维蛋白酶，能激活血液中溶纤维蛋白酶原为溶纤维蛋白酶，从而溶解血块并防止血浆凝固，同时有利于病菌在组织中扩散。

3）链道酶（streptodornase，SD）：又称链球菌 DNA 酶，包括 A、B、C、D 四种，能降解脓液中具高度黏稠性的核酸，使脓液变稀薄，便于细菌扩散。

4）胶原酶（collagenase）：能水解肌肉和皮下组织中的胶原纤维蛋白，利于细菌的扩散。

（3）外毒素

1）链球菌溶血素（streptolysin）：能溶解红细胞，破坏白细胞和血小板。根据对氧的敏感性分为氧敏感的链球菌溶素 O（SLO）和对氧稳定的溶素 S（SLS）。SLO 是一种含有—SH 基的蛋白质，当遇到氧时，SH 基被氧化为—SS—基，暂时失去溶血活性。加入还原型半胱氨酸等，溶血作用可逆转。SLO 对白细胞、血小板、神经细胞等也有毒性作用，且抗原性强，可刺激机体产生抗 O 抗体（ASO），可中和SLO 的活性，阻止其溶血活性。SLS 是小分子糖肽，无抗原性，对氧稳定，但是对热和酸敏感，对白细胞、血小板和多种组织有破坏作用，也是血琼脂平板上菌落周围的 β 溶血环形成的主要因素。

2）致热外毒素（pyrogenic exotoxin）：是人类猩红热的主要毒性物质，因此过去又称猩红热毒素或红疹毒素，该毒素的产生由噬菌体基因控制，能损害细胞或组织，曾经认为其主要引起的是猩红热的红疹，现在认为该毒素的主要反应是致热性，皮疹可能为一种超敏反应。

2. 所致疾病　人类链球菌感染的 90% 疾病来源于 A 群链球菌，传染源主要为患者和带菌者，病菌通过飞沫、皮肤或黏膜伤口、直接接触等途径侵入机体，引起多种疾病，大致分为化脓性炎症、中毒性疾病和超敏反应性疾病三类。

（1）化脓性炎症　引起皮肤或皮下组织急性化脓性炎症，表现为局部的痈、脓肿等，界限不明显。经淋巴管或血流扩散易引起急性淋巴管炎、丹毒等，其他系统的表现主要有扁桃体炎、咽炎、肾盂肾炎等。

（2）中毒性疾病　常见的为猩红热和链球菌毒性休克综合征。猩红热是由产生致热外毒素的化脓性链球菌导致的一种呼吸道传染性疾病。病菌经飞沫传播黏附于咽部黏膜，产生致热外毒素，引起全身中毒症状，表现为高热、全身弥漫性鲜红色皮疹及退皮疹后的脱屑等症状，病后获得较强的免疫力。链球菌毒性休克综合征以休克为主要症状，可伴有呼吸系统及其他脏器功能衰竭，病死率较高。

（3）超敏反应性疾病　一般发生在感染后 1 个月，主要包括急性肾小球肾炎和风湿热。

1）急性肾小球肾炎：多数由 A 群链球菌 M12 型菌株引起，多见于儿童和青少年。致病机制一般认为是 M 蛋白和相应抗体结合，形成抗原抗体免疫复合物沉积于肾小球基底膜，诱发变态反应使肾小球基底膜受损。患者以血尿、蛋白尿、水肿和高血压为主要表现。

2）风湿热：常继发于由 A 群链球菌感染引起的咽炎，一般发生在链球菌感染后的 1～4 周，临床表现以关节炎和心肌炎为主。

3. 免疫性　A 群链球菌感染后，宿主血清中出现多种抗体，机体可对同型链球菌建立稳固的特异性免疫，但由于链球菌的型别多，各型之间无交叉免疫，故常可发生反复感染。

（三）微生物检查

1. 标本采集　根据疾病性质不同采取相应标本，如化脓感染取脓汁，鼻咽部采集棉拭子，败血症取血液等，风湿热取血液行抗链球菌溶血素 O 抗体检测。

2. 直接涂片镜检　脓液可直接涂片进行革兰染色，如发现典型链状排列革兰阳性球菌，可初步判断。

3. 分离培养与鉴定　脓汁或鼻咽拭子直接划线接种在血琼脂平板上，血液标本则应先增菌再接种于血琼脂平板上。如有 β 溶血菌落，需与金黄色葡萄球菌鉴别；若有 α 溶血菌落，需与肺炎链球菌鉴别。对于疑似心内膜炎患者的标本，因甲型溶血性链球菌生长缓慢，培养时间需延长至 3 周方可出报告结果。

4. 血清学试验　抗链球菌溶血素 O 试验（antistreptolysin O test，ASO test），简称抗 O 试验。即用 SLO 检测血清中的抗 O 抗体，是风湿热的一种辅助诊断方法。风湿热患者血清抗 O 抗体显著增高，大多在 250 单位左右，活动状态风湿热患者则多超过 400 单位。

（四）防治原则

链球菌主要通过飞沫进行传播，为减少传染源，应及时治疗患者和带菌者。此外，加强对空气、医疗器械和敷料等的消毒。对急性咽喉炎和扁桃体炎的患者，尤其是儿童，应彻底治疗，以防进一步出现急性肾小球肾炎、亚急性细菌性心内膜炎和风湿热等的发生。治疗 A 群链球菌感染性疾病以青霉素 G 为首选，其余菌群根据药敏试验结果用药。

二、肺炎链球菌

肺炎链球菌（streptococcus pneumoniae），俗称肺炎球菌。广泛存在于自然界和人体呼吸道中，多不致病，仅少数为致病菌。最早于 1881 年巴斯德及其同事在狂犬病患者尸体的唾液中发现，后于 1884 年被证实该菌为大叶性肺炎的病原体。

（一）生物学性状

1. 形态与染色　革兰阳性球菌，菌体呈矛头状或瓜子仁状，常宽端相对，尖端朝外成对排布（图 1-9-4），在痰液和脓汁中可为单个或短链状。无鞭毛和芽胞，在机体内或含血清的培养基上可形成较厚的荚膜，人工培养后荚膜逐渐消失并转为革兰阴性，产生自溶酶将细菌裂解后也可呈革兰阴性。

2. 培养特性及生化反应　兼性厌氧。营养要求较高，只有在含血液或血清的培养基能生长，形成细小、表面光滑、有草绿色 α 溶血环的圆形菌落。与甲型溶血性链球菌相似，应加以鉴别。培养时间较长（如 >48h）时，菌体因产生的自溶酶而逐渐被溶解，菌落中央下陷呈"脐状"。自溶酶可被胆汁或胆盐等物质激活，加速溶解细菌，故可用胆汁溶菌试验将其与甲型链球菌鉴别。能分解葡萄糖、麦芽糖、乳糖和蔗糖等，产酸不产气。

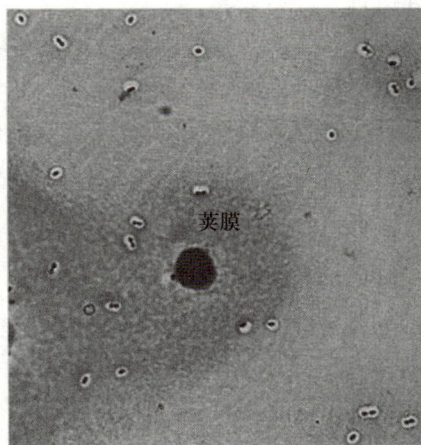

图 1-9-4　肺炎链球菌

3. 抗原结构　除非特异性菌体核蛋白抗原外，肺炎链球菌还有以下抗原。

（1）荚膜多糖抗原　存在于肺炎链球菌荚膜中，一种具有型特异性的可溶性物质。根据荚膜多糖抗原性不同，肺炎链球菌可分为 84 个血清型，个别血清型还可分为不同的亚型。

（2）菌体抗原　主要有 M 蛋白和 C 多糖。M 蛋白为型特异抗原，与细菌毒力无关，产生的抗体不具有保护性。C 多糖存在于肺炎链球菌细胞壁中，为各型肺炎链球菌所共有，可与血清中的 C-反应蛋白（CRP）的 β 球蛋白发生沉淀反应。人体 CRP 含量少，但在急性炎症时其含量剧增，故用 C 多糖来检测 CRP 对诊断活动性风湿热具有一定价值。

4. 抵抗力　对理化因素抵抗力较弱，对热和一般消毒剂均敏感，有荚膜的菌株抗干燥能力强，在干痰中可存活 1～2 个月。

（二）致病性与免疫性

1. 致病物质　主要包括荚膜、肺炎链球菌溶素 O、脂磷壁酸和神经氨酸酶。其中荚膜因具有抗吞噬作用，有利于细菌在宿主体内定居并繁殖，是肺炎链球菌的主要毒力因子。有荚膜的菌株在失去荚膜后，其毒力大大减弱甚至完全消失。

2. 所致疾病　主要引起的是大叶性肺炎，其次是支气管炎。成人肺炎多数由 1、2、3 型肺炎链球菌引起，其中 3 型病死率最高，因该型菌体能产生大量荚膜，毒力强。儿童的大叶性肺炎多数由 14 型引起。大叶性肺炎起病突然，主要临床表现为高热、寒战、咳嗽、胸痛、痰中带血呈铁锈色。

3. 免疫性　肺炎链球菌感染后，可产生荚膜多糖型特异性抗体，机体能建立较强的同型特异性免疫，故较少发生同型病原菌的二次感染。

（三）微生物学检查

1. 标本采集　根据病变部位和性质不同选取不同标本，如痰液、脓液、血液或脑脊液等。

2. 直接涂片镜检　对所取标本进行涂片行革兰染色镜检，若发现典型的革兰阳性、具有荚膜的成对球菌，可初步诊断。

3. 分离培养与鉴定　痰或脓液标本可直接接种于血琼脂平板上，血液、脑脊液样本先用血清肉汤增菌后，接种到血琼脂平板上进行分离培养与鉴定。对于周围有草绿色溶血环的可疑菌落，可采用胆汁溶菌试验、Optochin 试验和荚膜肿胀试验等方法进一步鉴定，以区别于草绿色链球菌。

（1）胆汁溶菌试验　将加入 10% 去氧胆酸钠或 2% 硫磺胆酸钠或动物（猪、牛、兔等）新鲜胆汁的菌液置于 37℃ 环境下，若 5～10min 细菌溶解，培养液变清者为阳性。该试验能准确地鉴别肺炎链球菌和甲型溶血性链球菌。

（2）Optochin 试验　将含一定量 Optochin 滤纸片贴于血平板中涂布有待试菌处，37℃48h 观察抑菌圈大小，肺炎链球菌抑菌圈直径常大于 20mm，甲型溶血菌多小于 12mm。

（3）荚膜肿胀试验　将肺炎链球菌和抗荚膜抗体在玻片上混合，显微镜下可见荚膜明显肿胀。单价特异性抗体可用于肺炎链球菌分型，多价抗血清与新鲜痰液标本混合则可用于肺炎链球菌的快速诊断。

（四）防治原则

接种多价荚膜多糖菌苗是预防肺炎链球菌感染的重要措施，目前已有的 23 价荚膜多糖菌苗对于预防儿童肺炎、败血症和中耳炎等有一定效果。感染后可用青霉素治疗，对青霉素、头孢菌素的耐药菌株可采用万古霉素治疗。

第三节　奈瑟菌属

奈瑟菌属（*Neisseria*）为革兰阴性双球菌，无鞭毛和芽胞，多有菌毛和荚膜。专性需氧，可产生氧化酶和触酶。包括淋病奈瑟菌、脑膜炎奈瑟菌和黏液奈瑟菌等，其中只有淋病奈瑟菌和脑膜炎奈瑟菌对人有致病作用，且除淋病奈瑟菌外，其余均存在于鼻咽腔黏膜上。

一、淋病奈瑟菌

淋病奈瑟菌（Neisseria gonorrhoeae）俗称淋球菌（gonococcus），是人类淋菌性尿道炎（淋病）的病原菌，最早为奈瑟（Neisser）1879 年发现于淋病和脓漏眼患者的脓性分泌物中。淋病是我国目前发病人数最多的性传播疾病。

（一）生物学性状

1. 形态与染色 菌体呈肾型，成对排列，凹面相对，直径 $0.6 \sim 0.8\mu m$，形似一对咖啡豆。慢性淋病患者的病原菌常位于细胞外，其余患者的淋病奈瑟菌一般位于脓性标本的中性粒细胞内。无芽胞和鞭毛，有荚膜和菌毛，革兰染色阴性。

2. 培养特性和生化特性 专性需氧菌。营养要求高，普通琼脂培养基上不能生长，巧克力血琼脂培养基上生长较好，初次分离培养时还需供给 $5\% \sim 10\%$ 的 CO_2。培养后可在平板上形成圆形、隆起、灰白色、光滑、半透明的细小菌落，次代培养菌落变大且粗糙。只能分解葡萄糖，产酸不产气，产生氧化酶和过氧化氢酶，不能分解麦芽糖等其他糖类。

3. 抗原结构 淋病奈瑟菌抗原构造复杂多样，主要包括三类。

（1）菌毛蛋白抗原 由多糖组成，有利于菌体黏附于人类上皮细胞表面，并具有抗吞噬作用。同时，菌毛抗原易变异，其抗原性不断变化使该菌体易逃避机体的免疫攻击，因此，机体无法产生有效的免疫力，可重复感染。

（2）脂寡糖抗原（LOS） 生物学功能与其他革兰阴性菌相似，但缺少 O 抗原成分。该抗原是淋病奈瑟菌的重要毒力因子，能辅助细菌的黏附和入侵，并诱导宿主产生杀菌型抗体。

（3）外膜蛋白抗原 包括 PⅠ、PⅡ、PⅢ三种类型，其中 PⅠ是主要的外膜蛋白，是淋病奈瑟菌分型的主要依据。

4. 抵抗力 对外界抵抗力弱，对冷、热、干燥和一般消毒剂均比较敏感，$55℃$ 5min 或 $42℃$ 15h 可灭活。近年来该菌的耐药株增多。

（二）致病性与免疫性

1. 致病物质 主要致病物质包括菌毛、IgA_1 蛋白酶、外膜蛋白和脂寡糖。淋病奈瑟菌通过菌毛黏附到黏膜表面并侵入细胞增殖。IgA_1 蛋白酶可破坏黏膜表面相应的特异性抗体，有利于淋病奈瑟菌粘附于黏膜表面。外膜蛋白 PⅠ通过插入中性粒细胞胞膜损伤细胞膜，PⅢ则可抑制杀菌抗体的活性。脂寡糖可诱发机体局部炎症反应，并帮助细菌逃避机体的免疫攻击。

2. 所致疾病 人是淋病奈瑟菌的唯一宿主，主要通过性接触传播，可侵袭人体泌尿生殖道和眼睛的黏膜。男性主要表现为尿道炎，女性表现为阴道炎、尿道炎和宫颈管炎。如治疗不及时，男性可累及前列腺，女性可发展为子宫内膜炎、输卵管炎和卵巢炎等。患有淋病性阴道炎或子宫颈炎的孕妇经产道分娩时，胎儿易被感染而发生新生儿淋菌性结膜炎，也称新生儿脓漏眼，可导致失明。

3. 免疫性 人体对淋病奈瑟菌感染缺乏天然抵抗力，多数人感染后能自愈，并出现特异性抗体，但保护性不持久，因此再感染极为常见。

（三）微生物学检查

1. 标本采集 用无菌棉拭子蘸取泌尿生殖道脓性分泌物或眼结膜分泌物作为标本。

2. 直接涂片镜检 革兰染色镜检，中性粒细胞内如发现革兰阴性双球菌，结合临床表现可作出诊断。需要注意的是，因女性患者标本中可能检测到形状相似的其他细菌，故对女性患者的淋病奈瑟菌感染的诊断相比男性需更加慎重。

3. 分离培养与鉴定 分离淋病奈瑟菌需用巧克力琼脂培养基，并加入多黏素菌 B 或万古霉素等抗生素以抑制杂菌生长。置于 $5\% \sim 10\%$ CO_2 中 $37℃$ 培养 $24 \sim 48$ 小时后，采用糖发酵或氧化酶试验等对可疑菌落进一步鉴定。

（四）防治原则

目前尚无特异性预防方法，开展性病知识宣传教育是预防的主要措施。淋病奈瑟菌对青霉素和磺胺类等多种抗生素敏感，但容易产生耐药菌株，尤其多重耐药菌株的出现给临床治疗带来了巨大困难。部分女性在感染淋病奈瑟菌后可呈现无症状感染，故新生儿无论母亲有无淋病，均应以 1% 硝酸银或 0.5% 红霉素眼膏滴眼，用于预防新生儿淋病性结膜炎。

二、脑膜炎奈瑟菌

脑膜炎奈瑟菌（neisseria meningitidis）俗称脑膜炎球菌（meningococcus），为流行性脑脊髓膜炎（简称流脑）的病原菌。

（一）生物学性状

1. 形态与染色 革兰染色阴性。菌体呈肾形或蚕豆形，直径 $0.6 \sim 0.8 \mu m$，常成对排列，平面相对呈双球状。在患者脑脊液中多位于中性粒细胞内，新分离菌株具有多糖荚膜和菌毛。

2. 培养特性及生化反应 专性需氧菌。营养要求高，需用 80℃ 加热的血琼脂平板，即常说的巧克力培养基进行培养。最适宜生长温度 37℃，最佳 pH 为 $7.4 \sim 7.6$。经 24h 培养后形成直径 $1.0 \sim 1.5mm$、无色、圆形、凸起、光滑、透明似滴露状的菌落。能产生自溶酶，培养物如不及时转种，易死亡。大多数脑膜炎奈瑟菌可分解葡萄糖和麦芽糖，产酸不产气，氧化酶试验阳性。

3. 抵抗力 对干燥、寒冷、湿热、紫外线及一般消毒剂均敏感，置于室温 3h 即可死亡。1% 苯酚、75% 乙醇或 0.1% 苯扎溴铵数分钟即灭活。对青霉素、链霉素和氯霉素均敏感。

4. 分类 根据荚膜多糖特异性抗原可分为 13 个血清群，A、B、C 三群最为多见，我国以 A 群为主，而 B 群导致的病情最严重。

（二）致病性与免疫性

1. 致病物质 主要包括菌毛、荚膜和内毒素。

（1）菌毛 鼻咽部的黏膜上皮细胞存在大量特异性受体，脑膜炎奈瑟菌通过菌毛与特异性受体相结合，黏附和定植于黏膜上皮细胞。

（2）荚膜 能抗吞噬和抵抗杀菌物质的损害，增强细菌的侵袭力。

（3）脂寡糖（lipopolysaccharide，LPS） 即内毒素，在细菌死亡或自溶时被释放，是脑膜炎球菌最重要的致病物质。内毒素作用于小血管和毛细血管引起出血，造成皮肤瘀斑和微循环障碍，严重时可出现休克和弥散性血管内凝血（DIC）。

2. 所致疾病 患者和带菌者是主要传染源，通过飞沫或接触被污染的物品传播给易感人群。侵入机体后，病原菌首先在鼻咽部繁殖，潜伏期 $1 \sim 4$ 天，大量繁殖后进入血流引起败血症或菌血症，表现为突发高热寒战、恶心呕吐和出血性皮疹，细菌经血流进入中枢神经系统后主要侵犯脑脊髓膜，引起脑膜炎化脓性炎症，表现为剧烈头痛、喷射性呕吐、颈项强直等脑膜刺激征，数小时可进入昏迷状态。根据病情轻重可分为普通型、暴发型和慢性败血症型脑脊髓膜炎。其中暴发型患者机体内因细菌大量繁殖，这些细菌在溶解时释放大量内毒素，易引起微循环衰竭、休克和 DIC。

3. 免疫性 机体感染后通过体液免疫产生的血清特异抗体杀死脑膜炎奈瑟菌，抗体的主要调理作用是增强吞噬细胞的功能，分泌型 IgA 能阻止脑膜炎奈瑟菌黏附于上呼吸道黏膜。成人对该菌的抵抗力较强，儿童易感，以隐性感染最为多见。6 个月以内的婴儿因有从母体带来的 IgG，故极少患流行性脑脊髓膜炎。

（三）微生物学检查

1. 标本采集 采集患者脑脊液、血液或淤血瘀斑的渗出物为标本。因脑膜炎奈瑟菌对低温和干燥十分敏感且易自溶，需注意保温保湿和及时送检或接种。

2. 直接涂片镜检　革兰染色镜检，若发现典型的革兰阴性双球菌，可初步诊断。

3. 分离培养与鉴定　可用巧克力平板做分离培养，为抑制杂菌生长，可在培养基中加入多黏菌素和万古霉素。培养后选取可疑菌落进行生化反应和血清学鉴定。脑脊液和血清中含有可溶性抗原，可采用反向血凝试验、SPA 协同凝集试验、对流免疫电泳和 ELISA 等方法进行快速诊断。

（四）防治原则

早期发现和隔离治疗患者以控制传染源。采用 A、C 二价或 A、C、Y 和 W135 四价混合脑膜炎多糖疫苗进行特异性预防，对儿童预防免疫效果好，保护率达 90% 以上。治疗首选青霉素，过敏者可用红霉素或氯霉素等。

第四节　肠球菌属

肠球菌属（*Enterococcus*）为机会性致病菌，广泛存在于自然界中，是人和动物肠道内常见的细菌。在医院内感染的致病菌中，其地位仅次于葡萄球菌。自 1988 年美国首次报道了耐万古霉素肠球菌引起医院感染暴发流行以来，肠球菌的多种高水平耐药问题已成为临床治疗的重要难题。

一、生物学性状

革兰阳性球菌，菌体圆形或椭圆形，呈单个、成对或短链状排列，形态上常与肺炎链球菌相似。兼性厌氧菌。喜含血清的培养基，在血平板上经 37℃培养 18h 可形成灰白色、不透明、表面光滑的圆形菌落，直径 0.5～1mm。触酶反应多为阴性，偶为弱阳性。不同菌株溶血现象有所差异，典型菌株不溶血或偶见溶血。与链球菌不同的是，它能在 pH 9.6、含 65g/L NaCl 和 400g/L 胆盐中生长，并对多种抗生素表现为固有耐药。

肠球菌最初归类为链球菌属，曾被命名为 D 群链球菌，后来发现其生理和生活特性不同于其他 D 群链球菌而被划分出来，另立为肠球菌属。包括粪肠球菌（*E. faecis*）和屎肠球菌（*E. faecium*）和坚韧肠球菌（*E. durans*）在内的 29 个种。其中造成人类致病的主要为粪肠球菌和屎肠球菌，粪肠球菌可占人致病肠球菌的 85%～95%。

二、致病性

肠球菌为肠道正常菌群之一，只有在特定条件下如机体免疫力下降或皮肤黏膜破损以及抗生素使用不当等条件才发生机会性感染。该菌毒力不强，不产生毒素或水解酶，一般不引起蜂窝织炎和呼吸道感染。

（一）致病物质

肠球菌有多种致病物质。其中脂磷壁酸（LTA）与黏附素可使病原菌黏附和定植于肠道、尿路上皮细胞及心内膜细胞。聚合物因子（aggregation substance）是肠球菌产生的一种毛样蛋白，能聚集供体和受体菌，实现质粒转移，增强肠球菌对肾小管上皮细胞的黏附。细胞溶素为细胞素蛋白，能抑制革兰阳性菌生长，诱导局部组织损伤。

（二）所致疾病

肠球菌是院内感染的重要病原菌，常感染年老体弱、皮肤黏膜屏障受损或因不合理使用抗生素导致正常菌群失衡的患者。所致疾病主要包括如下。

1. 尿路感染　肠球菌是仅次于大肠埃希菌引起院内尿路感染最常见的病原菌，院内尿路感染也是粪肠球菌感染所致疾病最多的疾病类型，主要表现为膀胱炎、肾盂肾炎，少数可为肾周围脓肿等，发病因素主要与留置导尿管、其他器械操作和尿路结构异常有关。

2. 腹腔、盆腔感染　肠球菌感染第二常见的疾病。

3. 败血症　主要为粪肠球菌引起，通过中心静脉导管、盆腹腔化脓性感染、胆道感染和烧伤创面等入侵。老年人、女性和肿瘤患者是其高危人群。

4. 心内膜炎　肠球菌导致心内膜炎也比较常见。

三、微生物学检查

1. 标本采集　根据感染部位采集相应的标本，如尿液、脓液、血液、胆汁和分泌物等。

2. 直接涂片镜检　将标本进行涂片和革兰染色后镜检，可见单个、成双或短链状排列的革兰阳性球菌。

3. 分离培养与鉴定　用血平板或选择性培养基，如胆汁七叶苷琼脂进行分离培养，后通过触酶试验、胆汁七叶苷试验、6.5% NaCl 耐受试验和必要的生化试验作出鉴定。

4. 耐药性实验　肠球菌常对普通剂量氨基糖苷类和低浓度万古霉素存在固有耐药性，对氨基糖苷类和万古霉素的高水平耐药为获得性耐药。

四、防治原则

由于产 β - 内酰胺酶肠球菌和耐高浓度氨基糖苷类抗生素、万古霉素肠球菌的出现，肠球菌抗生素耐药问题被重视。治疗肠球菌感染应结合药物敏感试验。多数肠球菌对呋喃妥因敏感，故呋喃妥因治疗肠球菌引起的尿路感染效果良好。肠球菌性心内膜炎和脑膜炎等常需联合使用抗生素治疗，如联合使用青霉素或氨苄西林及氨基糖苷类药物等。控制耐万古霉素肠球菌感染的播散，较有效的方法是进行严格隔离并合理而谨慎地使用万古霉素。

目标检测

答案解析

1. 金黄色葡萄球菌的致病物质有哪些？
2. 如何鉴别肺炎链球菌与甲型溶血性链球菌？
3. 简述淋病奈瑟菌的致病性。如何预防淋病？

（陈文婷）

书网融合……

微课　　　　　　本章小结　　　　　　题库

第十章 肠杆菌科

学习目标

1. 掌握 肠道杆菌生物学性状、致病性及防治原则。
2. 熟悉 肠道杆菌的共同特性；肥达反应的原理及结果分析。
3. 了解 克雷伯菌属、变形杆菌的生物学性状、致病性。
4. 能够学会分类比较各种肠道致病菌，能用各种肠道杆菌的生化差异去鉴定肠道杆菌。
5. 深入认识食品安全问题的重要性。

　　肠杆菌科（*Enterobacteriaceae*）是一大群生物学性状相似的革兰阴性杆菌，大多数为肠道正常菌群，也可作为条件致病菌引起疾病，少数为致病菌。肠杆菌科细菌种类繁多，根据生化反应、抗原结构、DNA 同源性等进行分类，现已发现的肠杆菌科细菌包括 44 个菌属，170 多个菌种。

　　肠杆菌科细菌具有下列共同生物学性状。

　　1. 形态结构 肠杆菌科细菌形态结构相似，为中等大小（0.3~1.0）μm×（1~6）μm、两端钝圆的革兰阴性杆菌，多数有周鞭毛，少数有荚膜或包膜，致病菌多有菌毛，均无芽孢。

　　2. 培养特性 需氧或兼性厌氧。营养要求不高，在普通琼脂平板培养基上生长繁殖后，形成直径 2~3mm、扁平、湿润的灰白色 S 型菌落。在血琼脂平板培养基上，有些菌落可形成溶血环。液体培养基中呈均匀浑浊生长。

　　3. 生化反应 生化反应活泼，能分解多种糖类和蛋白质，生成不同的代谢产物，有助于鉴别不同的肠杆菌科细菌。乳糖发酵试验常用于初步鉴别肠道致病菌和非致病菌，肠道致病菌多数不发酵乳糖，非致病菌一般能发酵乳糖。肠杆菌科细菌可还原硝酸盐为亚硝酸盐，大多触酶阳性，氧化酶阴性（邻单胞菌属除外），后者在鉴别肠杆菌科细菌与其他发酵和不发酵的革兰阴性杆菌上有重要价值。

　　4. 抗原结构 主要有菌体（O）抗原、鞭毛（H）抗原、荚膜或包膜抗原、菌毛抗原等。

　　（1）菌体 O 抗原 存在于细胞壁脂多糖（LPS）的最外层，其特异性取决于 LPS 分子末端寡聚糖重复结构的糖残基种类、数量、排列顺序和空间构型。O 抗原耐热，100℃不被破坏。检测 O 抗原时，凝集试验必须采用加热煮沸过的菌体，以避免因荚膜或包膜抗原和 H 抗原存在而造成的不凝集现象。抗原凝集相对较慢，呈颗粒状。从患者标本中分离出的肠杆菌科细菌富含 O 特异多糖，菌落呈光滑型，致病性强。细菌若失去 O 特异多糖，菌落由光滑型变为粗糙型，称为 S-R 变异。R 型菌株毒力通常显著低于 S 型菌株。O 抗原主要刺激机体产生 IgM 型抗体。

　　（2）H 抗原 存在于鞭毛蛋白中，其特异性取决于多肽链上氨基酸的序列和空间构型，多数肠杆菌科细菌 H 抗原特异性强。H 抗原不耐热，60℃ 30 分钟或用乙醇处理可被破坏。H 抗原的凝集出现较快，呈絮状。细菌失去鞭毛后，H 抗原消失的同时 O 抗原外露，称为 H-O 变异。H 抗原主要刺激机体产生 IgG 型抗体。

　　（3）荚膜抗原 为包绕在 O 抗原外围的不耐热多糖，其特异性取决于多糖的分子组成和构型，具有型特异性，能阻断 O 抗原与相应抗体的结合，但加热 60℃ 30 分钟可去除该阻断作用。不同菌属有不同名称，重要的有大肠埃希菌 K 抗原、伤寒沙门菌 Vi 抗原等。

5. 抵抗力 肠杆菌科细菌对理化因素抵抗力不强。60℃ 30 分钟即被杀死。易被一般化学消毒剂杀灭。胆盐、煌绿等染料对大肠埃希菌等非致病性肠杆菌科细菌有抑制作用，但对致病性肠杆菌科细菌无抑制作用，可借以制备选择培养基来分离肠道致病菌。肠杆菌科细菌在自然界中的生存能力强，在水、粪便中可存活较长时间。

6. 易变异 除自发突变外，因寄居于同一密切接触的肠道微环境，易经质粒、转座子、毒力岛、噬菌体等介导，在肠杆菌科细菌，甚至非肠杆菌科细菌之间传递遗传物质，使受体菌获得新的性状而导致变异。最常见的是耐药性变异，此外还有毒素产生、培养特性、生化反应、抗原性等特性的改变。

第一节　埃希菌属

埃希菌属（Escherichia）有 6 个种，其中大肠埃希菌（E. coli）在临床标本中最常见。大肠埃希菌俗称大肠杆菌，是人类肠道中重要的正常菌群，婴儿出生后几小时该菌即进入肠道，并伴随终生。大肠埃希菌在正常情况下对机体是有益的，其产生的维生素 B 和维生素 K 供人体吸收利用。但在机体免疫力下降或细菌侵入肠道外组织器官时，可引起肠道外感染，成为条件致病菌。某些血清型大肠埃希菌具有致病性，可导致肠道感染。在环境卫生学和食品卫生学中，常被用作粪便污染的卫生学检测指标。

一、生物学性状

1. 形态与染色 大小为 $(0.4 \sim 0.7)\,\mu m \times (1 \sim 3)\,\mu m$ 的革兰阴性杆菌（图 1 - 10 - 1）。无芽胞，多数菌株有周鞭毛，有菌毛和荚膜。

2. 培养特性 兼性厌氧，营养要求不高，在普通琼脂平板 37℃ 培养 24 小时，形成直径 2 ~ 3mm 圆形凸起、灰白色的光滑型菌落。在液体培养基中呈均匀混浊生长。在肠道选择培养基 SS 或 EMB 上因分解乳糖形成有色菌落。

3. 抵抗力 较强，60℃ 15 分钟仍可存活。在肥沃的土壤表层可存活数月。对磺胺类抗生素、链霉素、氯霉素敏感，但易产生耐药性。

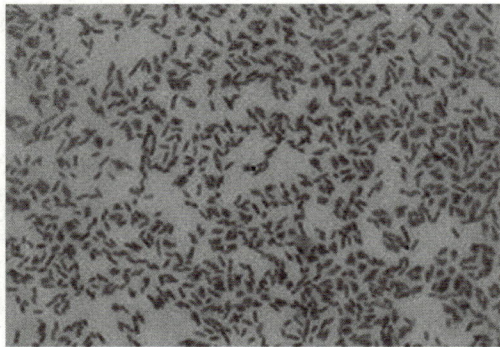

图 1 - 10 - 1　大肠埃希菌（革兰染色阴性）

二、致病性与免疫性 🅔微课

1. 致病物质

（1）黏附素（adhesin）　又称定植因子（colonization factor，CF），大肠埃希菌的黏附素使细菌紧密黏附在泌尿道和肠道的上皮细胞上，避免因排尿时尿液的冲洗和肠道的蠕动作用而被排除。

（2）外毒素（enterotoxin）　主要有志贺毒素（Stx）、耐热肠毒素（ST）、不耐热肠毒素（LT）、溶血毒素 A。

2. 所致疾病

（1）肠道外感染　多数大肠埃希菌在肠道内不致病，当移居至肠道外的组织或器官则可引起肠道外感染。肠道外感染以泌尿道感染和化脓性感染最常见。如尿道炎、膀胱炎、肾盂肾炎，腹膜炎、胆囊炎、婴儿和老年人败血症及新生儿脑膜炎等。

引起泌尿道感染的大肠埃希菌大多数来源于结肠，污染尿道后，上行至膀胱、肾脏和前列腺，引起上行性感染。女性尿道短而宽，不能完全有效防止细菌上行，故女性尿道感染率比男性高。年轻女性首次尿道感染，90％以上由本菌引起。尿道结石、前列腺肥大、先天畸形、插管和膀胱镜检查均是造成尿路感染的危险因素。尿道感染的临床症状主要有尿频、尿急、尿痛、血尿和脓尿，累及肾盂时可出现寒战、高热、腰痛等症状。

（2）肠道感染　大肠埃希菌某些血清型可引起人类胃肠炎，与食入污染的食品和饮水有关，为外源性感染，主要有 5 种类型，称致病性大肠埃希菌。

1）肠产毒素性大肠埃希菌（enterotoxigenic *E. coli*，ETEC）：能产生两种肠毒素，即耐热肠毒素（heat stable enterotoxin，ST）和不耐热肠毒素（heat labile enterotoxin，LT），LT 是主要毒素。

2）肠侵袭性大肠埃希菌（enteroinvasive *E. coli*，EIEC）：不产生肠毒素，具有侵袭力，能侵入肠黏膜上皮细胞生长繁殖，形成炎症和溃疡。

3）肠致病性大肠埃希菌（enteropathogenic *E. coli*，EPEC）：不产生肠毒素，多有黏附因子，能黏附在肠道黏膜细胞上。主要引起婴幼儿腹泻。

4）肠出血性大肠埃希菌（enterohemorrhage *E. coli*，EHEC）：能产生类志贺菌毒素，可致出血性肠炎，少数病例可并发溶血性尿毒综合征（HUS）。污染食品是 EHEC 感染重要传染源，如未煮透的牛排和其他肉类制品、水、消毒不完全的牛奶、果汁和生的蔬菜水果，可发生于任何年龄。

5）肠集聚性大肠埃希菌（enteroaggregative *E. coli*，EAEC）：能产生损伤肠细胞的类志贺菌样的外毒素，引起小儿顽固性腹泻和旅游者的腹泻。

三、微生物学检查

1. 标本采集　肠外感染可采集尿液、血液、脓液、脑脊液等标本。腹泻患者可采集粪便标本。

2. 分离培养与鉴定　脓液、脑脊液等标本可直接涂片，进行革兰染色，尿液离心沉淀后取沉淀物涂片进行革兰染色镜检；将采集的血液标本接种肉汤增菌，待生长后再移种血琼脂平板，挑取无色半透明的可疑菌落后，染色显示为革兰阴性杆菌，再用系列生化反应进行鉴定。

3. 卫生学意义　大肠埃希菌不断随粪便排出，可污染周围环境、水源、食品等。样品中检出此菌越多，表示被粪便污染越严重，间接提示有肠道致病菌污染的可能。因此，卫生细菌学以"大肠菌群数"作为饮水、食品等被粪便污染的指标之一。大肠菌群系指 37℃ 24 小时内发酵乳糖产酸产气的肠道杆菌，包括埃希菌属、枸橼酸杆菌属、克雷伯菌属、肠杆菌属等。我国《生活饮用水卫生标准》（GB5749 - 2006）规定，100ml 饮用水中不得检出大肠菌群。

四、防治原则

加强饮食卫生和水源管理防止肠道感染。尿道插管和膀胱镜检查应严格遵循无菌操作，以防尿路感染的发生。对腹泻患者应进行隔离治疗，及时纠正水和电解质平衡，采取各种适宜措施减少医院感染。应在药敏试验指导下选择用药。可选用磺胺类、诺氟沙星、庆大霉素等进行治疗，但应注意其耐药性。使用 ST 与 LT 亚单位交联的人用疫苗可预防人类 ETEC 感染。

第二节 志贺菌属

志贺菌属（*Shigella*）是人类细菌性痢疾的病原菌，俗称痢疾杆菌（dysentery bacterium）。细菌性痢疾是一种常见的消化道传播性疾病，主要流行于发展中国家，全世界年病例数超过 2 亿，其中住院病例达 500 万，每年约有 65 万人死于痢疾。

一、生物学性状

1. 形态与染色 大小为（0.5 ~ 0.7）μm ×（2 ~ 3）μm，革兰阴性短小杆菌。无芽胞，无鞭毛，无荚膜，有菌毛。

2. 培养特性 营养要求不高，在普通琼脂平板上经 24 小时培养，形成直径 2mm、半透明的光滑型菌落。宋内志贺菌常形成较大、扁平的粗糙型菌落。分解葡萄糖产酸不产气，除宋内志贺菌外，均不分解乳糖；在 SS 等选择培养基上因不分解乳糖，形成无色菌落。宋内志贺菌培养超过 48 小时，可迟缓分解乳糖，形成有色菌落。硫化氢试验阴性；动力试验阴性。

志贺菌属细菌有 O 和 K 两种抗原。O 抗原是分类的依据，分为群特异抗原和型特异抗原，将志贺菌属分 4 群：A 群（痢疾志贺菌）、B 群（福氏志贺菌）、C 群（鲍氏志贺菌）、D 群（宋内志贺菌）。我国流行的主要是福氏志贺菌和宋内志贺菌。

3. 抵抗力 志贺菌的抵抗力比其他肠道杆菌弱，加热 60℃ 10 分钟可被杀死。对酸和一般消毒剂敏感。在粪便中，由于其他肠道菌产酸或噬菌体作用常使本菌在数小时内死亡，故粪便标本应迅速送检。但在污染物品及瓜果、蔬菜上，志贺菌可存活 10 ~ 20 天。在适宜的温度下，可在水和食品中繁殖，引起水源和食物型的暴发流行。由于磺胺药及抗生素广泛运用，志贺菌易出现耐药性。

二、致病性

1. 致病物质 致病物质包括侵袭力、内毒素，有的菌株能产生外毒素。

（1）侵袭力 志贺菌的菌毛黏附在回肠末端和结肠黏膜表面，侵入上皮细胞内生长，继而扩散到黏膜固有层繁殖，造成上皮细胞死亡，引起局部炎症反应。

（2）内毒素 志贺菌属所有菌株均有强烈的内毒素。内毒素作用于肠黏膜，使其通透性增高，进一步促进对内毒素的吸收，引起发热、微循环障碍、中毒性休克及 DIC 等一系列症状。内毒素可破坏肠黏膜，形成炎症和溃疡，出现典型的黏液脓血便。作用于肠壁自主神经系统使肠功能紊乱、肠蠕动失调和痉挛。尤以直肠括约肌痉挛最明显，因而出现腹痛、里急后重等症状。

（3）外毒素　A 群志贺菌 I 型和 II 型能产生外毒素，又称志贺毒素（shiga toxin，ST）。该毒素同时具有细胞毒素、神经毒素、肠毒素 3 种毒性，可引起细胞坏死、神经麻痹、水样腹泻。

2. 所致疾病　所致疾病为细菌性痢疾。主要通过粪 – 口途径传播。传染源为患者和带菌者。潜伏期 1～3 天。A 群志贺菌感染者病情较重，D 群志贺菌多引起轻型感染，B 群志贺菌感染易转为慢性，病程迁延。我国以 B 群和 D 群引起的感染常见。细菌性痢疾分为急性、慢性和中毒性三种类型。

（1）急性细菌性痢疾　起病急，常有发热、腹痛、腹泻，腹泻次数由十多次增至数十次，并由水样腹泻转变为黏液脓血便，伴里急后重、下腹部疼痛等症状。50% 以上的病例在 2～5 天内发热和腹泻可自发消退，预后良好。痢疾志贺菌引起的菌痢严重，死亡率高达 20%。

（2）急性中毒性痢疾　多见于小儿，各型志贺菌都可引起。常无明显的消化道症状而以全身中毒症状为主。主要表现为高热、休克、中毒性脑病，可迅速发生循环及呼吸衰竭，死亡率高。

（3）慢性细菌性痢疾　指急性菌痢治疗不彻底，反复发作，病程超过 2 个月者。症状不典型易误诊而延误治疗。急性菌痢有 10%～20% 可转为慢性。

三、免疫性

志贺菌感染局限于肠黏膜，一般不入血。感染恢复后，多可产生循环抗体，但此种抗体无保护作用。抗感染免疫主要是消化道黏膜表面的分泌型 IgA，病后免疫期短暂也不牢固。

四、微生物学检查

1. 标本采集　在使用抗生素之前采集粪便的脓血黏液部分，避免与尿液混合。标本应新鲜，立即送检或将标本保存在 30% 甘油缓冲液盐水或专门运送培养基内。中毒性痢疾患者可取肛拭。

2. 分离培养与鉴定　标本接种于肠道选择培养基上，37℃培养 18～24 小时，挑取无色透明可疑菌落作生化反应和血清学试验，可以确定菌群和菌型。

3. 快速诊断法　可通过免疫荧光菌球法、协同凝集试验、乳胶凝集试验、分子生物学方法对菌痢进行快速诊断。

五、防治原则

加强水、食物、牛奶等的卫生学检测；对患者要早诊断、早隔离、早治疗。口服依赖链霉素变异株制成的多价活疫苗有一定的保护作用。治疗志贺菌感染药物很多，但此菌易出现多重耐药菌株，应做药物敏感实验。疾病防控宣传是每一位医务工作者的职业责任与使命。

第三节　沙门菌属

沙门菌属（*Salmonella*）包括一大群寄居在人和动物肠道中，生物学性状相关的革兰阴性杆菌。血清型现已发现 2500 多种。但仅少数对人类致病，如伤寒沙门菌、甲型副伤寒沙门菌、肖氏沙门菌和希氏沙门菌，对人类有直接的致病作用，引起肠热症，对非人类宿主不致病；对动物致病的沙门菌，如鼠伤寒沙门菌、猪霍乱沙门菌、肠炎沙门菌，偶可致人食物中毒或败血症。

一、生物学性状

1. 形态与染色　革兰阴性杆菌，大小 $(0.6 \sim 1.0)\ \mu m \times (2 \sim 4)\ \mu m$。无芽胞，有菌毛，多有周鞭毛，一般无荚膜。

2. 培养特性　兼性厌氧，营养要求不高，在普通琼脂平板上可生长，在 SS 选择培养基上形成中等大小、无色、半透明的光滑型菌落。

3. 生化反应　发酵葡萄糖、麦芽糖、甘露醇产酸产气（伤寒沙门菌产酸不产气），不发酵乳糖和蔗糖。有些菌株产生硫化氢，动力阳性，不分解尿素，不产生靛基质，VP 阴性，甲基红试验阳性。

4. 抗原构造　沙门菌属主要有 O 抗原和 H 两种抗原，少数菌（如伤寒沙门菌、希氏沙门菌）有表面抗原，一般认为其与毒力有关，故称 Vi 抗原。

5. 抵抗力　沙门菌对理化因素抵抗力较差，湿热 65℃ 15 ~ 30 分钟即被杀死。对一般消毒剂敏感，但对某些化学物质如胆盐、煌绿等的耐受性较其他肠道杆菌强。本菌在水中能存活 2 ~ 3 周，在粪便中可存活 1 ~ 2 个月，在冰水中能存活更长时间。

二、致病性

1. 致病物质　沙门菌有较强的内毒素，有一定的侵袭力，个别菌型尚能产生肠毒素。

（1）侵袭力　有毒菌株能借助菌毛吸附于肠黏膜上，并穿过上皮细胞层至黏膜下组织。细菌在此部位常被吞噬细胞吞噬，但因 Vi 抗原的抗吞噬作用，使得细菌不被杀灭，在吞噬细胞中生长繁殖并随其游走至机体的其他部位。Vi 抗原具有荚膜功能，可防御吞噬细胞的吞噬和杀伤，并可阻挡抗体、补体等破坏菌体的作用。

（2）内毒素　沙门菌死亡后，释放出内毒素，可引起宿主体温升高，白细胞下降，大剂量时导致中毒症状和休克。

（3）肠毒素　某些沙门菌株如鼠伤寒沙门菌可产生肠毒素，性质类似 ETEC 产生的肠毒素。

2. 所致疾病

（1）肠热症　包括由伤寒沙门菌引起的伤寒和由甲型副伤寒沙门菌、肖氏沙门菌、希氏沙门菌引起的副伤寒。伤寒和副伤寒的致病机制和临床症状基本相似，但副伤寒的病情较轻，病程较短。病原菌经口侵入小肠下部，穿过小肠黏膜，进入黏膜下层被吞噬细胞吞噬后，部分细菌通过淋巴液到达肠系膜淋巴结大量增殖后，经胸导管进入血流，引起第一次菌血症。细菌随血流进入肝、脾、肾、胆囊等器官。患者出现发热、不适、全身疼痛等症状。从病菌经口进入人体到疾病发作时间与感染数量有关，短则 3 天，长可达 50 天，一般潜伏期为 2 周。病原菌在上述器官中增殖后，再次进入血流造成第二次菌血症。此时患者高热（39 ~ 40℃），可持续 7 ~ 10 天，同时出现相对缓脉，肝脾肿大，全身中毒症状明显，皮肤出现玫瑰疹，外周血白细胞明显下降。胆囊中的细菌通过胆汁进入肠道，一部分随粪便排出体外，另一部分再次侵入肠壁淋巴组织，使已致敏的组织发生超敏反应，导致局部坏死和溃疡，严重的出现肠出血或肠穿孔并发症。肾脏中细菌可随尿液排出体外。以上病变在疾病的第 2 ~ 3 周出现。若无并发症，自第 3 ~ 4 周病情开始好转。未经治疗的典型伤寒病人死亡率约为 20%。

（2）胃肠炎（食物中毒）　最常见的沙门菌感染，约占 70%。由于摄入含大量鼠伤寒沙门菌、猪霍乱沙门菌、肠炎沙门菌等污染食品引起。常见的食物主要有畜禽肉类、蛋类、奶及奶制品，系动物生前感染或加工处理过程污染所致。潜伏期为 6 ~ 24 小时。起病急，主要表现为发热、恶心、呕吐、腹痛、水样腹泻，偶有黏液或脓性腹泻。常为集体性食物中毒。多见于老人、婴儿和体弱者。一般沙门菌胃肠炎 2～3 天可自愈。

（3）败血症　多见于儿童及免疫力低下的成人。病菌以猪霍乱沙门菌、希氏沙门菌、鼠伤寒沙门菌、肠炎沙门菌常见。临床有发热、寒战、厌食和贫血，肠道症状少见。

（4）无症状带菌　指在症状消失后 1 年或更长时间内仍可在其粪便或尿液中检出相应沙门菌。约有 1%～5% 的肠热症患者可转变为无症状带菌者。带菌者是重要的传染源。

三、免疫性

肠热症病后可获牢固免疫力，以细胞免疫为主，特异性细胞免疫是主要防御机制。

四、微生物学检查

1. 标本采集　肠热症随病程进展，细菌出现的主要部位不同，应根据不同病程采集不同标本。第 1 周取静脉血，第 2 周起取粪便，第 3 周可取尿液；第 1～3 周均可取骨髓，胃肠炎取吐泻物和可疑食物；败血症取血液进行微生物学检查。

2. 分离培养和鉴定　血液和骨髓标本先增菌再用 SS 选择鉴别培养基或 EMB 分离培养；粪便和尿液直接接种于选择培养基，37℃培养 18～24 小时，挑取无色半透明菌落作生化反应，并用沙门菌多价和单价血清作玻片凝集试验予以确诊。

3. 血清学试验　肥达试验是用已知伤寒沙门菌 O、H 抗原和甲型副伤寒沙门菌、肖氏沙门菌、希氏沙门菌 H 抗原的诊断菌液与患者血清作定量凝集试验，以测定其血清中相应抗体的含量，协助诊断伤寒或副伤寒。

正常人群因沙门菌隐性感染或预防接种，血清中可有一定量的相应抗体，故一般来说，O 凝集价≥1∶80，H 凝集价≥1∶160，副伤寒 H 凝集价≥1∶80，才有诊断意义。有时单次效价增高不能定论，可在病程中逐周复查。若效价逐次递增或恢复期效价比初次≥4 倍者有诊断意义。此外，O 抗体和 H 抗体在体内的消长情况不同，若 O 抗体、H 抗体效价均超出正常值，则肠热症的可能性大。反之，肠热症的可能性小。如 O 抗体高，H 抗体低，可能是早期感染；如 O 抗体不高而 H 抗体高，可能是预防接种或非特异性回忆反应。

五、防治原则

加强饮用水、食品卫生管理，发现患者和带菌者及早隔离治疗。对于伤寒与副伤寒的特异预防目前使用的 Vi 荚膜多糖疫苗效果较好。伤寒的治疗选用氯霉素、环丙沙星、氨苄西林等。

第四节　其他菌属

一、克雷伯菌属

克雷伯菌属（*Klebsiella*）中常见的是肺炎克雷伯菌、臭鼻克雷伯菌、鼻硬结克雷伯菌等 7 种。革兰染色阴性。菌体外有明显荚膜，多数有菌毛。营养要求不高，在普通琼脂培养基上形成较大的灰白色黏液型菌落，用接种环挑取菌落易拉成丝状为特征。具有 O 抗原和 K 抗原。

肺炎克雷伯菌，简称肺炎杆菌。存在于人的肠道、呼吸道等。当机体免疫力降低或长期使用大量抗生素导致菌群失调时引起感染，常见有肺炎、支气管炎、泌尿道和创伤感染。有时引起严重的脑膜炎、腹膜炎、败血症等。

臭鼻克雷伯菌，俗称臭鼻杆菌，主要引起慢性萎缩性鼻炎，有恶臭。肺炎克雷伯鼻硬结亚种引起鼻腔、咽喉和其他呼吸道硬结病。

鼻硬结克雷伯菌，俗称鼻硬结杆菌，主要侵犯鼻咽部，引起慢性肉芽肿病变和硬结形成。

二、变形杆菌属

变形杆菌属（Proteus）有普通变形杆菌、奇异变形杆菌、产黏变形杆菌、潘氏变形杆菌等 8 个种，其中普通变形杆菌在临床分离标本中最为常见。

革兰阴性杆菌。呈明显多形性，有周身鞭毛，运动活泼。需氧或兼性厌氧，营养要求不高。在固体培养基上呈扩散生长，形成以接种部位为中心的厚薄交替、同心圆形分层的波纹状菌苔，称迁徙生长现象。

变形杆菌属有 O 和 H 两种抗原，是分群和型的依据。普通变形杆菌 OX19、X2、XK 菌株的 O 抗原，与某些立克次体有共同抗原成分，故常用这些变形杆菌菌株代替立克次体作为抗原与斑疹伤寒、恙虫病患者血清作凝集试验，称外斐试验，以辅助诊断立克次体病。

变形杆菌广泛分布于自然界和人及动物肠道中，为条件致病菌。可引起创伤感染、泌尿系统感染，某些菌株可引起慢性中耳炎、脑膜炎、腹膜炎、败血症和食物中毒等。

目标检测

答案解析

1. 简述肠道杆菌的共同特点。
2. 简述志贺菌内毒素的致病机制。
3. 简述肥达试验的结果中 O 抗体与 H 抗体的诊断意义。
4. 如何对疑似菌痢患者进行微生物学检查？

（唐正宇）

书网融合……

微课   本章小结   题库

第十一章　弧菌属

学习目标

1. 掌握　霍乱弧菌的生物学性状、致病性、免疫性。
2. 熟悉　病原性弧菌的种类、分布与所致疾病。
3. 了解　病原性弧菌的微生物检查及防治原则。
4. 通过霍乱肠毒素致病机制能够解析霍乱疾病的特点，感受科学严谨性、真实性、规范性。
5. 树立坚持唯物主义思想、实事求是、勇于发现挑战权威的科学价值观。

弧菌属（*Vibrio*）是一群菌体短小、弯曲呈弧形、有鞭毛的革兰阴性菌。在自然界中广泛分布，以水中最多，多数为腐生菌。目前已知的有 36 个种，与人类感染有关的至少有 12 种，以霍乱弧菌和副溶血性弧菌最为重要。

第一节　霍乱弧菌 微课

霍乱弧菌（*V. cholerae*）是引起烈性传染病霍乱的病原体。自 1817 年至今，已发生过 7 次世界性霍乱大流行。1993 年 5 月首次传入我国，死亡率高，和鼠疫并列为我国甲类法定传染病。

一、生物学性状

（一）形态与染色

霍乱弧菌大小为（0.5~0.8）μm ×（1.5~3）μm。菌体呈弧形或逗点状。革兰染色阴性。粪便直接涂片染色镜检，可见其排列如"鱼群"状。菌体一端有单鞭毛（图 1-11-1），运动活泼，取患者"米泔水"样粪便或培养物作悬滴观察，可见细菌呈快速飞镖样或流星样运动。有菌毛，无芽胞，有些菌株（O139 群）有荚膜。

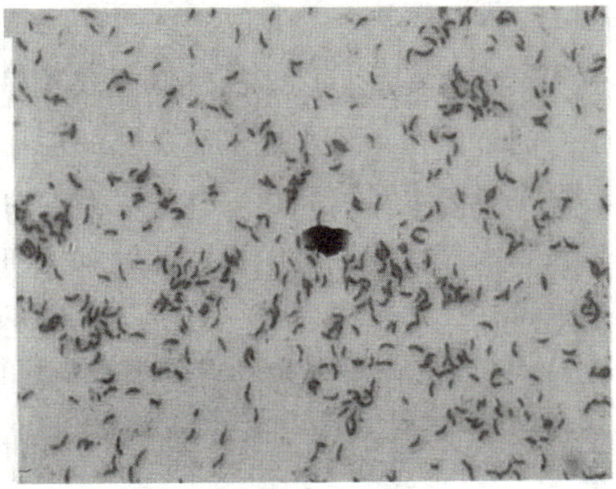

图 1-11-1　霍乱弧菌（革兰染色阴性）

（二）培养特性

兼性厌氧，有氧时生长更好。营养要求不高，生长繁殖温度广（18~37℃）。耐碱不耐酸，在 pH 8.8~9.0 的碱性蛋白胨培养基上生长良好，形成无色透明或半透明的光滑型菌落。

（三）生化反应

氧化酶和触酶试验阳性，能发酵葡萄糖、蔗糖和甘露醇，产酸不产气，不分解阿拉伯糖，能还原硝酸盐，吲哚试验阳性。

（四）抗原构造和分型

霍乱弧菌有耐热的 O 抗原和不耐热的 H 抗原。H 抗原无特异性，O 抗原特异性高，可根据 O 抗原不同可进行分群，已发现 155 个血清群。其中 O1 群和 O139 群能产生霍乱毒素引起霍乱，非 O1 群和 O139 群不产生霍乱毒素，但可引起人类胃肠炎等疾病。

根据表型和遗传差异，O1 群可分为 2 个生物型，即古典生物型（classical biotype）和 El Tor 生物型（El Tor biotype）。

O1 群霍乱弧菌菌体抗原由 A、B、C 三种抗原成分，又可分为 3 个血清型，即小川型（Ogawa），稻叶型（Inaba）和彦岛型（Hikojima）。

（五）抵抗力

对热、酸、氯及一般消毒剂敏感，可用漂白粉对患者排泄物或呕吐物进行消毒处理。El Tor 生物型在自然界中的生存能力较古典生物型强，在河水、井水及海水中可存活 1~3 周。黏附于藻类或甲壳类动物形成生物膜样结构后存活期延长。O1 群 El Tor 型菌株耐药尚不严重，O139 群菌株耐药严重，超过半数的菌株对氯霉素、四环素、卡那霉素、氨苄西林和复方磺胺甲噁唑（SMZ - TMP）耐药，但这些菌株对环丙沙星仍较为敏感。

二、致病性

（一）致病物质

1. 霍乱毒素（cholera toxin，CT）　目前已知毒性最强的肠毒素，为 1 个 A 亚单位和 5 个 B 亚单位以共价键组成的一个热不稳定性多聚体蛋白。B 亚单位与肠黏膜上皮细胞表面神经节苷脂受体结合，介导 A 亚单位进入细胞，刺激细胞内的腺苷酸环化酶活化，致细胞内 cAMP 水平升高，主动分泌水及电解质等，导致严重的腹泻和呕吐。

2. 鞭毛、菌毛　霍乱弧菌依靠鞭毛穿过肠表面黏液层到达黏膜上皮细胞表面，借菌毛黏附于肠壁与上皮细胞刷状缘的微绒毛上。

3. 其他毒力因子　O139 群荚膜和特殊 LPS 具有抵抗血清中杀菌物质的作用。

（二）所致疾病

引起疾病为霍乱，属于烈性肠道传染病，为我国的甲类法定传染病。人类是霍乱弧菌的唯一易感者，主要通过摄入污染水或未经煮熟的食物感染。潜伏期 1~2 天，随后突然出现剧烈腹泻和呕吐，严重时，每小时失水量可高达 1 升，每天大便数次或数十次，腹泻物如米泔水样。大量水分和电解质的丧失可导致脱水、代谢性酸中毒、低碱血症和低容量性休克、心律不齐。也可因肾衰竭而死亡。如治疗不及时，患者死亡率高达 50%~70%，若及时补充液体和电解质，死亡率可小于 1%。O139 群霍乱弧菌感染比 O1 群严重，表现为严重脱水和高死亡率。

三、免疫性

霍乱弧菌感染后，机体可获得牢固免疫力，至少可维持 3 年以上。患者发病数月后，血液中和肠腔中可出现保护性抗毒素及抗菌抗体，包括肠黏膜表面的 SIgA 和血清中的 IgM 和 IgG，主要是 SIgA 发挥作用，肠腔中的 SIgA 可凝集黏膜表面的病菌，使其失去动力，可与菌毛等黏附因子结合而阻止黏附。抗毒素抗体主要针对霍乱毒素 B 亚单位，与 B 亚单位结合后，阻断毒素与小肠黏膜上皮细胞受体作用。抗菌抗体主要针对 O 抗原。

O1 群的免疫力对 O139 群感染无交叉保护作用。

四、微生物学检查

霍乱是烈性传染病，早期诊断具有重要意义。首例患者诊断与及时疫情报告极为重要，可为卫生主管部门评估疫情、确定传染源及疫区范围、是否封锁疫区等提供依据。

（一）标本

取患者"米泔水"样粪便、肛拭、呕吐物，流行病学调查还应包括水样。标本最好就地接种碱性蛋白胨水增菌，不能及时接种者置于 Cary – Blair 保存液中保存和运送。

（二）快速诊断

1. 直接镜检 呈革兰染色阴性弧菌，悬滴法观察细菌呈穿梭样运动，可作出初步诊断。

2. 免疫学快速诊断 检材或碱性蛋白胨水培养物中霍乱弧菌遇霍乱弧菌多价抗血清时，在暗视野显微镜下可发现霍乱弧菌运动被抑制（<3 分钟）。该法简便、快速、特异，但需样本中有较多的霍乱弧菌数量。

（三）分离培养和鉴定

标本先接种至碱性蛋白胨水增菌，37℃孵育 6 ~ 8 小时后直接镜检并作分离培养。目前常用的选择培养基为 TCBS，37℃培养 24 小时可形成黄色菌落，挑选可疑菌落进行生化反应，与 O1 群和 O139 群多价和单价抗血清作玻片凝集，并与其他弧菌进行鉴定。

（四）分子生物学诊断

分子生物学技术 PCR 可快速检测霍乱弧菌 DNA 并可分辨 O1 群与 O139 群。

五、防治原则

（一）控制传染源

及时发现患者，尽早隔离治疗。及时、快速、大量补充液体和电解质以防止低血容量性休克和代谢性酸中毒，是治疗霍乱患者的关键。使用抗菌药物可减少外毒素的产生，加速细菌的清除，可选用多西环素、红霉素、环丙沙星、呋喃唑酮等。

（二）切断传播途径

加强水源和饮食服务行业卫生管理，养成良好的个人卫生和饮食习惯。做好粪便管理，对患者及带菌者的粪便及呕吐物要进行彻底消毒处理，防止污染水源及食物。

（三）保护易感人群

霍乱疫苗有口服灭活全菌疫苗、重组霍乱毒素 B 亚单位（CTB）为抗原的基因工程疫苗。

第二节　副溶血性弧菌

副溶血性弧菌（*V. parahemolyticus*）是一种嗜盐性细菌，常见于近海海水、海底沉积物和鱼类、贝壳类海产品中，是引起食物中毒的病原菌。感染分布于世界各地，是造成我国沿海地区微生物性食物中毒的首要因素。

一、生物学性状

革兰染色阴性，菌体呈弧形、杆状或球杆状等多种形态。有鞭毛、有嗜盐性，常用 3.5% NaCl 高盐培养基培养，霍乱弧菌在此培养基中不能培养。SS 平板：不生长或长出 1～2mm 扁平无色半透明的菌落，不易挑起，挑起时呈黏丝状。

羊血琼脂平板：形成 2～3mm、圆形、隆起、湿润、灰白色菌落，某些菌株可形成 β 溶血或 α 溶血。TCBS 琼脂：不发酵蔗糖，菌落绿色。

抵抗力弱，不耐热，56℃ 5～10min 或 90℃ 1min 即被杀死。不耐酸，对常用消毒剂敏感。

二、致病性与免疫性

副溶血性弧菌引起食物中毒的机制尚未完全了解。

副溶血性弧菌引起的食物中毒通常为生食或进食烹饪不当、盐腌制海产品所致。该病常年均可发生，潜伏期为 5～72h。平均 6～10h，临床表现为自限性腹泻至中度霍乱样病症，腹痛、腹泻、呕吐和低热，粪便多为水样，少数为血水样，恢复较快。病后免疫力不强，可再次感染。

三、微生物学检查与防治原则

微生物学检查采取患者粪便、肛拭或剩余食物标本，接种于嗜盐菌或 SS 琼脂平板选择平板分离培养。挑选可疑菌落作嗜盐性试验与生化反应，最后用诊断血清进行鉴定。还可用 PCR 快速检测食物或腹泻标本中的副溶血性弧菌 DNA。

注意食品卫生，尽量减少生食或进食盐腌制海产品。常用抗菌药物为庆大霉素或复方磺胺甲噁唑。严重病例需补充水分与电解质。

目标检测

答案解析

1. 试述霍乱弧菌的主要形态特征、培养特性及抗原分型。
2. 试述霍乱毒素的分子结构及致病机制。
3. 霍乱弧菌的防治原则有哪些？

（赵美平）

书网融合……

微课　　　　　本章小结　　　　　题库

第十二章 厌氧性细菌

学习目标

1. 掌握 厌氧芽胞梭菌属对人致病的细菌种类、毒素的名称和致病机制；破伤风梭菌的致病条件和防治原则。
2. 熟悉 无芽胞厌氧菌的种类、分布和致病性。
3. 了解 厌氧性细菌的种类。
4. 能够归纳各种伤口与厌氧菌引起疾病的关系，分析实际临床问题。
5. 思考个人责任和社会义务，具有社会责任感。

厌氧性细菌（anaerobic bacterium），简称厌氧菌，指的是一群只能在无氧或低氧条件下生长和繁殖的细菌，通过厌氧呼吸和发酵获取能量，广泛分布于自然界，临床中常见于人体的肠道中。按照是否可以形成芽胞，将厌氧菌分为两大类：即主要引起外源性感染的有芽胞的厌氧芽胞梭菌和主要引起内源性感染的无芽胞厌氧菌，前者包括破伤风梭菌、产气荚膜梭菌、肉毒梭菌及艰难梭菌等。无芽胞厌氧菌大多为人体正常菌群，发生感染时常遍及全身各器官、系统。

第一节 厌氧芽胞梭菌 微课

厌氧芽胞梭菌属（*Clostridium*）是指一群以厌氧为特性、能形成芽胞的菌体膨大呈梭形的革兰阳性杆菌。由于细菌形成的芽胞一般都大于菌体的宽度，使细菌呈梭形，故此得名。

梭菌属主要分布于土壤、人和动物肠道以及粪便等，已报道227个种和5个亚种，多数为腐生菌，少数为病原菌。不同种细菌芽胞形态、大小及其在菌体中的位置各不相同。该属绝大多数细菌均有周鞭毛，无荚膜，仅极少数细菌有荚膜，如产气荚膜梭菌等。

主要的病原菌包括可引起破伤风的破伤风梭菌、可引起气性坏疽的产气荚膜梭菌、可引起肉毒中毒的肉毒梭菌及可引起假膜性结肠炎的艰难梭菌等。临床上，皮肤、软组织感染，医源性腹泻和肠炎等多与此有关。在适宜条件下，芽胞侵入机体后，发芽形成繁殖体，可产生强烈的外毒素和酶，引起人类和动物疾病。芽胞具有耐氧、耐热、耐干燥等特性，对消毒剂具有强大的抵抗力，使其能在体外环境生存。

一、破伤风梭菌

破伤风梭菌（Clostridium tetani）是导致破伤风的病原菌，广泛存在于人和动物的粪便及自然界的土壤中。当伤口或脐带残端时被破伤风梭菌及其芽胞污染时，在特定条件下，侵入伤口的破伤风梭菌及其芽胞生长繁殖，释放外毒素，可引起破伤风（tetanus）。临床表现为机体呈强直性痉挛（tetanic spasms）、外界刺激引起的手足抽搐，因窒息或呼吸衰竭导致死亡，该病见于各年龄段人群。接生时使用不洁器械剪脐带是新生儿及产妇发病的主要原因，随着新法接生和免疫接种的推行，破伤风发病率下降，病死率约20%；其中，新生儿病死率高达90%，是重要的公共卫生问题之一。

（一）生物学性状

1. 形态与染色特征 革兰染色阳性，专性厌氧，菌体细长，大小为（0.5～2）μm×（2～18）μm，周身有鞭毛、无荚膜，芽胞呈正圆形，位于菌体一端，直径大于菌体，细菌呈鼓槌状（drum stick），此为该菌的典型特征（图1-12-1）。

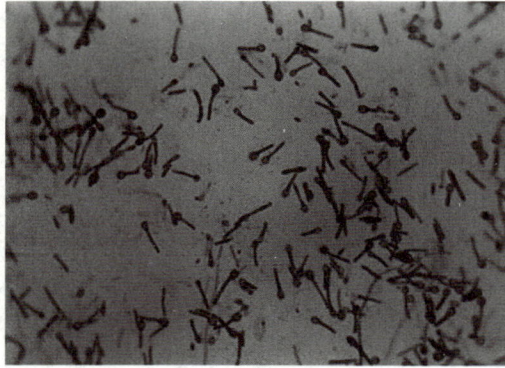

图1-12-1 破伤风梭菌（革兰染色阳性）

2. 培养特性 严格厌氧，对营养要求不高。在厌氧血琼脂平板上，35℃条件下培养18～24小时后，形成的菌落较大、扁平，有狭窄的β溶血环，菌落周边疏松似羽毛，边缘不整齐，可出现向外扩散生长现象。当增加培养基的琼脂浓度时，其扩散生长可被抑制。一般不发酵糖类，不分解蛋白质，生化反应不活跃。

3. 抵抗力 繁殖体的抵抗力与一般细菌相似，芽胞抵抗力很强，通常在100℃，1小时或5%苯酚，15小时才能杀灭，在干燥的土壤和尘埃中可存活数十年。

（二）致病性

1. 致病条件 破伤风梭菌及其芽胞经由伤口或脐带残端侵入机体后，由于该菌本身的侵袭力不强，一般只在创伤局部繁殖，不扩散入血液，但当感染形成时，其产生的毒性极强的嗜神经性外毒素，可引起严重的疾病。当伤口局部表现为厌氧微环境时，局部氧化还原电势下降，有利于芽胞发芽形成繁殖体并在局部进行繁殖，进而导致感染。形成伤口局部厌氧微环境的原因是：当伤口窄而深并伴有泥土或异物污染，如被生锈的铁钉刺伤；大面积创伤、烧伤，坏死组织多，局部组织缺血；同时伴有需氧菌或兼性厌氧菌混合感染。

2. 致病物质 破伤风梭菌能产生外毒素，一种是对氧敏感的破伤风溶血毒素（tetanolysin），其功能和抗原性与链球菌溶血素O相似，但致病作用尚不清楚。另一种为质粒编码的破伤风痉挛毒素（tetano-spasmin），是引起破伤风的主要致病物质。破伤风痉挛毒素属于神经毒素，对人的致死量小于1.0μg，对小鼠的半数致死量（LD_{50}）2.5～3.0ng/kg（体重），是毒性最强的毒素之一，仅次于肉毒毒素（对小鼠的LD_{50}为2.0ng/kg）。

破伤风痉挛毒素分子量为150kD，不耐热，65℃30分钟即被破坏，若经口摄入，毒素可被肠道蛋白酶破坏而失活。破伤风痉挛毒素具有免疫原性，经0.3%甲醛作用4周后，与受体结合的能力被破坏，成为类毒素，可用于预防接种。

3. 致病机制 破伤风痉挛毒素对中枢神经系统具有高度亲和力，尤其是脑干神经和脊髓前角细胞。

毒素可经由末梢神经沿轴索，从神经纤维的间隙逆行向上，到达脊髓前角，并上行至脑干。除神经系统途径外，毒素亦可通过淋巴液和血液到达中枢神经系统。

细菌初始合成的痉挛毒素为单链蛋白，分子量约 150kD，释放出菌体时，即被细菌或组织中的蛋白酶裂解为由二硫键连接的两条肽链，一条为轻链（A 链），分子量约 50kD，另一条为重链（B 链），分子量约 100kD。轻链为毒性部分，重链具有结合神经细胞、转运毒素和介导轻链从酸化内体进入细胞质的作用。

首先，重链羧基端与神经–肌肉接点处运动神经元细胞膜上的聚唾液酸神经节苷脂和邻近的糖蛋白等受体结合，经受体介导的内吞作用、内化进入细胞质，形成含毒素的突触小泡；突触小泡沿神经轴突逆行向上、将毒素转运至脊髓前角的运动神经元细胞体。毒素汇聚于抑制性神经元细胞质的内体中，内体酸化导致重链的氨基端介导轻链由内体进入抑制性神经元细胞质中。轻链具有锌内肽酶（zinc endo-peptidase）活性，可裂解储存具有抑制性神经递质（γ–氨基丁酸和甘氨酸）的突触小泡上的膜蛋白，通过膜蛋白进行抑制性神经递质的释放。小泡上的膜蛋白被轻链破坏后，阻止了抑制性神经递质从抑制性神经元突触前膜释放。

在正常生理下，当机体屈肌的运动神经元受到刺激而兴奋时，同时兴奋抑制性神经元，使其释放出抑制性递质，以抑制支配同侧伸肌的运动神经元。当屈肌收缩时伸肌自然松弛，肢体屈伸动作十分协调。此外，屈肌运动神经元还受到抑制性神经元的反馈调节，使其兴奋程度受到控制、不致过高。破伤风痉挛毒素阻止抑制性神经递质从抑制性神经元突触前膜释放，导致屈肌、伸肌同时收缩，出现强直性痉挛。

4. 所致疾病

（1）破伤风　多见于战伤，分为全身型和局限型。潜伏期 7～8 天，大多在伤后 3 周内发病。潜伏期与创伤部位距中枢神经系统的距离有关。早期典型的临床表现为咀嚼肌痉挛、呈苦笑面容、牙关紧闭及吞咽困难，逐渐出现因背部肌肉痉挛、角弓反张及躯干及四肢肌肉强直，全身的肌肉群均可受累，甚至出现膈肌痉挛、呼吸困难窒息而死。外界因素刺激后可能出现手足抽搐，但神志清楚。重症病人可表现为自主神经功能障碍，如心律不齐、血压波动及脱水等。局限型仅以创伤部位或邻近肌肉出现持续性的强直痉挛为主，较少见，症状相对较轻且预后相对较好。

（2）新生儿破伤风　因分娩时断脐不洁、手术器械灭菌不严格，导致破伤风梭菌的芽胞入侵脐，继发感染。一般出生后 4～7 天发病，民间称为"七日风""脐带风"或"锁口风"，死亡率较高。早期表现为哭闹、张口和吃奶困难等症状，症状进展速度与全身型破伤风相同。

（三）免疫性

机体主要依靠体液免疫对破伤风产生免疫，是典型的抗毒素免疫，即抗毒素对毒素的中和作用，当血清中抗毒素含量达 0.01～0.1μg/ml 时即有免疫作用。但破伤风痉挛毒素毒性非常强，极少量毒素即可致病，且该量的毒素无法有效刺激机体引起免疫应答，故无法在病后获得牢固的免疫力。可通过主动免疫，如注射类毒素，或是被动免疫，如通过使用大剂量抗毒素等方式，进行人工免疫。抗毒素能结合游离毒素而阻断毒素入侵易感细胞，但对已与受体结合的毒素则无中和作用。

（四）微生物学检查

临床上破伤风的诊断主要通过创伤史和特有的症状的观察，由于分离培养耗时较长，且阳性结果不易获得，一般不做微生物学检查。必要时可采集伤口渗出物或坏死组织涂片染色镜检及厌氧细菌培养，并以培养物滤液进行动物试验，以确定是否有毒素产生。

（五）防治原则

1. 治疗　通过中和毒素、清除细菌、控制症状和加强护理等方式降低死亡率。

（1）中和毒素　抗毒素无法在毒素与神经细胞受体结合后中和其毒性作用。对已出现症状的患者，应尽早且足量使用人抗破伤风免疫球蛋白（TIG），通常采用 3000~10000IU 肌内注射，或破伤风抗毒素（tetanus antitoxin，TAT），剂量为 2 万~5 万 IU，静脉滴注。TAT 在注射前须进行皮肤试验，以免产生超敏反应，必要时可进行脱敏注射。

（2）清除细菌　抗菌药物首选青霉素及甲硝唑，可杀灭破伤风梭菌繁殖体。

（3）非特异性治疗　如解痉镇痛，保持呼吸道通畅，维持身体内环境平衡等。

2. 预防　破伤风是可预防的急性感染性疾病，受外伤后应及时对伤口做清创处理，避免形成局部厌氧的微环境，特异性人工免疫可以有效预防破伤风的发生。

（1）正确处理伤口　及时对伤口清创和扩创，清除坏死组织和异物，并用 3% 过氧化氢或 1：4000 高锰酸钾溶液冲洗伤口。

（2）人工主动免疫　通过注射精制破伤风类毒素，引起免疫反应产生相应抗毒素。对 3~6 个月儿童应接种白-百-破三联疫苗（diphtheria，pertussis and tetanusvaccine，DPT），即白喉类毒素、百日咳菌苗和破伤风类毒素，可同时获得对这三种感染病的免疫力。初次免疫共接种 3 次，从婴儿满 3 个月开始接种，每次间隔 4~6 周，后续分别于 2 岁、6 岁时各加强一次，以建立基础免疫。孕妇接种破伤风类毒素后可有效预防新生儿破伤风。对部队战士、建筑工人及其他易感人群，通常第一年内注射 2 次，产生基础免疫，1 年后注射 1 次加强免疫，后续每 5~10 年加强免疫 1 次。当发生外伤并伴有严重污染时，可再次加强免疫，3~7 天即可产生抗毒素。

（3）人工被动免疫　当受伤者伤口严重污染且未经过基础免疫时，可立即肌内注射 TAT 或 TIG 作紧急预防。

二、产气荚膜梭菌

产气荚膜梭菌（Clostridium perfringens）广泛分布于自然界土壤及人和动物肠道中，是人畜肠道内常见菌群，也是引起严重创伤感染的重要病原菌。该菌侵袭性较强，可产生强烈的外毒素，且具有多种侵袭性酶，可引起气性坏疽、食物中毒及坏死性肠炎。

（一）生物学性状

1. 形态与染色特征　革兰阳性，两端平切的粗大杆菌，$(0.6~2)\mu m \times (1~19)\mu m$。芽胞位于菌体中央或次极端，呈椭圆形，直径略小于菌体，感染后可在机体组织内形成明显的荚膜，无鞭毛。

2. 培养特性　不严格厌氧，20~50℃均可生长，最适生长温度为 42℃，此时生长繁殖极快，分裂繁殖周期仅为 8 分钟。在血琼脂平板上培养 24 小时后可形成菌落，大小中等，呈圆形、扁平、半透明状、边缘整齐。在血平板上多数菌株有双层溶血环，分别为由 θ 毒素引起的完全溶血的内环和由 α 毒素引起的不完全溶血的外环。在卵黄琼脂平板上，细菌产生的 α 毒素分解卵磷脂后，可在菌落周围形成乳白色混浊圈；当在培养基中加入特异性抗血清，则不会出现，此现象称为 Nagler 反应，为本菌的特点。

3. 生化反应　产气荚膜梭菌代谢非常活跃，能分解多种糖类，产酸产气；能液化明胶，产生硫化氢。在庖肉培养基中可分解肉渣中糖类而产生大量气体，肉渣呈淡粉红色，不被消化。在牛乳培养基中可分解乳糖产酸，凝固其中的酪蛋白，同时产生大量 H_2 和 CO_2 气体，将凝固的酪蛋白冲成蜂窝状，并将封固液面的凡士林层推开，气势凶猛，称为"汹涌发酵"试验（stormy fermentation）。"汹涌发酵"

现象和 Nagler 反应是本菌的特点。

4. 分型　可根据产气荚膜梭菌的 4 种主要毒素（α、β、ε、ι）的抗原性划分，即 A、B、C、D 和 E 五个血清型。A 型广泛存在于自然界的土壤、污水中及人和动物的肠道内等。B～E 型无法在土壤中存活，但可寄生在动物肠道内，引起动物的胃肠疾病。对人致病的病原菌主要为引起气性坏疽、食物中毒的 A 型和引起坏死性肠炎的 C 型。

（二）致病性

1. 致病物质　产气荚膜梭菌可产生 12 种外毒素、荚膜和侵袭性酶，有些外毒素即为胞外酶。

（1）α 毒素（alpha toxin）　又名卵磷脂酶（lecithinase），各型产气荚膜梭菌均可产生，是毒性最强、最重要的毒素，以 A 型产量最大。α 毒素能分解人和动物细胞膜上磷脂和蛋白形成的复合物，使多种细胞的胞膜受损，出现水肿、出血、局部坏死等病变，导致红细胞、白细胞、血小板和内皮细胞溶解，血管通透性增加，引起溶血、血管通透性增加伴出血、组织坏死，肝脏毒性和心肌功能受损，在气性坏疽的形成中起主要作用。

（2）β 毒素（beta toxin）　主要由 C 型菌株产生，具有组织坏死作用，与肠黏膜损伤及坏死性肠炎有关。

（3）ε 毒素（epsilon toxin）　主要由 B 型和 D 型菌株产生的一种毒素前体，可被胰蛋白酶激活，增加胃肠壁的通透性。

（4）ι 毒素（iota toxin）　主要由 E 型菌株产生，具有组织坏死作用及 ADP 的核糖基化作用，可引起坏死和增加血管壁的通透性。

（5）肠毒素　主要由 A 型和少数 B、C 型菌株的繁殖体在形成芽胞的过程中产生，是在菌细胞破裂时释放出来的一种不耐热、可引起食物中毒的蛋白质。在小肠的碱性环境中可促进芽胞形成，毒性可被胰蛋白酶作用后增强。肠毒素在与回肠和空肠上皮细胞刷状缘上的受体结合后，整段肠毒素肽链嵌入细胞膜，毒素激活肠腺苷环化酶，使细胞 cAMP 浓度升高，肠黏膜分泌亢进，细胞膜的通透性改变，导致细胞内液体和离子的丢失，出现肠腔积液，导致腹泻和腹痛，1～2 天可自愈。该毒素还可作为超抗原，激活 T 淋巴细胞并释放各种细胞因子，增加致病作用。

其他致病物质：包括可溶解红细胞的 δ 毒素、具有溶血毒性和细胞毒活性的 θ 毒素、具有胶原酶和明胶酶活性的 κ 毒素、具有蛋白酶活性的 λ 毒素、具有透明质酸酶活性的 μ 毒素、具有脱氧核糖核酸酶活性、溶血毒性的 ν 毒素以及可改变神经细胞表面的神经节苷脂受体、促进毛细血管血栓形成的神经氨酸酶。

2. 所致疾病

（1）气性坏疽　一种严重的创伤感染性疾病，多见于战伤、大面积的塌方和地震灾害，也见于工伤、车祸等，其致病条件与破伤风梭菌相似，主要表现为局部组织坏死、气肿、水肿、恶臭及全身中毒，这些症状均与该菌具有荚膜及产生多种毒素和酶密切相关。60%～80% 的病例由 A 型引起，除产气荚膜梭菌外，至少还有五种其他梭菌也能引起气性坏疽。该疾病潜伏期较短，通常为 8～48 小时。病菌产生的多种毒素和侵袭性酶在卵磷脂酶及透明质酸酶作用下，通过侵入到周围正常组织、破坏组织细胞、分解肌肉和组织中的糖类、增加血管通透性，产生大量气体及浆液渗出，引起气肿及扩散性水肿。软组织和血管受到气水肿的挤压，血液供应受阻，造成组织缺血坏死。严重时可出现组织胀痛剧烈，水气夹杂，捻发感明显，肌肉越丰满部位症状越明显，如大腿和臀部。最后可进展为伴有特殊臭味的组织坏死，当毒素和坏死组织的毒性产物被吸收入血后，可引起毒血症及休克，病情进展和恶化快，死亡率高。

（2）食物中毒 多见于食入被大量（$10^8 \sim 10^9$）产肠毒素的 A 型产气荚膜梭菌污染的食物引起，潜伏期约为 10 小时。临床表现为腹痛、腹胀、水样腹泻，通常无发热及恶心、呕吐症状，1 ~ 2 天可自愈。如不进行细菌学检查，较难确诊。该病在我国发病较少，在欧洲较为多见，主要以肉类食品被污染所致，发病率仅次于沙门菌食物中毒。

（3）坏死性肠炎 多见于食入被大量 C 型菌污染的食物引起，潜伏期约 24 小时，起病急，该菌产生的 β 毒素可引起肠道运动神经麻痹和坏死，累及空肠。临床表现为急性剧烈腹痛、呕吐、腹泻、肠壁溃疡、肠黏膜出血性坏死及血便。严重时可并发肠梗阻和肠穿孔，导致腹膜炎和休克，以儿童较多见。

（三）微生物学检查

气性坏疽发病急、后果重，一旦发生，病情凶险，需尽早获取准确的微生物学诊断，早诊断、早治疗。

1. 直接涂片镜检 从创口深部留取标本镜检，革兰染色，当发现有荚膜的革兰阳性杆菌并伴有其他杂菌，且白细胞数量甚少且形态不规则（因毒素作用，白细胞无趋化反应）时，即可初步诊断。通过该法进行早期诊断可避免截肢或死亡，具有极高价值。

2. 分离培养与动物试验 留取坏死组织标本制成悬液，接种于血平板、疱肉培养基或牛乳培养基，做厌氧培养，观察生长和菌落特点；由于该菌生长迅速易于分离，亦可取培养物涂片镜检，通过生化反应鉴定。必要时可取细菌培养液 0.5 ~ 1ml 对小鼠或家兔进行静脉注射，5 ~ 10 分钟后处死，置 37℃ 温育 6 ~ 8 小时后观察，如动物尸体膨胀并有恶臭，解剖可见脏器内出现大量气泡，通常肝脏表现最明显，称"泡沫肝"，取肝、腹腔渗出液、血涂片及分离培养，均可发现产气荚膜梭菌。

3. 食物中毒诊断 疑为产气荚膜梭菌食物中毒时，应取发病后一日内的剩余食物或粪便做细菌学检查，当菌落形成单位大于 10^5 cfu/g 粪便，或 10^6 cfu/g 食物时即可确诊。或采用 ELISA、免疫学等方法直接检出肠毒素。

（四）防治原则

及时处理伤口，对感染局部尽早行外科清创、扩创手术，局部用 H_2O_2 反复冲洗，切除感染和坏死组织，必要时截肢，以防止感染扩散。早期可用多价抗毒素血清，并使用大剂量的青霉素等抗生素抑制细菌繁殖。有条件可使用高压氧舱治疗，可使血液和组织中的氧含量提高 15 倍，能部分抑制厌氧菌的生长，终止毒素产生，控制病情发展。气性坏疽外科手术前使用高压氧舱治疗，更能分清受累组织，以利于手术切除。由于该菌在环境中形成芽胞的速度较快，须对患者严格隔离，并对所用器械及敷料彻底灭菌，避免造成院内传播。

三、肉毒梭菌

肉毒梭菌（*Clostridium botulinum*）主要存在于土壤中，可在厌氧条件下产生毒性强烈的肉毒毒素（botulinum toxin）而引发疾病，多见于食源性肉毒中毒和婴儿肉毒中毒。

（一）生物学特性

1. 形态与染色特征 革兰染色阳性，专性厌氧，菌体粗大，大小为 $1\mu m \times (4 \sim 6)\mu m$，单独或成双排列。周身有鞭毛、无荚膜。芽胞呈椭圆形，直径大于菌体，位于近极端，使细菌呈网球拍状或汤匙状。芽胞抗热性强，需 120℃，30 分钟的高压蒸汽灭菌才可杀灭。

2. 培养特性 严格厌氧，对营养要求不高，可在普通琼脂平板上生长。在厌氧血琼脂平板上，35℃ 培养 18 ~ 24h，形成较大（2 ~ 6mm）、不规则、半透明、灰白色的菌落，有 β 溶血环。在疱肉培养基中可消化肉渣，使之变黑并有腐败恶臭。不分解蛋白质，不形成吲哚，但分解糖的能力强。在卵黄琼脂平板上，35℃厌氧培养48h，菌落及周围培养基表面形成彩虹薄层，分解蛋白的菌株菌落周围出现透明环。

3. 分型　可根据产生神经毒素的抗原性划分，即A、B、C₁、C₂、D、E、F和G等8个型，大多数菌株只产生一种毒素。对人致病的主要有A、B和E型，F型极少见，我国A型最常见；C型和D型毒素由噬菌体感染肉毒梭菌后，经溶原性转换产生，其他型毒素均由染色体上的基因编码产生。产C型或D型毒素的菌株主要感染者为鸟类。

（二）致病性

1. 致病物质　主要致病物质为肉毒梭菌所产生的肉毒毒素，该毒素是已知生物毒物中最剧烈的毒素。毒性为氰化钾的1万倍，1mg纯结晶的肉毒毒素可杀死2亿只小鼠，对人的致死量约为0.1μg/kg（体重）。肉毒毒素具有嗜神经毒性，耐酸、不耐热，经100℃、1分钟或加热75~85℃、5~10分钟即可失去毒性；在胃液中可24小时内不被破坏，并可在胃肠道吸收后致病。其结构、功能和致病机制与破伤风痉挛毒素非常相似，前体和裂解后片段的大小也相当。该毒素被吸收进入血液循环后作用于脑及周围神经末梢的神经–肌肉接点处，抑制兴奋性神经递质乙酰胆碱的释放，降低神经冲动的传递，导致肌肉麻痹和神经功能不全，出现弛缓性瘫痪（flaccid paralysis）。

2. 所致疾病　根据毒素和（或）芽胞的侵入途径，肉毒中毒分为4种类型，即食物性肉毒中毒、创伤性肉毒中毒、婴儿肉毒中毒和成人的婴儿肉毒中毒。以食物肉毒中毒最为多见。

（1）食物性肉毒中毒　主要因食入含肉毒毒素或肉毒梭菌芽胞的食物所导致。如食品制作加工过程中，污染了该菌芽胞，并未彻底灭菌，在厌氧条件下芽胞形成繁殖体，继而经繁殖后产生毒素。我国引起食物性肉毒中毒的食物散在分布于十几个省、区，多为冷藏的牛羊肉、发酵豆制品（豆瓣酱、豆豉及臭豆腐）、发酵面制品（甜面酱等），新疆、青海、西藏、宁夏等地为多发地区；国外多为肉制品，如肉罐头、火腿、香肠等。

临床表现为胃肠道症状较少，以弛缓性瘫痪等神经性症状为主，肢体麻痹很少见。潜伏期为数小时至3天。早期出现恶心、呕吐、头晕、头痛、乏力等不典型症状，后续出现特有的神经麻痹症状和体征，如复视、斜视、瞳孔散大、眼睑下垂，吞咽困难、口齿不清，呼吸困难、膈肌麻痹、心肌麻痹等肌肉麻痹症状，总体呈进行性、对称性及下行性发展，最后出现呼吸、心跳停止导致死亡。发病期间神志清楚，不发热，完全康复需要几个月到几年，直至神经末梢再生。

（2）创伤性肉毒中毒　主要因肉毒梭菌的芽胞污染创口后，局部形成的厌氧微环境下，芽胞发芽繁殖并释放出肉毒毒素，毒素被吸收后导致创伤性肉毒中毒。因美容或治疗需要，当肉毒毒素超剂量使用时，可致医源性肉毒中毒；当肉毒毒素被浓缩成气溶胶形式，可作为生物武器，通过呼吸道进入体内，引起吸入性肉毒中毒，且病情进展快、死亡率极高。

（3）婴儿肉毒中毒　主要因喂食被肉毒梭菌芽胞污染的食物后（如蜂蜜等），芽胞在肠道发芽繁殖，所产生的毒素被肠道吸收入血后导致感染。多发于1岁以下，以6个月以内的婴儿较多见，主要原因为婴儿的肠道环境较为特殊，且缺乏与肉毒梭菌拮抗的正常肠道菌群。临床表现主要为便秘，吸吮、啼哭无力、吞咽困难、眼睑下垂、全身肌张力减退等神经–肌肉功能抑制症状，严重时可因呼吸肌麻痹导致猝死。

（4）成人婴儿肉毒中毒　主要因定植在儿童和成人肠道中的肉毒梭菌在体内合成的肉毒毒素被肠道吸收入血后所致，临床症状同食物性肉毒中毒。

（三）微生物学检查

临床上对肉毒中毒的检测原则是检出毒素，可留取患者的粪便、呕吐物及剩余食物进行病菌分离，同时做粪便、患者血清或胃液中的毒素活性检测。检测前将粪便、食物等标本中的细菌，进行80℃加热10分钟，以杀死标本中的全部细菌繁殖体，再通过加热标本进行厌氧培养分离本菌。

也可将剩余食物制成悬液，将培养物滤液或悬液离心沉淀的上清液进行做动物试验以检查毒素。通过3组实验分别进行对照，即第1组小鼠腹腔注入上清液各0.5ml；第2组小鼠注射煮沸的上清液；第3组小鼠注射不加热上清液并注入多价肉毒抗血清。当毒素存在时，第1组小鼠一般于1~2天出现四肢麻痹、眼睑下垂等中毒症状；第2组小鼠一般不发病；第3组小鼠用于观察保护作用，一般不发病，还可做多只小鼠分别注射不同分型抗毒素，以确定毒素型别。

（四）防治原则

治疗：当患者出现症状时，尽早作出诊断，并减少毒素的吸收；尽早注射A、B、E三型多价抗毒素血清，以中和血清中的游离毒素；加强护理及对症支持治疗，尤其是呼吸系统支持，必要时行机械通气治疗，以降低死亡率；依据微生物学检测情况及药敏实验，选用甲硝唑、青霉素等敏感抗生素或高效新型抗生素进行治疗。

预防：加强食品卫生管理和监督，定期抽样检测；食品应低温保存，抑制芽胞发芽繁殖；食品食用前80℃加热20分钟破坏毒素等。

四、艰难梭菌

艰难梭菌（*Clostridium difficile*）广泛分布于土壤、干草、人和动物肠道甚至粪便中的厌氧梭状芽胞杆菌，首次发现于1935年，并从新生儿粪便中分离到该菌，因其对氧气极为敏感，难以分离和培养而得名。艰难梭菌是新生儿肠道中的正常菌群。12月龄婴儿的肠道中有艰难梭菌的大约为50%，2岁以上儿童的带菌率大约为3%，但此菌在健康成人中出现频率较低。自1978年开始，艰难梭菌被认为与抗生素相关性腹泻有关，目前认为25%的医源性腹泻由艰难梭菌引发，也是假膜性肠炎的重要病原菌。随广谱抗生素的广泛使用，其菌株也在发生基因变异，产生毒素的能力逐渐增加，患者病死率及病情复发率升高，在美洲、欧洲和亚洲的发病率均较高，已引起医学界的高度重视。

（一）生物学特性

1. 形态与染色特征　革兰阳性粗长杆菌，大小为（1.3~1.6）μm×（3.6~6.4）μm，培养48小时后易转为革兰氏阴性。芽胞位于菌体次极端，呈卵圆形，直径略大于菌体，部分菌株有周鞭毛，有荚膜。

2. 培养特性　严格的专性厌氧，常规的厌氧培养不易生长，最适生长温度为30~37℃。在厌氧血琼脂平板、牛心脑浸液琼脂等平板上37℃培养48h，可形成直径为3~5mm、圆形、边缘不整齐、表面粗糙、白色或淡黄色、不溶血的菌落。在艰难梭菌选择性培养基（CCFA）平板上产生较大、白色或黄色、灰白色、不透明、毛边样粗糙菌落，在紫外线照射下可见黄绿色荧光。在艰难梭菌鉴定培养基（CDIF）上出现形态为表面粗糙、边缘不整齐的黑色菌落。在卵黄琼脂平板上不形成乳浊环。艰难梭菌繁殖体对常规消毒剂、抗生素、高浓度氧或胃酸，较为敏感，但其芽胞对以上因素具有很强的抵抗力。

（二）致病性

1. 致病物质　艰难梭菌拥有利于感染的蛋白和外毒素。定植的黏液层蛋白A（SlpA）能疏松地附着在细菌表面，利于艰难梭菌在肠道上皮细胞表面黏附。细胞表面蛋白 84（cell surface protein84，Csp84）是一种黏膜裂解酶，能导致结肠黏膜降解。外毒素包括艰难梭菌毒素 A（Ted A）和艰难梭菌毒素 B（Tcd B），这两者的氨基酸序列同源，均属于葡糖基转移酶以及艰难梭菌转移酶（CDT）。

艰难梭菌毒素 A 能使肠壁出血坏死，液体积蓄；艰难梭菌毒素 B 能够引起细胞肌动蛋白的排列紊乱，且干扰细胞骨架的形成，从而损伤肠壁细胞。两种毒素是艰难梭菌最主要的致病物质，临床症状与之密切相关。

艰难梭菌转移酶，又名二元毒素（binary toxin），由 CDTa 和 CDTb 两种成分共同组成，是部分致病菌株染色体上另一个致病岛所编码。CDTb 的作用是结合细胞表面受体并介导毒性亚单位 CDTa 进入细胞质；CDTa 的作用是破坏细胞骨架，导致上皮细胞死亡。

2. 所致疾病　艰难梭菌主要通过粪–口途径传播，疾病表现为无症状感染者、医源性腹泻以及假膜性结肠炎等，统称为艰难梭菌感染（CDI）。

（1）无症状携带者　60%～70% 的新生儿、3% 的 3 岁以上的儿童、3% 的成年人和 10% 的老年人，均为艰难梭菌无症状携带者，也是主要的传染源。因新生儿和婴儿的肠道中缺少艰难梭菌毒素的受体，故多表现为携带细菌但不致病。

（2）医源性腹泻　是药源性腹泻（药物副作用、药物相互作用，包括抗生素相关性腹泻）、交叉感染、肠内营养治疗、机械通气等医疗因素所引起的相关性腹泻的总称。抗生素相关性腹泻（antibiotic-associated diarrhea），占医源性腹泻的 10%，临床表现为使用抗生素的 5～10 天后，出现水样腹泻。其中，由艰难梭菌所引起的腹泻占 20%～30%，艰难梭菌是人类肠道中的正常菌群，但数量不多。当长期使用林可霉素、氨苄西林、头孢菌素、红霉素、克林霉素、喹诺酮类抗生素以及抗肿瘤化学制剂时，肠道中的乳杆菌、双歧杆菌及真菌等肠道的正常菌群对艰难梭菌的拮抗作用受抑制，耐药的艰难梭菌大量繁殖后产生毒素致病。除抗生素的类型外，抗生素的作用时间、剂量和联合作用均是重要的影响因素。

（3）假膜性结肠炎（pseudomembranous colitis）　约 5% 的艰难梭菌感染患者，出现腹痛、严重血水样腹泻，排出假膜，并有发热、白细胞增多等全身中毒症状。通常有毒素性巨结肠形成，严重时可危及生命。

（三）微生物学检查

艰难梭菌的无症状携带者比例较高，故从粪便中分离培养到艰难梭菌也无法作为诊断疾病的依据。需从有临床症状的患者的粪便标本中分离出该菌，采用细胞毒性实验检测到细胞毒素，且用免疫学方法或分子诊断方法，获取肠毒素或毒素编码基因，以辅助诊断。

（四）防治原则

治疗：轻度腹泻患者应立即停用相关广谱抗生素，并避免使用肠蠕动抑制药物，症状即可缓解；中重度的腹泻或结肠炎患者，除以上措施外，需首选甲硝唑或万古霉素治疗，并口服调节肠道正常菌群的药物或尝试使用益生菌，及时补充液体和电解质，维持内环境稳定。由于抗生素无法杀灭芽孢，故该病的复发率较高，20%～30% 的患者会出现复发及反复复发，需采用健康人的粪菌移植（faecal microbiota transplant，FMT）治疗。

预防：目前无法通过疫苗进行预防。医疗从业人员应重视抗生素的合理使用，使用含氯消毒剂进行手卫生，采用过氧化氢气化等方式对医疗环境中的芽孢污染进行灭菌，降低发病率。

第二节　无芽胞厌氧菌

无芽胞厌氧菌通常寄生于人和动物的体表以及与外界相通的腔道中，构成人体的正常菌群，如革兰阳性和革兰阴性的球菌及杆菌。人体的正常菌群中，绝大多数为无芽胞厌氧菌，如肠道正常菌群中，99.9%是厌氧菌，皮肤表面、口腔黏膜、上呼吸道黏膜及泌尿生殖道黏膜的正常菌群中，80%~90%是无芽胞厌氧菌。作为条件致病菌，通常情况下，它们不引起致病；但在特定条件下，可以引起多种内源性感染。临床上70%~93%的口腔、胸腔、腹腔和盆腔感染与无芽胞厌氧菌有关，且大多为混合感染。

一、生物学性状

无芽胞厌氧菌有30余个属，200多种，与人类疾病相关的主要有10个属。临床厌氧感染中，约1/3以上为类杆菌属（*Bacteroides*）感染，其中脆弱类杆菌（*B. fragilis*）最常见。

（一）革兰阴性厌氧杆菌

形态与染色特征为大小、形态呈多形性，专性厌氧，菌体常有不规则的膨胀，能形成荚膜，无芽胞、无鞭毛。

1. 脆弱类杆菌（*B. fragilis*）　在液体培养基中（尤其含糖的培养基），形态为长丝状或其他形状，大小为（0.8~1.3）μm×（1.6~8）μm，染色不均，两端圆而浓染，中间不着色或着色较浅，似空泡，有荚膜，有典型的革兰阴性菌细胞壁。在厌氧血琼脂平板上35℃培养24~48h后，形成圆形、微凸、光滑、边缘整齐、半透明、灰白色、不溶血的菌落。

2. 梭杆菌属（*Fusobacterium*）　形态与染色特征为革兰阴性细长杆菌，专性厌氧，两端尖细、中间膨胀成梭形。在厌氧血琼脂平板上35℃培养48h，菌落呈圆形、扁平、边缘不齐、中央凸起状，一般不溶血。该菌是口腔黏膜和直肠黏膜的正常菌群，也是口腔、上呼吸道感染和菌血症的常见病原菌，其主要代谢产物是丁酸，常与其他厌氧菌引发混合感染。临床中以核梭杆菌（*F. nucleatum*）和坏死梭杆菌（*F. necrophorum*）较为常见。

3. 普雷沃菌属（*Prevotella*）　形态与染色特征为革兰阴性多形性杆菌，专性厌氧，无芽胞、无鞭毛。血平板上的菌落呈透明、浑浊、灰或黑色。代表菌种为产黑色素普雷沃菌（*P. melaninogenica*），大小为（0.8~1.5）μm×（1~3.5）μm，两端圆，染色不均，中间似空泡。黑色素普雷沃菌和双路普雷沃菌（*P. bivia*）是口腔正常菌群成员，可引起牙周疾病、上呼吸道感染、肺部和脑脓肿。也可同其他厌氧菌共同致病，如青年牙周炎是由产黑色素普雷沃菌和共生放线杆菌（Actinobacillus actinomycetemcomitans，Aa）共同引起的混合感染。

（二）革兰阴性厌氧球菌

以韦荣球菌属（*Veillonella*）为主，可产生内毒素，是混合感染菌之一，在临床上分离率小于1%，与其他革兰阴性球菌较难分离。韦荣球菌属形态与染色特征为革兰阴性小球菌，大小为0.3~0.5μm，常成对、成簇或短链排列，无芽胞、无鞭毛，最适生长温度为30~37℃，对氧敏感，氧化酶阴性，触酶阴性。根据胞壁脂多糖可分为8个血清型，营养要求较高。韦荣球菌通常寄生在人及动物的口腔、呼吸道及消化道。临床中，软组织脓肿、血液和上呼吸道感染的标本中通常分离出的是小韦荣球菌（*V. parvula*）。

（三）革兰阳性厌氧杆菌

临床上约占厌氧菌分离株的 22%，其中 57% 是丙酸杆菌，23% 是真杆菌。

1. 双歧杆菌属（*Bifidobacterium*）　包括 41 个种和亚种，革兰阳性杆菌，具多形性，菌体呈直、弯、分叉或棒状，染色不均匀。无鞭毛，无芽胞，无荚膜。培养特性为在厌氧血琼脂平板上 35℃ 培养 18～24h，形成较小、圆形、光滑、不透明的菌落。最适酸碱环境为 pH 6.5～7.0，分解葡萄糖和果糖，产生甲酸、乙酸，多数为触酶阴性。

双歧杆菌是人和动物肠道中重要的正常菌群，在婴儿、成人肠道菌群中占比很高，尤其是婴儿。具有构成生物屏障、维持肠道微生态平衡、拮抗外源致病菌感染、合成多种维生素、增强机体免疫力、延缓衰老和抗肿瘤等作用，是许多微生态制剂的成分之一。目前尚未发现双歧杆菌对人、畜的致病性，仅致病机制尚不明确的齿双歧杆菌（*B. dentium*）与龋齿和牙周炎有关。

2. 乳杆菌属（*Lactobacillus*）　因其可发酵糖类并产生大量乳酸而得名，包括 150 余个种和亚种。其中，嗜酸乳杆菌临床上较为常见，革兰阳性细长杆菌、形态弯曲，成单个、短链或栅栏状排列，无鞭毛，无芽胞，无荚膜。乳杆菌属不液化明胶，触酶、硝酸盐还原试验均阴性，主要代谢产物是乳酸和乙酸。在厌氧血琼脂平板上 35℃ 培养 48h，菌落直径较小、圆形、凸起、表面粗糙、边缘卷曲状。

乳杆菌是口腔、肠道和阴道内的正常菌群，对其他病原菌的繁殖有抑制作用。极少数为条件致病菌，如嗜酸乳杆菌（*L. acidophilus*）与龋齿密切有关，格氏乳杆菌存在于亚急性心内膜炎、败血症或脓肿等患者的标本中。嗜酸乳杆菌（*L. acidophilus*）常用于制作微生态制剂。

3. 丙酸杆菌属（*Propionibacterium*）　因发酵葡萄糖并产生丙酸而得名，与人类感染相关的有 5 个菌种，分别为痤疮丙酸杆菌、贪婪丙酸杆菌、颗粒丙酸杆菌、丙酸丙酸杆菌和产酸丙酸杆菌。临床上以痤疮丙酸杆菌最常见，革兰阳性杆菌，菌体微弯，呈棒状，一端尖细，另一端钝圆。无芽胞，无荚膜，无鞭毛，触酶试验阳性。培养特性为专性厌氧或微需氧，在厌氧血琼脂平板上 35℃ 培养 48h，菌落呈较小、圆形、白或灰白色、不透明、光滑状，不溶血，经过数次转种后，可变为兼性厌氧菌，其代谢产物主要是丙酸和乙酸。丙酸杆菌是皮肤正常菌群成员，与皮肤的慢性感染如痤疮相关，可因外伤、手术、植入修复物或器械等引起皮肤软组织感染。

4. 真杆菌属（*Eubacterium*）　又称优杆菌属，是一类革兰阳性无芽胞厌氧杆菌，部分菌种与感染有关，但都出现在混合感染中，临床上最常见的为黏液真杆菌（*E. limosum*），其形态与染色特征为革兰阳性杆菌，具有多种形态，很少形成丝状，有时弯曲，单个或成双排列，触酶试验阴性。在厌氧血琼脂平板上 35℃ 培养 18～24h，菌落呈 0.5～2mm、圆形、边缘整齐、略凸状，不溶血。

真杆菌属是人体口腔和肠道正常菌群，具有营养机体、生物拮抗和维持肠道微生态平衡等作用。与其他厌氧菌共同致病，可从血液、脓肿、牙齿感染、伤口感染、呼吸道和中枢神经系统感染的患者标本中分离出该类细菌。

（四）革兰阳性厌氧球菌

临床中以消化球菌属（*Peptococcus*）和消化链球菌属（*Peptostreptococcus*）较为多见，消化链球菌属更有临床意义。它们均为革兰阳性、厌氧无芽胞球菌，主要分布于人体腔道、皮肤，是人体的正常菌群，常与金黄色葡萄球菌、化脓性链球菌混合感染引起严重感染，可从阑尾炎、胸膜炎、产后败血症等患者的标本中检出。

1. 消化球菌属（*Peptococcus*）　革兰阳性球菌，专性厌氧，大小为 0.5～1μm，呈单、双、四联或小堆状排列，无鞭毛、无芽胞。该菌是口腔、肠道、女性生殖道、皮肤等处的正常菌群，作为条件致病菌，可单独感染，也可与其他菌混合感染。消化球菌与菌血症、手指感染、乳腺脓肿、前列腺炎、肺部感染、中耳炎和各种化脓性感染等均有关。在牙髓感染等口腔感染标本中也可分离出该菌。

2. 消化链球菌属（*Peptostreptococcus*） 革兰阳性，易变为革兰阴性菌，专性厌氧，菌体大小不等，直径 0.3 ~ 1μm，呈圆形或卵圆形，成双或短链状排列，无鞭毛、无芽胞。在血琼脂平板上形成灰白色、不溶血的光滑型小菌落。该菌是口腔、上呼吸道、肠道、女性生殖道的正常菌群，最主要的致病菌为厌氧消化链球菌（*P. anaerobic*）。消化链球菌可引起与诺非芽胞杆菌相似的急性坏疽，脓恶臭，产气较少而水肿严重，常见于战伤，平时较少见。口腔牙缝中寄生有微小消化链球菌，可随拔牙进入血循环引起亚急性细菌性心内膜炎，也常在头颈部、口咽、上呼吸道感染中出现。临床上，厌氧菌分离株中，20% ~ 35% 为该菌属，仅次于脆弱类杆菌，通常引起混合感染。占 1%，由革兰阳性球菌引起的厌氧菌菌血症，通常为该菌引起，主要通过女性生殖道感染导致。

二、致病性

（一）致病条件

无芽胞厌氧菌是分布于人体皮肤表面及与外界相通的腔道黏膜上，一般只有在特定条件下才能发生感染。当人体受到外界干预，导致正常菌群的寄生部位变化或宿主免疫力下降或菌群失调等情况时，形成局部厌氧微环境，易引起内源性感染。如手术、拔牙和穿孔等导致屏障功能受损，可使细菌侵入非正常寄居的部位；长期使用抗生素，使体内一种或几种厌氧菌被迫人工筛选后，耐药菌得到优势增长，造成菌群失调，如脆弱类杆菌对氨基糖苷类抗生素具有天然耐药性；激素、免疫抑制剂的使用，X 线刺激以及恶性肿瘤、糖尿病和大面积烧伤等急慢性疾病导致免疫力下降；血管损伤等局部组织缺血缺氧情况，形成局部厌氧微环境，有利于厌氧菌生长繁殖，从而致病。

（二）致病物质

内毒素、荚膜、菌毛以及所产生的肝素酶和胶原酶等均是细菌毒力体现。

1. 菌毛、荚膜等表面结构，有助于吸附和侵入上皮细胞和各种组织，如脆弱类杆菌等的荚膜多糖，能引起腹腔及各器官的脓肿。

2. 厌氧菌产生的多种毒素、胞外酶和可溶性代谢物，如脆弱类杆菌某些菌株产生的肠毒素、胶原酶、蛋白酶、纤溶酶、溶血素、DNA 酶和透明质酸酶等。肝素酶可降解肝素，促进凝血，有利于血栓性静脉炎和迁徙性脓肿的形成，胶原酶则有利于细菌的扩散。

3. 改变其对氧的耐受性，如类杆菌属中很多菌种能产生出超氧化物歧化酶（SOD），使其对局部微环境中氧的耐受性增强，有利于该菌适应新的生态环境而致病。

（三）致病特征

无芽胞厌氧菌引起的感染通常感染部位接近黏膜表面，如发生在口腔、鼻窦、鼻咽部、胸腔和肛门会阴附近的炎症、脓肿及其他深部脓肿。

1. 主要感染形式为内源性感染，感染部位可遍及全身，多呈慢性过程。

2. 大多为化脓性感染，无特定病型，可侵入血流形成败血症，也可出现局部脓肿或组织坏死。

3. 分泌物或脓液多为血性或黑色，较黏稠并有恶臭，有时伴气体产生，还可呈乳白色、粉红色或棕色。

4. 长期使用链霉素、新霉素、卡那霉素和庆大霉素等氨基糖苷类抗生素治疗无效。

5. 分泌物直接涂片可见细菌，但使用一般培养法培养，却无细菌生长。

（四）所致疾病

1. 败血症　致病菌多以脆弱类杆菌为主，其次为革兰阳性厌氧球菌，约50%的原发病灶来自胃肠道，20%来自女性生殖道，病死率15%～35%。

2. 中枢神经系统感染　致病菌以革兰阴性厌氧杆菌最为常见，主要引发的疾病为脑脓肿，通常继发于中耳炎、乳突炎和鼻窦炎等邻近感染，或直接经扩散和转移而形成，具体菌种常与原发病灶有关。

3. 口腔感染　致病菌以革兰阴性厌氧杆菌为主，其中，核梭杆菌和普雷沃菌属占主导地位，主要引起牙髓炎、牙周炎和牙龈脓肿等。

4. 呼吸道感染　致病菌以普雷沃菌属、坏死梭杆菌、核梭杆菌、消化链球菌和脆弱类杆菌等为主，其引起的肺部感染发生率仅次于肺炎链球菌。呼吸道的任何部位均可被感染，常见的有扁桃体周围蜂窝织炎、吸入性肺炎、坏死性肺炎、肺脓肿和脓胸等。

5. 腹部感染　致病菌主要是脆弱类杆菌，且感染以混合感染为主，通常出现在因手术、损伤、穿孔及其他菌素导致肠内容物污染腹腔，肠道含有大量的厌氧菌生长繁殖而致病。早期表现为腹膜炎、腹腔脓肿，部分伴菌血症。40%～60%的肝脓肿由类杆菌、梭杆菌等厌氧菌所致，25%～90%的阑尾炎由脆弱类杆菌所致，因胆囊结石阻塞所致的感染主要由厌氧链球菌所致。

6. 女性泌尿、生殖道与盆腔感染　致病菌以脆弱类杆菌较多见，约占60%以上，其余为其他无芽胞厌氧菌。如盆腔脓肿、输卵管卵巢脓肿、子宫内膜炎、脓毒性流产等一系列女性生殖道严重感染中，主要致病因素为手术或其他并发症；泌尿道阻塞引起的感染通常由无芽胞厌氧菌所致。

7. 其他　皮肤、软组织感染和心内膜炎等。

三、微生物学检查

（一）标本采集

采集标本需严格执行无菌操作，避免局部环境中正常菌群及外部菌群的污染而干扰培养结果，此环节对临床诊断非常关键。留取标本的方式及部位需避免存在可能污染正常菌群的标本，如咽拭子、痰液和阴道分泌物等。尽可能选择血液、无菌切取或活检组织或取其感染部位的深部渗出物及脓液等。标本采集后应立刻放入特制的厌氧标本瓶，并及时送检，避免厌氧菌受氧影响，导致结果出现偏差。脓液和穿刺液可同时直接做涂片染色镜检，以观察细菌的菌量、形态和染色形状，进行初步诊断。

（二）分离培养与鉴定

是证实无芽胞厌氧菌感染的关键。标本采集后应立即接种到牛心浸液血琼脂、硫乙醇酸钠培养基、胰酶大豆琼脂和卡那霉素－万古霉素血琼脂等新鲜、营养丰富的含有还原剂的培养基或特殊培养基、选择培养基中，接种时尽量保持厌氧环境。标本接种后置于37℃厌氧条件培养2～3天，如无菌生长，继续培养至1周；有菌生长时，挑取两只血平板，分别置于有氧和无氧条件下培养48小时，以确定该菌种为兼性厌氧菌或专性厌氧菌。获得纯培养后，再做生化反应等鉴定。

（三）分子诊断

该方法为快速鉴定方法，通过利用气相色谱检测菌种的代谢产物或核酸杂交和PCR等分子手段进行鉴定，如需氧菌和兼性厌氧菌只能产生乙酸，当检测出丁酸、丙酸等其他短链脂肪酸，则提示为厌氧菌。

四、防治原则

在获得患者的实验室结果前，应合理选用抗生素开展抗厌氧菌治疗。如临床中，甲硝唑、亚胺培南、哌拉西林和克林霉素等对95%以上的无芽胞厌氧菌包括脆弱类杆菌是敏感性抗生素；万古霉素则适用于所有的革兰阳性厌氧菌感染；无芽胞厌氧菌对氨基糖苷类抗生素具有天然抗性等。因此，需对分离株进行药敏试验，以正确地选用抗生素。

预防：通过外科清创等方式去除异物和坏死组织，维持局部良好的血液循环，预防局部出现厌氧微环境。对无法立即清创或累及直肠的腹部贯穿伤等，可预防性使用抗厌氧菌药物。预防类杆菌、其他无芽胞厌氧菌及其他化脓性细菌引起的条件致病性混合感染，需加强机体免疫，同时减少条件致病性的诱发因素。

目标检测

答案解析

1. 简述破伤风梭菌的形态和培养特性。
2. 简述痉挛毒素的致病机制。
3. 简述破伤风的防治原则。
4. 简述产气荚膜梭菌的形态和培养特性。
5. 简述无芽胞厌氧菌的致病条件及感染特征。

（姜　舒）

书网融合……

微课　　　　　本章小结　　　　　题库

第十三章　分枝杆菌属

学习目标

　　1. 掌握　结核分枝杆菌的主要生物学性状、致病性、免疫性与变态反应关系、结核菌素的试验原理、结核病的防治原则。

　　2. 熟悉　麻风分枝杆菌的生物学性状、致病性和微生物学检查。

　　3. 了解　非结核分枝杆菌的致病性。

　　4. 能总结出结核分枝杆菌的致病机制，并比较结核分枝杆菌和其他细菌的差异。

　　5. 牢记为医药事业努力，任重道远的职业使命，树立崇尚科学，勇于创新的信念。

　　分枝杆菌属（*Mycobacterium*）是一类细长略弯曲的杆菌，呈分支状排列。由于该属菌的细胞壁含有大量脂质，若经加温或延长染色时间着色后，能抵抗强盐酸乙醇的脱色，故又称抗酸杆菌（acid – fast bacilli）。此属菌无鞭毛、无芽胞、不产生内毒素和外毒素，细胞壁中的脂质是主要的致病物质。因其致病性的不同，可大致分为结核分枝杆菌、麻风分枝杆菌和非结核分枝杆菌三类。

第一节　结核分枝杆菌

　　结核分枝杆菌（*M. tuberculosis*）是导致结核病最重要、最常见的病原菌，俗称结核杆菌。可侵犯人类全身各个器官及系统，以肺部感染最为常见。由于结核分枝杆菌耐药病株的不断出现等原因，结核病已成为目前全球性最为严重的慢性传染病之一。

一、生物学性状

　　1. 形态与染色　典型的结核分枝杆菌细长带略微弯曲，呈单个或分枝状散在排列，无芽胞、无鞭毛，有荚膜及菌毛。因细胞壁中含有大量脂质，常用齐 – 尼（Ziehl – Neelsen）抗酸染色法（acid – fast stain）染色，结核分枝杆菌被染成红色（图 1 – 13 – 1），其他细胞和细菌则被染成蓝色。

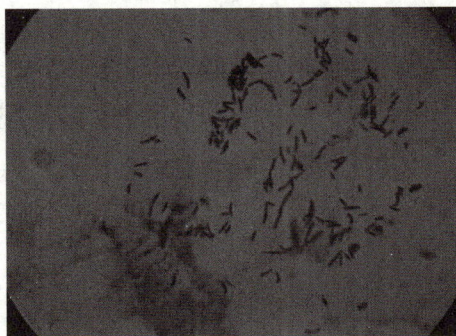

图 1 – 13 – 1　结核分枝杆菌（抗酸染色阳性）

2. 培养特性与生化反应 专性需氧菌，营养要求高，在含有鸡蛋黄、马铃薯、甘油、孔雀绿和天门冬素等的培养基中生长良好，常用的培养基为改良的罗氏（Lowenstein – Jensen）培养基。生长缓慢，18 小时左右繁殖一代，3 ~ 4 周才可见菌落。菌落干燥，表面呈颗粒状，初期为乳白色，以后略呈黄色或乳酪色。结核分枝杆菌的热触酶试验呈阴性（非结核分枝杆菌呈阳性）。

3. 抵抗力 由于结核分枝杆菌细胞壁中含有大量脂类，因此对部分理化因素有较强的抵抗力。在干燥的痰液中可存活 6 ~ 8 个月，在 3% HCl、6% H_2SO_4 或 4% NaOH 酸和碱性溶液中能耐受 30 分钟。但对乙醇、湿热、紫外线敏感，可有效杀菌。

4. 变异性 易发生形态、菌落、毒力、耐药性等变异，陈旧病灶和临床标本中的结核分枝杆菌形态常不典型，呈颗粒状、串珠状、短棒状、长丝形等。在人工培养基上长期连续传代，其毒力可减弱。卡介苗（Bacille Calmette – Guerin，BCG）是毒力变异的典型例子，将有毒的牛分枝杆菌在含甘油、胆汁、马铃薯的培养基中，经 13 年 230 次传代的培养，获得了减毒活疫苗株，广泛用于结核病的预防。

使用异烟肼、链霉素、利福平等药物对结核分枝杆菌进行治疗时，易出现耐药性变异。耐药性分为 4 种，即对 1 种抗结核药物耐药的单耐药型；除异烟肼和利福平以外，对其他的 1 种以上的抗结核药物耐药的多耐药型；至少对异烟肼和利福平耐药的耐多药型；耐多药的同时，对任意 1 种喹诺酮类药物耐药和卷曲霉素、卡那霉素和阿米卡星注射剂等二线抗结核药物中至少 1 种耐药的广泛耐药型。

二、致病性 e 微课

结核分枝杆菌不产生内毒素、外毒素及侵袭性酶类。其致病作用主要与菌体成分有关，尤其是细胞壁内的脂质和蛋白质等。结核分枝杆菌在宿主体内的顽强增殖、菌体成分的毒力作用和机体免疫病理反应之间的综合作用共同影响着其致病性。

（一）致病物质

1. 脂质 是结核分枝杆菌主要的毒力因素，占细胞壁干重的 60%。①磷脂：可以促使单核细胞增生，抑制蛋白酶对病灶组织的分解作用，使病灶组织溶解不完全，形成干酪样坏死。同时让炎症灶中的巨噬细胞转化为类上皮细胞，形成结核结节。②脂肪酸：包括分枝菌酸和索状因子等。分枝菌酸可与某些糖类形成细胞壁屏障，使细菌对某些药物产生抵抗力。索状因子与分枝杆菌的毒力密切相关，可以破坏细胞线粒体膜和抑制氧化磷酸化，并能影响细胞呼吸，抑制中性粒细胞游走和吞噬，引起慢性肉芽肿的作用。③硫酸脑苷脂：可抑制吞噬体与溶酶体的结合，减缓对分枝杆菌的分解和杀伤作用，使结核分枝杆菌可以在吞噬细胞中长期存活。④蜡质 D：参与诱导机体迟发型超敏反应，并具有佐剂作用。

2. 蛋白质 结合分枝杆菌内含有大量蛋白质，多种蛋白质可以组成结核菌素，有免疫原性。结核菌素与蜡质 D 结合后使机体产生较强的迟发型超敏反应，导致局部组织坏死。

3. 多糖 常与蜡质 D 结合存在于细胞壁中，可引起局部病灶的细胞浸润。

4. 荚膜 主要成分为多糖。对细胞具有一定的保护作用和致病作用。①增强细菌的黏附与入侵作用；②可降解宿主组织中的大分子物质，为入侵的结核分枝杆菌繁殖提供营养；③防止对宿主有害的物质进入细菌。

（二）所致疾病

结核分枝杆菌主要由呼吸道进入人体，也可经消化道、破损的皮肤黏膜等多种途径进入机体，侵犯全身多种组织器官，引起相应器官的结核病，以肺结核最为常见。

1. 肺部感染 主要通过咳嗽、打喷嚏、大声说话和排痰等方式，产生含有结核分枝杆菌的飞沫微

粒或尘埃，被密切接触的易感者经呼吸道吸入到达肺泡，故结核病以肺部感染最常见。根据感染与发病时间等的不同，肺结核可分为原发感染和继发感染。

原发感染是指首次感染结核分枝杆菌，多发生于儿童。细菌进入机体后可被巨噬细胞吞噬，由于菌体可以抑制吞噬体与溶酶体的结合，减缓对分枝杆菌的分解和杀伤作用，故能在巨噬细胞内存活并大量繁殖，最终使巨噬细胞裂解破坏，引起渗出性炎症病灶，称为原发灶。原发灶好发于胸膜下通气较好的部位，一般多见于肺上叶下部和下叶上部。因机体缺乏特异性免疫力，结核分枝杆菌常沿淋巴管扩散到肺门淋巴结，引起肺门淋巴结肿大和淋巴管炎，称为原发综合征。若机体免疫力强，原发感染大多可经纤维化和钙化而自愈。但病灶内可长期潜伏一定量的结核分枝杆菌。当机体免疫力下降时，潜伏的细菌可大量繁殖，导致结核复发，成为日后内源性感染的主要来源。机体在建立特异性细胞免疫的同时，也产生迟发型超敏反应。原发感染后约5%的患者可发展为活动性肺结核，其中极少数因免疫力低下，细菌经血液和淋巴系统播散至全身，发展为多组织结核病。

继发感染通常继发于原发结核，多发生于成年人。感染多由原发或继发病灶中潜伏的结核分枝杆菌引起。在人体抵抗力下降时，残存的结核分枝杆菌再度大量繁殖而发病；或者外界的结核分枝杆菌再次侵入而发病。继发感染时机体已有特异性细胞免疫，因此病灶仅限于局部，一般不累及邻近淋巴结，主要表现为慢性肉芽肿性炎症，呈干酪样坏死，形成结核结节。因机体已有迟发型超敏反应，易形成干酪样坏死及空洞，此时痰中可携带大量的结核分枝杆菌。

2. 肺外感染　在机体免疫力低下时部分患者体内的结核分枝杆菌可经血液或淋巴液扩散侵入肺外组织器官，引起相应的脏器感染，如肾、骨、脑、关节、皮肤、生殖器等。常可引起广泛的病变、空洞和播散，甚至导致全身播散性结核。

三、免疫性

人类对结核分枝杆菌有较高的感染率，但发病率较低，原因在于人体的固有免疫和适应性免疫在抵抗结核分枝杆菌的感染中具有重要作用。虽然人体对结核分枝杆菌可产生抗体，但其对机体的免疫保护作用尚不明确。机体的抗结核免疫主要通过致敏的 T 淋巴细胞和被激活的巨噬细胞等细胞免疫，并与感染后诱发机体产生的细胞免疫应答和迟发型超敏反应有关。

（一）免疫性

结核分枝杆菌为兼性胞内寄生菌，人体感染该菌或接种卡介苗后，主要通过细胞免疫产生对该菌的特异性免疫力，此种免疫力的维持依赖于人体内结核分枝杆菌在的存在，称为感染免疫（infection immunity）或称有菌免疫。特点为一旦人体内的结核分枝杆菌或其组分全部消失，则免疫力也随之消失。

人体感染结核分枝杆菌后，虽然产生了多种抗体，但这些抗体一般无保护作用。参与人体固有免疫的细胞主要为巨噬细胞、树突状细胞（DC）、中性粒细胞和自然杀伤细胞（NK），当单核 - 巨噬细胞对细菌发挥吞噬、凋亡作用或诱导轻度炎症反应时，细菌可被清除，同时巨噬细胞又可通过加工处理和提呈 MHC - 抗原肽复合物，并主要被 $CD4^+$ T 细胞所识别，当出现坏死、过度炎症（免疫病理）时，可在细胞内长期生存或向周围扩散。由于 $CD4^+$ Th1 型细胞释放大量细胞因子，不仅能吸引 T 细胞和巨噬细胞等聚集到炎症部位，还能增强这类细胞的直接或间接的杀菌活性。此外，其产生的 TNF - α 可诱导细胞凋亡，促进肉芽肿形成，使感染局限化。

（二）超敏反应

机体获得对结核分枝杆菌免疫力的同时，细菌的部分蛋白质与糖脂等成分也会共同刺激 T 淋巴细胞，形成超敏状态。当体内被致敏的 T 淋巴细胞再次感染结核分枝杆菌时，机体即会释放出细胞因子，引起强烈的迟发型超敏反应，形成以单核 - 巨噬细胞浸润为主的炎症反应，容易引发干酪样坏死，甚至液化形成空洞，常见于成人的原发后感染。因此，当结核分枝杆菌感染发生时，细胞免疫与迟发型超敏反应是同时存在的，即两种免疫反应由不同的结核分枝杆菌抗原诱导，并由不同的 T 淋巴细胞亚群介导，且参与反应的淋巴因子也不同。虽然迟发型超敏反应对机体抗感染免疫具有一定的积极作用，但也与致病作用有关。郭霍现象（Koch's phenomenon）也证明，当机体再次感染时，机体对结核分枝杆菌已有一定免疫力，表现为病灶较局限，溃疡浅易愈合；但炎症反应发生迅速，溃疡形成速度快，同时证明机体在产生抗感染免疫的同时发生了超敏反应。

因儿童结核病大多为初次感染，机体尚未建立免疫反应和超敏反应，易发生急性全身粟粒性结核和结核性脑膜炎。成年人的结核病大多为复发或再次感染，因机体已建立了抗结核分枝杆菌的免疫反应和超敏反应，因此，病灶通常为慢性局限性，但局部症状较重，易形成结核结节，并发生组织纤维化或干酪样坏死。

（三）结核菌素皮肤试验（tuberculin skin test，TST）

该试验是利用结核菌素来测定结核分枝杆菌能否刺激机体产生皮肤迟发型超敏反应的试验，可为临床上结核病的诊断提供参考。由于机体感染结核分枝杆菌时，细胞免疫与迟发型超敏反应同时存在，通过测定机体是否对结核分枝杆菌有超敏反应便可判断机体对结核分枝杆菌是否有免疫力。

结核菌素试剂分两种，一种是含有结核分枝杆菌蛋白的肉汤培养物加热过滤液，称为旧结核菌素（old tuberculin，OT），主要成分是结核蛋白，同时含有培养基成分及细菌代谢物。另一种是旧结核菌素经三氯醋酸沉淀后的纯化物，称为纯蛋白衍生物（purified protein derivative，PPD），分为 PPD - C 和 BCG - PPD 两种，PPD - C 由人结核分枝杆菌提取，BCG - PPD 由卡介苗制成，目前临床中多采用 PPD - C 法。试验时，在前臂皮内注射 5 个单位的 PPD，48 ~ 72 小时后观察注射部位有无红斑硬结形成，无硬结或硬结直径 <5mm 为阴性，硬结直径 ≥5mm 为阳性，≥15mm 为强阳性。

结核菌素皮肤试验阳性，表明机体已感染过结核分枝杆菌或卡介苗接种成功，对结核分枝杆菌可产生迟发型超敏反应并具有一定的特异性免疫力；强阳性表明可能存在活动性结核病（主要针对于儿童，对于成人需结合其他检查）。阴性则表明机体可能未感染结核分枝杆菌或未接种过卡介苗。此外还应排除其他几种情况，均可出现阴性反应，如受试者机体处于原发感染的早期，T 淋巴细胞尚未被致敏；受试者为老年体弱者；受试者患有严重的结核病或其他传染病（如麻疹、疱疹等）；受试者的获得性免疫功能低下，如患有艾滋病或正在使用免疫抑制剂治疗。

结核菌素试验常用于以下情况。

1. 结核菌素试验阴性者的婴幼儿应接种或补种卡介苗，接种后若结核菌素试验转阳，表明已产生免疫力。

2. 对尚未接种卡介苗的婴幼儿，可做结核病诊断的参考。

3. 可在未接种卡介苗的人群中做结核分枝杆菌感染的流行病学调查，了解人群自然感染率。

4. 可用其测定肿瘤患者的细胞免疫功能。

（四）γ - 干扰素释放试验（interferon - gamma release assay，IGRA）

该方法是一种基于抗原特异性细胞免疫反应的检测技术，对于结核潜伏期感染诊断、结核病（特别是肺外结核）辅助检测、治疗效果监测和流行病学调查等方面具有价值。通过共同孵育分离后的淋巴细胞或全血与结核分枝杆菌的特异性抗原，利用致敏的淋巴细胞可分泌 IFN - γ，检测外周血标本内 IFN -

γ 所出现的数量或抗原特异性淋巴细胞数量，判断是否感染，临床上常通过酶联免疫斑点测定（enzyme - linked immunospot assay，ELISPOT）检测淋巴细胞数量。该方法使用的刺激抗原为结核分枝杆菌特异性抗原肽或蛋白质，特异性明显高于结核菌素试验，可区分结核分枝杆菌自然感染与卡介苗接种及非结核分枝杆菌感染，对于艾滋病合并结核等细胞免疫功能低下的患者可提高阳性检测率。

四、微生物学检查

（一）涂片染色镜检

根据感染部位取标本，如肺结核采取痰液（最好取早晨第一口痰液），肾或膀胱结核采取无菌导尿或取中段尿液，肠结核采取粪便，结核性脑膜炎通过腰椎穿刺采取脑脊液，脓胸、肋膜炎、腹膜炎或骨髓结核等则穿刺取脓液或渗出液。用抗酸染色法染色，若镜检有抗酸性阳性菌，可作初步诊断。若样本中结核分枝杆菌量少，直接涂片不易检出的，可浓缩集菌后，再染色镜检，以提高阳性检出率。无菌操作下采取的标本（如脑脊液）可直接离心沉淀集菌。有杂菌的标本需先用 4% NaOH 或 3% HCl 或 6% H_2SO_4 处理，然后用离心沉淀法集菌，取沉淀物用涂片染色法检查或分离培养。

（二）分离培养

采集菌标本接种于罗氏培养基，在 37℃的条件下培养 3～4 周后观察菌落特点，可初步判断为结核分枝杆菌。再进一步根据染色结果进行鉴定。分离培养法灵敏度高于涂片镜检法 10% 左右，检出时间明显缩短，并可直接获得菌落，便于与非结核分枝杆菌鉴别。

（三）病理学检测

将活检或手术标本的组织切片做 Ziehl - Neelsen 抗酸染色或免疫组织化学染色，分别检测抗酸杆菌及其特异性抗原，进行辅助诊断。

（四）抗体检测

机体感染结核分枝杆菌后可产生多种抗体。通过 ELISA 检测患者血清中特异性抗体，但其敏感性和特异性有待提高。

（五）动物实验

将集菌后样本注入易感动物豚鼠或地鼠的腹股沟皮下，饲养 3～4 周后若出现局部淋巴结肿大，消瘦或结核菌素试验阳性，即可进行解剖检查，若 6～8 周未发病，也要进行解剖检查，观察淋巴结、肝、脾、肺等脏器有无结核病变现象，并可进行涂片镜检或分离培养，以排除结核病变。

（六）药物敏感试验

结核分枝杆菌耐药性的发生率较高，临床上通过对患者的分离菌株进行药敏性试验，以便对化疗作出预期的效果评价。可采用对涂片阳性的患者持续治疗 3 周后，再次做痰涂片检测，结果仍为阳性者，再次进行药敏试验。

（七）基因检测

基因检测具有速度快、标准化、高通量的优点，且对实验室生物安全要求较低。PCR 技术检测结核分枝杆菌的 DNA 具有高度的敏感性和特异性，无需培养，每毫升检材中含有 10～100 个活菌即可检出，可在 2 小时内同时检测结核分枝杆菌和利福平耐药，常用于结核病的早期快速诊断。

五、防治原则

预防：卡介苗（BCG）是目前唯一批准使用的可预防结核的减毒活疫苗，是具有良好的免疫原性的疫苗株，对人无致病性，是我国计划免疫项目之一。接种对象主要为新生儿和结核菌素试验阴性的儿童，新生儿出生后即接种卡介苗一次，接种2个月后，再做结核菌素试验，若为阴性则再次接种。卡介苗主要诱导产生 CD4$^+$Th1 型免疫应答，而 CD8$^+$T 细胞反应较弱，保护期为 10～15 年。自 1921 年卡介苗使用以来，全世界的卡介苗接种人数已超过 30 亿，但免疫保护效果并未达到理想目标。通常认为卡介苗对成人似很少或没有保护作用，仅对预防和减轻儿童严重的结核病有效果。WHO 与我国均不推荐复种，且 HIV 阳性婴儿禁止接种。目前正在研究的还包括亚单位疫苗、重组活疫苗、营养缺陷型活疫苗、DNA 疫苗等多达数十种新型结核病疫苗。

治疗：结核病是一种慢性病，发现的早期活动性肺结核患者，应隔离并给予有效的药物治疗，以控制结核病的传染。确诊后应注意休息及补充营养，并进行药物治疗。抗结核治疗应坚持早期、规律、全程、适量、联合和使用敏感抗结核药物的原则，对于潜伏感染者，推荐口服异烟肼9个月。现阶段治疗结核病的一线药物主要有异烟肼、利福平、吡嗪酰胺、乙胺丁醇、链霉素、氨硫脲；二线药物有对氨基水杨酸、丙硫异烟胺、卡那霉素、阿米卡星、卷曲霉素、环丝氨酸、利福喷汀、利福布汀、氟喹诺酮类等。治疗过程中应根据患者体内分离出的结核分枝杆菌进行药敏试验，以监测细菌的耐药性并指导临床用药。用药原则为首选一线药物联合治疗，出现耐药时加入或改用二线药物。当耐多药肺结核出现支气管胸膜瘘、结核性支气管扩张等并发症时，需手术切除部分肺组织，尽可能保留正常肺组织，并降低体内细菌载量。

WHO 推荐使用全程督导短程化疗（directly observed treatment of short course，DOTS）策略防控结核，其包括五个基本要素，即政府对结核病规划的承诺；通过痰涂片镜检发现患者；在正确的管理下，给予标准的短程化疗；建立正规的药物供应系统；建立对规划执行的监督、评价系统。通过 DOTS 策略，将肺结核病的疗程从过去的 1 年或以上缩短至 6 个月，这不仅是一项医疗措施，更是药物治疗与卫生管理的结合。自 2016 年始，全球结核病防治目标和战略也从遏制结核病转向终止结核病（end tuberculosis）全球流行转变。

第二节　麻风分枝杆菌

麻风分枝杆菌（*Mycobacterium leprae*）简称麻风杆菌，是麻风病（leprosy）的病原体。麻风病是一种慢性传染病，主要侵犯皮肤、黏膜和外周神经组织，晚期可侵入深部组织和脏器，造成严重病损，部分患者伴有严重的畸形和残疾。麻风病是世界最古老的传染病之一，至今已有 3000 多年的历史，在世界各地均有流行，主要集中在非洲、亚洲和拉丁美洲，1873 年由挪威学者 Armauer Hansen 从患者皮肤结节中发现。目前，我国发病率为 0.049/10 万，总体处于低流行水平，已不再是我国重大的公共卫生问题。

一、生物学性状

麻风分枝杆菌的形态和染色特点与结核分枝杆菌相似，抗酸染色和革兰染色均为阳性，大小 2～7μm×（0.3～0.4）μm，细长略弯曲，呈多形态或束状排列，无芽胞，无荚膜，无鞭毛。其中着色均匀者称为充实型菌（solid form），多为活菌状态；颗粒或断裂状等不均匀着色菌称为非充实型菌（non - solid form）。该菌是典型的胞内寄生菌，可从患者的渗出物标本中观察到巨噬细胞等感染细胞内有大量的麻风分枝杆菌，这种胞质呈泡沫状的细胞，被称为泡沫细胞（foam cell）或麻风细胞（leprosy cell），是与结核分枝杆菌感染的重要区别。目前尚无法在人工培养基中生长，该菌在组织培养中仅能生存几代。动物模型主要为以感染麻风分枝杆菌的小鼠或犰狳为主，用于麻风分枝杆菌的药物筛选和免疫防治研究。该菌的抵抗力较强，在干燥环境中可存活 7 天并维持繁殖能力；- 13℃ ~ - 60℃ 可存活数月，0℃ 可存活 3 周；60℃ 加热 1 小时或紫外线照射 2 小时可灭活。

二、致病性

麻风分枝杆菌的传染源主要为麻风患者和带菌者，人类是该菌唯一的天然宿主。感染多为隐性，幼年最为敏感，潜伏期长，可达数十年，平均 2 ~ 5 年。病程长，发病较缓，预后慢。该菌可经患者的鼻黏膜分泌物、破损的皮肤渗液、乳汁、泪液、汗液、精液或阴道分泌物等体液排出，但主要通过呼吸道、破损的皮肤黏膜和密切接触等途径传播，以家庭内传播为主。麻风分枝杆菌沿末梢神经、淋巴、血行扩散至全身，特别是皮肤和眼。

根据临床症状、细菌学检查、病理变化及机体的免疫状态等，可将患者分四类，即瘤型麻风（lepromatous leprosy）、结核样型麻风（tuberculoid leprosy）、界限类麻风（intermediateleprosy）和未定类麻风（intermediate leprosy）。瘤型麻风与结核样型麻风占大部分，界限类麻风和未定类麻风较少，但两类可向两型转化。

1. 瘤型麻风　瘤型麻风为开放性麻风，传染性强，疾病的临床症状严重，若不及时治疗或无效治疗，可累及生命。细菌主要侵犯皮肤、黏膜，早期皮疹主要为红色或黄红色斑疹，局部触觉、痛觉、温度觉减退或消失，鼻黏膜肿胀、充血。严重时泡沫细胞携带大量未被杀死的细菌播散到全身，引起肝、脾等内脏损害，并累及神经导致其支配部位有感觉或运动障碍。由于患者的 T 细胞免疫应答存在缺陷，而体液免疫正常，机体血清内产生的自身抗体与破损组织抗原形成的免疫复合物沉淀在皮肤或黏膜下，形成红斑或结节，称为麻风结节（leproma），面部的结节可融合呈"狮面容"，是重症瘤型麻风的典型特征。患者超敏反应皮肤试验（麻风菌素试验）阴性，但病变部位的标本病理镜检可见大量麻风细胞和肉芽肿。

2. 结核样型麻风　结核样型麻风为良性麻风，常为较稳定的自限性疾病，细菌检查常为阴性，传染性低，损害可自行消退。细菌侵犯真皮浅层，病变主要在皮肤，较少侵犯内脏，早期病变为小血管周围淋巴细胞浸润，后期出现上皮样细胞和多核巨细胞浸润，可累及神经致其皮肤丧失感觉。患者细胞免疫正常，麻风菌素试验反应阳性。

3. 界限类麻风　界限类麻风兼具瘤型和结核样型特点，可向两型分化，麻风菌素试验常阴性。病变部位可见含菌的麻风细胞，有传染性，病情加重时向瘤型麻风发展，病变轻则向结核样型麻风发展。

4. 未定类麻风　该类型为麻风病的早期病变，大多数病例可转化为结核样型。麻风菌素试验大多阳性，但病灶中较少找到麻风分枝杆菌。

三、免疫性

人体对麻风分枝杆菌有较强的抵抗力，对胞内寄生菌的免疫主要依靠细胞免疫，与抗结核免疫相似。免疫反应分为细胞免疫反应和免疫复合物反应，细胞免疫反应主要表现为皮肤红肿、浸润、局部发热，受累神经干粗大，有触痛；免疫复合物反应表现为皮肤结节性红斑或坏死红斑，头痛、发热、全身淋巴结肿大、关节肿痛等。

四、微生物学检查

微生物学诊断主要采用涂片镜检法。由于麻风病的临床表现和类型多，易与其他类似疾病相混淆。通常取患者鼻黏膜或皮肤病变处刮取物涂片，进行抗酸染色后镜检，观察有无排列成束的抗酸性杆菌。一般瘤型和界限类麻风患者标本细胞内找到抗酸染色阳性杆菌具有诊断性意义，而结核样型患者标本中通常很难找到。麻风菌素试验在诊断上意义不大，主要用于评价麻风患者的细胞免疫状态和判断分型。也可以用金胺染色荧光显微镜检查以提高阳性率或采用病理活检，也可以采用 PCR 检测麻风分枝杆菌特异性基因，特异性较好，比传统方法更敏感。

五、防治原则

治疗：治疗药物首选氨苯砜，也可选择苯丙砜、醋氨苯砜和氯法齐明等，利福平可快速杀灭麻风分枝杆菌。单一用药易形成耐药菌株，可采用多种药物联合治疗。

预防：目前尚无有效的特异性麻风疫苗。主要依靠早发现、早隔离及早治疗的原则，尤其是对密切接触者需定期检查。因麻风分枝杆菌与牛分枝杆菌及结核分枝杆菌有共同抗原，某些麻风病高发国家和地区采用卡介苗预防麻风病，具有一定效果。

目标检测

答案解析

1. 简述分枝杆菌属细菌的共同特点。
2. 简述结核分枝杆菌的脂质及其作用。
3. 简述结核菌素试验方法、结果判断及其应用。

（王　飒）

书网融合……

微课　　　　　本章小结　　　　　题库

第十四章　螺杆菌属

学习目标

1. 掌握　幽门螺杆菌的基本生物学性状。
2. 熟悉　幽门螺杆菌的微生物学检查方法和防治原则。
3. 了解　幽门螺杆菌的致病性与免疫性。
4. 能够分析幽门螺杆菌生物学特性与致病机制之间的联系，内化知识要点。
5. 养成认真细致的工作作风和不断探索科学真理的精神。

目前螺杆菌属（*Helicobacter*）有二十余种正式命名的螺杆菌，分为胃螺杆菌和肠螺杆菌两大类，其中幽门螺杆菌（*Helicobacter pylori*，*HP*）是该菌属的代表种。

幽门螺杆菌由澳大利亚病理学家罗宾·沃伦（Robin Warren）和消化内科的年轻医生巴里·马歇尔（Barry Marshall）于1983年首次从慢性胃炎的胃黏膜活检组织中分离得到，是目前发现的、唯一一种在人的胃中被分离培养出来的微生物，并在此后一年，巴里·马歇尔在血清中检测到其抗体。由于该菌在活体内外呈现不同形态，体内呈螺旋形，体外呈杆状，同时其引起的炎症病变主要在胃幽门部位，因此在1989年其被正式命名为幽门螺杆菌（Hp）。

Hp主要寄居于胃和十二指肠内，引起慢性胃炎，导致胃溃疡和胃萎缩，严重会演变为胃癌或黏膜相关组织淋巴瘤，是引起人类消化道疾病的重要致病菌，严重危害人类健康。

Hp在1994年被世界卫生组织列为Ⅰ类致癌因子，为表彰罗宾·沃伦（Robin Warren）和巴里·马歇尔的重要贡献，2005年将诺贝尔生理学或医学奖授予这两位学者。

一、生物学性状 🅔 微课

1. 形态与染色　革兰染色阴性，菌体是一种单极、多鞭毛、细长呈弧形、螺旋形或"海鸥"状，大小为（0.5~1.0）μm ×（2.5~4.0）μm。培养环境发生变化，如进行抗生素治疗或胃黏膜出现病理改变时，幽门螺杆菌可转变成球状体。

2. 培养特性　幽门螺杆菌是一种微需氧菌，环境氧要求5%~8%，营养要求高，在培养时需加入动物血清或血液，实验室常用10%胎牛血清的液体培养，在此培养基中能生长但不稳定，且生长缓慢，培养2~6天可见细小如针尖状、无色、透明菌落。

3. 生化反应　不活泼，不分解糖类，因此用于鉴定肠道细菌的大多数生化反应均为阴性，过氧化氢酶、氧化酶、触酶、脲酶阳性，Hp能分泌尿素酶，产生氨，可在强酸环境下存活，是鉴定该菌的主要生化依据。

二、致病性与免疫性

幽门螺杆菌在人与人之间进行传播主要经口–口或粪–口途径，在慢性胃炎、胃溃疡和十二指肠溃疡患者的胃黏膜中，其检出率可高达80%~100%。Hp致病是尿素酶、空泡毒素、内毒素、蛋白酶等多因素共同作用的结果。

1. Hp 定植　黏附因子通常定植在胃黏膜上皮表面、胃黏液底层、十二指肠胃黏膜化生区以及 Barrett 食管等异位胃黏膜处。Hp 利用其螺旋状菌体在黏稠的胃黏液中运动提供了前提，鞭毛的摆动为其运动提供了动力。Hp 能产生多种酶，其中尿素酶能将尿素分解为氨和二氧化碳，氨可中和胃酸，有利于 Hp 的生存；超氧化物歧化酶（superoxide dismutase，SOD）和过氧化氢酶（catalase，CAT）能保护 Hp 免受中性粒细胞的杀伤；磷脂酶和黏液酶，前者可消化单层磷脂，增加黏膜的溶解性，后者能分解黏液，降低胃黏液的黏稠度，有助于其定植。

2. 损害胃及十二指肠黏膜　Hp 自身可诱导黏膜的炎症反应，分泌的空泡毒素 A（vacuolating cytotoxin antigen，Vac A）和细胞毒素相关蛋白 A（cytotoxin associated protein A，CagA）、尿素酶、磷脂酶、胃肠道激素和致炎因子等也会损伤肠黏膜。其中空泡毒素（VacA）是 Hp 的主要成孔毒素因子，通过引起细胞空泡化和凋亡发挥作用；细胞毒素相关蛋白 A（CagA）通过细菌分泌系统转移到胃黏膜上皮细胞内，激活细胞癌基因的表达，抑制抑癌基因的表达，诱发恶性转化；此外，Hp 感染也可诱导产生特异性细胞和体液免疫，产生 IgM、IgG 和 IgA 型抗体，诱发机体的自身免疫反应，进一步损害胃肠黏膜，在感染者血液、胃液和唾液中可检测出特异性 IgG 和 IgA 抗体。

三、微生物学检查

1. 有创检测　需在胃镜下取胃黏膜组织进行检测，如活组织镜检、快速尿素酶试验、病理染色检查等。

2. 无创检测　如 ^{14}C 呼气试验、血清学检测、粪便抗原检测、核酸检测等。目前临床上一般采用 ^{14}C 呼气试验进行无创性幽门螺杆菌检测。

四、防治原则

为了避免 Hp 的感染，日常生活中做好个人卫生防护，采用分餐制有助于避免群集性感染。目前临床治疗多采用胶体铋剂和质子泵抑制剂为基础，阿莫西林、克拉霉素或甲硝唑等两种抗生素来四联治疗，但也考虑到抗生素的广泛应用使幽门螺杆菌产生了耐药性。迄今尚无特异性疫苗供预防接种，有效疫苗还在研制中。

目标检测

答案解析

1. 试述幽门螺杆菌的主要生物学特性。
2. 简述幽门螺杆菌的主要致病机制。
3. 简述幽门螺杆菌的防治原则。

（叶晓鲜）

书网融合……

微课　　　　　　本章小结　　　　　　题库

第十五章　其他原核细胞型微生物

PPT

学习目标

1. 掌握　支原体、衣原体、立克次体的主要生物学性状；主要致病性支原体、衣原体、立克次体的致病性与免疫性，问号螺旋体、梅毒螺旋体、伯氏螺旋体的主要生物学性状及其致病性和免疫性。

2. 熟悉　主要致病性支原体、衣原体、立克次体的微生物学检查方法与防治原则；问号螺旋体、梅毒螺旋体、伯氏螺旋体的微生物学检查及防治原则。

3. 了解　支原体、衣原体、立克次体的生物学地位及分类；回归热螺旋体主要生物学性状及其致病性和免疫性；螺旋体生物学地位及分类。

4. 通过类比法引导学生比较四类其他原核细胞型微生物的特点。

5. 注意个人性健康，洁身自好；树立科学研究的严谨态度，对待科学锲而不舍、勇于开拓进取的精神。

第一节　支原体 微课

支原体（mycoplasma）是一类没有细胞壁、形态呈高度多样性、可通过滤菌器、在无生命培养基中能生长繁殖的目前最小原核细胞型微生物。在 1898 年，Noccard 首次分离出该微生物。后来在其生长过程中发现会长出有分支的长丝，称为支原体。由于其生物学形状与细菌相似，因此将其归属于广义的细菌学范畴。

支原体归属于柔膜体纲支原体目支原体科，下分四个属，其中支原体属和脲原体属与疾病密切相关。支原体属有 133 个种，从人体中能分离出的有 16 个种，其中对人体产生致病性的主要有肺炎支原体（*M. pneumoniae*）、生殖器支原体（*M. genitalium*）、人型支原体（*M. hominis*）、嗜精子支原体（*M. spermatophilum*）。脲原体属有 7 个种，对人体产生致病性的主要有溶脲脲原体（*C. urealyticum*）。

一、生物学性状

1. 形态与结构　支原体大小 $0.1 \sim 0.3 \mu m$，DNA 为环状双股，大小为 $600 \sim 2200 kb$，结构简单，没有细胞壁，没有固定的形态而呈现出高度多样性，如球形、分枝状、杆形、丝状、星状、哑铃状等多种形态。革兰染色呈阴性，常采用吉姆萨染色法染色，不易着色，因此需染色 3 小时以上，菌体被染为淡紫色。

支原体的细胞膜可分外、中、内三层，分别是：蛋白质、脂类（磷脂为主）、糖类。支原体膜上的抗原结构由蛋白质和糖类组成，其在鉴定支原体时具有重要的意义；磷脂之间存在丰富的胆固醇，约占 1/3，在保持细胞膜完整性方面具有一定的作用，因此皂素、洋地黄苷、两性霉素 B 等作用于胆固醇可破坏细胞膜完整性，最终导致其死亡。一部分支原体细胞膜外还有多聚糖组成的生物被膜，部分支原体衍生出特殊的顶端结构，帮助其黏附于宿主细胞表面，与其致病性有关。

2. 培养特性　跟一般细菌相比，支原体对营养要求比较高，培养基配制基础为牛心浸液，加入 10%～20% 动物血清（提供胆固醇和长链脂肪酸）及 10% 新鲜酵母浸液，多数支原体还需加入核酸提取物、辅酶、组织浸液等才能生长。多数支原体在需氧或兼性厌氧情况下生长良好，最适生长温度和 pH 分别为 35℃、7.0～8.0，低于 7.0 易引起死亡，但溶脲脲原体为 pH 6.0 左右。以二分裂方式繁殖为主，除此之外，还包括分枝、丝状体断裂、出芽等方式。生长比较缓慢，在合适的环境中繁殖一代需 3～4 小时，常需培养2～3

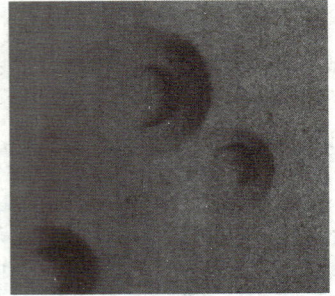

图 1－15－1　肺炎支原体菌落

周，由于菌的数量少、菌体小，在液体培养基中培养通常不会出现浑浊，在固体培养基中培养会形成中央隆起、边缘扁平的典型"煎蛋状"菌落（图 1－15－1），而溶脲脲原体的菌落直径仅为数十微米。大部分支原体以葡萄糖、精氨酸为主要能源，溶脲脲原体的能源为尿素。

3. 抗原构造　支原体细胞膜上的蛋白质和糖脂参与组成了独特的抗原构造，交叉较少，这对于鉴定支原体具有重要的意义。检测蛋白类抗原可采用 ELISA，检测糖脂类抗原可采用补体结合试验，其特异性血清抗体可用于生长抑制试验（growth inhibition test，GIT）和代谢抑制试验（metabolic inhibition test，MIT），特异性和敏感性均高，以此鉴定支原体。

4. 抵抗力　因无细胞壁，对理化因素的抵抗力比细菌弱。对加热、一般的化学消毒剂以及部分抗生素敏感。在化学消毒剂中如结晶紫、醋酸铊、亚硝酸钾，支原体表现出抵抗力，因此在其分离培养时可作为防止杂菌污染的抑制剂；支原体对干扰蛋白质合成的红霉素、多西环素、阿奇霉素等敏感，而对干扰细胞壁合成的青霉素等天然耐受。

二、致病性与免疫性

1. 致病性　支原体广泛存在于人和动物体内，但极少数会对人引起致病，如肺炎支原体引起人支原体肺炎，而溶脲脲原体、人型支原体、生殖器支原体是人泌尿道的正常菌群，但可引起机会性感染。支原体对人致病主要通过以下机制引起细胞损伤。①黏附素：肺炎支原体和生殖支原体等具有黏附素，能与呼吸道或泌尿生殖道上皮细胞黏蛋白受体结合而黏附于细胞表面，导致宿主细胞损伤；②生物被膜：具有抵抗吞噬的作用，还会形成多重耐药性；③毒性代谢产物：核酸酶、磷脂酶 C、过氧化氢和神经毒素等都能导致宿主黏膜上皮细胞或红细胞的病理损伤；④脂蛋白：经巨噬细胞、单核细胞等识别后会通过一系列相关信号转导途径上调促炎性细胞因子（IL－6、TNF－a 等）以及细胞因子（前列腺素、粒细胞－单核细胞集落刺激因子等）的表达，其中促炎性细胞因子会引发组织损伤。另外，穿透支原体能黏附并侵入 CD4$^+$ T 淋巴细胞，引起免疫功能受损。

2. 所致疾病　不同支原体感染机体的部位不同，引起不同类型疾病（表 1－15－1）。

表 1－15－1　致病性支原体的感染部位与所致疾病

支原体	感染部位	所致疾病
肺炎支原体	呼吸道	上呼吸道感染、非典型肺炎、支气管炎、肺外症状（心血管和神经系统症状、皮疹）
生殖支原体	生殖道	尿道炎、宫颈炎、盆腔炎、子宫内膜炎、不育

续表

支原体	感染部位	所致疾病
人型支原体	呼吸道、生殖道	附睾炎、盆腔炎、产褥热、慢性羊膜炎，新生儿肺炎、脑炎、脑脓肿
嗜精子支原体	生殖道	不孕、不育
解脲脲原体	生殖道	尿道炎、宫颈炎
发酵支原体	呼吸道、生殖道	流感样疾病、肺炎、关节炎
穿透支原体	生殖道	协同 HIV 致病

2. 免疫性　支原体感染人体后可引起特异性体液免疫和细胞免疫，体液免疫不强且不持久，产生血清抗体 IgM、IgG 和 sIgA 型三类，在抗感染中能增强吞噬细胞的细胞吞噬及杀灭支原体的作用，其中 sIgA 能在局部黏膜表面抵御支原体再次感染。细胞免疫主要是特异性免疫 CD4$^+$ Th1 细胞分泌细胞因子 IL-2、TNF-α、IFN-γ 等，活化巨噬细胞从而清除支原体感染，引起自身免疫应答，同时各种免疫细胞释放的大量促炎因子能引起自身组织损伤，部分支原体具有与宿主细胞接近相似的抗原，能逃避宿主免疫监视，但仍可通过交叉反应引起免疫损伤。

三、主要致病性支原体

（一）肺炎支原体

1. 生物学形状　基因组大小为 811~858kb，大小为 0.2~0.3μm，形态多样，丝状、球形、棒状、球杆状和颗粒状等。首次分离培养需培养基中富含足量血清和新鲜酵母浸出液，基本 10 天左右形成致密圆形、深入琼脂、无明显边缘的"油煎蛋"样菌落。肺炎支原体能发酵葡萄糖，产生过氧化氢，但是不能分解精氨酸和尿素。肺炎支原体与细菌相比，对理化因素的抵抗力较弱，同时菌体最外层为细胞膜，其中富含胆固醇，因此对常用消毒剂、干扰蛋白质合成及作用于胆固醇的抗菌药敏感，对青霉素、亚甲蓝和醋酸铊敏感。

2. 致病性与免疫性　肺炎支原体常在密集人群中小规模流行，一年四季都有散发流行，多见于秋季，主要经飞沫传播，发病年龄多以 5~15 岁的青少年为主。其顶端结构中包含黏附因子，主要为 P1 表面蛋白（170kD）和 P30（32kD），能使支原体牢固黏附于呼吸道上皮细胞表面，定植后可产生代谢产物核酸酶、过氧化氢等，导致红细胞溶解和上皮细胞肿胀、坏死、脱落消失，同时引起淋巴细胞、浆细胞以及单核细胞增加、脓性黏液渗出、细支气管壁增厚等，肺组织的清除功能减弱而造成临床上长期持久咳嗽。除此之外，超抗原成分能刺激炎症细胞在感染部位释放大量 TNF-α、IL-1 和 IL-6 等促炎性细胞因子，引起组织损伤；其细胞壁成分中脂质、多糖是与人体组织细胞膜的共同抗原，能引起肺内和肺外多种病变。

支原体感染能引起间质性肺炎、呼吸道支气管炎等，常以咳嗽、头痛、咽喉痛和发热等呼吸道症状为主，临床症状轻重不一，严重的可引起其他组织或器官病变，如皮疹、心血管症状（心肌炎）、神经症状（脑炎）和消化道症状（食欲不佳、呕吐）等。其致病特点为：起病缓和、咳嗽剧烈且持久，症状消失需 5~10 天，肺部 X 线改变持续 4~6 周后消退。感染后不用抗生素治疗可自愈，但为缩短病程及减少并发症可使用四环素、红霉素等抗生素。

3. 微生物学检查　支原体肺炎的临床表现与其他病原微生物感染所致肺炎相似，微生物学检查可作为明确诊断依据。选用检测方法不同，可采集患者的痰或咽拭子、鼻洗液或支气管洗液、血清等标本。

（1）分离培养　取可疑患者的痰或咽拭子接种于含酵母和血清浸膏的固体培养基中，首次分离时生长缓慢，长出的菌落没有明显边缘，需要观察 1～2 周，多次传代后可挑取典型"煎蛋油样"菌落，经形态染色、糖发酵、溶血性、免疫荧光技术、血细胞吸附试验以及进一步鉴定采用特异性抗血清做 GIT 与 MIT。分离培养阳性率不高，所需时间长，因此不适用于临床快速诊断。

（2）血清学检查　临床上常用冷凝集试验，即取患者血清与人 O 型红细胞或自身红细胞混合，观察凝集现象（4℃ 过夜时可发生凝集，置于 37℃ 时凝集消散），即冷凝集试验阳性，但在此试验中仅 50% 左右的患者出现阳性。此反应为非特异性，患者若感染腮腺炎病毒、流感病毒、呼吸道合胞病毒时也会出现冷凝集现象。

（3）快速诊断　目前临床诊断分为抗原检测和核酸检测。①检查蛋白抗原：取患者痰、鼻洗液或支气管洗液，选用单克隆抗体通过 ELISA 试验检测分子量为 32kD 的 P30 或 170kD 的 P1 表面蛋白。②检查核酸：取患者痰液，采用 PCR 技术检测肺炎支原体 16Sr RNA 或 P1 蛋白基因，此法简单、迅速且特异性与敏感性高，还可检测药物的治疗效果，适合大量临床标本检查。

4. 防治原则　肺炎支原体对青霉素等抗生素不敏感，目前采用罗红霉素、克拉霉素、阿奇霉素等抗生素治疗，菌株易产生耐药性。肺炎支原体灭活或减毒活疫苗已应用于动物实验中，效果一般，目前没有上市的疫苗。

（二）脲原体

1. 生物学形状　脲原体呈球形或球杆状，呈单或成双排列，直径为 50～300nm，基因组 874kb，G + C 含量为 27%～30%，其中编码基因有 695 个，占基因组 93%。吉姆萨染色法染成蓝紫色，无动力、微需氧。营养要求高，固体培养基中需添加胆固醇和酵母浸液，pH 最适为 6.0，培养 48 小时后形成直径为 15～30nm "油煎蛋"样微小菌落。自身含有尿素酶能分解尿素产生氨，但不分解糖类和精氨酸，因此在液体培养基中生长一段时间会因 pH 上升而导致死亡，培养基颜色变红，且不出现浑浊。脲原体具有 14 个血清型，以第 4 型最为常见。根据细胞膜结合蛋白抗原（MB－Ag）的特点与血清型的关系，又分为 2 个生物型，即 A 型（2、4、5、7、8、9、10、11、12、13 血清型，均有 16kD 和 17kD 多肽）和 B 型（1、3、6、14 血清型，仅有 17kD 多肽）。

2. 致病性与免疫性　脲原体为条件致病菌，患者与携带者为主要传染源，主要传播方式为性传播，能引起泌尿生殖系统感染（尿道炎、宫颈炎、盆腔炎及尿路结石等），严重时可引起不育，但不侵入血液。其主要致病物质及机制如下。①磷脂酶：脲原体能产生磷脂酶分解宿主细胞膜，并从中获得脂质和胆固醇作为营养物质，而影响宿主细胞生物合成及造成损伤；②尿素酶：脲原体定植于宿主细胞胞质中产生尿素酶能分解尿素产生氨，对细胞有急性毒性作用；③IgA 蛋白酶：此酶能降解 IgA，引起泌尿生殖道黏膜表面免疫功能受损，有利于脲原体黏附于表面而致病，还可黏附于精子而阻碍精子的运动；其产生的神经氨酸酶样物质能干扰精子与卵子的结合，与精子膜蛋白有共同抗原，会造成免疫损伤导致不育；④荚膜样物质：以半乳糖为主，可刺激单核－巨噬细胞分泌 IL－6、TNF－α 等促炎细胞因子，加重局部组织的炎性损伤，还可激活 T 和 B 细胞能诱导机体产生自身抗体，引发自身免疫性疾病。

3. 微生物学检查　分离培养与核酸检测是目前可靠的微生物学检查方法，而血清学检查的临床诊断价值不大，主要是支原体多为正常菌群，在正常人群中存在低滴度的抗体。

（1）病原体检测　采集新鲜的泌尿生殖道标本立即接种于液体培养基，培养 16～18 小时后产生氨，引起 pH 升高，酚红指示剂从橘黄色变为红色；接种于固体培养基上，在适宜的环境中培养 24～28 小时，观察菌落形态、pH、生化反应等进行初步鉴定，还可采用特异性抗血清用于 GIT 与 MIT 来进一鉴定。

（2）核酸检测　采用 PCR 检测靶基因，如脲酶、多带抗原（MB – Ag）和 16S rRNA 基因，其中 MB – Ag 和 16S rRNA 基因能用于区分两个生物群。

4. 防治原则　目前没有预防性疫苗，可用红霉素、庆大霉素、四环素等敏感抗生素治疗，但会产生耐药菌株，影响后期疗效。应注重公共卫生和性卫生（道德）教育，从根源上阻断性传播途径的感染。

第二节　立克次体

根据同源性分析 rRNA 进化树理论，立克次体（Rickettsiales）分成三个科，无形体科（Anaplasmataceae）、立克次体科（Rickettsiaceae）、全孢菌科（Holosporaceae）。当前展现对人类有致病性质的立克次体主要包括立克次体属（Rickettsia）、东方体属（Orientia）、无形体属（Anaplasma）。

立克次体属能引起流行性斑疹伤寒、斑疹热、斑疹发热、斑疹伤寒等，主要包括斑疹伤寒立克次体又称莫氏立克次体，东方体属的恙虫病东方体，无形体属的嗜吞噬细胞无形体，埃里希体属的查菲埃里希体和伊文埃里希体，新立克次体属的腺热新立克次体。

一、生物学性状

1. 形态与染色　立克次体以短杆状为主，多为球杆状。球杆状一般大小长 $0.3 \sim 0.8\mu m$，宽 $0.3 \sim 0.5\mu m$，丝状体长可达 $2\mu m$，革兰染色阴性，但上色不明显，Gimenez 染色法或 Macchiavello 染色法，前者立克次体被染成鲜红色，后者立克次体被染成紫色或蓝色。

2. 结构　立克次体的结构与革兰阴性菌相近，细胞壁上主要包括肽聚糖、外膜、蛋白和脂多糖等，其脂类比例含量比普通革兰阴性细菌高。细胞壁外层主要是由多糖组成的黏液层。立克次体主要含大量磷脂和多种蛋白，细胞膜分为脂质双分子层。

3. 培养特性　立克次体的生活方式特殊，其培养困难且有特殊的条件性，培养特殊立克次体缺少代谢相关的酶基因和生物合成，需要在专性细胞内寄生；以二分裂方式自我繁殖，生长速度较慢，分裂一代需 $9 \sim 12$ 小时，最适合的生长温度为 $34℃$，立克次体的一般传统培养方法有鸡胚接种、动物接种、细胞培养，但由于前两种方法较为繁琐，现在只有恙虫病东方体采用接种小鼠腹腔分离术外，其余的立克次体的培养普遍采用细胞培养方式。值得一提的是，1934 年我国谢少文首次应用鸡胚成功培养出立克次体，为人类认识和研究立克次体作出了重大的贡献。

4. 抗原结构　立克次体具有两类抗原：一类为特异性抗原，主要由外膜蛋白构成且不耐热；另一类为耐热的群特异性脂多糖抗原，为细胞壁成分。除此之外，恙虫病东方体和立克次体属以及腺热埃里希体与变形杆菌当中的某些菌株都有相同的抗原成分，可适当用这些菌株的菌体抗原代替立克次体抗原检测患者血清中相应抗体，此试验称为外斐反应，可间接辅助诊断立克次体病，但其敏感性低、特异性差，目前较少推广与应用。

5. 抵抗力　大多数立克次体抵抗力相对较弱，对常用消毒剂敏感，$56℃$ 30 分钟即能被灭活。冷冻干燥可长时间保存，周期约为半年，在普通节肢动物粪便中可自然存活数月之久。立克次体对抗生素敏感，不耐受，但磺胺类药物会促进其生长与繁殖。常见立克次体的主要生物学性状见表 1 – 15 – 2。

表 1 – 15 – 2　常见立克次体的主要生物学性状

种类	肽聚糖	脂多糖	主要靶细胞	生长位置	外斐反应		
					OX$_{19}$	OX$_2$	OX$_K$
立氏立克次体	有	无	内皮细胞	细胞质内和核质区	+ + + +或 +	+或 + + + +	–
普氏立克次体	有	有	内皮细胞	分散于细胞质内	+ + + +	+	–
斑疹伤寒立克次体	有	有	内皮细胞	分散于细胞内外	+ + + +	+	–
恙虫病东方体	无	无	内皮细胞	成堆密集于核旁	–	–	+ + + +
嗜吞噬细胞无形体	无	无	粒细胞和内皮细胞	吞噬体内	–	–	–
查菲埃里希体	无	无	单核细胞和巨噬细胞	吞噬体内	–	–	–

二、致病性

蜱虫是立克次体最常见的传播媒介之一。蜱虫是一类节肢动物，在吸血过程中可感染和传播立克次体。一些常见的蜱虫包括黑腿蜱、棕腿蜱和美洲蜱虫等。人被上述节肢动物叮咬后有很大的风险感染；立克次体也可能通过蜱虫、人虱、鼠蚤排出的粪便污染伤口而感染。立克次体也可通过密切接触、消化道以及呼吸道途径感染人类，会通过皮肤、结膜、黏膜侵入人体后，引起首次立克次体血症，主要表现为血管内皮细胞增生、血管壁节段性或坏死和微血栓形成，伴有皮肤、心、肺、脑等脏器血管周围广泛性病变。病程第 2 周出现的超敏反应加重病变，经血流及淋巴管扩散至全身，侵犯毛细血管内皮细胞及主要脏器小血管，引起第二次立克次体血症，因内毒素等分布全身并引起毒血症，病情严重者可因心、肾衰竭而死亡。需要注意的是，立克次体的传播媒介可能因地理位置和不同的立克次体种类而有所不同。了解传播媒介对于预防和控制立克次体相关疾病非常重要，可以采取相应的防护措施来减少感染的风险。

三、免疫性

立克次体抗感染以细胞免疫为主，体液免疫为辅，治愈后可获得较强的免疫力。立克次体特异性细胞所产生的免疫细胞因子，具有激活并增强巨噬细胞杀灭胞内立克次体的作用，细胞毒性 T 细胞可杀伤立克次体感染的细胞以及中和毒性物质的作用。

四、防治原则

预防立克次体病主要是控制或消灭其储存宿主及传播媒介，如蜱虫或虱子等多种节肢动物，加强个人自身防护，避免被媒介节肢动物叮咬；搞好环境卫生，加强家畜及其产品检疫；易感人群及家畜接种立克次体灭活疫苗。一旦感染及时就医，立克次体对多西环素、四环素均敏感，但应注意磺胺类药物有促进其生长繁殖作用。

五、主要致病性立克次体

（一）普氏立克次体

立克次体属普氏立克次体（*R. prowazekii*）是流行性斑疹伤寒（epidemic typhus）的病原体，为纪念首次发现该病原体并且在研究中不幸感染而牺牲的捷克科学家 Stanislav von Prowazek 而命名。

1. 生物学性状

（1）形态　普氏立克次体形态性呈现多样化，以短杆形为主，大小为长 0.6～2.0μm，宽 0.3～0.8μm，单个或短链状排列。生存在宿主细胞内，普氏立克次体在胞质内分裂繁殖。不耐高温高热、惧怕紫外线、对消毒剂敏感，对低温及干燥适应力较强。在感染的细胞胞质内分散存在，呈单个或短链状排列。

（2）培养特性　由于培养困难且有特殊的条件性，常采用鸡胚成纤维细胞、L929 细胞和 Vero 细胞进行分离和培养。传统的动物接种分离法，因较繁琐，现较少使用。

（3）抗原构造　普氏立克次体具有两类抗原。一类为特异性抗原，主要组成部分由外膜蛋白构成且不耐热；一类为耐热的群特异性脂多糖抗原，为细胞壁磷脂成分，与普通变形杆菌有共同多糖抗原成分。

（4）基因组　普氏立克次体 Madrid E. 株染色体大小为 1.2～2.7Mb，呈环状 DNA。

（5）抵抗力　大多数立克次体抵抗力相对较弱，对常用消毒剂敏感，30 分钟即能被灭活。如若长时间保存，需冷冻干燥保存，周期约为半年，在普通节肢动物粪便中可自然存活数月之久。对四环素类和氯霉素类抗生素敏感，磺胺类药物可刺激其繁殖。

2. 致病性与免疫性　人虱、蜱虫是传播媒介（图 1-15-2），被感染普氏立克次体的动物叮咬人时，立克次体随粪便排泄于皮肤表面，经挠抓破损的皮肤进入体内而被感染。干燥的虱粪中立克次体在常温下传染性可达 2 个月，可经呼吸道和眼结膜传染。人感染普氏立克次体后，经 2 周左右的潜伏期后急性发病，临床主要表现为高热、皮疹，伴有神经系统、心血管系统或其他实质脏器损害的症状，病情严重者可因心、肾衰竭而死亡，这些症状与普氏立克次体体内繁殖及其内毒素样物质有关。病后免疫力持久，与斑疹伤寒立克次体有交叉免疫。

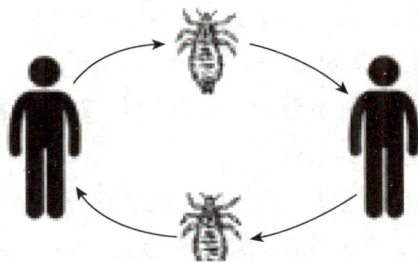

图 1-15-2　流行性斑疹伤寒传播方式示意图

3. 微生物学检查与防治原则　若不幸感染，应当采取尽快原则，黄金周期为一周内采血，并注射入雄性豚鼠腹腔进行阴囊肿胀试验，如若检测阳性，取脾组织接种鸡胚卵黄囊培养，取卵黄囊涂片染色镜检或免疫荧光法进行鉴定。血清学诊断常用外斐试验和补体结合试验。药物治疗主要用抗菌药物，普遍应用多西环素和四环素，病原体的彻底清除或患者的康复主要依赖于人体的免疫功能。特别是细胞免疫功能，我国目前采用鼠肺灭活疫苗进行预防接种，有效免疫力可达 1 年左右。

（二）斑疹伤寒立克次体

斑疹伤寒立克次体（*R. typhi*）是地方性斑疹伤寒（endemic typhus）或鼠型斑疹伤寒（murine typhus）的病原体，为纪念 Mooser 于 1931 年首先分离出该立克次体，故又称为莫氏立克次体。

1. 生物学性状　莫氏立克次体的形态、染色性、菌体结构、抗原构造、抵抗力与培养特性都与普氏立克次体相似，但斑疹伤寒立克次体可分布于感染细胞内外且链状排列少见。

2. 致病性与免疫性　莫氏立克次体的主要宿主和传染源均为啮齿类动物，主要为鼠，鼠虱和鼠蚤为传播媒介，通过两者之间在鼠间传播（图1-15-3）。当人被鼠蚤叮咬后，莫氏立克次体可传染给人，再通过人虱在人群中传播。莫氏立克次体在鼠蚤肠管上皮细胞内增殖破坏细胞，并随粪便排出，但鼠蚤一般不因感染而死亡，故鼠蚤也是储存宿主。人也可通过口、鼻和眼结膜等途径接触鼠蚤粪便而受感染。

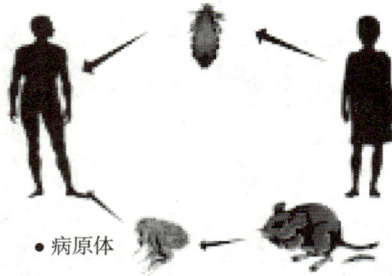

图1-15-3 斑疹伤寒的传播方式

3. 微生物学检查与防治原则 检查方法与流行性斑疹伤寒的检查相似，常用间接免疫荧光法进行血清学诊断，包括对症治疗和使用四环素类药物进行抗菌治疗。预防措施主要为灭鼠、灭虱、灭蚤。

（三）恙虫病东方体

东方体属恙虫病属自然疫源性疾病，即恙虫病东方体（R. tsutsugamushi），是人恙虫病（tsutsuga-mushi disease）的病原体，临床主要特征表现为皮疹、发热、焦痂、溃疡、淋巴结肿大。

1. 生物学性状

（1）形态 恙虫病东方体的形态与染色呈多形性，抗原成分、细胞性状结构、染色体大小等与其他立克次体不同，以短杆状或球杆状多见，大小为（0.3~0.6）μm×（0.5~1.5）μm；在宿主细胞内，恙虫病东方体多在胞质近核处汇集生长繁殖。

（2）培养特性 小鼠易感染但对豚鼠不致病。可在原代或传代细胞以及鸡胚卵黄囊中生长。常用的原代细胞有地鼠睾丸细胞，肾细胞。

（3）结构 细胞壁的结构不同于其他立克次体属，无肽聚糖、无脂多糖、无微荚膜样黏液层。

（4）抵抗力 抵抗力较弱于其他立克次体属，离开宿主后2小时左右，活性大幅度下降，对消毒剂敏感。

2. 流行性与致病性 恙虫病主要流行于日本、中国、东南亚、西南太平洋岛屿，为自然疫源性疾病。1986年以前，国内该病主要流行于长江以南；1986年以后，陆续在长江以北地区发现新的恙虫病疫源地。恙虫病东方体主要多通过幼虫叮咬在鼠间传播，为无症状感染，动物可长期携带病原体成为传染源。此外，兔类、鸟类等也能感染恙虫病东方体而成为传染源（图1-15-4）。

人被恙虫叮咬后，皮肤会出现溃疡，周围红晕，上盖黑色痂皮（焦痂），为恙虫病特征性临床表现之一。另外，本病还可有皮疹、神经系统、心血管系统以及肝、脾、肺等脏器损害症状。病后对同型同株有较持久免疫。

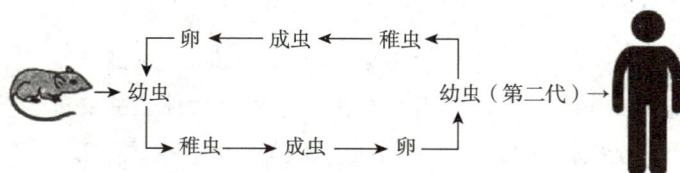

图1-15-4 恙虫病传播方式

3. 微生物学检查与防治原则　恙虫病的样本诊断方法与立克次体属类似，包括病原体检测及其特异性抗体检测。但恙虫病东方体的分离必须在生物安全三级实验室进行，常通过接种小鼠腹腔分离，也可采用鸡胚卵黄囊接种和细胞培养法。预防本病应采取综合措施，包含除草、灭恙螨、灭鼠、个体防护等。治疗方法与立克次体病类同，抗菌治疗首选四环素类抗生素，如多西环素；禁用磺胺类药物促使生长。目前无恙虫病有效疫苗。

（四）嗜吞噬细胞无形体

嗜吞噬细胞无形体（*A. phagocytophilum*）原属埃里希体属，现归类于无形体属，是无形体属中对人致病的主要病原体，可引起人粒细胞无形体病（human granulocytic anaplasmosis，HGA）。

1. 生物学性状　嗜吞噬细胞无形体菌体呈球形、卵圆形、梭形等多种形态，革兰染色阴性，菌体平均长度为 $0.2 \sim 1.0 \mu m$，为专性胞内寄生菌，主要寄生在中性粒细胞的胞质，以膜包裹的包涵体形式繁殖。

2. 流行性与致病性　嗜吞噬细胞无形体的储存宿主为鹿、牛、山羊等多种家畜以及啮齿动物等哺乳动物，蜱该菌的主要传播媒介。高危人群主要为接触蜱等传播媒介的人群，主要为森林、丘陵地区的居民、劳动者和旅游者等。HGA 潜伏期一般为 $5 \sim 11$ 天，大多数为急性，临床症状主要有头痛、肌痛、高热、全身不适等，部分患者有胃肠道、呼吸道、骨骼和中枢神经系统受累表现，严重并发症包括脓毒性休克伴多器官衰竭、成人呼吸窘迫综合征和机会性感染。

3. 微生物学检查与防治原则　嗜吞噬细胞无形体的确诊方法与埃里希体的相似，采用 PCR 检测全血中嗜吞噬细胞无形体特异性核酸，并对标本进行序列分析，同源性达 99% 以上可诊断。微生物学检查常用间接免疫荧光法检测嗜吞噬细胞无形体 IgM 或 IgG 抗体，必要时分离病原体。

HGA 患者易发生器官受损甚至死亡。临床上高度怀疑无形体病时，多采用多西环素或四环素，禁用磺胺类药物。降低感染风险主要避免蜱叮咬，疫情出现暴发时，应采取灭杀蜱、鼠和环境清理等措施；对患者血液、分泌物、排泄物等污染的物品和环境，必须进行消毒处理。目前无有效无形体特异性疫苗。

（五）其他立克次体

1. 查菲埃里希体　查菲埃里希体（*E. chaffeensis*）于 1986 年首次在美国从一个被蜱叮咬后严重发热的患者分离得到。病原体会引起人单核细胞埃里希体病（human monocyticehrlichiosis，HME），具有单核细胞趋向性。近年来发现 HME 也存在于亚洲地区，我国云南、新疆、内蒙古均检测到该病原体的存在。

HME 为自然疫源性疾病，多种哺乳类动物如鹿、犬、马、鼠类等为其储存宿主和传染源。蜱是主要传播媒介，经蜱叮咬传播。临床表现常为发热、不适、头痛、肌痛，部分患者腹泻、呼吸道感染或骨关节疼痛等症状。严重者可伴心、肝、肾等多脏器水肿及功能衰竭、急性呼吸窘迫综合征，皮肤、肺、消化道等出血，以及继发细菌、病毒及真菌感染。用间接荧光抗体检测到相应抗原可确诊，在单核细胞内观察到典型"桑椹状"包涵体。无有效性疫苗，一般预防和治疗原则与 HGA 相似。

（二）贝纳柯克斯体

贝纳柯克斯体（*C. burnetii*）俗称 Q 热柯克斯体，一旦感染会引起人和动物 Q 热。传染源为牛、羊等家畜类，Q 热柯克斯体在宿主细胞吞噬溶酶体中繁殖，贝纳柯克斯体可经卵传代，蜱不仅是传播媒介，也是储存宿主。动物感染后多无症状，人被蜱叮咬或接触含有病原体的动物乳汁、尿、粪而被感染。Q 热的临床症状主要有发热、头痛、腰痛等，部分重症患者可并发心内膜炎。

（三）汉赛巴尔通体

汉赛巴尔通体（*B. henselae*）感染人会引起猫抓病。传染源为猫犬科类，汉赛巴尔通体在宿主细胞表面生长繁殖。人不小心被猫或犬抓伤或接触污染有汉赛巴尔通体的猫、犬皮毛而被感染。主要临床症状为有发热、厌食、肌肉痛、脾大，皮肤局部出现丘疹或脓疱，周边淋巴结肿大等。常见并发症为眼结膜炎伴耳前淋巴结肿大，为判断猫抓病方法特征之一。如若被猫或犬抓伤后可用碘酊对伤口进行局部处理，无特殊性预防方法，汉赛巴尔通体对环丙沙星、红霉素、利福平等抗生素有敏感性。

第三节　衣原体

衣原体（chlamydiae）是一类严格真核细胞内寄生、具备独特发育周期、可通过细菌滤器的原核细胞型微生物，其种类繁多，广泛寄生于人类和各种动物体内，仅有少数衣原体能引发人类沙眼、呼吸道和泌尿生殖道感染等疾病。

衣原体的共同特征为：①圆形或椭圆形，有细胞壁，革兰阴性；②以二分裂方式繁殖，具有独特的发育周期；③具有 DNA 和 RNA 两种核酸；④有核糖体以及独立、复杂的酶类，但需依赖宿主细胞提供代谢活动的能量来源；⑤对多种抗生素敏感。因其跟细菌相似度高，在医学中归属于广义的细菌学范畴。

根据 16S rRNA 和 23S rRNA 同源性分析，设立了衣原体门，门分为一个纲（class）和一个目（order），目又分为 8 个科（family）、12 个属（genus），其中衣原体科分为衣原体和嗜衣原体两个属。衣原体属分为 3 种：沙眼衣原体（*Chlamydia trachomatis*）、鼠衣原体（*Chlamydia muridarum*）和猪衣原体（*Chlamydia suis*）。嗜衣原体属分为 6 种：肺炎衣原体（*Chlamydia pneumoniae*）、鹦鹉热衣原体（*Chlamydia psittaci*）、兽类衣原体（*Chlamydia pecorum*）、猫衣原体（*Chlamydia felis*）、豚鼠衣原体（*Chlamydia caviae*）和流产衣原体（*Chlamydia abortus*）。

最新发现的衣原体种有鸟衣原体、家禽衣原体和朱鹭衣原体。目前能对人致病的衣原体主要有 4 个种（表 1 – 15 – 3）。

表 1 – 15 – 3　四种对人致病衣原体的主要生物学特性

性状	肺炎衣原体	沙眼衣原体	兽类衣原体	鹦鹉热衣原体
自然宿主	人	人、小鼠	牛、羊	鸟类、低等哺乳动物
原体形态	梨形	圆形、椭圆形	圆形	圆形、椭圆形
基因组（bp）	1230230	1044459	1106197	1169374
G + C（mol%）	40	41 ~ 44.2	39.3	41.3
DNA 同源性（同种不同菌株间）	>90%	>90%	88% ~ 100%	14% ~ 95%
血清型	1	19	3	9
质粒	−（N16 株除外）	+	+	+
噬菌体	+	−	+	+
Pmp 基因	21	9	?	10

注：Pmp，polymorphic membrane proteins（多形态膜蛋白）。

一、生物学性状

1. 基因组　其为环状闭合的双链 DNA，质粒大小约为 7.5kb，可读框（ORF）8 个并编码 8 种蛋白。衣原体质粒不具备编码耐药基因、整合功能等能力，但具备能够维持相关功能、促进感染等作用，有助于适应不同的宿主。

2. 发育周期与形态染色　衣原体需借助于宿主细胞才能生长繁殖，且具有独特的发育周期（图1-15-5），同时其还具有两种不同的形态，分别如下。①原体（elementary body，EB）：小而致密的颗粒结构，直径0.2~0.4μm，呈球形、椭圆形或梨形，Giemsa染色呈紫色，Macchiavello染色呈红色。通过电镜可清晰观察到细胞壁，中央分布致密的类核结构，是发育成熟的衣原体。原体对宿主细胞表现出强感染性，在宿主细胞外时比较稳定，没有繁殖能力；进入宿主易感细胞后，原体被细胞膜包围形成空泡即包涵体，在空泡中发育、增大形

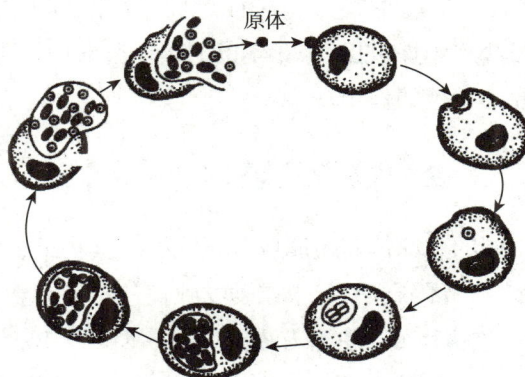

图1-15-5　衣原体发育周期

成网状体。②网状体（reticulate body，RB）：大而疏松的网状结构，直径0.5~1.0μm，呈圆形或椭圆形，Macchivello染色呈蓝色，电子密度比较低，没有细胞壁，以二分裂方式繁殖，在空泡内繁殖形成许多子代原体，代谢活跃。感染细胞中释放出成熟的子代原体会继续感染新的易感细胞，发育周期不断循环进行，每个周期循环需要24~72小时。网状体是衣原体发育周期中的繁殖型，没有感染性。原体与网状体的形状比较见表1-15-4。

表1-15-4　原体和网状体的性状比较

性状	原体	网状体
大小（直径 μm）	0.2~0.4	0.5~1.0
细胞壁	+	-
胞外稳定性	+	-
代谢活性	-	+ +
细胞毒性	+	-
繁殖能力	-	+
感染性	+	-
RNA：DNA	1：1	3：1

3. 培养特性　衣原体专性活细胞内寄生，常用6~8日龄鸡胚卵黄囊来繁殖衣原体，在卵黄囊可观察到包涵体、原体和网状体。部分衣原体能在小鼠体内繁殖，如鹦鹉热嗜衣原体可接种于小鼠腹腔进行培养，性病淋巴肉芽肿衣原体可接种至小鼠脑内。组织细胞培养时，在HeLa、BHK-21、McCoy或HL细胞株中生长比鸡胚培养更好、更敏感。大部分衣原体缺乏进入细胞的能力，需采用离心沉淀法促进其吸附细胞的能力，同时加入二乙氨基葡聚糖（DEAE-dextran）和细胞松弛素B（即细胞代谢抑制物），或先用X线照射细胞使其处于非分裂状态，有助于衣原体的生长繁殖。

4. 抗原结构　根据细胞壁所含的抗原成分不同，将衣原体抗原分为属、种、型特异性抗原。①属特异性抗原：该抗原成分为脂多糖，跟革兰阴性菌的脂蛋白-脂多糖复合物相类似，能用于补体结合试验检测。②种特异性抗原：该抗原成分主要为外膜蛋白（major outer membrane protein，MOMP），能用于补体结合试验与中和试验进行检测，可据此鉴别不同种的衣原体。③型特异性抗原：该抗原主要根据MOMP氨基酸可变区的顺序变化决定的，因此将每种衣原体分为不同血清型或生物型。常选用的检测

方法是单克隆抗体微量免疫荧光试验。

5. 抵抗力　衣原体耐冷，对热和常用消毒剂敏感，60℃只能存活5～10分钟，在0.1%甲醛溶液中24小时，1%盐酸2～3分钟或2%氢氧化钠或75%酒精溶液仅需1分钟即可杀死，而在-70℃中可保存数年或冷冻干燥可保存30年以上仍保留活性。常用抗生素（红霉素、多西环素和氯霉素）等都具有抑制衣原体繁殖的作用。

二、致病性与免疫性

不同的衣原体其抗原成分不一样，其嗜组织性、致病性以及宿主细胞均存在差异，部分引起人和动物都致病，部分仅引起人或动物致病。

1. 致病物质　主要有侵袭因子、ELS、MOMP等。①侵袭因子包含黏附因子和侵袭性酶类，衣原体通过RME方式进入宿主细胞内，分泌蛋白酶样活性因子会裂解宿主细胞骨架蛋白而增大包涵体、抑制细胞MHC分子表达使细胞识别、裂解细胞BH3蛋白抗细胞凋亡。②ELS是主要的致病物质，毒性与细菌内毒素相似，比较弱。③MOMP会阻断吞噬细胞溶酶体与衣原体吞噬泡的融合，其表位易变异会使原来的抗体失去作用，促使衣原体持续感染和再次感染。④热休克蛋白（heat shock protein，HSP）能引发迟发型超敏反应，即刺激巨噬细胞释放促炎细胞因子引起组织炎性损伤。⑤Ⅲ型分泌系统是一个由多组分蛋白复合体形成的跨膜通道的复杂的分子装置，它主要通过分泌Tarp、Inc等毒力蛋白直接注入宿主细胞内发挥致病作用。

2. 所致疾病　主要致病病原体为沙眼衣原体、肺炎嗜衣原体和鹦鹉热嗜衣原体，分别引起眼、泌尿生殖道、呼吸道等不同类型疾病感染。

3. 免疫性　衣原体为胞内寄生菌，感染可诱导机体特异性体液免疫与细胞免疫，以Th1应答为主要类型的特异性细胞免疫为主，抗体能阻止衣原体吸附宿主细胞，缺点是特异性免疫力弱且维持时间短，导致衣原体常出现隐性感染、持续性感染、反复感染。此外，衣原体诱发的迟发型超敏反应等会引起宿主免疫病理损伤。

三、致病性衣原体

（一）沙眼衣原体

由于侵袭力和所致疾病部位的差异，可将沙眼衣原体（C. trachomatis）分为三个生物变种：沙眼生物型（biovar trachoma）、生殖生物型（biovar genital）和性病淋巴肉芽肿生物型（biovar lymphogranuloma venereum，LGV）。我国学者汤飞凡1955年首次分离培养出沙眼衣原体，是世界上发现重要病原体的第一位中国人，也开创了沙眼衣原体的实验研究工作。

1. 生物学形状　原体呈圆形或椭圆形，直径0.2～0.4μm，中央有致密核质，有细胞壁结构而无肽聚糖，Giemsa染色呈紫红色。网状体直径0.5～1.0μm，形状不规则，Giemsa染色呈蓝色或暗紫色。原体能合成糖原并参与沙眼衣原体包涵体的基质中，因此被碘溶液染成棕褐色。根据种特异性抗原MOMP表位氨基酸序列的差异，沙眼衣原体分为19个血清型，分别为4类沙眼生物型（A、B、Ba、C）、11类生殖生物型（D、Da、E、F、G、H、I、Ia、J、Ja、K）、4类LGV生物型（L1、L2、L2a、L3）。4类LGV生物型与C类沙眼生物型和E类生殖生物型均存在抗原交叉。

2. 致病性与免疫性　对人致病的物质主要是ELS、MOMP、CPAF、HSP60等，根据生物亚种及血清型不同所致疾病的种类可存在差异性。

（1）沙眼（trachoma）　由 4 类沙眼生物型感染引起，是目前导致盲症的首位病因。传播途径有眼－手－眼、直接接触或间接接触（污染病原体的玩具、毛巾和洗脸盆等）。沙眼生物型浸润眼结膜上皮细胞后，在其中增殖并在胞质内形成包涵体（散在型、帽型、桑椹型或填塞型），造成局部组织炎症。早期发病缓慢，表现为流泪、分泌物呈黏性或脓性、结膜充血及滤泡增生等症状；晚期病情加重，表现为角膜血管翳、睑内翻、倒睫等，引起角膜损害，影响视力甚至失明。

（2）包涵体结膜炎（inclusion conjunctivitis）　由 B、Ba 类沙眼生物型以及 D、Da、E、F、G、H、I、Iα、J、Jα 和 K 类生殖生物型感染所致，病变和沙眼类似。根据患者年龄分为婴儿结膜炎和成人结膜炎，前者经产道感染，导致急性化脓性结膜炎即包涵体脓漏眼，不侵犯角膜，能自愈；后者经两性接触、眼－手－眼、直接接触或间接接触（游泳池水）感染，导致滤泡性结膜炎即游泳池结膜炎，无角膜血管翳，也没有结膜瘢痕，经数周或数月痊愈可无后遗症。

（3）泌尿生殖道感染　由生殖生物型感染所致，经性途径传播，主要引起非淋菌性尿道炎。患者感染后表现为无症状和有症状两类，约有 2/3 女性和 1/2 男性感染后没有明显症状，有症状的患者因性别及感染部位不同而存在差异，男女表现的共同症状为泌尿生殖道分泌物异常、排尿痛、尿灼热感、下腹痛或性交痛；男性表现为病情进行性加重的尿道炎或合并附睾炎和前列腺炎，女性表现为尿道炎、宫颈炎、输卵管炎、盆腔炎和腹膜炎等，严重引起不孕。

（4）婴幼儿肺炎　由 D—K 类生殖生物型感染所致。

（5）性病淋巴肉芽肿　由 L1、L2、L2a 和 L3 类 LGV 生物型感染所致，经性途径传播。常侵犯淋巴组织，男性与女性感染的淋巴组织位置不同，男性侵犯腹股沟淋巴组织导致化脓性淋巴结炎和慢性淋巴肉芽肿，常引起瘘管；女性侵犯会阴、肛门、直肠及其淋巴组织，导致肠－皮肤瘘管、会阴－肛门－直肠狭窄和梗阻，严重的患者还可表现为全身急性炎症症状同时伴随会阴组织大面积损伤的慢性生殖器溃疡。

（6）免疫性　同概述。

3. 微生物学检查　通常根据其特殊的临床症状和体征直接对急性沙眼或包涵体结膜炎做出诊断。实验室检查可取眼结膜刮片或眼穹隆部及眼结膜分泌物涂片观察。感染泌尿生殖道的患者，临床症状表现常不典型，因此实验室检查比较重要，可选取泌尿生殖道拭子、宫颈刮片、精液、尿液或其他病灶部位活检标本，LGV 患者选取淋巴结脓液、生殖器或直肠病灶组织溃疡标本。若采取病原体分离培养，将标本放置于含抗生素的二磷酸蔗糖（2SP）培养基中且低温保存，最好在 2 小时内完成接种，而获得较高的阳性检出率。

（1）直接涂片镜检　对患者取结膜涂片，用吉姆萨染液、碘染液或荧光标记抗体染色，显微镜下观察黏膜上皮细胞内有无包涵体，对包涵体结膜炎及性病淋巴肉芽肿患者同样操作，但阳性检测结果只用于辅助诊断。

（2）分离培养　在感染部位刮取渗出液，接种于鸡胚卵黄囊或传代细胞，35℃培养 48～72h 后，可采用 ELISA 检测培养物中的衣原体。

（3）衣原体抗原或核酸检测临床实验室诊断　常用方法如下。①免疫学检测：用单克隆抗体的 ELISA 检测 LPS 或 MOMP 抗原；②分子生物学检测：采用特异性引物通过 PCR 检测沙眼衣原体特异性靶基因片段。采用抗原或核酸检测沙眼衣原体的优点为快速、敏感、特异性高等，目前常用于实验室诊断。

4. 防治原则　沙眼衣原体的预防重在讲究个人卫生，在外避免直接或间接的接触传染。应广泛开展性传播疾病防治知识的宣传，积极治愈患者和带菌者。展开对高危人群的普查和监控，避免感染进一步扩散。目前可选用的治疗药物有多西环素、罗红霉素、阿奇霉素、加替沙星等，新生儿出生时可用

1％硝酸银或2.5％聚维酮碘溶液滴眼、0.5％红霉素眼膏涂眼，能预防新生儿结膜炎。MOMP抗原易变性，研发的疫苗难以跟上所有型别的沙眼衣原体，因此目前尚无有效的沙眼衣原体疫苗。

（二）肺炎衣原体

肺炎嗜衣原体（*Chlamydia pneumoniae*）在衣原体属中是一个全新的种，只有一个血清型即TWAR衣原体。最早分离的两株病原体，其中一株分离自1965年一名小学生眼结膜（Taiwan－183，TW－183），另一株分离自1983年美国西雅图急性呼吸道感染患者的咽部（acute respiratory－39，AR－39），这两株的抗原性相同，故为同一菌株，后将两株统称为TWAR衣原体，其分为三型，即人生物型、考拉生物型、马生物型，人呼吸道疾病主要是人生物型引起。

1. 生物学性状

（1）原体呈梨形，直径约0.4μm，在电镜下可见清晰的周浆间隙，原体中无质粒DNA。网状体的结构特征和生活周期与沙眼衣原体和鹦鹉热嗜衣原体相仿。感染细胞中可形成无糖原的包涵体，碘染色阴性，吉姆萨染色法染成紫红色。

（2）肺炎衣原体较难培养，目前常用Hep－2和HL细胞培养，但在第一代细胞内很少能形成包涵体。

（3）肺炎衣原体DNA与其他衣原体的同源性小于10％，而不同来源的肺炎衣原体株具有94％以上的DNA同源性，其限制性内切酶图谱相同。

（4）有脂多糖（LPS）和蛋白两类抗原。LPS为衣原体属特异性抗原，含有特异性抗原决定簇，也含有与其他微生物LPS发生交叉反应的抗原表位。蛋白抗原主要是MOMP，为衣原体外膜复合物的主要组分，暴露于衣原体表面并具有较强的免疫原性，在肺炎衣原体诊断和疫苗研制中有潜在的应用价值。

2. 致病性与免疫性
肺炎衣原体的热休克蛋白60（Cp－HSP60）主要存在于始体中，CP－HSP60分子能够模拟宿主细胞的热休克蛋白并激活宿主细胞内的信号传导途径，可引起上皮细胞、巨噬细胞、树突状细胞正常功能的损伤和紊乱。肺炎衣原体是呼吸道感染性疾病的重要病原体，人生物型寄生于人类，在人与人之间缓慢传播，其特点为散发和流行交替出现。机体抗肺炎衣原体感染以细胞免疫为主、体液免疫为辅，但免疫力不持久，可重复感染。

3. 微生物学检查

（1）病原学检查　常取咽拭子或支气管肺泡灌洗液标本。直接涂片后先观察包涵体，再用荧光或酶标记的种特异性单克隆抗体检测标本中肺炎衣原体抗原。此方法特异性高，敏感性不高。必要时可采用组织培养或动物接种分离病原体，Giemsa或Macchiavello染色镜检查原体或网状体。

（2）血清学方法　微量免疫荧光试验（MIF）被称为"金标准"，是目前检测肺炎衣原体感染最常用且较敏感的血清学方法。该试验可分别测定血清中特异性IgM和IgG抗体，可区别近期感染和既往感染，对原发感染和继发感染的鉴别有一定帮助。凡双份血清抗体滴度增高4倍或以上，或单份血清IgM抗体滴度≥1∶16、IgG抗体滴度≥1∶512，可确定为急性感染，IgG≥1∶16表示为既往感染。

（3）PCR方法　采用限制性内切酶Pwl对TWAR DNA进行酶切后，可获得474bp的特异核酸片段。此外，可根据16S rRNA或MOMP基因的保守序列，用PCR技术也可以进行TWAR衣原体特异性核酸片段的检测。

（三）鹦鹉热衣原体

鹦鹉热最早是由鹦鹉体内发现，后来由鸟类和禽类体内分离出衣原体，该衣原体主要在鸟类及家禽中传播，广泛分布于世界各地，人主要通过吸入或密切接触，引起呼吸道感染。

1. 生物学性状　原体呈球形或卵圆形，直径为 0.2～0.5μm，网状体直径为 0.6～1.5μm。原体在细胞空泡中增殖，其包涵体不含糖原，碘染色呈阴性。依据血清学分类方法，鹦鹉热嗜衣原体分为 9 种血清型，分别为 A～F、E/B、WC 和 M56 型。其中 A 型是感染人类的常见血清型。A～F 和 E/B 血清型的自然宿主为鸟类，A 型和 D 型能快速引起鸟类感染。

2. 致病性与免疫性　人类主要经呼吸道感染，感染途径为吸入鸟粪便、分泌物或羽毛的气雾或尘埃，也可经破损皮肤、黏膜或眼结膜感染。鹦鹉热的潜伏期为 3～45 天，临床表现多为非典型性肺炎，以发热、头痛、干咳、间质性肺炎为主要症状。外周血白细胞计数正常或略有增多。有 50%～95% 患者胸片显示为片状、云絮状或粟粒结节状高密度影，由肺门部向外呈扇形扩大，也可表现为大叶性肺炎。在老年感染者或未经治疗的感染者中病死率较高。临床表现和病理损害类似于某些病毒或支原体引起的肺炎。机体抗鹦鹉热衣原体感染以细胞免疫为主，但免疫力不完全。患者血清中补体结合抗体效价升高，且在体内可维持较长时间，但患者康复后仍然可以较长时间持续携带衣原体，痰液中仍可以检测出衣原体。

3. 微生物学检查

（1）取患者血、痰标本或咽拭子直接涂片染色观察包涵体。如必要可先采用组织培养或动物接种进行病原体分离，通过 Giemsa 或 Macchiavello 染色观察原体或网状体。鹦鹉热衣原体在 6～8 日龄鸡胚卵黄囊中生长良好。在 HeLa 细胞、McCoy 细胞、猴肾细胞（BSC–1）及 HL 细胞中均可生长。小鼠为易感动物。

（2）血清学诊断　可采用重组鹦鹉热衣原体抗原及 IFA 或 ELISA 检测特异 IgM 抗体（滴度 1∶16）进行早期特异性诊断。若患者恢复期血清抗体效价比发病初期的抗体效价增高 4 倍或 4 倍以上，或微量免疫荧光法 IgM 高于 1∶16，均有诊断意义。

（3）PCR 检测　根据 16S rRNA 或 MOMP 基因设计特异引物检测感染组织、血清或培养标本中的鹦鹉热嗜衣原体 DNA。

4. 防治原则　严格控制传染源，注意减少鸟类、禽类的鹦鹉热嗜衣原体感染，加强对病鸟、病禽的检查与管理以及控制人体与病鸟、病禽的密切接触等。从事禽类加工和运输的人员应加强防护，对进口的鸟类和禽类应加强检疫。

鹦鹉热嗜衣原体肺炎治疗首选四环素，也可选用大环内酯类和喹诺酮类抗生素治疗，磺胺类药物无效。要注意在治疗过程中可能会推迟抗体产生，部分患者还可能转变成为鹦鹉热嗜衣原体的携带者。目前尚无鹦鹉热嗜衣原体疫苗。

第四节　螺旋体

螺旋体（spirochaete）在生物学中是介于原虫与细菌之间的一种柔软、弯曲、细长、运动活泼的原核细胞型微生物，结构及生物学性状与细菌相似，有细菌类似的细胞壁，内含脂多糖与胞壁酸；有原始核质，繁殖方式为二分裂形式，不耐抗生素且敏感。在分类学上，把螺旋体归属于广义的细菌学范畴中。

螺旋体广泛存在于自然界和动物体内，种类繁多，只有少部分螺旋体会引起人类疾病，致病性的螺旋体代表有问号状钩端螺旋体；而非致病性的螺旋体代表有双曲钩端螺旋体。目前，我们根据螺旋的规则程度、螺旋间距、数目、大小来区分科属，其中对人致病的螺旋体有以下 3 个属：钩端螺旋体属、密螺旋体属和疏螺旋体属（表 1–15–5）。

表 1 – 15 – 5   对人致病的螺旋体属

螺旋体	所致疾病	传播方式或媒介
密螺旋体属（Treponema）		
梅毒螺旋体（T. pallidum）	**梅毒**	性传播
雅司螺旋体（T. pertenue）	雅司病	皮肤损伤
品他病螺旋体（T. carateum）	品他病	皮肤损伤
疏螺旋体属（Borrelia）		
伯氏疏螺旋体（B. burgdorferi）	莱姆病	硬蜱
回归热疏螺旋体（B. recurrentis）	地方回归热	软蜱
奋森疏螺旋体（B. vincenti）	流行性回归热	体虱
钩端螺旋体属（Leptospira）		
问号状钩端螺旋体	钩端螺旋体病	接触疫水

钩端螺旋体属：螺旋形态规则、细密，一边或两边成钩状弯曲，故名钩端螺旋体，典型有问号钩端螺旋体。

密螺旋体属：螺旋形态较为规则、细密，两头尖细，典型有苍白密螺旋体苍白亚种、苍白密螺旋体极细亚种和品他螺旋体。

疏螺旋体属：螺旋形态有 3 ~ 10 个呈波纹状，不规则且稀疏的螺旋，典型有伯氏疏螺旋体、回归热疏螺旋体和奋森疏螺旋体。

一、钩端螺旋体属

钩端螺旋体属可分为非致病性钩端螺旋体和致病性钩端螺旋体，致病性钩端螺旋体感染会造成钩端螺旋体病，是全球流行的人兽共患传染病。我国大部分地区均有钩端螺旋体病的流行，除新疆、青海、宁夏和甘肃尚未流行外，该病也是我国重点预防和控制的十三种传染病之一。

（一）生物学性状

1. 形态结构与染色   菌体纤细呈圆柱形，一般长 6 ~ 12μm，宽 0.1 ~ 0.2μm，菌体一边或两边弯曲，呈 C 形、S 形或问号状。钩端螺旋体基本结构从外至内包括外膜、细胞壁、内鞭毛及细胞膜包绕的柱形原生质体。钩端螺旋体具有致密规则的螺旋且具备了特征性的沿菌体长轴旋转运动的能力。革兰染色试验为阴性，但不易着色。菌体折光性比较强，普遍使用暗视野显微镜观察，镀银染色效果较好，菌体被染成金黄色或棕褐色（图 1 – 15 – 6）。

2. 培养特性   对氧气有需求或微需求。对营养成分要求较高，常用含 10% 兔血清为培养基的 Korthof 或无血清的 EMJH 培养基，最适宜的培养温度为 20 ~ 30℃，pH 为 7.2 ~ 7.4 最佳。在液态培养基中分裂一次需约 8 小时，生长较缓慢，28℃培养一周后，培养基为半透明、云雾状，但菌数仅为普通细菌的 1/100 ~ 1/10。在固体培养基中，28℃培养 2 周后可形成半透明、不规则、直径 1 ~ 2 毫米的菌落，形态为扁平型。

3. 基因组   问号钩端螺旋体赖株有双链染色体 DNA，有大、小两个环状染色体，分别为 4340kb 和 360kb，编码类似真核细胞微生物，原虫蛋白基因较多，LPS 组成与配置系统完善，无典型外毒素基因，有 9 个溶血素基因，无己糖磷酸激酶基因，不能利用糖作为碳源。

4. 分类与抗原构造   目前发现的问号状钩端螺旋体已有 25 个血清群 273 个血清型。我国也是问号钩端螺旋体菌株多发地，有 19 个血清群 75 个血清型。双曲钩端螺旋体有 60 个以上血清型。钩端螺旋

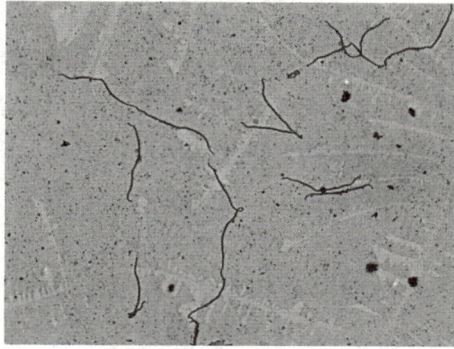

图 1 - 15 - 6　钩端螺旋体

体主要有属特异性蛋白抗原（genus - specific protein antigen），群特异性抗原（serogroup - specific anti-gen）及型特异性抗原（serovar - specific antigen）。属特异性蛋白抗原为钩端螺旋体外膜上的糖蛋白或脂蛋白，群特异性抗原为钩端螺旋体的内部类脂多糖复合物，型特异性抗原为钩端螺旋体的表面抗原，是蛋白质复合物与多糖。对钩端螺旋体进行血清学分类一般应用显微镜凝集试验和凝集吸收试验。

5. 抵抗力　抵抗力较弱，对热、紫外线和日光均敏感。加热 60℃ 1 分钟即死亡，照射紫外线 5 ~ 10 分钟死亡，常用的化学消毒剂如 1% 漂白粉、0.2% 甲皂酚、1% 苯酚等，10 ~ 30 分钟即被杀灭。但对干燥及乙醇的抵抗力强。对青霉素、多西环素等抗菌药物敏感。在中性水或湿土中可存活数月至 1 年，该特性在钩端螺旋体病的传播上有重要意义。

（二）流行环节

目前全球发现 80 余种致病性钩端螺旋体动物宿主，我国发现 50 余种，其中以猪、牛、黑线姬鼠最为多。动物感染钩端螺旋体后，大多为轻症感染和隐性，少数家畜感染后可引起流产，但致病性钩端螺旋体可在动物体内长期生存，从尿液排出，直接或间接污染土壤或污染水源，人接触疫源后被感染发病。

由于动物宿主分布和地理环境差异，不同国家或地区流行优势的致病钩端螺旋体基因种及血清群有显著差异。如我国大陆患者中仅分离出问号状钩端螺旋体基因种，主要血清群为黄疸出血群，其次为波摩那群、流感伤寒群、秋季群、澳洲群、七日热群等。根据流行特征和传染源差异，分为稻田型、雨水型和洪水型，稻田型主要传染源为野生鼠类，雨水型主要是家畜，洪水型两者兼之。

（三）致病性与免疫性

1. 致病性　钩端螺旋体可以通过健康或破损的皮肤及黏膜侵入，具有较强的侵袭力，也会污染水和食品，经口感染，经淋巴系统进入血流，患者出现中毒性败血症，持续寒战、头痛、高热、肌痛、眼结膜充血、浅表淋巴结肿大等。继而血流中致病性钩端螺旋体侵入脏器及中枢神经系统，引起相关脏器和组织损伤。不同感染者免疫力差异和钩端螺旋体毒性不同，临床症状差异较大。轻者如流感，重症者有器官及中枢神经系统损害，出现休克、脏器出血、黄疸、DIC、低血压等，其中弥漫性肺出血型死亡率高达 50% 以上。部分患者退热后，恢复期中可发生眼血管膜炎、视网膜炎、脑膜炎、脑动脉炎等并发症，其发病机制与变态反应有关。

2. 免疫性　主要依赖特异性体液免疫。在发病后的 1 ~ 2 周，身体可产生特异性抗体。特异性抗体有凝集和溶解钩端螺旋体作用及增强单核 - 巨噬细胞增强吞噬和杀菌作用。部分钩端螺旋体病患者恢复期中 1 ~ 2 周尿液仍排菌。恢复后，对同型致病性钩端螺旋体有较高、较持久的免疫力。

（四）微生物学检查

标本采集发病 7～10 天取外周血，2 周后取尿液。有脑膜刺激症状者取脑脊液，其检出率较高。血清学检查时，可采集单份血清或间隔 2～4 周的双份血清。

1. 暗视野显微镜检查法和镀银染色后用普通光学显微镜检查法　是该病原学常用检查。

（1）直接镜检　将病原标本差速离心集菌后使用暗视野显微镜或镀银染色后用光学显微镜直接检查，查看有无钩端螺旋体，也可用直接免疫荧光法检查。

（2）分子生物学检测　常用 PCR 检测标本中致病性钩端螺旋体 16s rDNA 基因，该法优点在于简便、快速、敏感，缺点为不能获得菌株。

（3）分离培养与鉴定　将标本接种至培养基中 28℃ 培养 2 周，用暗视野显微镜检查有无钩端螺旋体生长。培养阳性者，用显微镜凝集试验和凝集吸收试验，继而进行血清群及血清型的鉴定。因钩端螺旋体生长缓慢，所以该法不用于诊断。

（4）动物实验　适用于有杂菌污染的标本。将标本接种于幼龄豚鼠，1 周后取心血镜检并作分离培养及鉴定。在这个过程中，动物发病死亡，解剖后可见皮下、肺部等处有出血点或出血斑，肺、肝、肾组织染色后镜检可见大量钩端螺旋体。

2. 血清学诊断　以 MAT 最为经典和常用。

（1）MAT　用我国 15 群 15 型致病性钩端螺旋体参考标准株结合当地常见的血清群及血清型作为抗原，与疑似钩端螺旋体病患者稀释血清混合后 37℃ 孵育 1～2 小时，在暗视野显微镜下检查有无凝集现象。以 50% 钩端螺旋体被凝集的最高血清稀释度作为效价判断终点。单份血清标本的凝集效价 1∶300 以上或双份血清标本凝集效价增长 4 倍以上有诊断意义。本试验特异性和敏感性均较高，但早期诊断价值不高。

（2）TR／Patoc I 属特异性抗原凝集试验　不致病的双曲钩端螺旋体 Patoe I 株经 80℃ 加热 10min 后可作为属特异性抗原，能与所有感染不同血清群、型致病性钩端螺旋体的患者血清中抗体发生凝集反应，常用的方法为玻片凝集试验。由于所检测的抗体主要是 IgM，故本法可用于早期诊断。

（3）间接凝集试验　将钩端螺旋体可溶性抗原吸附于活性炭微粒上，检测血清标本中有无相应的凝集抗体。单份血清标本乳胶凝集效价 >1∶2，炭粒凝集效价 >1∶8 判为阳性，双份血清标本凝集效价呈 4 倍及以上增长则更有诊断价值。

（五）防治原则

钩端螺旋体病预防措施主要是防鼠、灭鼠，加强家畜管理。高发疫区，人群需要接种多价全细胞死疫苗。钩端螺旋体病高发季在夏季和早秋，疫区人员应尽量避免及减少和疫水接触，接触疫水人群应紧急服用多西环素预防。如若确认感染，首选青霉素，如青霉素过敏者可备选庆大霉素或多西环素。部分患者注射青霉素后出现不良症状，如高热、寒战及低血压，更有甚者出现抽搐、休克、呼吸和心搏暂停，称为赫氏反应。赫氏反应可能与钩端螺旋体被青霉素杀灭后所释放的大量毒性物质有关。

二、密螺旋体属

密螺旋体属螺旋体可分为致病性螺旋体和非致病性螺旋体。致病性密螺旋体典型代表有苍白密螺旋体和品他密螺旋体。苍白密螺旋体分为三个亚种，即苍白亚种（*subsp. pallidum*）、地方亚种（*subsp. endemicum*）和极细亚种（*subsp. pertenue*），分别引起梅毒、非性病梅毒（又称地方性梅毒）、雅司病。品他密螺旋体引起品他病。

（一）苍白密螺旋体苍白亚种

苍白密螺旋体苍白亚种即梅毒螺旋体，是梅毒的病原体。梅毒（syphilis）是对人类危害极重的性传播疾病（sexually transmitted disease，STD）之一。

1. 生物学性状　（1）形态与染色　菌体有 8~14 个较为致密而规则的螺旋，运动活泼，两头尖直，长 6~15μm，宽 0.1~0.2μm，梅毒螺旋体基本结构由外膜、细胞壁、3~4 根内鞭毛、细胞膜包绕的原生质体组成。内鞭毛能使梅毒螺旋体以移行、屈伸、滚动等方式运动。革兰染色阴性，但不易着色，用镀银染色法染成棕褐色（图 1-15-7）。

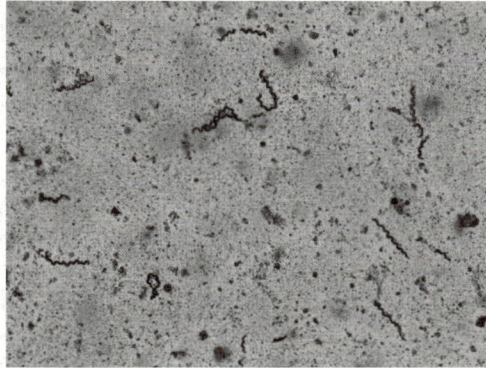

图 1-15-7　梅毒螺旋体

（2）培养特性　只能在有生命的人工培养基上繁殖与生长。Nichols 株对人或家兔有致病性，接种家兔眼前房或睾丸会缓慢繁殖并保持毒力。Reiter 株无致病力，在有氧下不生长，但在厌氧条件下能在兔睾丸组织中繁殖。梅毒血清学检查的抗原为 Nichols 株和 Reiter 株。

（3）抗原结构　外膜蛋白或膜脂蛋白与鞭毛蛋白两类为抗原成分。

（4）基因组　染色体基因组为环状 DNA，长度约为 1.138Mb，具有生物学功能，梅毒螺旋体不含质粒。

（5）抵抗力　对温度和干燥均敏感，抵抗力极弱。离体后干燥 1~2 小时死亡，5 分钟加热 50℃ 即死亡，血液中的梅毒螺旋体放置 3 天可死亡，故血库在 4℃ 冰箱储存 3 天以上的血液一般无传染病原体的风险。常用的化学消毒剂苯酚，数分钟即被杀灭。但对干燥及乙醇的抵抗力强。对青霉素、多西环素等抗菌药物敏感。

2. 致病性与免疫性　（1）致病物质　梅毒螺旋体无内毒素和外毒素，但有很强侵袭力。

1）荚膜样物质　黏多糖和唾液酸在菌体表面，可阻止抗体与菌体结合、抑制补体激活以及补体 溶菌、干扰单核 - 巨噬细胞吞噬作用。

2）黏附因子　梅毒螺旋体的受体为细胞外基质（ECM）当中的纤维连接蛋白和层黏连蛋白，外膜蛋白是黏附因子。

3）透明质酸酶　能分解组织、细胞基质、血管基膜中的透明色质酸，能增强梅毒螺旋体的侵袭和播散。

（2）所致疾病　梅毒螺旋体只感染人类，梅毒患者是唯一的宿主。梅毒一般分为先天性和后天性，前者从母体通过胎盘传染给胎儿，后者都通过性接触传染，称之为性病梅毒。输入梅毒螺旋体污染的血液也会感染梅毒。

临床医学上性梅毒分为三期，表现分别为发作、潜伏和再发作交替。

1）一期梅毒 梅毒螺旋体经皮肤或黏膜感染后 5 周左右，生殖器局部出现无痛性硬下疳（hard chancre），多见于外生殖器，也可见于肛门和直肠，溃疡渗出液中有大量梅毒螺旋体，传染性极强。此期持续 1~2 个月，硬下疳可随时间自愈，经 2~3 个月无症状潜伏期后进入第二期。

2）二期梅毒 躯干、四肢全身皮肤及黏膜出现梅毒疹（syphilid）。在梅毒疹和淋巴结中有大量梅毒螺旋体，全身淋巴结肿大，可累及眼、关节、骨及中枢神经系统。部分患者梅毒疹可反复出现数次。上述体征持续 1~3 个月后可自行消退。从出现硬下疳至梅毒疹消失后 1 年的一、二期梅毒，又称早期梅毒，其传染性强，但组织破坏性较小。如若不及时治疗，多数患者发展成三期梅毒。

3）三期梅毒 又称晚期梅毒，始发于感染初次的 2 年后，潜伏期可长达 10~15 年，导致全身组织和器官慢性损伤、慢性肉芽肿和组织缺血性坏死，以神经梅毒和心血管梅毒最为常见，皮肤、肝、脾和骨骼可被累及，导致出现梅毒瘤、脊髓痨或全身麻痹等。晚期病灶内梅毒螺旋体量少、传染性小，但破坏性大、病程长，病情呈进展和消退交替出现，可危及生命。

先天性梅毒是梅毒孕妇体内梅毒螺旋体传播至胎儿引起的全身感染，可导致流产、早产或死胎；新生儿可有皮肤病变、马鞍鼻、锯齿形牙、间质性角膜炎、骨软骨炎、先天性耳聋等特殊体征，俗称梅毒儿。

（3）免疫性 梅毒的免疫力特点是具有时效性，当体内依然有梅毒螺旋体存在时，不会再感染，当梅毒螺旋体被杀灭时，免疫力随之消失。当机体受梅毒螺旋体侵入，被中性粒细胞和巨噬细胞吞噬，一般不会被杀死，只有补体协同特异性抗体时，吞噬细胞可杀灭螺旋体。感染机体可产生特异性细胞免疫和体液免疫，其中以迟发型超敏反应为主的细胞免疫抗梅毒螺旋体感染作用大。

梅毒患者体内发现多种自身抗体，如类风湿因子、抗淋巴细胞抗体等，提示可能存在自身免疫。特异性制动抗体：在厌氧的条件下和有补体存在时，能抑制活动的梅毒螺旋体运动，并能将其杀死或溶解。非特异性抗体能与生物组织中的类脂抗原发生非特异性结合反应，对机体无保护作用，仅供血清学诊断用。未经治疗的梅毒患者，其血清中的反应素可长期存在。

3. 微生物学检查 （1）病原学检查 硬下疳及梅毒疹渗出液是最常用的标本，也可用局部淋巴结抽出液，可使用暗视野显微镜观察活动的梅毒螺旋体，也可用直接免疫荧光法检查。

（2）血清学试验 有非特异性试验和特异性试验两种。

1）非特异性试验 称非螺旋体抗原试验，一般用牛心肌脂质作为抗原来测定患者血清中的反应素。目前国际上通用快速血浆反应素试验和 VDRL 试验，可定性与半定量，由于敏感性高而特异性差，适用于梅毒患者的初筛。由于上述实验所用抗原为非特异的 MAT，用我国 15 群 15 型致病性钩端螺旋体参考标准株结合当地常见的血清群及血清型作为抗原，与疑似钩端螺旋体病患者稀释血清混合后 37℃ 孵育 1~2 小时，如红斑狼疮、类风湿关节炎、疟疾、麻风等，也可测出假阳性，结果分析和判断时须结合临床资料进行判断和分析。

2）螺旋体抗原试验 采用 Nichols 株测定患者血清中特异性抗体，以梅毒螺旋体作为抗原，特异性较强，可辅助诊断梅毒，可用间接荧光抗体检测法、间接血凝试验和梅毒螺旋体制动试验等。

4. 防治原则 梅毒是性传播性疾病，社会要加强性卫生教育、个人要注重性卫生，预防梅毒发病率的有效措施。梅毒确诊后，调整好积极的心态，尽早予以彻底治疗，目前多采用青霉素类药物治疗 3 个月至 1 年，以血清抗体转阴为治愈指标，目前尚无特异性梅毒疫苗。

（二）其他病原性密螺旋体

1. 苍白螺旋体极细亚种 雅司病（yaws）的病原体是苍白螺旋体极细亚种，与患者破损的皮肤接触会直接感染。原发病损害主要是皮损处常形成瘢痕，杨梅状丘疹骨破坏病变常见，内脏和神经系统的并发症少见。普遍使用青霉素类抗生素治疗，无疫苗产品。

2. 苍白密螺旋体地方亚种 苍白密螺旋体地方亚种是非性病梅毒，又称地方性梅毒病原体。多见于非洲，主要通过污染的食具经黏膜传播。皮肤损害具有高度传染性为主要临床表现，疾病晚期内脏并发症少见。普遍使用青霉素类抗生素治疗，无疫苗产品。

3. 品他密螺旋体 品他病（pinta）的病原体是品他密螺旋体，与患者破损的皮肤接触会直接感染。感染者皮肤出现小丘疹，遍及四肢、面、颈、胸、腹，继而扩大、融合、表面脱屑，数月后色素加深呈扁平丘疹。普遍使用青霉素类抗生素治疗，无疫苗产品。

三、疏螺旋体属

疏螺旋体属有不规则的螺旋，数量为 3 ~ 10 个。伯氏疏螺旋体和多种回归热螺旋体对人具有致病性，分别引起莱姆病和回归热。

（一）伯氏疏螺旋体

1977 年莱姆病首次在美国康涅狄格州的莱姆镇被发现，莱姆病（Lyme disease）的病原体伯氏疏螺旋体，属于疏螺旋体属。1982 年美国学者 Burgdorfer 在硬蜱体内分离到。莱姆病的传播媒介是蜱，动物和人均会被感染。在我国，莱姆病的高发疫区在北方林区，已有 20 余个省、市、区有病例发生。

1. 生物学性状

（1）形态与染色 螺旋两端稍尖而稀疏，大小为 10 ~ 40μm，0.1 ~ 0.3μm。在暗视野显微镜下，有扭曲、翻转及抖动多种现象，运动活跃。革兰染色为阴性且不易着色。Giemsa 染色法染色呈淡紫色，也可用 Wright 染色法染色，效果好。

（2）培养特性 一般常用 BSK 培养基，对于营养要求较高，该培养基包含丰富的营养物质，有长链、不饱和脂肪酸、氨基酸、牛血清白蛋白及热灭活兔血清等。促进生长需要 5% ~ 10% 氧气，32 ~ 34℃为最佳生长温度，pH 为 7.5。分裂繁殖一代需 12 ~ 18 小时，生长缓慢，一般培养 2 ~ 3 周继而长出细小且边缘整齐的小菌落。

（3）抗原构造 伯氏疏螺旋体 B31 株染色体基因组为环状 DNA，有多种蛋白抗原和外膜蛋白，具有特异性，机体受到刺激能产生抗体保护性。鞭毛蛋白是优势抗原，可诱导体液免疫和细胞免疫。

（4）抵抗力 抵抗力较弱，加温到 60℃，菌体 1 ~ 3 分钟即死亡，对 0.2% 甲酚皂和 1% 碳酸溶液处理 5 ~ 10 分钟即被杀灭。对青霉素、红霉素、头孢霉素等敏感。

2. 致病性与免疫性 （1）致病性 迄今为止，对其致病物质了解甚少，无内毒素和外毒素。

1）侵袭力 伯氏疏螺旋体可依附、侵入纤维细胞及人脐静脉内皮细胞，并在细胞质中生存。此依附可被多价抗血清和外膜蛋白的单克隆抗体所抑制，表明伯氏疏螺旋体表面存在依附的侵袭因子。其黏附的受体是靶细胞胞外基质（ECM）中的纤维连接蛋白和核心多糖。

2）内毒素样物质 伯氏疏螺旋体细胞壁中含有的脂多糖和细菌中的内毒素类似，具有活性。

3）抗吞噬作用 伯氏疏螺旋体的分离株在临床学上对小鼠毒力较强，人工培养基中传代多次后毒力明显下降，易被吞噬细胞所吞噬。

（2）免疫性 伯氏疏螺旋体感染后会缓慢产生特异性抗体。特异性抗体主要依赖于特异性体液免疫，抗体通过免疫调理、增强吞噬细胞吞噬和杀灭伯氏疏螺旋体的能力。

3. 微生物学检查 由于伯氏疏螺旋体数量较少且难以培养和分离，多数直接采集莱姆病患者血清标本进行血清学检查，也可通过血液、脑脊液、关节液、尿液进行分子生物学检测。

（1）病原学检查　主要采用 PCR 检测标本中伯氏疏螺旋体 DNA 片段。

（2）血清学检查　实验室采用特异性 IgM 抗体检测，7 周左右达峰值，经过 4~6 个月后明显下降。ECM 出现后 4~6 个月才能检出特异性 IgG 抗体，但维持时间较长。鞭毛蛋白抗体主要是 IgM，Osp 抗体主要是 IgG。若脑脊液中检出特异性抗体，表示中枢神经系统已被累及。ELISA 检测结果阳性时，还需用免疫印迹技术分析其特异性，以排除假阳性反应。由于伯氏疏螺旋体与苍白密螺旋体等有共同抗原，免疫印迹检测结果仍需结合临床资料进行判定。

4. 防治原则　疫区人员要注意个人保护，避免被蜱叮咬。病原体对多西环素、羟氨苄青霉素或红霉素敏感，早期可用作治疗，如若存在多种深部组织损害，晚期一般用青霉素联合头孢曲松等静脉滴注。目前尚无有效疫苗。

（二）回归热螺旋体

我国流行的回归热主要是虱传型。回归热（relapsing fever）为急性传染病，临床症状是反复周期性急起急退的高热。根据病原体及其传播媒介的不同可分为两类：一种为虱传回归热，又称流行性回归热；另一种为蜱传回归热，又称地方性回归热。病原体为回归热疏螺旋体，前者以虱为传播媒介；后者蜱为传播媒介，蜱传回归热的临床表现与虱传回归热相似，但症状较轻，病程较短。

1. 生物学性状

（1）形态与染色　菌体有 3~10 个不规则的螺旋，有 3~10 个，运动活跃，大小 10~30mm，宽约 0.3mm，革兰染色阴性，Giemsa 染色呈紫红色，Wright 染色呈棕红色。

（2）培养特性　菌体对营养要求高，培养基中需加蛋白、血清或动物血液中培养。最佳培养温度为 29℃左右，约代时 18 小时，传数代后，其致病性丧失。

（3）抗原结构　有类属抗原和特异性外膜蛋白抗原，但极易变异。

2. 流行环节　啮齿类动物为回归热螺旋体储存宿主，动物被虱、软蜱叮咬后被感染，其中体腔、唾液、粪便中都可能有回归热螺旋体。人若被虱或软蜱叮咬后，回归热螺旋体经破损的外表皮肤直接侵入体内引起疾病。

3. 致病性和免疫性

（1）致病性　患者感染回归热螺旋体潜伏期为 5 天左右，临床症状表现为突发高热，持续 3~5 天退热，而后持续反复发作，全身肌肉酸痛、肝脾大等，重症患者可出现黄疸和出血。

（2）免疫性　感染后免疫力维持时间较短，特异性抗体在回归热螺旋体感染中产生，抗体在补体协同下裂解回归热螺旋体。其外膜蛋白抗原极易发生变异，变异后可以逃避抗体的攻击，突变株繁殖到一定数量后引起第二次高热，如此反复多次，直至机体产生多种特异性抗体能应对各种变异株，回归热螺旋体才会被清除。

4. 微生物学检查　普遍采集患者发热期中的外周血液标本，通过涂片后，吉姆萨染色检测，光学显微镜下可见比红细胞长数倍并且有疏松螺旋的螺旋体，退热期血液中通常无螺旋体。

5. 防治原则　疫区人员要注意个人保护，避免被蜱和虱叮咬。该病原体对青霉素、四环素、红霉素敏感且有效。目前无回归热有效疫苗产品。

（三）奋森螺旋体

奋森螺旋体的形态基本于回归热疏螺旋体无殊。在普通情况下，人牙龈部位寄居着奋森螺旋体（*B. vincenti*）与梭形梭菌（*Fusobacterium fusiforme*）。当人体机能免疫力下降时，奋森螺旋体和梭形梭菌大量在口腔中繁殖，引起牙龈炎、奋森咽峡炎（Vincent's angina）、口腔坏疽等。当感染时，可采集局部病变黏膜材料涂片，用革兰染色镜检查，可观察到奋森螺旋体和梭杆菌。

目标检测

答案解析

1. 支原体与 L 型细菌有哪些相似的生物学特性？有哪些主要区别？
2. 简述立克次体的共同特点。
3. 衣原体和病毒有哪些区别？
4. 简述衣原体的共同特性。
5. 简述后天性梅毒病程分期及各期临床特点。

（叶晓鲜）

书网融合……

微课　　　　　本章小结　　　　　题库

第十六章 病毒的基本性状

PPT

学习目标

1. 掌握 病毒的概念；病毒的基本形态、结构特征与化学组成。
2. 熟悉 病毒的增殖过程；病毒的异常增殖现象。
3. 了解 病毒的遗传与变异特点及意义；病毒的分类。
4. 能运用所学的病毒增殖的知识去分析病毒感染的特点及防治方法。
5. 通过学习前辈科学家艰苦奋斗、积极进取的科研精神，增强对中国医学科研发展的信心。

病毒（virus）是一类体积微小，结构简单的非细胞型微生物。病毒的主要特点是：个体极小，可以通过除菌滤器，需要借助电子显微镜才能看到，结构简单，没有完整的细胞结构，只含有一种核酸（DNA 或 RNA），专性细胞内寄生，以复制方式增殖，对抗生素不敏感，但对干扰素敏感。

病毒广泛存在于自然界中，可以寄生在人、动植物、细菌、真菌、放线菌等各种生物细胞内。病毒与人类的关系非常密切，可引起人类多种疾病，对人类的身体健康和生命造成极大的危害。常见的由病毒性感染引起的疾病有流行性感冒、病毒性肝炎、艾滋病、狂犬病等。然而，由病毒感染引起的疾病虽然发病率高，流行广泛，传染性强，但目前仍缺乏特效的治疗药物。因此，病毒感染的防治显得极为重要，也是工业、农业、生物工程等众多科学领域研究的热点。

第一节 病毒形态与化学组成

一、病毒的大小与形态

病毒体是病毒在细胞外的结构形式，有感染性、结构完整、成熟的病毒颗粒称为病毒体（virion）。病毒的大小指病毒体的大小，通常用纳米（nanometer）作为测量单位，$1nm = 10^{-3} \mu m$。不同的病毒之间大小差异较大。如牛痘病毒直径可达 200～300nm，流感病毒直径 100nm，脊髓灰质炎病毒直径仅 20～30nm，大多数病毒直径在 100nm 左右。

病毒的形态因种类不同各有差异（图 1-16-1），大多数人类病毒呈球形和近似球形，少数呈弹头状或砖块形，噬菌体呈蝌蚪形，植物病毒大多数为杆状。多数病毒的形态较为固定，但部分病毒形态具有多形性，如正黏病毒形态可呈球形杆状或丝状。

二、病毒的结构与化学组成

（一）病毒的结构

病毒的主要结构包括核心（core）和衣壳（capsid），组成核衣壳（nuclear capsid）。部分病毒在核衣壳外有一层膜状物包绕称为包膜（envelope），这类病毒又称包膜病毒（enveloped virus）（图 1-16-2），无包膜的病毒称为裸露病毒（naked virus）。

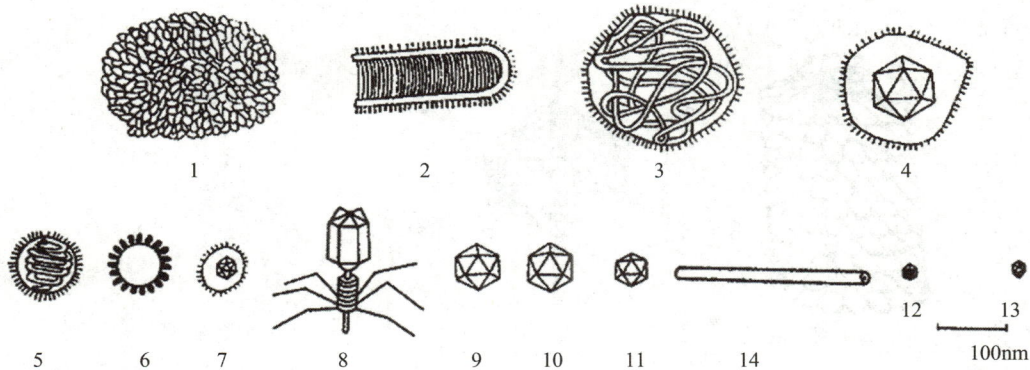

图 1-16-1　病毒大小与形态示意图

1. 痘病毒　2. 弹状病毒　3. 副黏病毒　4. 疱疹病毒　5. 正黏病毒　6. 冠状病毒

7. 包膜病毒　8. T₂噬菌体　9. 腺病毒　10. 呼肠病毒　11. 乳多空病毒

12. 小核糖核酸病毒　13. 脱氧核糖核酸病毒　14. 烟草花叶病毒

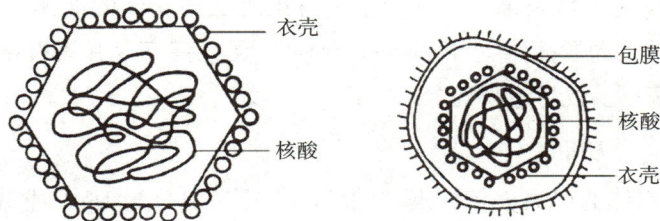

图 1-16-2　病毒结构示意图

1. 核心　位于病毒体的中央，主要成分为核酸（DNA 或 RNA），是病毒的遗传物质，构成病毒基因组，为病毒复制、遗传和变异提供遗传信息。根据病毒只含有一种核酸，将病毒分为 DNA 病毒和 RNA 病毒。DNA 病毒除微小病毒外，均为双链结构，呈线状或环状结构。RNA 病毒携带的遗传信息是 RNA，基因组可成双链或单链，其中部分病毒基因是单一分子，也可呈分段。此外，还含有少量功能性的非结构蛋白质，如病毒核酸多聚酶或转录酶。

2. 衣壳　是包裹在核心外面的蛋白质，由许多蛋白质亚单位构成，也就是壳粒（capsomere）。每个壳粒被称为一个形态亚单位（morphologic subunit），由一个或多个多肽分子构成，这些多肽分子又被称为结构亚单位或化学亚单位，衣壳蛋白具有抗原性，是病毒体的主要抗原成分，能保护病毒核酸免受环境中核酸酶或其他因素的破坏，并介导病毒进入宿主细胞，使机体发生特异性免疫应答。

病毒衣壳的形态和空间结构取决于壳粒的数目和排列方式的不同。病毒可分为以下几种类型（图 1-16-3）。

（1）螺旋对称型（helical symmetry）　壳粒一般沿着病毒核酸呈螺旋形对称排列，如弹状病毒、正黏病毒、副黏病毒。

（2）20 面体立体对称型（icosahedral symmetry）　核酸浓集成球形或近似球形，壳粒立体对称排列，构成 20 个面、12 个顶、30 个棱的二十面体对称型。20 面体的每个面呈等边三角形，由壳粒镶嵌组成。大多数病毒体顶角的壳粒由五个同样的壳粒所构成，称为五邻体（penton）。在病毒体的三角形面上的壳粒多数由六个同样的壳粒所包围构成，称为六邻体（hexon）。球状病毒多数呈这种对称型。

（3）复合对称型（complex symmetry）　结构较复杂，同一病毒壳粒的排列，既有立体对称，又有螺旋对称，如噬菌体和痘病毒。

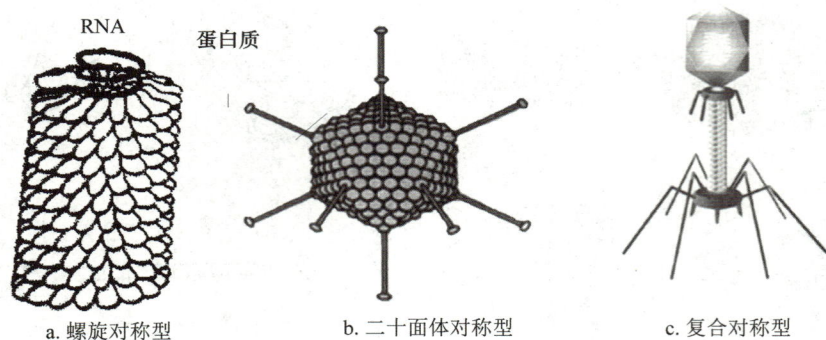

　　a. 螺旋对称型　　　　　　　b. 二十面体对称型　　　　　c. 复合对称型

图 1 - 16 - 3　病毒衣壳对称示意图

3. 包膜　又称囊膜，包绕在核衣壳外的膜状结构，是包膜病毒所特有的。包膜病毒在成熟的过程中，以出芽的方式穿过宿主细胞，向外释放时获得，含有宿主细胞膜或核膜的成分，包括脂质和少量糖类。包膜表面的糖蛋白形成的钉状凸起，称为包膜子粒（peplomere）或刺突（spike）。刺突具有免疫原性，可刺激机体产生免疫反应，是病毒特异性吸附易感细胞表面受体的配体，可用于病毒的分类和诊断。有包膜包绕的病毒体称为包膜病毒（enveloped virus），无包膜仅含有核衣壳的病毒体称为裸露病毒（naked virus）。人和动物病毒多数为包膜病毒。

（二）病毒的化学组成与功能

1. 病毒核酸　位于病毒体的中央，是病毒体的核心，化学成分为 DNA 或 RNA，是主导病毒感染、增殖、遗传、变异的物质基础。一种病毒仅含有一种类型的核酸，但核酸具有多样性，可为单链或双链，线型或环型。不同的病毒之间，核酸大小差异较大。

2. 病毒蛋白质　蛋白质是病毒的主要组成成分，包括结构蛋白和非结构蛋白，占病毒体总量的70%。结构蛋白是构成病毒颗粒的有形成分的蛋白质，包括衣壳蛋白、包膜蛋白和基质蛋白等，具有良好的抗原性。非结构蛋白是病毒基因组编码的，不结合于病毒颗粒中的蛋白质，但在病毒复制或基因表达调控中具有一定的功能，如蛋白水解酶、DNA 聚合酶、反转录酶等。

3. 脂类和糖　脂类主要存在于病毒包膜中，如磷脂、甘油三酯、脂肪酸、胆固醇等。部分病毒含少量糖类，以糖蛋白形式存在，也是包膜的表面成分之一。包膜的主要功能是维持病毒体结构的完整性，辅助病毒感染宿主细胞。包膜具有病毒的种特异性和型特异性，是鉴定病毒和分型的依据之一。

第二节　病毒的增殖与培养

　　病毒没有完整的酶代谢系统和细胞器，是非细胞型微生物，只能在易感活细胞内以复制的方式增殖。病毒进入易感细胞后，合成自身的蛋白质和核酸，以病毒核酸为模板，在多种酶的作用下，复制出子代病毒核酸，通过转录、翻译、合成蛋白质，经过组装装配，将子代病毒释放到细胞外。这个过程称为自我复制（self replication）。病毒进入易感细胞到子代病毒体释放到胞外的过程，称为病毒的复制周期（replication cycle）。

一、病毒的增殖周期

1. 吸附（absorption）　病毒吸附在宿主细胞表面是感染的第一步。在一定条件下，病毒和易感细胞接触，通过表面的吸附蛋白与易感细胞膜上的特异性受体结合。如脊髓灰质炎病毒主要侵犯神经细胞，因脊髓灰质炎病毒的衣壳蛋白能和灵长类动物神经细胞表面的蛋白受体特异性结合，而不感染非灵长类动物细胞，因非灵长类动物细胞不具有脊髓灰质炎病毒衣壳蛋白的相应受体。非易感细胞由于缺乏或失去该病毒受体，病毒不能吸附，因而不能发生感染。病毒不能吸附到无某种或某些病毒的受体细胞，与细胞本身遗传特征有关，还与其生理状态有关。不同细胞含受体数量不同，最敏感细胞可多达十万个。受体吸附过程在几分钟到几十分钟内完成。

2. 穿入（penetration）　病毒吸附易感细胞后，通过不同的方式穿入。无包膜病毒多以吞饮形式进入胞内，即病毒和细胞表面结合后内凹入细胞，细胞膜内陷形成类似吞噬泡，病毒完整的进入宿主细胞胞质内。包膜病毒多数通过融合方式进入细胞，包膜与宿主细胞膜融合，将核衣壳释放入细胞质内，如疱疹病毒、正黏病毒、副黏病毒等。有些病毒与细胞受体结合后，由细胞表面的酶协助病毒脱壳，使病毒核酸直接进入宿主细胞内，如噬菌体。

3. 脱壳（uncoating）　病毒进入易感细胞后，脱去蛋白质衣壳的过程称为脱壳。病毒体必须脱去蛋白质，衣壳核酸才能发挥作用。不同病毒脱壳的机制有所区别。包膜病毒一般在穿入细胞内时，已在溶酶体酶的作用下脱壳，释放出核酸。少数病毒脱壳的过程较为复杂。如流感病毒在脱壳前，病毒的基因组已经开始转录，而病毒 RNA 仍包裹在蛋白衣壳内。

4. 生物合成（biosynthesis）　病毒基因组一旦从衣壳中释放后，就进入生物合成阶段，包括子代病毒核酸的复制与蛋白质的合成。这个期间由于还没有形成完整的病毒体，血清学和电镜检查，在易感细胞内找不到完整的病毒颗粒，又称"隐蔽期"（eclipse period）。不同病毒隐蔽期时间长短不一，如脊髓灰质炎病毒 3~4 小时，正黏病毒 7~8 小时，副黏病毒 11~12 小时。根据病毒基因组不同，可分为单链 DNA 病毒、双链 DNA 病毒、单正链 RNA 病毒、单负链 RNA 病毒、双链 RNA 病毒、逆转录病毒以及嗜肝 DNA 病毒。

（1）单链 DNA 病毒　ssDNA 以亲代 DNA 为模板，在 DNA 聚合酶作用下产生互补链，与亲代 DNA 形成 ±dsDNA 作为复制中间型，解链后以新合成的互补链为模板，复制出子代病毒 DNA，转录 mRNA，翻译并合成病毒蛋白质。

（2）双链 DNA 病毒　dsDNA 病毒的复制方式为半保留复制。首先，病毒利用细胞核内依赖 DNA 的 RNA 聚合酶转录出早期 mRNA，在胞质内核糖体转录翻译早期蛋白，主要是合成子代病毒 DNA 所需的 DNA 多聚酶和脱氧胸腺嘧啶激酶。以子代 DNA 分子为模板，转录出晚期 mRNA，在胞质核糖体转录翻译出结构蛋白，也就是病毒的衣壳蛋白。亲代 DNA 解链后，以正链 DNA 和负链 DNA 为模板，分别合成互补的负链 DNA 和正链 DNA，形成新的双链 DNA，就是子代病毒 DNA（图 1-16-4）。

（3）单正链 RNA 病毒　+ssRNA 虽不含 RNA 聚合酶，但具有 mRNA 作用，可直接附着在宿主细胞核糖体上翻译出早期蛋白，包括依赖 RNA 的 RNA 聚合酶，从而转录出与亲代正链 RNA 互补的负链 RNA，形成双链 RNA，即复制中间型，其中正链 RNA 转录翻译晚期蛋白，负链 RNA 作为模板转录出互补的子代正链 RNA 病毒。

（4）单负链 RNA 病毒　-ssRNA 含有依赖 RNA 的 RNA 聚合酶，大多数有包膜 RNA 病毒都属于单负链 RNA 病毒。在 RNA 聚合酶作用下，病毒 RNA 转录出互补的正链 RNA，形成复制中间型，以其中正链 RNA 为模板，转录出互补的子代负链 DNA，同时翻译出结构蛋白和各种酶。

（5）双链 RNA 病毒　dsRNA 病毒在依赖 RNA 的 RNA 聚合酶作用下，转录 mRNA，再翻译出蛋白质，双链 RNA 病毒复制过程与双链 DNA 病毒的半保留复制有所差异，双链 RNA 病毒先由负链复制出正链 RNA，再以正链 RNA 复制出新的负链 RNA，所以子代 RNA 全部为新合成的 RNA。

（6）逆转录病毒　逆转录病毒的核酸以单正链 RNA 形式存在，但只是作为逆转录的模板，没有 mRNA 功能，不能直接翻译蛋白质。以病毒 RNA 为模板，在逆转录酶作用下，合成互补的负链 DNA，形成 RNA：DNA 中间体，其中 RNA 在 RNA 酶 H 作用下降解，剩余单链 DNA 在 DNA 聚合酶作用下复制形成双链 DNA 整合到宿主细胞 DNA 上，成为前病毒（provirus），再转录出子代病毒 RNA 和 mRNA，mRNA 在胞质核糖体上翻译合成子代病毒的蛋白。

（7）嗜肝 DNA 病毒　特殊的一类病毒，病毒基因组为 DNA，但复制有逆转录过程，乙型肝炎病毒就属于此类，为不完全闭合双链 DNA 病毒转录后，在装配好的衣壳中，以前病毒 DNA 转录的 RNA 为模板进行逆转录，形成 RNA：DNA 中间体，RNA 降解后，以剩余单负链 DNA 为模板，合成互补的单正链 DNA，形成不完全闭合双链 DNA 病毒。

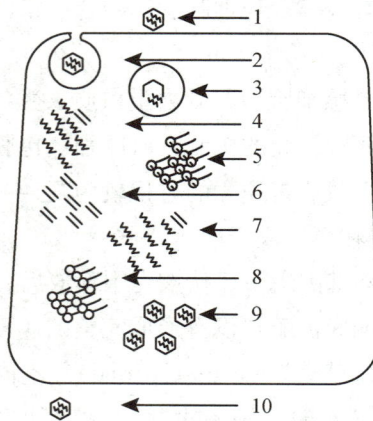

图1-16-4　病毒（dsDNA）复制过程示意图

5. 装配（assembly）与释放（release）　病毒合成子代核酸和蛋白质后，在宿主细胞内装配的部位和方式有所不同，大多数 RNA 病毒在细胞质内组装，DNA 病毒除痘病毒外，都在细胞核内组装。无包膜病毒装配成核衣壳，即为成熟的病毒体，在宿主细胞内积累到一定数量后，随髓细胞裂解释放，称为破胞释放。有包膜病毒装配成核衣壳后，以出芽方式释放，在释放时加上核膜或细胞膜成为成熟病毒，才具有感染性。有些病毒很少释放到细胞外，而是通过细胞融合或细胞间桥的方式，在细胞之间传播，如巨细胞病毒。

二、病毒的异常增殖与干扰现象

1. 病毒的异常增殖　病毒进入宿主细胞后，在其内复制的实质是细胞和病毒之间相互作用的过程，并非所有的病毒成分都能组装成完整的子代病毒。由于病毒自身和宿主细胞的原因，可导致病毒不能完成复制，因此常有异常增殖。

（1）顿挫感染（absorptive infection）　病毒进入宿主细胞后，因细胞不能为病毒复制提供所需要的必要条件，如各种酶类、能量及其他必要成分，而没有完整病毒体的产生，称为顿挫感染，也叫流产感染。能支持病毒完成正常增殖的细胞称为该病毒的容纳细胞（permissive cell），反之不能为病毒复制提供必要条件的细胞，称为非容纳细胞（nonpermissive cell）。如人腺病毒可在人胚肾细胞（容纳细胞）中正常增殖，但在猴肾细胞（非容纳细胞）中不能正常增殖，因此发生顿挫感染。

（2）缺陷病毒（defective virus）　当病毒基因组不完整或某一基因位点改变不能正常增殖，复制不出完整的有感染性的病毒颗粒，该病毒称为缺陷病毒。当缺陷病毒与另一种病毒共同培养时，若后者能提供前者所缺乏的物质，使之增殖出完整的病毒，称这种有辅助作用的病毒，为辅助病毒（helper virus）。如丁型肝炎病毒就是缺陷病毒，必须依赖于乙型肝炎病毒才能复制。

2. 病毒的干扰现象 两种病毒同时或先后感染一种细胞时，可发生其中一种病毒抑制另一种病毒的增殖，称为干扰现象。干扰现象可发生在同株病毒、同种异株病毒、同种异型病毒、异种病毒之间。干扰现象可在活病毒之间发生，灭活病毒也能干扰活病毒，发生的机制还不十分清楚，可能与病毒诱导宿主产生干扰素有关，也可能是病毒的吸附受到干扰或改变了宿主细胞代谢途径。干扰现象能阻止、中断发病，使感染终止，宿主恢复健康，如麻疹减毒活疫苗能阻止毒力较强的腮腺炎病毒的感染。

三、病毒的培养

病毒只能在易感细胞内寄生，因此需要根据病毒的种类选择相应的组织细胞、鸡胚或敏感动物进行病毒的人工培养，通过观察感染指标鉴定是否培养成功，病毒培养包括三种常用方法，即细胞培养、动物接种及鸡胚接种。

1. 细胞培养 用人工方法将人或动物的组织，或分散的细胞培养于一定的容器内，称为组织培养或细胞培养，是病毒分离鉴定中最常用的基本方法。常用的组织培养细胞有人胚肾细胞、HeLa 细胞、猴肾细胞等。多数病毒在细胞培养中增殖后，能引起细胞病变效应，在普通光学显微镜下观察可见。如腺病毒引起细胞变圆堆积或呈葡萄串状，麻疹病毒可使细胞融合成多核巨细胞，出现包涵体等，也可采用红细胞吸附试验、干扰现象、免疫荧光等方法检测病毒是否增殖。

2. 动物接种 动物接种是最早的病毒培养方法，但现已逐渐被细胞培养代替，常用的动物有小鼠、大鼠、豚鼠、家兔、猴等。根据病毒的种类不同，选择敏感动物及适宜接种部位、接种途径，如乙型脑炎病毒选择乳鼠颅内接种，柯萨奇病毒选择乳鼠腹腔接种，接种后以发病、死亡或病理学变化作为感染指标。

3. 鸡胚接种 鸡胚对多种病毒敏感，根据病毒特性选择鸡胚的不同接种部位，一般采用孵化 9～14 天的鸡胚。如：流感病毒接种于十天左右鸡胚的羊膜腔或尿囊腔内，牛痘病毒、单纯疱疹病毒接种于绒毛尿囊膜上，鸡胚接种后继续孵育，以鸡胚发育异常作为病毒感染的指标，如羊水或尿囊液出现血凝素，绒毛尿囊膜上出现斑点或胚胎出血甚至死亡等。

第三节 病毒的遗传与变异 🅔 微课

病毒有遗传性和变异性。病毒的遗传（heredity）指在复制过程中，病毒子代与亲代病毒的性状相对稳定。病毒的变异（variation）指病毒在复制过程中出现某些性状的改变。病毒的变异包括遗传型变异和非遗传型变异。发生遗传型变异时，病毒的遗传物质核酸发生改变，变异后的性状可遗传给子代病毒，而非遗传型变异一般病毒核酸并未发生改变，不能遗传。

一、基因突变

基因突变（gene mutation）指病毒在增殖过程中发生基因组中碱基序列的缺失、置换或插入，引起基因突变，其自发突变率为 $10^{-8} \sim 10^{-5}$。各种化学诱变剂、物理因素（如紫外线或 γ 射线），可提高突变率，由基因突变导致病毒表型性状改变的毒株称为突变株，可表现为毒力改变，抗原组成改变，温度和宿主范围等方面的变化。

1. 毒力改变 突变后的毒株毒力可增强或减弱，弱毒株可制成弱毒活病毒疫苗，如脊髓灰质炎疫苗、麻疹疫苗等。

2. 条件致死突变株（conditional – lethal mutant） 条件致死突变株指病毒突变后，在特定条件下才能增殖，在原来条件下不能增殖而致死，其中最主要的是温度敏感性条件致死突变株（temperature sensitive conditional lethal mutant），简称温度敏感突变株（ts 株）。在特定温度 28 ~ 35℃下孵育能增殖，称为容许性温度。在非特定温度 37 ~ 40℃孵育不能增殖，称为非容许性温度。野生病毒株在两种温度下都能增殖。大多数 ts 株同时是减毒株，是生产减毒活疫苗的理想病毒株。如脊髓灰质炎病毒疫苗，流感病毒疫苗就是条件致死突变株。

3. 宿主范围突变株（host – range mutant） 宿主范围突变株又称 hr 突变株，指病毒基因组改变了对宿主细胞的吸附或相互作用，可以感染野生型毒株不能感染的细胞，因此可用于制备减毒活疫苗，如狂犬病病毒疫苗。

4. 耐药突变株（drug – resistant mutant） 耐药突变株指某一病毒自身基因组序列碱基变化引起的病毒突变。临床上应用针对病毒酶的药物后，可针对药物产生耐药，从而能继续增殖，可用于分析病毒酶的基因编码区，从而发现碱基序列的变异与耐药的关系。

二、基因重组与重配

两种及两种以上有亲缘关系，但生物学性状不同的毒株，如同种病毒感染同一种细胞后，发生基因的交换和重新组合，产生具有两个亲代特征的子代病毒，并继续增殖称为基因重组（gene recombination），子代病毒称为重组体（recombinants）。重组可发生在多种类型的病毒基因组之间，重组时病毒核酸分子断裂交叉连接，使核酸分子内部重新排列。分节段的 RNA 病毒基因组之间，两个病毒株通过基因片段的交换，使子代基因组发生突变，称为重配（reassortment）。如流感病毒，病毒不同株之间基因片段的重新分配，是引起该病毒抗原性改变的主要原因。

三、基因整合

病毒感染宿主细胞的过程中，病毒基因组或者某些片段可插入宿主细胞染色体 DNA 分子中，病毒基因组与细胞基因组之间的重组过程称为整合（integration）。如疱疹病毒、乳头瘤病毒、腺病毒等，都能将 DNA 全部或部分插入宿主细胞基因组中。肿瘤病毒基因组的整合作用可引起宿主细胞基因组变异，使细胞发生恶变，也可导致病毒基因组发生变异，包括基因组部分序列的缺失。

四、病毒基因产物的相互作用

当两种病毒感染同一种细胞，除发生基因重组外，也可发生基因产物的相互作用，又称病毒的非遗传型变异，包括表型混合、互补与增强等。这种变异可导致子代病毒的表型差异，但不能遗传给子代。

1. 表型混合与核壳转移 当两种病毒同时感染同一细胞时，其中一种病毒复制的核酸被另一病毒所编码的蛋白质衣壳或包膜包裹，会发生如耐药或细胞亲嗜性等生物学特征的改变，而这种改变不是遗传物质的交换，而是基因产物的交换，称为表型混合（phenotype mixing）。通过表型混合获得的新性状不稳定，经细胞传代后可恢复为亲代表型。发生在无包膜病毒的表型混合又称核壳转移（transcapsidation）。如脊髓灰质炎病毒和柯萨奇病毒同时感染同一细胞时，可发生核壳转移。因此，新表型的病毒株，应通过传代来确定病毒新性状的稳定性，从而区分是基因重组还是表型混合。

2. 互补与增强　互补作用（complementation）指两种病毒通过其产生的蛋白质产物，如结构蛋白和代谢酶，相互之间补充不足，促使另一病毒增殖。如辅助病毒与缺陷病毒间，缺陷病毒之间，活病毒与死病毒之间，互补后仍产生原来病毒的子代。增强（enhancement）是指两种病毒混合培养时，一种病毒对另一种病毒的产量有促进作用，可能是前者抑制了后者干扰素的产生导致。

第四节　病毒的分类

病毒种类多，分类方法较多。根据感染途径和临床特征不同，可分为呼吸道感染病毒、消化道感染病毒、虫媒病毒、肝炎病毒、嗜神经病毒、肿瘤病毒、性接触传播病毒等。根据宿主不同，可分为细菌性病毒、真菌性病毒、植物性病毒、无脊椎动物病毒和脊椎动物病毒五大类。随着病毒学研究的深入，尤其是病毒基因和基因组测序研究的发展，病毒分类从单一基因水平发展到了全基因水平。国际病毒分类委员会（ICTV）对病毒的分类制定了标准和方法，并定期进行修订更新内容。实际应用中，可将病毒分为三大类七个组，如表（1-16-1）所示。

表 1-16-1　病毒分类

病毒类别	病毒组别	举例
DNA 病毒	dsDNA 病毒	痘病毒、腺病毒、疱疹病毒、乳头瘤病毒
	ssDNA 病毒	M13 噬菌体、细小 B19 病毒
RNA 病毒	dsRNA 病毒	轮状病毒
	+ ssRNA 病毒	甲肝病毒、冠状病毒、脊髓灰质炎病毒
	- ssRNA 病毒	麻疹病毒、流感病毒、腮腺炎病毒、呼吸道合胞病毒
逆转录病毒	RNA 类逆转录病毒	HIV 病毒
	DNA 类逆转录病毒	乙肝病毒

自然界中还存在一类比病毒小，结构更简单的微生物，称为亚病毒（subvirus）。类病毒和卫星病毒属于亚病毒。朊粒在分类学上暂时归属亚病毒。类病毒（viroid）仅由 360 个核苷酸组成，不包含蛋白质，无包膜和衣壳，只有裸露的单链环状 RNA 分子。致病机制可能是由于 RNA 分子直接干扰宿主细胞的核酸代谢，主要是对植物致病。目前与人类疾病的关系尚不明确。卫星病毒（satellite virus）在研究中发现与植物病害有关的致病因子，可分为两类。一类可编码自身的衣壳蛋白，另一类为卫星病毒 RNA 分子，需利用辅助病毒的蛋白衣壳。朊粒（prion）仅由一种耐蛋白酶 K 的蛋白质分子组成，无核酸但具有传染性和自我复制能力，是人和动物传染性海绵状脑病的病原体，如库鲁病、疯牛病等均与朊粒感染有关。

目标检测

答案解析

1. 病毒与其他微生物相比，有何主要特点？
2. 试述病毒的结构、化学组成及其功能。

3. 病毒复制周期分哪几个阶段？主要特点是什么？

4. 两种病毒共同感染宿主细胞后，可能发生哪些后果？

（岑丹维）

书网融合……

微课	本章小结	题库

第十七章　病毒的感染与免疫

PPT

1. 掌握　病毒的传播方式；病毒感染的类型；干扰素的概念、作用特点与机制。
2. 熟悉　病毒感染的致病机制。
3. 了解　细胞免疫和体液免疫对病毒的清除作用。
4. 能够运用所学的病毒致病机制分析病毒的临床类型。
5. 具有甘于奉献、勇于担当的大无畏精神，养成"家国一体"的观念。

第一节　病毒的致病作用

病毒主要通过侵入易感细胞损伤或改变细胞的功能。病毒感染机体后，可诱导固有免疫及适应性免疫，产生抗感染作用或免疫损伤作用。病毒感染后的结果取决于病毒、宿主及其他影响免疫应答的因素。病毒因素包括病毒株、感染量和感染途径。宿主因素包括年龄、个体的健康状况、免疫状态、基因背景等。

一、病毒感染的传播方式

病毒从外环境进入机体细胞后，才能产生感染。病毒必须通过一定的途径进入机体，侵入宿主的不同部位，如呼吸道、消化道或泌尿生殖道等。不同病毒通过不同途径进入机体，在相应的系统或器官内寄居、生长繁殖并引起疾病。病毒可以通过一种途径进入宿主机体内，也可经多种途径感染机体。

病毒感染的传播方式指病毒以某种方式从患者或动物宿主到达机体内的过程。根据流行病学特征，病毒传播可分为水平传播（horizontal transmission）和垂直传播（vertical transmission）两种。水平传播指病毒在人群中不同个体之间，即人和人之间，包括人－人和动物－人的传播方式。病毒主要通过消化道、呼吸道、黏膜、皮肤和血液等途径进入体内。垂直传播指病毒通过胎盘或产道直接由亲代传播给子代，主要发生在胎儿期，分娩过程和出生后的哺乳期。多数病毒可通过胎盘传给胎儿或在分娩过程中经产道传给新生儿，也可经哺乳传给子代。目前已知巨细胞病毒、乙型肝炎病毒、人类免疫缺陷病毒、风疹病毒等多种病毒可通过胎盘感染胎儿，导致早产、流产、死胎或先天畸形等，子代也可成为无症状病毒携带者。

从整体水平看，病毒的播散只局限于局部靶细胞的称为局部感染（local infection）或表面感染（superficial infection）。例如，轮状病毒在肠道黏膜内增殖引起腹泻，鼻病毒在上呼吸道黏膜细胞内增殖引起普通感冒。有些病毒如麻疹病毒、脊髓灰质炎病毒等，通过一定的途径侵入人体后，感染局部并在所属淋巴结中增殖后，通过血流或神经系统播散至相应的靶器官，引起全身感染（systemic infection）。

二、病毒感染的致病机制 📱微课

病毒感染人体后，在宿主易感细胞内增殖形成病毒感染。病毒感染是否引起疾病，由病毒和机体两方面因素决定。病毒在细胞内增殖，导致宿主细胞受到损害，产生功能障碍。同时，机体免疫病理反应也会直接或间接导致细胞及器官的免疫损伤及功能障碍。

（一）病毒感染对宿主细胞的直接作用

病毒种类不同，与宿主细胞相互作用不同，可产生不同的结果。

1. 杀细胞效应（cytocidal effect） 病毒在感染细胞内增殖，引起细胞溶解死亡，称为杀细胞效应，这种感染称为杀细胞性感染，多见于无包膜、杀伤性强的病毒，多数引起急性感染。其机制主要是病毒增殖过程中可阻断细胞核酸与蛋白质的合成，使细胞新陈代谢紊乱，造成细胞病变与死亡，或由于细胞膜通透性或溶酶体膜通透性增加，释放溶酶体酶引起细胞自溶，又称溶细胞感染。体外实验中，通过细胞培养和接种杀细胞性病毒，一段时间后，可在光学显微镜下见细胞病变效应（cytopathic effect，CPE），表现为细胞变圆、聚集、融合和坏死脱落等。

2. 稳定状态感染（steady state infection） 有些病毒感染细胞后，在其内增殖，但对细胞代谢和溶酶体膜的影响不大，以出芽方式释放子代病毒，过程缓慢，短时间内不引起细胞溶解死亡，称为稳定状态感染，多见于包膜病毒。稳定状态感染可造成病毒基因编码的蛋白质插入细胞膜表面，导致细胞膜表面抗原改变，可被机体的特异性抗体或细胞毒性T细胞识别。若细胞膜表面的病毒蛋白具有融合膜的生物活性，可使病毒从感染的细胞直接进入相邻的正常细胞内，促进病毒在细胞间的扩散。

3. 细胞凋亡（apoptosis） 细胞凋亡是由宿主细胞基因控制的程序性死亡，属于正常的生物学现象。部分病毒在感染细胞后，可直接或由病毒基因编码的蛋白因子的间接作用诱发细胞死亡，如腺病毒、HPV、HIV等。细胞凋亡可促进细胞中病毒释放，限制细胞产生的病毒体数量，但有些病毒感染可抑制宿主细胞的早期凋亡，提高细胞产生子代病毒的数量。

4. 病毒基因整合（viral integration） 病毒遗传物质通过逆转录产生的DNA结合到宿主细胞的染色体中，称为病毒基因整合，整合后的病毒核酸称为前病毒。整合的病毒DNA可随细胞分裂进入子代细胞，病毒基因的整合会造成宿主细胞基因损伤或染色体整合处基因失活或附近基因被激活等现象，导致细胞转化，增殖变快，失去细胞间接触抑制，与肿瘤形成密切相关。

5. 形成包涵体 部分病毒感染后，可在显微镜下观察到与正常细胞结构差异，着色不同的圆形或椭圆形斑块，称为包涵体（inclusion body），由于病毒颗粒或未装配的病毒成分在细胞内堆积形成，也可能是病毒增殖场所或细胞对毒性作用的反应物。包涵体的形成，破坏或干扰了细胞正常的结构和功能，有时可引起细胞死亡。包涵体与病毒的增殖、存在有关，且包涵体具有病毒感染的特性，可作为诊断依据和鉴定病毒参考。如狂犬病患者的脑组织切片或涂片中发现，细胞内有嗜酸性包涵体，即内基小体（Negri body），可作为诊断依据。

（二）病毒感染的免疫病理作用

1. 体液免疫病理作用 多数包膜病毒感染后能诱导机体细胞表面出现新抗原，当特异性抗体与这些细胞膜上的病毒抗原结合后，激活补体引起感染细胞的破坏，如登革病毒在体内与相应抗体在红细胞和血小板表面结合后，激活补体，破坏血小板和血细胞，出现出血和休克综合征。特异性抗体也可和病毒抗原形成抗原抗体免疫复合物，沉积在某些组织和器官，引起超敏反应，造成损伤和炎症。如病毒性肝炎患者形成免疫复合物沉积在肾毛细血管的基底膜上，可并发肾损伤，沉积在关节滑膜上，导致关节炎。

2. 细胞免疫病理作用 特异性细胞免疫是宿主清除细胞内病毒的重要机制，细胞免疫发挥抗病毒感染的同时，特异性细胞毒 T 细胞也会对病毒感染细胞造成损伤，使宿主细胞功能紊乱。如乙型肝炎病毒肝细胞表面表达乙型肝炎病毒基因编码的抗原，特异性细胞毒 T 细胞清除病毒的同时，也可导致肝细胞损伤，细胞免疫应答的强弱与临床表现的轻重及转归有密切关系。另外，病毒蛋白与宿主细胞蛋白间可存在共同抗原而导致自身免疫应答。

3. 病毒对免疫系统的直接损伤 病毒感染机体后，可通过直接侵犯免疫细胞而影响免疫功能，引起宿主免疫应答能力降低或免疫抑制，如风疹病毒、麻疹病毒、EB 病毒等。HIV 感染机体后，对 CD 4$^+$T 细胞和巨噬细胞有亲嗜性和杀伤性，使其数量大量减少，使机体发生不可逆的免疫功能损伤。

病毒对宿主细胞的直接损伤作用导致结构损伤和功能障碍，同时激发机体对病毒及病毒感染细胞的免疫应答，导致免疫病理损伤。

（三）病毒的免疫逃逸

病毒感染机体后，可能通过逃避免疫防御，阻止免疫系统激活或阻止免疫应答等方式来逃脱免疫应答。病毒可通过编码抑制免疫应答的蛋白，实现免疫逃逸，或形成合胞体，使病毒在细胞间传播逃避抗体作用，或通过编码微小 RNA 靶向调节免疫应答蛋白，抑制机体的固有免疫。常见的病毒免疫逃逸的机制有通过细胞内寄生逃避抗体、补体及药物作用，抗原变异使免疫应答滞后，抗原结构复杂致使免疫应答不力，损伤免疫细胞，降低抗原表达，增强病毒的免疫作用等。

三、病毒感染的类型

（一）隐性感染

病毒感染后无明显临床症状，使机体获得一定的免疫力，人类病毒感染大多属于隐性感染（inapparent infection）。病毒感染者又称病毒携带者，病毒可在体内增殖并向体外排出，成为重要的传染源。

（二）显性感染

显性感染（apparent infection）指病毒感染后引起临床症状，又称临床感染。根据症状出现的早晚和持续时间的长短分为急性感染和持续性感染。

1. 急性感染（acute infection） 病毒入侵机体后潜伏时间短，发病急，病程仅数天或数周，恢复后机体不再有病毒，常获得特异性免疫。产生的特异性抗体可作为感染的证据，如流感病毒的感染。

2. 持续性感染（persistent infection） 病毒在机体内存在数月至数年甚至终身，可出现临床症状，也可不出现症状。病毒在体内长期存在，成为携带者，是重要的传染源，也可引起慢性进行性疾病。根据患者疾病过程和临床表现，主要有以下几种类型。

（1）潜伏感染（latent infection） 病毒在急性感染后潜伏于机体某些细胞中，在一定条件下可再复发。潜伏期时间长短不一，可为数月、数年甚至数十年，此期无临床症状，也检测不出细胞病变或分离出病毒。如单纯疱疹病毒，急性感染后可长期潜伏在神经节细胞中，当机体免疫力下降，可再次发作，引起复发性局部疱疹。

（2）慢性感染（chronic infection） 在显性或隐性感染后，病毒未完全清除，血液中可持续检测出病毒，不断排出体外，可通过输血、注射而传播。患者可表现出较轻症状或无临床症状，但由于反复发作迁延不愈，如乙型肝炎。

（3）慢发病毒感染（slow virus infection） 为慢性发展的进行性加重的病毒感染，又称慢发感染或迟发感染，病毒感染后潜伏时间长，数年甚至数十年，症状进行性加重，多侵犯中枢神经系统，缓慢发病，一旦出现临床症状多为亚急性、进行性，最终导致死亡。如 HIV、狂犬病毒。

（4）急性病毒感染的迟发并发症（delayed complication after acute viral infection）　较少见但后果严重。病毒感染后潜伏期长，潜伏期间分离不出病毒也无症状，在感染后 1 年或数年，发生致死性的并发症。如亚急性硬化性全脑炎（SSPE），是由于儿童时期感染麻疹病毒，青春期发作，表现为中枢神经系统疾病，脑组织中可查到麻疹病毒。

第二节　抗病毒感染免疫

病毒感染机体后，可诱导固有免疫和适应性免疫。固有免疫主要在病毒感染早期发挥作用，干扰病毒复制，限制病毒扩散；适应性免疫主要是清除病毒和防止再感染。

一、固有免疫

固有免疫指在获得性免疫力产生之前，机体对病毒初次感染的天然免疫力，是针对病毒感染的第一道防线。干扰素、NK 细胞、细胞因子、单核 - 吞噬细胞系统都能针对病毒的侵入发生反应，并激活适应性免疫防御系统。通过非特异性防御可控制病毒感染，防止临床症状出现，其中起主要作用的是干扰素和 NK 细胞。

1. 干扰素（interferon，IFN）　细胞受病毒感染或其他物质的作用，细胞干扰素基因活化编码产生的一种具有多种生物活性的蛋白质，能抗病毒，抗肿瘤，参与免疫调节等。此外，一些诱生剂如人工合成的双链 RNA、细菌内毒素等，也可诱导干扰素的产生，巨噬细胞、淋巴细胞及体细胞等均可产生干扰素。

干扰素具有广谱抗病毒作用，但只能抑制病毒，无杀灭病毒的作用。根据抗原性不同，干扰素可分为三种。α 干扰素主要由人白细胞产生，β 干扰素主要由人成纤维细胞产生，都属于 1 型干扰素，抗病毒作用强于免疫调节作用，γ 干扰素由 T 细胞产生，也称免疫干扰素，属于 2 型干扰素，免疫调节作用强于抗病毒作用。

正常情况下，干扰素基因处于抑制状态，不表达干扰素。当病毒或其他干扰素诱生剂作用于细胞后，干扰素基因活化转录翻译出干扰素蛋白。干扰素并非直接杀伤病毒，而是作用于细胞诱生抗病毒蛋白（antiviral protein，AVP）抑制病毒蛋白在细胞内的合成。病毒蛋白包括蛋白激酶和磷酸二酯酶，使病毒 mRNA 降解或抑制病毒蛋白的合成，从而起到抗病毒作用。抗病毒蛋白质仅影响病毒蛋白的合成，对细胞蛋白质合成没有影响。

2. NK 细胞（natural killer cell）　自然杀伤细胞在没有抗原刺激下，通过非抗体依赖的方式自然杀伤病毒感染的细胞，是机体对抗病毒的首要防线之一，在血液中占淋巴细胞的 10%。NK 细胞可以通过多种途径被激活，可被干扰素活化释放穿孔素，或影响靶细胞膜直接破坏或融合靶细胞，或改变靶细胞环核苷酸水平影响溶酶体分泌并释放蛋白酶和中性丝氨酸发挥抗病毒作用。NK 细胞作用于靶细胞后杀伤作用出现时间早，一般体外 1 小时，体内 4 小时可出现杀伤效应。

二、适应性免疫

病毒是严格细胞内寄生的微生物，病毒感染后各种结构蛋白及少数 DNA 多聚酶通过抗原加工与递呈，活化 T 细胞和 B 细胞，刺激机体产生特异性的体液免疫和细胞免疫应答。

1. 体液免疫　受病毒感染后，机体可产生特异性抗体，最先出现的是 IgM 类特异性抗体，一般在感染后 2～3 天出现，持续时间较短。由于 IgM 分子量较大，不能通过胎盘后，后出现的 IgG 类特异性抗体分子量小，可通过胎盘。在血清和体液中，IgM 和 IgG 能中和病毒。新生儿具有来自母体的 IgG 抗体，因此可得到约六个月的被动免疫保护期。通过黏膜感染，在黏膜上皮细胞中复制的病毒，在局部可诱生分泌型 IgA 抗体（sIgA），发挥抗病毒作用。如脊髓灰质炎活疫苗免疫后，机体肠道内产生 sIgA 使侵入肠道的野毒株不能结合进入细胞内增殖。抗体能结合游离的病毒，使病毒失去感染性，但不能对进入细胞的病毒起作用，因此对潜伏感染的病毒及细胞间播散的病毒无效果。体液免疫在预防病毒感染及再次感染中起着重要的作用。

2. 细胞免疫　细胞免疫是清除细胞内寄生病毒的重要方式，对细胞内的病毒机体主要通过细胞毒 T 细胞（CTL）和 T 细胞释放的淋巴因子发挥抗病毒作用。CTL 细胞能够特异性识别靶细胞表面和 MHC-1 类分子结合的病毒抗原特异性肽段，CTL 细胞激活后释放穿孔素使靶细胞出现小孔，释放细胞毒素可激活靶细胞内的酶使细胞裂解或凋亡，靶细胞破坏后释放的病毒体和蛋白可在抗体的作用下被巨噬细胞吞噬清除。活化的 Th1 细胞释放干扰素 γ、肿瘤坏死因子、白介素 -2 等多种细胞因子，通过激活巨噬细胞和 NK 细胞等诱发炎症反应，促进 CTL 细胞的增殖和分化，对于抑制病毒复制以及清除靶细胞中的病毒起着重要作用。

三、抗病毒免疫持续时间

病毒感染后，在不同病毒之间，免疫持续时间长短有较大的差异。一般认为，潜伏期较长的全身性感染并伴有显著的病毒血症，引起持久免疫。如脊髓灰质炎病毒、麻疹病毒、水痘病毒、腮腺炎病毒等。部分病毒引起的感染只局限于局部或黏膜表面，无全身病毒血症，一般引起短暂的免疫，宿主可多次感染，如鼻病毒引起的普通感冒。血清型单一的病毒感染后，患者病后有牢固免疫，持续时间长，如乙型脑炎病毒。反之，病毒血清型较多，如鼻病毒，通过感染所建立的免疫对其他型病毒无免疫作用。容易发生抗原变异的病毒感染后，患者只产生短暂免疫力，如甲型流感病毒表面抗原发生变异后，人群对变异后的病毒无免疫力，容易引起流感的流行。

目标检测

答案解析

1. 病毒感染的传播方式有哪些？试简述垂直传播的临床意义。
2. 简述持续性病毒感染的种类及可能的机制。
3. 什么是干扰素？有哪些特性？其抗病毒作用机制如何？
4. 哪些病毒感染与肿瘤的发生密切相关？

（岑丹维）

书网融合……

微课　　　　本章小结　　　　题库

第十八章　病毒感染的检查方法与防治原则

> **学习目标**
>
> 1. 掌握　病毒的分离鉴定；抗原抗体的检测；核酸的检测。
> 2. 熟悉　病毒的形态学检查。
> 3. 了解　人工被动免疫预防。
> 4. 能够逐步形成严谨、认真的工作态度和富有逻辑性思维方式，将所学理论知识灵活地运用到工作中。
> 5. 面对困难坚持奋斗，勇于创新，继承和弘扬伟大民族精神。

病毒是非细胞型微生物，病毒感染性疾病在人类疾病中占有很重要的一部分，其治疗不同于细菌等其他微生物。因此，病毒感染的检查为临床诊断提供了依据，有助于指导相应疾病的防治。总体而言，病毒感染性疾病的防治分为非特异性防治和特异性防治；非特异性防治主要包括使用抗病毒药物，特异性防治指的是接种疫苗，注射抗体细胞，使用免疫制剂等。

第一节　病毒感染的检查方法

病毒感染的微生物学检查方法主要包括标本的采集和送检，病毒的分离和鉴定，病毒感染的诊断。随着医学诊疗手段的发展，新型快速诊断方法的建立，很大程度提高了病毒性感染疾病的诊断水平。

一、标本采集与送检

病毒标本的采集和送检原则与细菌基本一致，但应特别注意以下原则。

1. 由于病程早期或急性期标本中含病毒量多，检出率高，主要用于分离病毒或检测病毒及核酸，应早期（发病 1~2 天）采集标本，提高检出阳性率。

2. 标本采集应遵守无菌操作，对带有杂菌的标本（如粪便、痰液）或易受污染的标本进行病毒分离培养时，应使用抗生素抑制标本中的细菌或真菌。

3. 应注意冷藏保存，快速送检。病毒在室温环境下易被灭活，采集标本后应尽快送实验室，如距离较远，标本置于装有冰块或维持低温的保温容器内冷藏，若不能立即送检或分离培养，应放于 −70℃ 低温冰箱或液氮罐内保存。

4. 病毒血清学诊断标本应采集患者双份血清，分别于患者急性期和恢复期各取一份血清，有利于动态观察双份血清抗体效价，一般恢复期血清抗体效价比急性期高出 4 倍及以上，有诊断意义。

5. 采集的标本应根据不同病毒，不同病程采集不同部位的标本，如呼吸道感染采集鼻咽部分泌物或痰液、肠道感染采集粪便、有病毒血症者采集血液等。

二、病毒的分离培养与鉴定 🅔微课

病毒是严格的活细胞内寄生的微生物，病毒的培养首先要保证活细胞及生长条件，将待检标本接种到敏感动物、鸡胚或细胞中进行培养，通过感染指标进行鉴定。但由于实际操作过程中方法复杂，要求严格，耗时较久，不适用于临床诊断，只适用于病毒的实验室研究或流行病学调查。

1. 动物接种　动物接种是最早的病毒分离培养方法，常用的实验动物有小鼠、大鼠、豚鼠、家兔等，常用的接种途径有鼻内、皮下、皮内、腹腔、静脉等，需要根据病毒的亲嗜性选择敏感动物及适宜的接种部位和接种途径。感染后主要观察动物的发病情况及死亡情况，作为感染的指标，通过血清学检测，测定半数感染量（ID_{50}）和半数致死量（LD_{50}）等。感染的动物可通过消化道排泄物和呼吸道分泌物污染环境，不易管理，所以应用较少，但对某些无敏感的细胞进行培养的病毒，该方法仍在沿用。

2. 鸡胚培养　鸡胚对多种病毒敏感，一般选用孵化 9～14 天的鸡胚（embryonated egg）。根据病毒种类，接种于不同部位。绒毛尿囊膜适合接种能形成痘疱的痘病毒，如疱疹病毒、天花病毒等。尿囊腔适合接种有血凝素的流感病毒、腮腺炎病毒等。膜腔接种用于流感病毒的初次分离，卵黄囊适合接种嗜神经的狂犬病病毒，流行性乙型脑炎病毒等。孵育两天后，观察鸡胚的活动和死亡情况，收集相应组织或囊液用血凝素试验等做病毒鉴定。鸡胚培养经济简便，不易发生污染。由于鸡胚对流感病毒最敏感，目前除了用于分离流感病毒外，其余病毒的分离培养基本被细胞培养所取代。

3. 细胞培养　将离体组织或分散的活组织细胞进行培养的方法统称为细胞培养，是目前病毒分离鉴定中最常用的方法。根据生长方式不同，细胞培养可分为单层细胞和悬浮细胞。根据细胞来源及传代次数不同，可分为原代细胞、二倍体细胞及传代细胞系。原代细胞来源于动物、鸡胚或人胚肾，来源困难，对多种病毒的敏感性高，一般传 2～3 代后即退化衰亡。二倍体细胞指细胞在体外分裂 50～100 代后仍保持二倍体染色体数目的单层细胞。通过多次传代可出现细胞老化至停止分裂。常用的二倍体细胞株来自于人胚肺的 WI26、WI38 株等，用于人类病毒的分离或病毒疫苗的生产。传代细胞系多由肿瘤细胞或二倍体体细胞突变后而来，能在体外持续传代，对病毒的敏感性稳定，因此应用广泛，但不能用来源于肿瘤的传代细胞生产疫苗。

4. 病毒的鉴定　根据分离病毒的生物学特性、培养特性、红细胞吸附现象、干扰现象、CPE 特征等可初步确定病毒的科属，如需进一步鉴定，需采用血清学方法。

（1）细胞形态学改变　显微镜下可以观察到感染病毒后的细胞，出现细胞病变效应、细胞变圆、聚集、拉丝、坏死、脱落、细胞堆积成葡萄串状。有包膜的病毒由感染的细胞膜融合而成，可形成多核巨细胞，如麻疹病毒、呼吸道合胞病毒等。某些病毒在感染细胞内增殖，可观察到与正常细胞结构和着色不同的椭圆形或圆形斑块，即包涵体，如巨细胞病毒感染后在细胞核内形成"猫头鹰眼"样的嗜碱性包涵体，狂犬病病毒感染后在神经细胞胞质内形成嗜酸性包涵体。

（2）红细胞吸附　含有血凝素的病毒感染细胞后，细胞膜上可出现血凝素（hemagglutinin，HA），能与加入的脊椎动物的红细胞（如豚鼠、鸡、猴等）结合，称为红细胞吸附现象，如流感病毒。细胞吸附试验常用作含有血凝素的正黏病毒与副黏病毒等的增殖指标。含有相应的抗血清能中和细胞膜上的血凝素，红细胞吸附现象不再发生，称为红细胞吸附抑制试验。

（3）干扰现象　一种病毒感染细胞后，能干扰另一种病毒在该种细胞中的增殖，称为干扰现象，如风疹病毒可以干扰埃可病毒 11 型的复制。

（4）细胞代谢的改变　病毒感染细胞后，可使培养液发生生化改变，使细胞培养液 pH 值改变，说明病毒感染后影响了细胞的代谢，可作为病毒增殖的指标。

三、病毒感染的诊断

病毒感染的诊断较为复杂，常用的有形态学检查、病毒成分检测以及血清学诊断。

1. 形态学检查

（1）光学显微镜检查　可用于检查病变组织或脱落细胞中的特征性病毒包涵体，通常 DNA 病毒产生核内包涵体，RNA 病毒产生胞质内包涵体，对病毒感染的诊断有一定价值。

（2）电镜和免疫电镜检查　含高浓度病毒颗粒（$\geq 10^7$ 颗粒/ml）的样本可使用电镜技术直接观察病毒颗粒。对于低浓度病毒颗粒的样本可用免疫电镜技术观察，将标本与特异性抗血清混合，使病毒颗粒凝聚，便于在电镜下观察，可提高病毒的检出率和特异性。

2. 血清学诊断　通过血清学方法可辅助诊断病毒性疾病，即用已知的病毒抗原检测患者血清中相应的抗体。特别是下列情况，需做血清学诊断：①目前尚无分离此病毒的方法或难以分离该病毒。②采集标本分离病毒时间已晚。③为证实所分离病毒的临床意义。④进行血清流行病学调查。

（1）中和试验（neutralizing test）　病毒在细胞培养中被特异性抗体中和失去感染性的一种试验，常用于检测患者血清中抗体变化情况，可用于鉴定或研究未知病毒的抗原结构。用不同稀释浓度的血清与等体积已知病毒悬液混合，室温下放置一段时间后，接种细胞培养管，观察每天细胞病变出现情况，以能保护半数细胞管中的单层细胞不出现细胞病变的血清稀释度为终点效价。采用细胞培养用于试验，比动物实验和鸡胚培养方便，经济。中和试验适用于人群免疫情况的调查，较少用于临床诊断。

（2）血凝抑制试验（hemagglutination inhibition test）　有血凝素的病毒能凝集鸡、豚、鼠和人等的红细胞，这种现象能被相应抗体所抑制，称为血凝抑制。其原理主要是相应的抗体能与病毒结合，阻止病毒表面的血凝素与红细胞的结合。该试验经济、简便、快速且特异性高，可用于鉴别病毒的型别和亚型，常用于流感病毒，乙型脑炎病毒感染的辅助诊断和流行病学调查。

（3）早期特异性 IgM 抗体检测　病毒感染后特异性 IgM 出现时间较早，可辅助诊断急性病毒感染。检测早期抗原的抗体也是快速诊断的途径之一，如针对 EB 病毒感染的早期抗原、核心抗原、衣壳抗原等的抗体可用于区别急性或慢性 EB 病毒感染。

（4）凝胶免疫扩散试验　用半固体琼脂糖进行抗原抗体的沉淀反应，简单便捷，特异性高，灵敏性高，可用于诊断乙型脑炎病毒、乙型肝炎病毒等病毒感染。

3. 病毒成分检测

（1）病毒蛋白抗原的检测　通过免疫荧光技术，直接检测标本中病毒抗原进行诊断，常用的免疫标记技术有免疫荧光法、免疫酶标技术、放射性核素标记等。如免疫荧光法即采集脱落细胞、活检组织、接种病毒的单层细胞作为抗原用标记，荧光素的抗体直接检测病毒抗原或用特异性的抗体结合病毒抗原后，以荧光素标记二抗，再与病毒特异性抗体结合，间接检测病毒抗原，方法灵敏，用于病毒早期快速诊断。

（2）病毒核酸检测　病毒核酸检测的方法有聚合酶链式反应技术（PCR），核酸杂交技术，生物芯片等。PCR 技术灵敏、特异、快速、简便，广泛应用于病毒性疾病的诊断，如腺病毒、巨细胞病毒、乙型肝炎病毒等。核酸杂交技术快速、灵敏，特异且需要的样本量极少，主要用于病毒等难以培养的微生物。常用于病毒检测的核酸杂交技术有斑点杂交、原位杂交、DNA 印迹、RNA 印迹、基因芯片技术等。

（3）基因测序　对检测病毒的基因组进行测试，与已知的病毒全基因标准序列进行对比，从而达到诊断病毒感染的目的。对病毒全基因组测序同时可以了解病毒的遗传信息，研究病毒进化与变异，追踪和分析病毒毒力的来源，便于特异性检测试剂盒的研发，为疫苗和药物的研制提供依据。

但要注意的是，病毒核酸检测阳性并不代表标本或病变部位一定有活病毒。对于未知基因序列的病毒及新病毒，不能采用这些方法检测。

综上，病毒的分离培养与鉴定、抗原检测、核酸检测、血清学试验等是病毒性疾病的主要检查手段，具体在实际诊疗过程中，可根据病毒及所引起疾病的临床特点，选择合适的检测方法。

第二节　病毒感染的防治

一、病毒感染的预防

1. 人工主动免疫

（1）灭活疫苗（inactivated vaccine）　通过物理或化学的方法，使病毒完全灭活而制成的疫苗。甲醛是常用的灭活剂，使病毒丧失感染性，保留病毒的抗原性。通常毒力不能减弱或可能致癌的病毒株制备成灭活疫苗。目前常用的有乙型脑炎疫苗、流感疫苗、狂犬疫苗等。灭活疫苗容易保存，一般可保存一年左右，但由于灭活疫苗只激发体液免疫应答，维持时间较短，为维持血清抗体水平，常需多次接种且接种剂量大，局部和全身反应较明显。

（2）减毒活疫苗（attenuated vaccine）　通过自然或人工选择法筛选出对人体低毒或无毒的变异株制成的疫苗。常用的减毒活疫苗有脊髓灰质炎疫苗、麻疹疫苗、风疹疫苗、甲型肝炎疫苗、流行性腮腺炎疫苗等。接种后，在人体内有一定的生长繁殖能力，形成隐性感染。减毒活疫苗一般只需接种一次，使用剂量小，不良反应较轻，免疫效果较好，形成的免疫力较持久，但稳定性较差，不易保存，容易失活。此外，从理论上讲，有毒力回复突变的危险，具有一定的潜在危害性，需引起高度警惕。

（3）亚单位疫苗（subunit vaccine）　用化学方法裂解病毒后，除去核酸，提取病毒包膜或衣壳上的蛋白亚单位制成。如提取具有免疫原性的血凝素和神经氨酸酶制备流感亚单位疫苗，乙型肝炎基因工程亚单位疫苗等。

（4）基因工程疫苗（gene engineered vaccine）　通过编码病毒有效抗原的 DNA 片段，将该目的基因转入到合适的载体中，形成重组 DNA 导入宿主细胞，随宿主细胞的增殖，目的基因表达大量抗原成分，制备成基因工程疫苗。目前常用的有乙型肝炎基因工程疫苗。

（5）核酸疫苗（nucleic acid vaccine）　包括 DNA 疫苗和 RNA 疫苗，目前研究较多的是 DNA 疫苗。将能引起保护性免疫反应的病原体抗原基因片段和载体构建成重组质粒 DNA，直接注射到宿主体内进行表达，产生抗原，引起免疫反应。核酸疫苗便于储存和运输，制备方便，可诱导体液和细胞免疫，免疫应答维持时间久。但也存在一定的缺陷，比如目的基因往往表达水平不高，刺激机体免疫反应能力较弱，在体内抗原蛋白的表达持续时间尚不清楚，导入人体的外源 DNA 有整合的危险，可能诱发基因突变，引起免疫系统的紊乱等。因此核酸疫苗仍需深入研究，对其安全性和长效性进行观察，权衡其利弊。

2. 人工被动免疫
大多数人均受过不同种类病毒的感染，体内含有较高效价的抗体，从正常人血清中提取免疫球蛋白，可用于短期或紧急预防。常用的人工被动免疫的制剂有免疫血清、丙种球蛋白、细胞免疫有关的因子等。注射免疫球蛋白可用于水痘、麻疹、甲型肝炎等感染的紧急预防，使接触者不出现症状或症状轻微。抗狂犬病的免疫球蛋白是专门针对狂犬病病毒的特异性免疫球蛋白。此外，在临床上，干扰素 α、干扰素 β、干扰素 γ、IL-2、IL-6、IL-12、肿瘤坏死因子、集落刺激因子等细胞因子，可用于某些病毒性疾病和肿瘤的治疗。

二、病毒感染的治疗

病毒是严格细胞内寄生微生物，因此抗病毒药物需要穿入细胞，选择性地抑制病毒增殖，又不损伤宿主细胞。随着分子病毒学的发展，研制出较多的抗病毒新药，但在临床应用中都有一定的局限，针对病毒的特异性药物的研发依然任重道远。

1. 抗病毒化学药物

（1）核苷类药物　最早用于临床的抗病毒药物，主要机制是抑制病毒基因的转录和复制。碘苷在 1959 年由 Prusoff 合成，用于治疗疱疹病毒引起的角膜炎，沿用至今。阿昔洛韦是目前最有效的抗疱疹病毒药物之一。阿糖腺苷能抑制病毒 DNA 聚合酶，阻断病毒 DNA 合成，主要用于疱疹病毒、巨细胞病毒以及 HBV 引起的感染。拉米夫定是脱氧胞嘧啶核苷类药物，能抑制病毒复制，可作为底物类似物竞争抑制病毒反转录酶活性，临床上最早用于艾滋病的抗病毒治疗，对于治疗慢性乙肝也有较好的效果。

（2）非核苷类逆转录酶抑制剂　奈韦拉平，第一个新合成的非核苷类逆转录酶抑制剂，用于治疗 HIV 感染，但由于耐药问题，需与其他药物联用。此外还有吡啶酮，作用机制类似于奈韦拉平。

（3）整合酶抑制剂　如 HIV 整合酶抑制剂拉替拉韦、艾维雷韦，能抑制 HIV 病毒 DNA 整合进入宿主 DNA，从而阻断病毒的复制和进一步感染。

（4）神经氨酸酶抑制剂　如流感病毒神经氨酸酶抑制剂奥司他韦、扎那米韦，能抑制酶的水解活性，抑制病毒颗粒的释放。

（5）蛋白酶抑制剂　病毒蛋白酶也是研究较多的抗病毒靶点之一，如第一个被批准的蛋白酶抑制剂沙奎那韦，能抑制 HIV 复制周期中的晚期蛋白酶活性，阻止病毒的装配。此外，新一代蛋白酶抑制剂茚地那韦、利托那韦可用于 HIV 感染的治疗，替拉瑞韦、波普瑞韦、西咪匹韦等是抗 HCV NS3/4A 蛋白酶抑制剂。

2. 干扰素和干扰素诱生剂　干扰素具有广谱抗病毒作用，可用于某些病毒性疾病的治疗，毒性小，使用同种干扰素，无抗原性。可用于治疗疱疹病毒性角膜炎、带状疱疹、生殖器疱疹、乳头瘤病毒、鼻病毒等引起的感染。

多聚肌苷酸和多聚胞酸构成的 poly C，为一种人工合成的双股 RNA，是目前最受重视的干扰素诱生剂，可用于治疗疱疹性角膜炎、带状疱疹、病毒性肝炎、出血热等。此外，还有甘草甜素、芸芝多糖等，也具有诱生干扰素、抗病毒作用。

3. 中草药　具有抗病毒作用的中草药很多，常见的如黄芪、穿心莲、板蓝根、金银花、大青叶、紫草、贯众、甘草、大蒜提取物等均具有抑制病毒的作用，对呼吸道病毒、肠道病毒、肝炎病毒、虫媒病毒等具有一定的防治作用，但具体的作用机制尚不明确，有待深入研究。

三、基因治疗

抗病毒基因治疗是抗病毒研究的热点话题，具有一定的前景。目前正在研制的抗病毒基因治疗剂主要有反义寡核苷酸、核酶、小干扰 RNA 等。

反义寡核苷酸包括反义 DNA 和反义 RNA 两种，是针对病毒基因中的部分关键序列设计的，在基因的复制、转录、翻译的起始阶段抑制病毒的复制。反义 DNA 可与病毒的关键序列结合，抑制病毒 DNA 复制和 RNA 转录。反义 RNA 可与病毒基因的 mRNA 互补结合，阻断病毒 mRNA 与核糖体的结合，抑制病毒蛋白的翻译。

干扰 RNA 即 siRNA，一般由 20 ~ 25 个核苷酸组成的短小双链 RNA，可与外源基因表达的 mRNA 结合，导致相同序列病毒基因静止，从而诱发同源 mRNA 降解。小干扰 RNA 引起的基因沉默可在注射细胞内发生，也可转移到其他部位的组织和细胞，并传代，干扰现象具有放大效应。

核酶是一种抑制病毒靶基因的基因治疗剂，具有双重特性的 RNA 分子，既能识别特异的 RNA 靶序列，与之结合，又具有酶的活性，通过特异性位点切割和降解靶 RNA，进一步抑制病毒的复制。核酶的阻断活性高于反义 RNA，是抗病毒基因的新型分子，但由于核酶是 RNA，容易被组织中的 RNA 酶破坏，在实际应用中存在一定的困难。

目标检测

答案解析

1. 做病毒学检测时，标本采集和送检过程应注意哪些问题？
2. 进行早期病毒感染的实验室快速诊断方法有哪些？
3. 试述培养病毒最常使用的方法。
4. 可用于预防病毒感染的疫苗有哪些类型？各有哪些特点？

（童长勇）

书网融合……

微课　　　　　本章小结　　　　　题库

第十九章　呼吸道病毒

学习目标

1. 掌握　流行性感冒病毒分型、亚型的依据；抗原性变异与流感流行的关系。
2. 熟悉　流行性感冒病毒防治原则；冠状病毒生物学性状、致病性及防治原则。
3. 了解　常见呼吸道病毒的微生物学检查方法。
4. 能够总结出流感病毒多次大流行的原因以及频繁出现动物病毒传播给人的机制。
5. 在学习呼吸道病毒流行的历程中，逐渐具有安全意识、医学使命和责任感。

第一节　正黏病毒

正黏病毒（*Orthomyxoviridae*）指的是对人或某些动物细胞表面的黏蛋白有亲和性的一类有包膜的病毒，具有分节段的单负链 RNA 基因组。只有流行性感冒病毒（*influenza virus*）一个种，简称流感病毒，包括人流感病毒和动物流感病毒。人流感病毒是引起流行性感冒的病原体，分为甲（A）、乙（B）、丙（C）三型，其中甲型流感病毒抗原性易发生变异，多次引起世界大流行。

一、生物学性状　微课

（一）形态与结构

流感病毒基因组是有包膜、分节段的单负链 RNA，直径 80～120nm，一般为球形，病毒体结构主要包括病毒核酸与蛋白质组成的核衣壳和包膜。

1. 核衣壳　由核蛋白（nucleoprotein，NP）缠绕着单股负链的 RNA 组成核衣壳，呈螺旋对称排列。病毒的核酸分为 7 个或 8 个节段（甲型、乙型流感病毒有 8 个 RNA 节段，丙型流感病毒为 7 个 RNA 节段），每个 RNA 片段结合有与核酸复制和转录有关的 RNA 多聚酶，并分别控制编码病毒的各种蛋白。病毒核酸在细胞核内分节段复制，病毒成熟时再重新装配于子代衣壳中，这一结构特点使病毒在复制中易发生基因重组，导致新病毒株的出现。

2. 包膜内层　为基质蛋白（M 蛋白），由病毒基因编码，位于包膜与核心之间，具有保护核心、维持病毒形态、增加包膜硬度和厚度、促进病毒装配等作用。

3. 包膜外层　是来自宿主细胞的脂质双层膜，其上镶嵌有 2 种糖蛋白刺突，即血凝素（hemagglutinin，HA）和神经氨酸酶（neuraminidase，NA），HA 和 NA 的抗原结构不稳定，易发生变异，是流感病毒划分亚型的依据。

HA 是呈柱状的三聚体糖蛋白，与病毒吸附、穿入宿主细胞有关，并能引起红细胞凝集。NA 是呈蘑菇状的四聚体糖蛋白，具有酶活性，可破坏细胞膜上病毒特异受体，使病毒从感染细胞膜上解离，有利于成熟病毒的释放和扩散，故两者与病毒感染性有关。NA 和 HA 均是病毒编码的糖蛋白，具有免疫原性，因此能诱导机体产生相应抗体，从而中和病毒的感染（图1-19-1）。

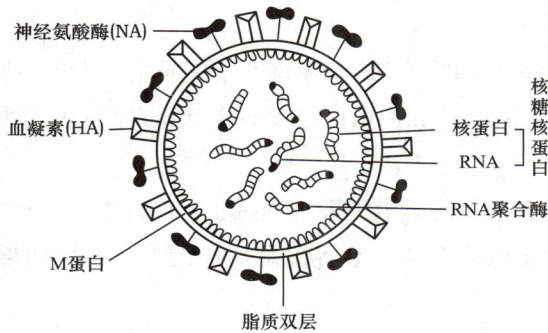

图1-19-1　流感病毒结构示意图

（二）分型与变异

核蛋白和M蛋白免疫原性较稳定，具有型特异性。根据核蛋白和M蛋白抗原性不同，可将流感病毒分为甲（A）、乙（B）和丙（C）三型。甲型流感病毒又根据其表面HA及NA抗原性不同，分为若干亚型。乙型、丙型流感病毒至今尚未发现亚型。

甲型流感病毒的HA或NA抗原变异频繁，迄今已经历过多次重大变异，是流行最为频繁的重要病原体，波及全球。

抗原性变异是流感病毒最突出的特性，流感病毒的变异是一个连续不断地由量变到质变的过程。甲型流感病毒抗原性变异有两种形式：基因组自发突变所引起的变异，变异幅度小，属于量变，仅引起中小型流行，称抗原漂移（antigenic drift）；由于基因重组引起的变异，变异幅度大，属于质变，因此人群对新的亚型缺乏免疫力，多发生大流行，称抗原转变（antigenic shift）。

（三）抵抗力

流感病毒的抵抗力较弱，不耐热，56℃30分钟即被灭活。在0~4℃能存活数周，-70℃以下可长期保存。对干燥、日光、紫外线及乙醚、甲醛等敏感。

二、致病性

流感病毒抗原易变异，传播快，是引起流行性感冒的主要病毒。甲型和乙型流感病毒对人类威胁较大。甲型流感病毒除感染人类以外，还可以感染禽、猪、马等动物；乙型流感病毒在人和猪中都有流行；丙型流感病毒只感染人类。流感为上呼吸道急性传染病，传染源主要是感染者，其次是隐性感染者，发病2~3天鼻咽分泌物中病毒含量高，传染性最强。病毒经飞沫在人与人之间直接传播，出现喷嚏、鼻塞、咳嗽等症状。病毒在上皮细胞内复制，很少入血，但可释放内毒素样物质入血，引起全身中毒症状，如发热、头痛、全身酸痛、疲乏无力、白细胞数下降等。流感属于自限性疾病，死亡病例多见于有细菌性感染等并发症的幼儿或免疫力较差的老年人。

三、免疫性

在流感病毒感染或疫苗接种后机体可形成特异性免疫应答，产生中和抗体，对同型病毒有抗感染、减轻病情的作用，免疫力可持续数月至数年，但各亚型间无交叉免疫。

四、微生物学检查

在流感流行期间，根据典型症状即可作出临床诊断。实验室检查主要用于鉴别诊断和分型，特别是对监测新变异株的出现，预测流行趋势和提出疫苗预防建议等方面有指导意义。检查方法主要是病毒的分离和鉴定、血清学诊断和快速诊断方法。

1. 病毒的分离和鉴定　取急性期患者咽洗液或咽拭子，经抗生素处理后接种于 9~11 日龄的鸡胚羊膜腔或尿囊腔中，用血凝试验或血凝抑制试验等鉴定病毒的型、亚型和毒株。也可采用细胞培养分离病毒。

2. 血清学诊断　采取患者急性期及恢复期的血清进行血凝抑制试验，若恢复期抗体效价比急性期升高 4 倍以上具有诊断价值。

3. 快速诊断　采用间接或直接免疫荧光法、ELISA 检测病毒抗原，可进行快速诊断。

五、防治原则

流感病毒可引起流行性感冒，多呈季节性流行，北方以冬季为主，南方四季皆有发生，在夏季和冬季达到高峰。由于其传染性强，播散迅速，流行期间注意公共卫生和个人卫生，必要的空气消毒等可以在一定程度上预防流感的发生。免疫接种是最有效的预防方法，但需及时监测病毒变异动态，选育流行毒株制备特异性预防疫苗，以防发生流行。目前使用的疫苗包括全病毒灭活疫苗、裂解疫苗、亚单位疫苗。

治疗尚无特效疗法，主要是对症治疗和预防继发细菌感染。盐酸金刚烷胺及其衍生物甲基金刚烷胺能抑制病毒的穿入、脱壳，可用于治疗流感。干扰素滴鼻及中草药板蓝根、大青叶、金银花等在减轻症状、缩短病程方面有一定效果。中医药已广泛用于多种感染性疾病的防治，我们可以进一步发掘中医药宝库中的精华，继承、发展、利用好祖先留给我们的宝贵财富。

第二节　副黏病毒

副黏病毒科（*Paramyxoviridae*）包括副流感病毒、麻疹病毒、呼吸道合胞病毒、腮腺炎病毒、尼帕病毒和人偏肺病毒。副黏病毒具有相似的病毒形态及血凝作用，但具有不同基因结构、抗原性、免疫性及致病性等。

一、麻疹病毒

麻疹病毒（measles virus）是麻疹（measles）病原体。麻疹是一种传染性很强的急性传染病，常见于儿童，以皮丘疹、发热及呼吸道症状为特征，若无并发症，预后良好。

（一）生物学性状

麻疹病毒为有包膜的球形 RNA 病毒，副黏病毒科麻疹病毒属。包膜刺突有血凝素和融合因子（Blending Factor，F 蛋白），前者与病毒吸附有关，后者可促进宿主细胞膜与病毒、细胞与细胞间的融合，形成多核巨细胞。麻疹病毒对理化因素抵抗力较弱，加热 56℃ 30 分钟和一般消毒剂均易将病毒灭活。麻疹病毒抗原性较稳定，只有一个血清型。

（二）致病性

人是麻疹病毒唯一自然宿主。传染源是急性期患者，主要通过飞沫传播或污染物品传播。麻疹病毒可感染任何年龄段的易感人群，好发于 6 个月龄至 5 岁的婴幼儿童。病毒感染率约 50%，但发病率几乎达 100%，潜伏期（9~12 天）至出疹期患儿为传染源，冬春季多发。

病毒入血后形成第一次病毒血症，此时患者可有发热、畏光、眼结膜炎、鼻炎、咳嗽等前驱症状，此期患者传染性最强。发病 2 天后，多数患儿口颊内侧黏膜处出现灰白色外绕红晕的柯氏斑（Koplik 斑），可作为早期临床诊断的依据之一。当病毒随血流侵入淋巴组织和单核 - 吞噬细胞系统进一步增殖后，再次入血，继而侵犯全身皮肤、黏膜及中枢神经系统，表现为多核巨细胞病变。此时患儿全身皮肤由颈、躯干到四肢相继出现特征性红色斑丘疹，4 天后体温下降，皮疹缓慢消退脱屑，若无并发症可自愈。有的患者因抵抗力下降，可并发细菌或其他病毒感染，引起支气管炎、肺炎、中耳炎、脑膜炎等。极个别病例可发生亚急性硬化性全脑炎（subacute sclerosing panencephalitis，SSPE），患者大脑功能渐进性衰退，表现为反应迟钝，精神异常，运动障碍，最后导致昏迷死亡。

（三）免疫性

病后可获牢固免疫力。6 个月内婴儿可从母体获得 IgG 被动免疫，不易感染，但随着年龄增长，抗体逐步消失，易感性随之增加，故麻疹多发于 6 个月至 5 岁的小儿。

（四）微生物学检查

根据临床症状即可诊断典型麻疹，对轻症和不典型病例需要微生物学检查进行确诊。因病毒分离鉴定复杂费时，因此常用血清学诊断。

1. 血清学诊断　取患者急性期和恢复期双份血清进行血凝抑制试验，可以检测病毒特异性抗体，当抗体滴度增长 4 倍及以上有诊断意义。

2. 快速诊断　用荧光标记抗体检查患者卡他期咽漱液中的黏膜细胞麻疹病毒抗原，以及用核酸分子杂交技术等检测感染细胞内病毒核酸可快速诊断麻疹病毒感染。

（五）防治原则

预防麻疹的主要措施是隔离患者，对易感者进行人工主动免疫，提高儿童免疫力。麻疹疫苗初次接种在 8 月龄，1 年后及学龄前再强化免疫。对接触过麻疹的易感者，可紧急用丙种球蛋白或胎盘球蛋白进行人工被动免疫，防止发病或减轻症状和减少并发症。

二、腮腺炎病毒

腮腺炎病毒（mumps virus）是流行性腮腺炎的病原体，流行性腮腺炎以腮腺肿胀、疼痛为主要症状，多见于儿童。腮腺炎病毒呈球形，直径为 100~200nm，核衣壳呈螺旋对称，核酸为单股负链 RNA，有包膜，包膜上有 HA 和 NA 糖蛋白刺突。腮腺炎病毒仅有一个血清型。腮腺炎病毒可在鸡胚羊膜腔内增殖，在猴肾细胞等细胞培养中增殖能引起细胞融合，形成多核巨细胞。

人是腮腺炎病毒唯一储存宿主，主要通过飞沫传播。潜伏期为 2~3 周，排毒期为发病前 6 天至发病后 1 周。病毒首先于鼻或呼吸道上皮细胞中增殖，随后入血引起病毒血症，并扩散感染至唾液腺及其他器官，患者表现为软弱无力、食欲减退等前驱期症状，随即出现腮腺肿大、疼痛，并伴有低热。腮腺炎病毒还可引起部分病人的胰腺、睾丸或卵巢等感染，腮腺炎病毒感染是导致男性不育和儿童获得性耳聋常见病因，严重者可并发脑炎。病程大约持续 7~12 天。病后可获持久免疫力，6 个月以内婴儿可从母体获得特异性抗体，而不易患腮腺炎。

根据典型病例的临床表现，腮腺炎易于诊断，但不典型病例需做病毒分离或血清学诊断，也可用 RT－PCR 或核酸序列测定方法进行实验室诊断。腮腺炎的预防以隔离病人，减少传播机会和接种疫苗为主。目前，采用麻疹–腮腺炎–风疹三联疫苗（MMR）进行接种，免疫保护效果较好。尚无有效药物治疗，中草药有一定的治疗效果。

第三节　冠状病毒

冠状病毒（coronavirus）属于冠状病毒科（*Coronaviridae*）冠状病毒属（Coronavirus），由于病毒包膜上有向四周伸出的突起，形如花冠而得名。冠状病毒分布广泛，感染人类、禽类和野生动物。目前从人分离的冠状病毒主要有普通冠状病毒（229E、OC43）、中东呼吸综合征相关冠状病毒（MERS－CoV）、SARS 冠状病毒（SARS－CoV）、2019 新型冠状病毒（COVID－19）等。

一、生物学性状

冠状病毒为单股正链 RNA 病毒，呈多形性，花冠状突起，直径 80～160nm，核衣壳呈螺旋对称，有包膜。冠状病毒对理化因素抵抗力较弱，对常用消毒剂如乙醚、75% 酒精、含氯消毒剂、过氧乙酸和氯仿等脂溶剂敏感，对热和紫外线敏感，56℃ 30 分钟均可有效灭活病毒。

二、致病性

常见的冠状病毒主要感染成人或较大儿童，引起普通感冒、咽喉炎。病毒经飞沫传播，仅侵犯上呼吸道，引起轻度感染，但可使原有的呼吸道感染加重，甚至引起肺炎。病后免疫力不强。冠状病毒还与人类腹泻、胃肠炎、SARS、MERS、新型冠状病毒感染有关。

SARS 冠状病毒（SARS CoV）感染后能引起一种具有明显传染性的、以急性肺部损伤为主的新的呼吸道急性传染病，WHO 将其命名为严重急性呼吸综合征（severe acute respiratory syndrome，SARS），2003 年 4 月我国将此病正式列入法定传染病，称传染性非典型肺炎，其控制措施按甲类传染病执行。该病毒与已知的冠状病毒相比，其传染性、致病性均强。

传染源主要为 SARS 急性期病人，传播途径主要为近距离飞沫直接传播，也可经密切接触、气溶胶、粪-口等途径传播。人群普遍易感，以老年人、慢性病病人（如糖尿病、慢性肺病等）、医护人员、过度疲劳、抵抗力低下者为高危人群。SARS 起病急，潜伏期一般 2～10 天，临床上以发热（体温一般高于 38℃）、乏力、头痛、关节酸痛等全身症状和干咳、少痰、胸闷、呼吸困难等呼吸道症状为主要表现，常无上呼吸道卡他症状，可伴有腹泻，严重者可出现气促或急性呼吸窘迫综合征。

三、免疫性

SARS 冠状病毒感染后，可引起特异性体液免疫和细胞免疫，患者痊愈后可获得牢固免疫力。

四、微生物学检查

结合病史、体征、症状及 X 线检查可作出临床初步诊断。目前 WHO 推荐 SARS 病原的实验室诊断方法主要用 ELISA 或免疫荧光试验（IFA）检测 SARS CoV 抗体，也可用分子生物学检测 SARS 病毒 RNA。SARS 相关样品处理、病毒培养和动物实验均需要在生物安全三级（BSL－3）实验室进行。

五、防治原则

目前尚无特效药物也无预防疫苗，以综合性支持治疗和对症治疗为主。隔离患者、切断传播途径、提高人群免疫力是主要预防措施。抗击疫情，人人有责，疫情面前，医护人员每个人都是疫情的防控员，健康的守护者。

第四节 其他呼吸道病毒

风疹病毒（rubella virus）是引起风疹的病原体，披膜病毒科（*Togaviridae*）风疹病毒属（*Rubivirus*），人是该病毒唯一自然宿主，除引起儿童和成人普通风疹外，还引起胎儿畸形等先天性风疹综合征（congenital rubella syndrome，CRS），危害严重。

一、生物学性状

风疹病毒是球形、有包膜的单股正链 RNA 病毒，核衣壳呈二十面体对称结构。包膜上有血凝素刺突。风疹病毒只有一个血清型。

二、致病性

病毒经呼吸道传播，在局部淋巴结增殖后，形成病毒血症并播散全身。儿童是主要易感者。被病毒感染后，主要表现为发热、麻疹样出疹，但症状较轻，伴耳后和枕下淋巴结肿大，随之面部乃至全身出现浅红色斑丘疹。成人感染后症状较重，除出疹外，还可有关节炎、关节疼痛、血小板减少、出疹后脑炎等。

孕妇 4 个月内感染风疹病毒对胎儿危害最大，病毒可垂直感染胎儿，使胎儿细胞生长、有丝分裂和染色体结构发生改变，导致胎儿畸形或先天性风疹综合征，婴儿出生后表现为先天性心脏病、先天性耳聋、白内障三大主症以及其他风疹综合征，如黄疸性肝炎、肺炎、脑膜脑炎等。

三、免疫性

病后可获得持久免疫力。

四、微生物学检查

对孕妇感染风疹病毒进行早期诊断很重要，可减少畸形儿的出生。常用诊断方法有检测胎儿羊水中病毒抗原或病毒 RNA 进行产前诊断。检测孕妇血清特异性 IgM 抗体进行早期诊断，通过检测双份血清病毒特异性抗体，若第二份血清抗体效价较第一份血清升高 4 倍及以上有诊断价值。通常采用 Vero 细胞分离培养风疹病毒，但细胞病变不明显，需检测病毒抗原进行鉴定。

五、防治原则

接种风疹减毒活疫苗或麻疹－腮腺炎－风疹三联疫苗（measles－mumps－rubella vaccine，MMR）

是预防风疹的有效措施，接种对象是风疹抗体阴性的育龄妇女。如抗体阴性的孕妇与患者接触，应立即大量注射丙种球蛋白以紧急预防，并加强对孕妇进行风疹病毒感染的监测。

目标检测

答案解析

1. 简述 SARS 的病原体、传播途径和致病特点。
2. 简述流感病毒的结构特征。
3. 流感病毒包括哪些型别？分型和分亚型的依据是什么？
4. 甲型流感病毒为何易引起世界性大流行？

（唐正宇）

书网融合……

微课　　　　　　本章小结　　　　　　题库

第二十章　胃肠道病毒

PPT

胃肠道感染病毒主要经消化道传播、肠道内增殖，引起胃肠道或胃肠道以外疾病，包括引起胃肠道以外疾病的肠道病毒以及急性肠胃炎病毒。

第一节　肠道病毒

肠道病毒（enterovirus）是指通过污染饮用水、食物，经粪-口途径感染，引起消化道传染病的一种形态最小的单正链 RNA 病毒，无包膜。包括脊髓灰质炎病毒、柯萨奇病毒、埃可病毒和新型肠道病毒 68~72 型。此类病毒生物学性状相似。

一、脊髓灰质炎病毒 e 微课

脊髓灰质炎病毒（poliovirus）是引起脊髓灰质炎（poliomyelitis）的病毒，该疾病传播广泛，是一种急性传染病。病毒常侵犯中枢神经系统，损害脊髓前角运动神经细胞，导致肢体松弛性麻痹，多见于儿童，因此脊髓灰质炎又叫小儿麻痹症（infantile paralysis）。脊髓灰质炎病情轻重不一，大部分可治愈，小部分会留下后遗症，严重者可累及生命中枢导致死亡。

（一）生物学性状

1. 形态结构　脊髓灰质炎病毒具有典型的肠道病毒形态。在电镜下呈球形，直径 20~30nm，呈 20 面体立体对称（由 VP_1~VP_4 四种多肽组成），病毒颗粒中心为单股正链核糖核酸，外围 60 个衣壳微粒，形成外层衣壳，其核衣壳体裸露无包膜。核衣壳含 4 种结构蛋白 VP_1、VP_3 和由 VP_0 分裂而成的 VP_2 和 VP_4。结构蛋白 VP_1、VP_2、VP_3 均暴露在病毒衣壳表面，VP_1 为主要的外露蛋白，至少含 2 个表位，可诱导中和抗体的产生，对人体细胞膜上受体有特殊亲和力，与病毒的致病性和毒性有关，VP_2 与 VP_3 半暴露具抗原性。VP_0 最终分裂为 VP_2 与 VP_4，为内在蛋白与 RNA 密切结合。

脊髓灰质炎病毒根据抗原免疫原性的不同，可分为 3 个血清型，分别为 Ⅰ 型、Ⅱ 型和 Ⅲ 型，3 型间无交叉反应。

2. 培养特性　脊髓灰质炎病毒仅能在灵长类动物细胞内增殖，以人胚肾、猴肾细胞、人胚肺、人羊膜、人宫颈癌细胞（Hela）等进行培养。病毒在胞质内迅速增殖，24h即出现典型的细胞病变，被感染的细胞变圆、收缩、坏死、脱落，病毒从溶解死亡的细胞中大量释放。

3. 抵抗力　脊髓灰质炎病毒在外界环境中有较强的生存力，在污水和粪便中可存活数月，在冰冻条件下可保存几年，在酸性环境中较稳定，因此不易被胃酸和胆汁灭活，耐乙醚和乙醇。但紫外线照射1小时或在含氯0.05mg/L的水中10分钟以及甲醛、2%碘酊、各种氧化剂如过氧化氢溶液、含氯石灰、高锰酸钾等均能灭活。

（二）致病性

脊髓灰质炎病毒经口侵入机体后，先在咽喉部扁桃体和肠道下段上皮细胞、肠系膜淋巴结内增殖。病毒感染后，病毒仅限于肠道，不进入血流，不出现症状或只有轻微发热、咽喉痛、腹部不适等，90%感染者表现为隐性感染或轻症感染。只有少数感染者，病毒可入血引起第一次病毒血症，随血流病毒扩散至全身淋巴组织或其他易感组织中进一步增殖后，大量病毒再度入血形成第二次病毒血症。病毒随即侵入中枢神经系统，在脊髓前角运动神经细胞中增殖，引起细胞病变，轻者表现为暂时性肢体麻痹，重者则留下永久性弛缓性肢体麻痹后遗症，即脊髓灰质炎。极少数患者发展为延髓麻痹，导致呼吸、心脏衰竭死亡。

病毒感染后的结局取决于毒株的毒力、感染病毒的相对数量、机体免疫功能状态等多种因素。

显性感染患者的临床表现分为三种类型。

轻型（无症状感染）：顿挫感染，病毒未侵入中枢神经系统。症状类似流感且迅速恢复。

非麻痹型：病毒侵入中枢神经系统及脑膜，病毒具有典型的无菌性脑膜炎症状，轻度颈项强直和脑膜刺激症。

麻痹型：病毒侵入并破坏中枢神经系统，造成肌群松弛、萎缩，最终发展为松弛性麻痹，极个别患者病毒累及颅下神经及脊髓颈区的前角神经细胞，造成咽、软腭、声带麻痹，患者常因呼吸、循环衰竭而死亡。

患者和无症状带毒者或隐性感染者均为传染源。病毒主要存在于粪便和鼻咽分泌物中，通过粪－口传播。易感者多为15岁以下，尤其是5岁以下。

（三）免疫性

脊髓灰质炎病毒感染后对同型病毒有牢固免疫力。主要以体液免疫为主，血清中可产生IgG、IgM中和抗体和肠道局部出现特异性sIgA抗体能清除咽喉部和肠道内病毒，防止其侵入血流。血清中和抗体主要清除血流中的病毒，阻断其向中枢神经系统扩散。IgG和sIgA能持续多年，甚至终生。因此，再感染同型病毒极为少见。6个月以内的婴儿可以从母体获得被动免疫，较少感染。

（四）微生物学检查

1. 病毒分离与鉴定　在发病的一周内，可以从鼻咽或粪便中分离出病毒。提取标本加抗生素处理后，接种原代猴肾细胞或人源性传代细胞培养，病毒在细胞质中增殖，产生典型的细胞病变。用中和试验进一步鉴定其型别。从血液或脑脊液中早期分离病毒可能更为重要，通常使用组织培养物分离方法。

2. 血清学试验　取患者发病早期和恢复期双份血清进行中和试验，若恢复期血清特异性抗体效价有4倍或以上增长，则有诊断意义。

3. 快速诊断　核酸杂交、RT－PCR等分子生物学方法可检测患者咽拭子、粪便等标本中的病毒基因组的存在，进行快速诊断。同时可根据毒株核苷酸组成或序列的差异，或酶切位点的不同等来区别脊髓灰质炎病毒的疫苗株与野毒株。

（五）防治原则

尚无特异的治疗脊髓灰质炎病毒感染的药物。对该病的控制主要依赖于疫苗的使用，被动免疫仅用于个别情况。

1. 主动免疫　自 20 世纪 50 年代广泛应用灭活脊髓灰质炎疫苗（IPV）和口服脊髓灰质炎减毒活疫苗（OPV，Sabin 苗）以来，免疫效果良好，脊髓灰质炎发病率急剧下降。目前，IPV 和 OPV 都是三价混合疫苗，免疫后都可获得抗 3 个血清型脊髓灰质炎病毒感染的免疫力。OPV 既可诱发血清抗体，预防麻痹型脊髓灰质炎的产生，又可刺激肠道局部产生 sIgA，阻止野毒株在肠道增殖和在人群中流行。OPV 口服后可以在咽部存留 1～2 周，并在数周内从消化道排出，疫苗病毒的传播可使接触者形成间接免疫。OPV 热稳定性差，保存、运输、使用要求高，有毒力回复的可能。我国一直坚持守正创新，经过反复实验，自 2020 年 1 月 1 日起使用 IPV 免疫两次后再口服二次 OPV 进行免疫，此种方法可进一步提高 II 型脊灰病毒抗体水平，同时保留针对 I 型和 III 型病毒的肠道黏膜免疫水平，阻断相应型别病毒的传播。

2. 被动免疫　用人免疫球蛋白来保护脊髓灰质炎病毒的接触者。该球蛋白往往含有三型病毒的抗体，及时给予可中和血液中的病毒。被动免疫仅用于做过扁桃体切除的儿童、未经过免疫接种而又必须接触脊髓灰质患者的医务人员和亲属，以及未免疫接种的孕妇等。其免疫效果保持 3～5 周。

二、柯萨奇病毒、埃可病毒和新型肠道病毒

柯萨奇病毒（coxsackie virus，CV）、埃可病毒（echovirus）及新型肠道病毒（new enterovirus）分布广泛。根据病毒亚群和血清型的不同或对不同组织的嗜性不同（受体的差异），可引起各种不同的疾病。

（一）生物学性状

柯萨奇病毒、埃可病毒和新型肠道病毒形态、生物学性状以及感染、免疫过程与脊髓灰质炎病毒相似。柯萨奇病毒和埃可病毒型别多，引起的疾病谱复杂。这些病毒主要通过粪 - 口途径传播，也可经眼部黏膜或呼吸道感染。其显著的致病特点是病毒在肠道增殖却很少引起肠道疾病。

柯萨奇病毒和脊髓灰质炎病毒的区别在于对乳鼠和猴的致病性。根据柯萨奇病毒感染乳鼠产生的病灶，柯萨奇病毒可以分为 A、B 两组。柯萨奇 A 组病毒感染乳鼠产生广泛性骨骼肌炎，引起弛缓性麻痹；而柯萨奇 B 组病毒感染乳鼠产生局灶性肌炎，导致痉挛性麻痹，并常伴有脑炎、心肌炎和棕色脂肪坏死等。

埃可病毒最早是在脊髓灰质炎流行期间从人的粪便里分离出来，当时不知与人类何种病毒相关，故称为人类肠道致细胞病变孤儿病毒。目前共有 31 个血清型。各型的差异在于其衣壳上的特异性抗原，可用中和试验加以区别。埃可病毒没有属特异抗原，但有异型交叉反应。31 个型别中有 12 个型具有凝集人类 O 型红细胞的能力，血凝素是毒力的主要部分。

新型肠道病毒是新分离的肠道病毒，不再归属于柯萨奇病毒或埃可病毒，从 68 号开始编号命名，目前已编号到 72 型，第 72 型是甲型肺炎病毒。

（二）致病性

柯萨奇病毒、新型肠道病毒的致病机制与脊髓灰质炎病毒相似，但各自的靶器官不同。脊髓灰质炎病毒往往侵犯脊髓前角运动细胞，而柯萨奇病毒和新型肠道病毒更容易感染脑膜、肌肉和黏膜等部位。人体受感染后，约 60% 呈隐性感染。由于病毒受体广泛分布于中枢神经系统、心、肺、胰、黏膜、皮肤等多种组织，因而引起的疾病谱复杂。常引起以下几种不同的临床疾病。

1. 无菌性脑膜炎　是肠道病毒感染中极为常见的一种综合病症。在夏季流行时，不易与轻型的流

行性乙型脑炎相区别。临床早期发热、头痛、全身不适、呕吐和腹痛、轻度麻痹，进一步发展可出现颈项强直、嗜睡、脑膜刺激症状等，病程1~2周。

2. 疱疹性咽峡炎　是一种发生于儿童的急性传染病，主要由柯萨奇A组病毒的引起，其中以A2、A16、A9、A22型多见，偶见B1~B5型感染。病毒自鼻咽、口腔侵入至呼吸道及消化道局部黏膜，在黏膜上皮细胞以及咽部或肠壁淋巴组织居留和增殖。常流行于春末和夏初，典型症状为突然发热、咽喉痛、软腭及悬雍垂周围出现水疱性溃疡损伤。

3. 手足口病　由柯萨奇病毒A组的2、4、5、7、9、10、16型等，B组的1、2、3、4、5型等和新型肠道病毒71型引起。其中以柯萨奇病毒A16型（CoxA16）和新肠道病毒71型（EV71）最为常见。主要发生在学龄前的儿童，尤其是3岁以下的幼儿，感染后一般可以获得免疫力。主要表现为手、足、口腔黏膜等部位出现水疱疹，有时可蔓延至臂部和腿部。个别患者可引起心肌炎、肺水肿、无菌性脑膜脑炎等并发症。

4. 心肌炎和心包炎　主要由柯萨奇A组9型、16型和B组1~5型病毒引起。散发流行于成人和儿童，新生儿感染后出现发热、发绀和不明原因的心力衰竭，死亡率高。在儿童和成人表现为呼吸道感染症状，心动过速、心电图表现异常等，预后不良。

5. 流行性胸痛　常由柯萨奇B组病毒引起。散发性胸痛也可由其他肠道病毒引起。症状为突发性发热和单侧胸痛，胸部X线多无异常。

6. 急性结膜炎和急性出血性结膜炎　分别由柯萨奇A24型和新型肠道病毒70型引起。急性结膜炎1~2周内完全恢复，神经系统后遗症比出血性结膜炎少见。急性出血性结膜炎常发生于成年人，俗称"红眼病"。潜伏期短，起病急、侵犯双眼，引起眼睑水肿、眼球压痛、结膜下严重出血。人群对此病毒普遍易感，发病率高，预后良好。

（三）免疫性

机体受病毒感染后，肠道局部可出现特异性分泌型IgA，血液中依次出现IgM和IgG抗体，分泌型IgA能够清除肠道内病毒，在阻止病毒进入血流中起到重要的作用。血液中的IgM、IgG抗体（主要是中和抗体）可阻断病毒向中枢神经系统和其他部位扩散并将病毒清除。中和抗体在体内存留的时间长，对同型病毒感染有牢固的免疫力，对异型病毒感染无保护作用。

（四）微生物学检查

1. 病毒分离与鉴定　由肠道病毒引起的急性感染，用咽拭子、直肠拭子、粪便、体液及组织等标本接种单层细胞培养，很容易分离出病毒。在早期不易分离出病毒。有中枢神经系统症状时，脑脊液分离阳性率为10%~85%。从胸腔、关节腔、心包液、脑脊液中分离出的病毒有确诊的意义；从咽部分离出的病毒有高度相关意义；而若从粪便中分离出肠道病毒，作诊断时要非常小心，因为无症状排毒可达4个月以上。肠道病毒的鉴定主要依靠中和试验。

2. 血清抗体检测　多采用中和试验。一般单份血清抗体效价无意义，健康人血清中都有一定的效价。若取双份血清检测，抗体效价升高4倍可支持肠道病毒感染的诊断。

（五）防治原则

除一般卫生措施外，无特效的预防和治疗方法。对有感染性的患者应当隔离。

第二节　急性胃肠炎病毒

急性胃肠炎病毒（acute gastroenteritis virus）是指经胃肠道感染和传播的病毒，主要引起急性胃肠炎，临床表现为腹泻、呕吐等，包括轮状病毒、杯状病毒、星状病毒和肠道腺病毒等。

一、轮状病毒

人类轮状病毒（rotavirus）归类于呼肠孤病毒科（*Reoviridae*）轮状病毒属（*Rotavirus*），是婴幼儿腹泻的主要病原体。全世界因急性胃肠炎而住院的儿童中，有 40%～50% 为轮状病毒所引起。

（一）生物学性状

1. 形态结构　病毒体（图 1 - 20 - 1）呈圆球形，有双层衣壳，每层衣壳呈二十面体对称。内衣壳壳粒沿病毒核心边缘呈放射状排列，如车轮辐射结构。完整病毒大小为 70～75nm，无外衣壳的粗糙型颗粒为 50～60nm。具双层衣壳的病毒体有传染性。病毒体的核心为双股 RNA，由 11 个不连续的节段组成。

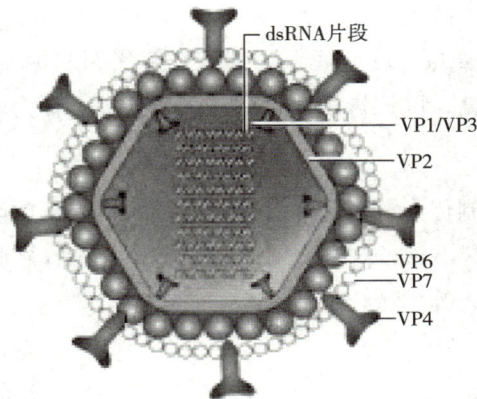

图 1 - 20 - 1　轮状病毒结构示意图

2. 抗原与分型　在轮状病毒外衣壳上具有型特异性抗原，在内衣壳上有共同抗原。根据病毒 RNA 各节段在聚丙烯酰胺凝胶电泳中移动距离的差别，可将人轮状病毒分为四个血清型，引起人类腹泻的主要是 A 型和 B 型。

3. 病毒培养　轮状病毒在一般组织培养中不适应，需选用特殊的细胞株培养（如恒河猴胚肾细胞 MA104 株和非洲绿猴肾传代细胞 CV - 1 株）。培养前应先用胰酶处理病毒，以降解病毒多肽 VP3，该多肽能限制病毒在细胞中的增殖，在培养时细胞维持液中也应含有一定浓度的胰蛋白酶。

4. 抵抗力　轮状病毒对理化因子的作用及外界环境有较强的抵抗力，在粪便中可存活数天至数周。病毒经乙醚、三氯甲烷、反复冻融、超声、37℃ 1 小时或室温（25℃）24 小时等处理，仍具有感染性。该病毒耐酸、耐碱、在 pH 3.5～10.0 都具有感染性。95% 的乙醇是最有效的病毒灭活剂，56℃ 加热 30 分钟也可灭活病毒。

（二）致病性

人类轮状病毒感染常见于 6 个月～2 岁的婴幼儿，主要在冬季流行，一般通过粪 - 口途径传播，也可通过呼吸道传播；传染源为患者和无症状带病毒者。病毒侵犯小肠细胞的绒毛，并在胞浆内增殖，造成细胞溶解死亡，微绒毛萎缩、变短、脱落；腺窝细胞增生、分泌物增多，使肠道对水分的正常吸收能力下降而引起水样腹泻，造成水和电解质的丧失。患者最主要的症状是发热、水样腹泻和呕吐，一般为自限性，病程 3～5 天。严重者可出现脱水、酸中毒导致死亡。

（三）免疫性

人体感染轮状病毒后血液中很快出现特异性 IgM、IgG 抗体，肠道局部出现分泌型 IgA，可中和病毒，对同型病毒感染有保护作用，隐性感染可产生特异性抗体。由于 6 个月至 2 岁婴幼儿产生 sIgA 能力弱，重复感染率较高。

（四）微生物学检查

1. 检测病毒核酸　从粪便标本中提取病毒 RNA，使用聚丙烯酰胺凝胶电泳法，根据轮状病毒 11 个基因片段特殊分布图进行分析判断，在临床诊断和流行病学调查中有重要意义。RT－PCR 检测病毒核酸不仅灵敏度高，还可进行分型。

2. 检测病毒或病毒抗原　患者粪便中存在大量病毒颗粒，取患者粪便做直接电镜或免疫电镜检查，易检出轮状病毒颗粒。采用直接或间接 ELISA 法检测粪便上清液中的轮状病毒抗原，有较高的特异性和敏感性。

3. 细胞培养分离病毒　轮状病毒可在原代猴肾细胞，传代 MA104 猴肾上皮细胞等中增殖，胰酶预处理病毒可加强其对细胞的感染性，因病毒培养程序较为复杂，不作为临床诊断的常用方法。

（五）防治原则

预防以重视饮用水卫生来控制传染源，并注意防止医源性传播，医院内应严格做好婴儿病区及产房的婴儿室消毒工作。目前尚无特异有效治疗药物，口服减毒活疫苗还在临床试用中。治疗原则为及时输液，补充血容量，纠正电解质失衡等支持疗法，减少死亡率。

二、杯状病毒

杯状病毒（calicivirus）为球形，直径 27～38nm 的单正链 RNA 病毒，衣壳呈二十面体对称，无包膜。引起人类急性病毒性胃肠炎的人杯状病毒主要有诺如病毒和沙波病毒。

诺如病毒（Norovirus）也称小圆结构病毒（small round structured virus，SRSV），基因和抗原性呈高度多样性。目前分为 5 个基因组，进一步又分为多个不同的基因型及不同的变异株。此病毒至今尚不能人工培养，也没有动物模型。病毒对热、乙醚和酸稳定，在 60℃ 30 分钟仍有感染性。诺如病毒是世界上引起急性病毒性胃肠炎暴发流行最主要的病原体之一，在美国约有 85% 以上的急性非细菌性胃肠炎的暴发与该类病毒有关，我国也有暴发流行的报道。疾病高发季节为秋冬季，可累及任何年龄组。患者、隐性感染者及健康带毒者均可为传染源。粪－口传播为主要传播途径，也可通过呕吐物的气溶胶传播。该病毒传染性强，人群普遍易感。在人口聚集的学校、幼儿园、医院等场所容易引起暴发，从而成为突发公共问题。感染引起小肠绒毛轻度萎缩和黏膜上皮细胞的破坏。

札幌病毒（Sapovirus，SV）又称典型杯状病毒（classic calicivirus），其形态特点是表面有典型的杯状凹陷。主要引起 5 岁以下小儿腹泻，但发病率很低。其临床症状类似轻型轮状病毒感染。

免疫电镜可用于鉴定从粪便中浓缩的病毒。ELISA 方法既可检测标本中的病毒抗原，也可检测患者血清中特异性抗体。核酸杂交技术和 RT－PCR 可检测病毒核酸。尚无有效疫苗。我国需要继续培养造就德才兼备的高素质人才，攻坚克难，早日研制出有效疫苗。

三、星状病毒

人星状病毒（astrovirus）于 1975 年从腹泻婴儿粪便中分离得到，球形，直径 28～35nm，无包膜，电镜下表面结构呈星形，有 5~6 个角。核酸为单正链 RNA。

该病毒呈世界性分布，粪 – 口传播，是引起婴幼儿、老年人及免疫功能低下者急性病毒性肠炎的重要病原体之一，也是医院内感染的主要病原体之一，其致病性已日益受到重视。人类感染腺病毒主要症状是严重腹泻，伴随发热、恶心、呕吐。本病为自愈性疾病，大部分患者在出现症状 2~3 天时，症状会逐渐减轻，但也有极少数症状加重，造成脱水。

目前使用的疫苗仅用于预防鸡星状病毒疾病，为灭活疫苗。预防人类星状病毒疾病的疫苗至今没有研制成功。但加强锻炼有利于抵抗该类疾病。

四、肠道腺病毒

肠道腺病毒 40、41、42 三型已证实是引起婴儿病毒性腹泻的第二位病原体。因腹泻而住院治疗的患者中，有 15% 是由肠道腺病毒引起的。

肠道腺病毒（enteric adenovirus，EAdv）归属于人类腺病毒 F 组，其形态结构、基因组成、复制特点与其他腺病毒基本一致。我国学者应用 A549 细胞分离 40 型亦获得成功。

世界各地均有儿童腺病毒急性胃肠炎的报告，主要经粪 – 口传播，也可经呼吸道传播。四季均可发病，以夏季多见，可引起暴发。主要侵犯 5 岁以下儿童，引起水样腹泻，可伴有咽炎、咳嗽等呼吸道症状，发热及呕吐较轻。通过检查病毒抗原、核酸及血清抗体可进行微生物学诊断。目前尚无有效疫苗和抗病毒治疗方法，主要采取对症治疗。

目标检测

答案解析

1. 脊髓灰质炎病毒显性感染病人的临床表现分为几种类型？分别如何？
2. 肠道病毒与急性胃肠炎病毒主要有哪些区别？
3. 简要叙述轮状病毒感染的微生物学检查方法。
4. 简述 A 组轮状病毒的感染特点和致病机制。

（黄　倩）

书网融合……

微课　　　　　本章小结　　　　　题库

第二十一章　肝炎病毒

PPT

学习目标

1. 掌握　各型肝炎病毒的致病性、免疫性以及传播途径。
2. 熟悉　各型肝炎病毒的防治原则。
3. 了解　各型肝炎病毒的生物学性状及微生物学检查方法。
4. 能够比较五种类型肝炎病毒的基因类型、传播途径和传播方式，总结预防和治疗措施。
5. 增强疫苗接种、应检尽检的意识，认识疫苗的重要性，提高自我、健康管理意识。

第一节　甲型肝炎病毒

甲肝病毒（hepatitis A virus，HAV）属微小 RNA 病毒科，新型肠道病毒 72 型，通过粪 – 口途径传播，主要感染肝脏，引起急性肝炎。1973 年 Feinslone 首先用免疫电镜技术在急性期患者的粪便中发现甲型肝炎病毒。人类感染 HAV 后，大多表现为亚临床或隐性感染，仅少数人表现为急性甲型肝炎。一般可完全恢复，不转为慢性肝炎，亦无慢性携带者。

一、生物学性状

（一）形态与结构

HAV 呈球形，直径约为 27nm，无囊膜。衣壳由 60 个壳微粒组成，呈 20 面体立体对称，有 HAV 的特异性抗原（HAVAg），每一壳微粒由 4 种不同的多肽即 VP1、VP2、VP3 和 VP4 所组成。在病毒的核心部位，为单股正链 RNA。除决定病毒的遗传特性外，兼具信使 RNA 的功能，并有传染性。HAV 的单股 RNA 长度相当于 7400 个核苷酸。在 RNA 的 3′末端有多聚的腺苷序列，在 5′末端以共价形式连接由病毒基因编码的细小蛋白质，称病毒基因组蛋白（viral protein genomic，VPG）。它在病毒复制过程中，能使病毒核酸附着于宿主细胞的核蛋白体上进行病毒蛋白质的生物合成。

（二）病毒感染模型与培养

黑猩猩和狨猴对 HAV 易感，且能传代。在潜伏期和急性期的早期，HAV 可随粪便排出。恢复期血清中能检出 HAV 的相应抗体。1979 年 Provost 等首次成功地将已适应在狨猴传代的毒株培养于原狨猴的肝细胞或恒河猴的胚肾细胞 FPhK6 株中。我国学者也先后成功地使 HAV 在肝癌细胞株中增殖。病毒在组织培养细胞中虽可增殖，但不引起细胞病变，且增殖与细胞释放缓慢。应用免疫荧光试验，可检出组织细胞中的 HAV，也可用放射免疫方法，自细胞溶解物中检出 HAV。

（三）抵抗力

HAV 对乙醚、60℃加热 1 小时及 pH 3 的作用均有相对的抵抗力（在 4℃可存活数月）。但加热 100℃ 5 分钟或用甲醛溶液、氯等处理，可使之灭活。非离子型去垢剂不破坏病毒的传染性。

二、致病性

（一）传染源与传播途径

甲型肝炎病毒主要通过粪－口途径传播，传染源多为病人。甲型肝炎的潜伏期为 15～45 天，病毒常在患者转氨酸升高前的 5～6 天就存在于患者的血液和粪便中。HAV 随患者粪便排出体外，通过污染水源、食物、海产品（如毛蚶等）、食具等的传播可造成散发性流行或大流行。也可通过输血或注射方式传播。

（二）致病机理

甲型肝炎病毒多侵犯儿童及青年。临床表现多从发热、疲乏和食欲不振开始，继而出现肝大、压痛、肝功能损害，部分患者可出现黄疸。40 岁以上成人中，80% 左右均有抗 HAV 抗体。HAV 经粪－口途径侵入人体后，先在肠黏膜和局部淋巴结增殖，继而进入血流，形成病毒血症，最终侵入靶器官肝脏，在肝细胞内增殖。由于在组织培养细胞中增殖缓慢并不直接引起细胞损害，故推测其致病机制，除病毒的直接作用外，机体的免疫应答可能在引起肝组织损害上起一定的作用。

现可应用狨猴作为实验感染模型以研究 HAV 的致病机制。动物经大剂量病毒感染后 1 周，肝组织呈轻度炎症反应和有小量的局灶性坏死现象。此时感染动物虽然肝功能异常，但病情稳定。当动物血清中出现特异性抗体的同时，动物病情反而加重，肝组织出现明显的炎症和门脉周围细胞坏死。由此推论早期的临床表现是 HAV 本身的致病作用，而随后发生的病理改变是一种免疫病理损害。

三、免疫性

（一）免疫应答

HAV 感染后，人体会产生一定的免疫性，可提供一定的保护作用。发病 2～3 周后，随着血清中特异性抗体的产生，血液和粪便的传染性也逐渐消失，长期携带病毒者极罕见。在甲型肝炎的显性感染或隐性感染过程中，机体都可产生抗 HAV 的 IgM 和 IgG 抗体。前者在急性期和恢复期出现，后者在恢复后期出现，并可维持多年，对同型病毒的再感染有免疫力。NK 细胞、特异性细胞毒 T 细胞（CD8$^+$）在消灭病毒、控制 HAV 感染中亦很重要。

（二）免疫记忆

甲肝病毒感染后，人体会产生免疫记忆，即对病毒的免疫应答能力得到增强，预防再次感染。这种免疫记忆可持续数年甚至数十年。

（三）疫苗

甲肝病毒疫苗可诱导人体产生特异性免疫应答和抗体，提供长期的保护作用，预防再次感染。目前已经有多种甲肝病毒疫苗上市，包括灭活疫苗、减毒活疫苗和重组疫苗等。一些研究表明，基于病毒样粒子（VLPs）的疫苗具有更好的免疫原性和安全性，因此正在成为研究的热点。

四、微生物学检查

目前对甲型肝炎的微生物学检查，以 HAV 的抗原和抗体为主。抗 HAV IgM 具有出现早、短期达高峰与消失快的特点，是甲型肝炎新近感染的标志。抗 HAV IgG 的检测有助于流行病学检查。

1. 免疫电镜（immunoelectron microscopy，IEM） 可检测甲肝病毒的抗原，用于病毒的形态学研究和病毒诊断。免疫电镜的优点是可直接观察病毒颗粒，具有高分辨率和高特异性，但需要专业技术支持和设备，成本较高。

2. 聚合酶链反应（polymerase chain reaction，PCR）检测　PCR 是一种高灵敏度、高特异性的检测方法，可检测甲肝病毒的核酸，分为实时荧光 PCR 和常规 PCR 两种。实时荧光 PCR 可实现快速、准确的检测结果，常规 PCR 则需要后续的凝胶电泳分析。PCR 检测可在病毒感染早期就进行，对于早期诊断和病毒监测具有重要意义。PCR 检测的优点是灵敏度高、特异性好、快速、自动化程度高，但需要严格的实验室条件和技术支持。

3. 酶联免疫吸附试验（enzyme－linked immunosorbent assays，ELISA）　可检测甲肝病毒的抗体，分为 IgM 和 IgG 两种，IgM 抗体在感染早期产生，可以帮助诊断急性感染；IgG 抗体在感染后数周产生，可以用于判断感染的时间和病毒暴露史。ELISA 检测可用于甲肝病毒感染的诊断和病毒监测，简单、快速、成本低，但灵敏度和特异性相对较低，需要结合其他检测方法进行综合分析。

4. 细胞培养　甲肝病毒可以在人肝细胞、非洲绿猴肾细胞（vero 细胞）等细胞系中培养。细胞培养可以用于病毒的生物学特性研究和药物筛选等方面。细胞培养需要严格的实验室条件和技术支持，以确保实验的准确性和安全性。细胞培养的优点是可以研究病毒的生物学特性和药物敏感性，但需要时间长、成本高、技术要求高。

5. 核酸杂交检测　检测甲肝病毒核酸序列，其原理是将标记有特定探针的核酸与待检测样品中的甲肝病毒核酸进行杂交，通过检测标记物的信号来判断样品中是否存在甲肝病毒核酸，分为非放射性核酸杂交和放射性核酸杂交两种。非放射性核酸杂交使用荧光标记或酶标记等非放射性标记物，具有安全、灵敏度高、特异性好等优点，已逐渐取代放射性核酸杂交。核酸杂交检测可检测甲肝病毒的不同基因区域，如 C、P、X 等基因区域，可用于甲肝病毒的分型和亚型鉴定。核酸杂交检测灵敏度高、特异性好、快速、可靠，对于早期诊断和病毒监测具有重要意义。但核酸杂交检测也存在一些缺点，如需要高质量的核酸样品、对实验室条件和技术要求高、成本较高等。

其他检测方法：如免疫荧光检测等，可检测甲肝病毒的抗原和抗体。

甲肝病毒的微生物学检测方法有多种，每种方法都有其优缺点和适用范围，需要根据具体情况选择合适的方法。同时，不同的检测方法也可以结合使用，以提高检测的准确性和可靠性。

五、防治原则

1. 隔离患者　甲肝患者需要进行隔离，一般需要隔离至传染性消失。对于隐性感染者，也需要进行隔离。注意对其粪便进行消毒，对患者的隔离期限不少于 30 天，对幼儿机构的患者应隔离 40 天。在流行地区，对病人及有密切接触的人一般要观察 4～6 周。在家庭隔离治疗的患者要严格遵守个人卫生制度，病人使用过的东西要认真进行消毒。

2. 管理传染源　对于与甲肝患者密切接触的人群，可以进行预防性服药，如服用板蓝根、黄芩等中药，或者注射免疫球蛋白。

3. 切断传播途径　管理好水源，加强粪便和水源的管理，防止病从口入。对于食品行业，需要做好食品卫生和食具消毒等工作。进食海鲜时应煮熟，生食蔬菜时应彻底清洗干净。

4. 保护易感人群　建议为抗－HAV IgG 阴性者接种甲型肝炎疫苗。特别是患有慢性肝炎、艾滋病、肿瘤的人群和老年人等免疫状态低下者为高危人群。

甲肝纯化灭活疫苗/甲肝减毒活疫苗。灭活疫苗成分为灭活后纯化的全病毒颗粒，减毒活疫苗成分为活病毒（已减毒）。灭活疫苗应在第一次接种后半年再接种一次；减毒活疫苗接种一针，患有皮炎、化脓性皮肤病、严重湿疹的小儿不宜接种；有哮喘、荨麻疹等过敏体质的小儿不宜接种。

党的二十大会议提出了"全面建设社会主义现代化国家"的目标，这一目标需要我们在各个领域加强建设，其中包括公共卫生领域。在甲型肝炎的防治中，我们需要加强公共卫生意识，提高人民群众的健康素养，加强基层医疗卫生机构的建设，提高医疗卫生服务水平，加强疫苗研发和生产，提高疫苗接种率，加强科学研究，提高甲型肝炎的诊断和治疗水平，推动甲型肝炎的防治工作向着更加科学、规范、高效的方向发展。同时，党的二十大会议提出了"创新、协调、绿色、开放、共享"的新发展理念。我们需要创新防治策略，协调各方力量，推动绿色防治，开放合作，共享防治成果，共同推动甲型肝炎的防治工作向着更加可持续、协同、共赢的方向发展。

第二节 乙型肝炎病毒 微课

乙型肝炎病毒（hepatitis B virus，HBV）属于嗜肝 DNA 病毒科（Hepa DNA viridae）正嗜肝 DNA 病毒属（orthohepa DNA virus），是乙型肝炎的病原体。HBV 感染是全球性公共卫生问题，全世界 HBV 携带者高达 3.5 亿。我国人群 HBV 携带率约为 10%，HBV 携带者超过 1.2 亿。

一、生物学性状

1. 形态与结构 电镜下 HBV 病毒感染患者血清中可知三种形态的病毒颗粒，即为大球形颗粒、小球形颗粒和管形颗粒（图 1 - 21 - 1）。

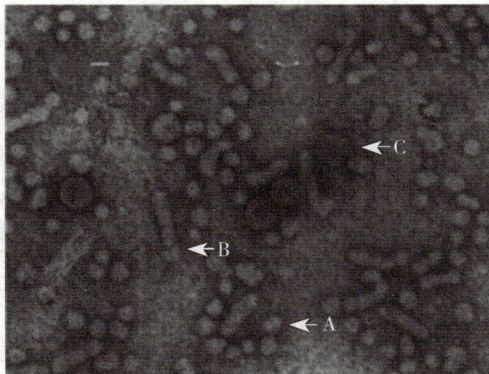

图 1 - 21 - 1 乙型肝炎病毒电镜图

（1）大球形颗粒 又称为 dane 颗粒，具有感染性的完整的 HBV，直径 42mm，电镜下呈双层结构的球形颗粒。外层相当于病毒的包膜，由脂质双层和病毒基因编码的包膜蛋白组成，包膜蛋白包括 HBV 表面抗原（Hepatitive surface antigen，HBsAg）、前 s1 抗原（pres1）和前 s2 抗原（pres2）。内层为病毒的核心，相当于病毒的核衣壳，呈 20 面体立体对称，核心表面的衣壳蛋白为 HBV 核心抗原（hepatitive core antigen，HBcAg）。病毒核心内部含病毒的双链 DNA 分子、DNA 多聚酶等。

（2）小球形颗粒 直径为 22nm，一种中空颗粒，成分为 HBsAg，HBV 在肝细胞内激活时产生短缺的 HBsAg 加装而变成，不含病毒的 DNA 及磷酸酯酶，并无感染性。这种小球型颗粒大量存在于血液中。

（3）管形颗粒 由小球形颗粒聚合而成，颗粒长 100～500nm，直径 22nm，成分与小球形颗粒相同，具有与 HBsAg 相同的抗原性。

2. 基因结构与编码蛋白 HBV DNA 分子为不完全双链环状 DNA，两链长短不一。长链是负链，约

3200 个核苷酸，短链为正链，长度为负链的 50%～100%。HBV DNA 负链含 4 个开放读码框架，分别称作 S、C、P、X 区（图 1-21-2）。其中 S 区有 3 个启动子，分别编码主蛋白（含 HBsAg）、中蛋白（含 pres2Ag 和 HBsAg）和大蛋白（含 Pres1Ag、Pres2Ag、HBsAg）。C 区中有 2 个启动子，分别编码 HBeAg 和 Prec 蛋白和含 HBcAg 的 C 蛋白（衣壳蛋白）。P 区约占到基因组的 75% 以上（与其他区重合），编码 DNA 磷酸酯酶（不含逆转录酶和 RNA 酶 H 活性）。X 区编码含 154 个氨基酸的碱性多肽（HbxAg）。Pres2 和 Pres1 为病毒的主要溶解蛋白，可以与肝细胞病毒受体融合。HBxAg 可反式转化成细胞内的原癌基因及 HBV 基因，与肝癌的出现、发展有关。

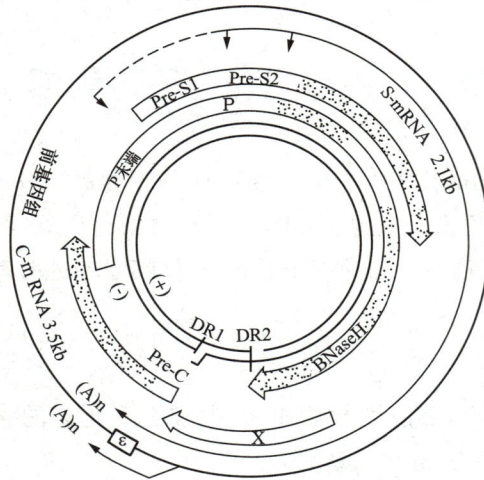

图 1-21-2　HBV 基因结构示意图

3. 培养特性　黑猩猩是 HBV 的易感动物。HBV 的组织培养尚未成功，目前采用的是 DNA 转染细胞培养系统，将病毒 DNA 导入肝癌细胞株，使这些细胞株可分泌 HBsAg、HBcAg、HBeAg 和 Dane 颗粒。DNA 转染细胞培养系统可用于抗 HBV 药物的研究。

4. 抵抗力　HBV 对外界环境的抵抗力较强，对低温、潮湿、紫外线均有耐受性，不被 70% 乙醇灭活。高压蒸汽杀菌法、100℃ 冷却 10 分钟可灭活 HBV，0.5% 过氧乙酸、5% 次氯酸钠和环氧乙烷等常用于 HBV 的消毒。

二、致病性

（一）传染源

主要为乙型肝炎患者或无症状 HBV 携带者。乙型肝炎患者潜伏期、急性期或慢性活动初期，其血清均有传染性。HBV 携带者因无症状而难于被察觉，其危害性更大。

（二）传播途径

主要有 3 种。①血液和血制品传播：极微量带 HBV 大球形颗粒的血经微小伤口进入人体即可导致感染。②垂直传播：多发生于胎儿期和围生期。HBV 也可通过哺乳传播。③性传播及密切接触传播：从 HBV 感染者的精液和阴道分泌物中可检出 HBV，HBsAg 阳性的配偶较其他家庭成员更易感染 HBV，表明 HBV 可以经性途径传播。

（三）致病机制

肝细胞受损程度与机体免疫应答的强弱有关，HBV 引起免疫病理损害的机制有以下几种。

1. 病毒致机体免疫应答低下　HBV 感染时，对外膜抗原的体液抗体应答利于清除血液中的病毒颗粒，对核壳和复制酶抗原的细胞免疫应答清除病毒的同时也损害肝细胞。大多数免疫功能正常的成年人感染 HBV 后可通过天然免疫及适应性免疫应答的协调作用清除病毒，并产生 HBV 抗体，若不能有效清除病毒，如免疫功能低下或受到抑制，则导致病毒持续感染及在肝细胞内复制，形成慢性感染。HBV 感染人体后也可抑制机体免疫功能，免疫功能低下者不能有效清除病毒，使感染迁延不愈继而转为慢性。对病毒抗原的免疫应答与病毒消除和致病机制相关。

2. 病毒变异产生耐药　HBV 感染持续的原因通常是机体对病毒抗原的免疫应答低下，常见于病毒变异后的免疫逃逸，病毒可通过该机制逃避机体的特异性免疫应答使感染转为慢性。HBV 有高变异性的原因在于病毒有反转录复制过程，RNA 聚合酶和逆转录酶缺乏校正功能，易发生错误。HBV 在感染过程中由于人体免疫和抗 HBV 药物的影响易诱发变异，HBV 变异后，可造成病毒不易清除并引起耐药，降低抗病毒治疗的疗效。S 基因的变异可发生 HBsAg 阴性的 HBV 变异株感染，出现"诊断逃逸"。前 c/c 区基因变异使 HBeAg 合成受阻，患者 HBeAg 阴性，但其病毒复制并不受影响，故可检测到 HBV DNA，甚至病毒载量较高；P 区基因的变异则可直接影响抗病毒治疗效果。

3. 抗体介导的免疫病理损害　HBV 感染后血清中特异性抗体如 HBsAb、PreS1 – Ab 和 PreS2 – Ab 可直接清除血循环中游离的病毒，但抗原抗体形成的免疫复合物可沉积于肾小球基底膜、关节滑液囊等处并激活补体，引起Ⅲ型超敏反应。免疫复合物也可沉积于肝细胞内，引起肝毛细血管栓塞，导致急性肝坏死，表现为重症肝炎。HBV 感染可使肝特异性脂蛋白抗原暴露，并作为自身抗原诱导机体产生自身抗体，通过直接和间接作用损伤肝细胞。

4. 细胞介导的免疫病理损害　免疫细胞通过识别细胞膜上的 HLA – I 类分子和病毒抗原发挥特异性 CTL 的直接杀伤靶细胞作用。细胞免疫是彻底清除病毒的重要因素，但对于机体来说是把双刃剑，过度的细胞免疫反应可引发大面积的肝细胞损伤，导致重症肝炎，但细胞免疫功能低下则不能有效清除病毒，易导致感染慢性化。

三、免疫性

免疫病理反应以及病毒与宿主细胞间的相互作用是肝细胞受损的主要原因。

1. 细胞免疫及其免疫病理反应　病毒抗原致敏的杀伤性 T 细胞（CTL）是清除 HBV 的重要因素。细胞免疫清除 HBV 的途径有：①特异性 CTL 直接杀伤靶细胞。②特异性 T 细胞分泌的多种细胞因子发挥抗病毒效应。③CTL 诱导肝细胞凋亡。然而，特异性 CTL 介导的细胞免疫在清除病毒的同时又可以导致肝细胞损伤，过度的细胞免疫反应可引起大面积的肝细胞损伤，导致重症肝炎。若特异性细胞免疫功能低下，则不能有效清除病毒，病毒在体内持续存在而形成慢性肝炎。

2. 体液免疫及其激酶的免疫病理反应　HBV 感染可诱导机体产生抗炎 – HBs、抗炎 – Pres1 和抗炎 – Pres2 等特异性抗体，这些保护性中和抗体可去除血循环中游离的病毒，并切断病毒对肝细胞的黏附促进作用。HBsAg 及抗 – HBs 可构成免疫系统复合物，导致Ⅲ型超敏反应，当免疫系统复合物大量沉积于肝脏内，可致急性肝炎发炎，临床表现为重症肝炎。

3. 自身免疫反应引起的病理损害　HBV 感染肝细胞后，细胞膜上除含有病毒特异性抗原外，还可引起肝细胞表面自身抗原发生改变，暴露出肝特异性脂蛋白抗原（liver specific protein，LSP），导致免疫病理损伤。

4. 免疫耐受与慢性肝炎　机体对 HBV 的免疫系统的免疫耐受是引致 HBV 持续性病毒感染的关键原因。当 HBV 感染者特异性细胞免疫和体液免疫处在较低水平或缺失，机体既无法有效去除病毒，也无法产生有效免疫，病毒与宿主之间"和平共处"，构成免疫耐受，临床上整体表现为无症状 HBV 携带者或慢性持续性肝炎。

5. 病毒变异与免疫逃逸　HBV DNA 的 4 个 ORF 区均可发生变异，其中 S 基因、Pres 基因及 C 基因的变异较为重要，这些变异可导致病毒的抗原性和机体特异性免疫应答改变。例如：A 基因编码的"A"抗原表位基因发生点突变或插入突变，插入抗原性改变或抗原位点丢失，导致抗 – HBs 不能与之结合或亲和力降低，从而使 HBV 逃避体液免疫的监视与中和作用。

6. HBV 与原发性肝癌　HBV 病毒感染与原发性肝细胞癌存有密切关系。HBsAg 携带者出现原发性肝癌的危险性比正常人高 217 倍。肝癌细胞染色体中存有 HBV DNA 的基因整合，整合的 HBV 基因片段存有 50% 左右为 X 基因片段。X 基因编码的 X 蛋白可反式转化成细胞内原癌基因或生长因子基因等。

四、微生物学检查

HBV 病毒感染的实验室确诊方法主要就是检测血清标志物。

1. HBV 抗原、抗体检测　主要用 ELISA 法检测 HBsAg、抗 – HBs、HBeAg、抗 – HBe 及抗 – HBc（俗称"两对半"），必要时也可检测 Pres1 和 Pres2 的抗原和抗体。

（1）HBsAg 和抗 – HBs　HBsAg 是机体病毒感染 HBV 后最先出现的抗原，是 HBV 病毒感染的标志之一。HBsAg 阳性见于急性乙型肝炎、慢性乙型肝炎或无症状携带者。急性乙型肝炎恢复正常后，通常在 1~4 个月内 HBsAg 消失，HBsAg 阳性持续 6 个月以上则指出已向慢性肝炎转变。无症状 HBV 携带者可长期 HBsAg 阳性。抗 – HBs 是 HBV 的特异性中和抗体，见于乙型肝炎恢复期、既往 HBV 感染者或注射 HBV 疫苗者。抗 – HBs 的发生则表示机体对 HBV 病毒感染存有免疫力。

（2）HBeAg 和抗 – HBe　HBsAg 与 HBV DNA 多聚酶的消长基本一致。HBeAg 阳性提示 HBV 在体内复制，有较强的传染性。若持续阳性则提示有发展成慢性乙型肝炎的可能。如 HBeAg 转为阴性，表示病毒停止复制。抗 – HBe 阳性表示 HBV 复制能力减弱，传染性降低。但在 Prec 基因发生变异时，由于变异株的免疫逃逸作用，即使抗 – HBe 阳性，病毒仍大量繁殖。

（3）抗 – HBc　抗 – HBc IgM 阳性提示 HBV 处在激活状态，有弱的传染性。抗 – HBc IgG 在血液中持续时间较长，是既往感染过 HBV 标志，检出低滴度的抗 – HBc IgG 提示既往感染，高滴度提示急性感染。HBcAg 阳性表示病毒颗粒存在，具有传染性，但由于其仅存在于肝细胞内，不易在血清中检出。

2. 血清 HBV DNA 检测　应用核酸杂交技术，PCR 技术或荧光定量 PCR 技术可检测 HBV DNA，可测到极微量的病毒。

3. 血清 DNA 多聚酶检测　可判断体内是否有病毒复制，但近年来已被检测 HBV DNA 所取代。

4. HBV DNA 检测　乙肝五项检测并不能作为判断病毒是否复制的指标，而 DNA 检测通过扩增病毒核酸，对体内低水平的 HBV 病毒敏感，是判断病毒复制的常用手段。DNA 是乙肝病毒感染最直接、特异性强和灵敏性高的指标，HBV – DNA 阳性提示 HBV 复制和有传染性；HBV – DNA 越高表示病毒复制越多，传染性越强。乙肝病毒的持续复制是乙肝致病的根本原因，HBV 治疗主要是进行抗病毒治疗，根本目的是抑制病毒复制，促使乙型肝炎病毒 DNA 的转阴。DNA 检测对确诊 HBV 和评估 HBV 治疗效果具有十分重要的作用，可了解机体内病毒的数量、复制水平、传染性、药物治疗效果、制定治疗策略等并作为评估指标，也是唯一能帮助确诊隐匿性 HBV 感染和隐匿性慢性 HBV 的实验室检测指标，详见表 1 – 21 – 1。

表 1 − 21 − 1　乙肝五项报告解读

检测指标	参考范围	解读
HBsAg	阴性	HBsAg 阳性表示乙型肝炎病毒感染，需要进一步检测病毒复制水平和肝功能等指标，以确定感染程度和治疗方案
HBeAg	阴性	HBeAg 阴性表示病毒复制水平较低，预后较好，但仍需密切监测肝功能等指标。如 HBeAg 阳性，则表示病毒复制水平较高，需及时治疗
Anti − HBc	阳性	Anti − HBc 阳性表示曾感染过乙型肝炎病毒，但不代表当前感染状态，需要结合其他指标综合分析
Anti − HBs	阳性	Anti − HBs 阳性表示曾接种过乙型肝炎疫苗或曾感染过乙型肝炎病毒并已康复，具有免疫保护作用。如 Anti − HBs 阴性，则需要考虑接种乙型肝炎疫苗
HBV − DNA	< 20IU/ml	HBV − DNA 阳性表示病毒复制水平较高，需及时治疗。如 HBV − DNA 阴性，则表示病毒复制水平较低，预后较好，但仍需密切监测肝功能等指标

　　HBsAg、HBeAg、Anti − HBc、Anti − HBs 和 HBV − DNA 等五个指标的检测结果、参考范围和解读，可以帮助医生判断患者的乙型肝炎感染情况和病情严重程度，以制定相应的治疗方案和监测计划。

五、防治原则

　　乙肝病毒的防治原则及具体措施如下。

　　1. 加强宣传教育　通过多种渠道，如电视、广播、互联网等，向公众普及乙肝病毒的知识，提高公众对乙肝病毒感染的认识。同时，针对不同人群，制定不同的宣传策略，提高宣传效果。

　　2. 定期检测　对于高危人群，如乙肝病毒携带者、慢性肝炎患者、肝硬化患者等，应定期进行乙肝病毒检测，及早发现病情变化。同时，针对不同人群，制定不同的检测策略，提高检测效果。

　　3. 及时治疗　对于乙肝患者，应及时进行治疗，以减少病毒复制，控制病情发展，包括抗病毒治疗、免疫调节治疗等。同时，针对不同病情，制定不同的治疗方案，提高治疗效果。

　　4. 加强免疫　对于未感染人群，应接种乙肝疫苗，增强免疫力，预防感染。同时，针对不同人群，制定不同的免疫策略，提高免疫效果。对于乙肝病毒携带者和慢性乙肝病毒感染者，应注意生活方式的调整。戒烟限酒，避免暴饮暴食，保持充足的睡眠，避免过度劳累等，以减轻肝脏负担，促进身体健康。对于乙肝病毒感染者的家庭成员和密切接触者，应接受乙肝疫苗接种，以预防感染。同时，应注意个人卫生，避免接触感染源，如血液、体液等。

　　5. 保护肝脏　针对不同人群，制定不同的健康管理策略，提高健康效果。针对不同类型的乙肝病毒感染，采取不同的治疗方法。对于急性乙肝病毒感染，可以采用支持治疗、免疫调节治疗等；对于慢性乙肝病毒感染，可以采用抗病毒治疗、免疫调节治疗等。在治疗过程中，应注意监测治疗效果和不良反应。在抗病毒治疗过程中，应定期检测病毒载量和肝功能等指标，以评估治疗效果和调整治疗方案。对于不同类型的乙肝病毒感染，应注意预防复发。对于急性乙肝病毒感染，在治愈后应继续采取预防措施，如避免接触传染源、接种疫苗等；对于慢性乙肝病毒感染者，应根据病情和肝功能状态，选择合适的抗病毒治疗方案。

　　目前常用的抗病毒药物包括核苷酸类和核苷酸类似物，如拉米夫定、恩替卡韦、阿德福韦等。治疗过程中应注意药物的剂量和用药时间，以及监测肝功能和病毒载量等指标。对于肝硬化和肝癌等并发症的患者，采取药物治疗、减轻肝脏负担、预防并发症等措施；对于肝癌患者，应采取手术切除、化疗、放疗等治疗方法。针对乙肝病毒感染者的抗病毒治疗需要根据病情和肝功能状态，选择合适的药物和治疗方案，并注意药物的剂量和用药时间，以及监测治疗效果和不良反应。同时，可以采用多种药物的组合治疗，以达到更好的治疗效果。

第三节　丙型肝炎病毒

丙型肝炎病毒（hepatitis C virus，HCV）是一种具有脂质外壳的 RNA 病毒。HCV 的基因编码区可分为结构区与非结构区两部分，其非结构区易发生变异。HCV、HBV 及 HDV 无同源性。HCV 细胞培养尚未成功，但 HCV 克隆已获成功。HCV 感染者血中的 HCV 浓度极低，抗体反应弱而晚，血清抗 – HCV 在感染后平均 18 周阳转，至肝功能恢复正常时消退，而慢性病患者抗 – HCV 可持续多年。

一、生物学性状

（一）形态与结构

丙肝病毒是一种属于黄病毒科（*Flaviviridae*）的 RNA 病毒。病毒颗粒呈球型，直径约为 50nm，有包膜和表面刺突结构，其基因组为 10kb 单链 RNA 分子，是导致丙型肝炎的主要病原体，主要由病毒壳、RNA 基因组、结构蛋白、非结构蛋白等组成。

1. 病毒壳　丙肝病毒具有一个外层脂蛋白包裹的壳，壳内含有病毒的遗传物质 RNA 和结构蛋白。

2. RNA 基因组　丙肝病毒的遗传物质是单股正链 RNA。它包含了约 9.6kb 的基因组，其中编码了多个蛋白质，包括结构蛋白和非结构蛋白。

3. 结构蛋白　丙肝病毒的结构蛋白包括核心蛋白（core protein）和膜蛋白（envelope protein）。核心蛋白主要组成病毒颗粒的核心部分，膜蛋白包裹病毒的外层。

4. 非结构蛋白　丙肝病毒的非结构蛋白包括 NS2、NS3、NS4A、NS4B、NS5A 和 NS5B。这些非结构蛋白在病毒复制和生命周期中扮演关键角色，包括病毒复制、装配和释放等过程。

丙肝病毒的结构使其能够有效地侵入人体肝细胞，并在其中进行复制和感染。它具有高度变异性，是导致抗病毒治疗难度较大的原因之一。此外，丙肝病毒还能够避开宿主免疫系统的攻击，从而导致持续的慢性感染。

（二）病毒感染模型与培养

黑猩猩对 HCV 极其敏感，但是 HCV 有严格的宿主限制性，体外培养尚未找到敏感有效的细菌培养系统。HCV 感染表现为急性肝炎、慢性肝炎，易发生慢性化是其主要特点，部分患者可进一步发展为肝硬化、肝癌，预后较差。

（三）抵抗力

加热 100℃ 10 分钟或 60℃ 10 小时或甲醛 1∶1000，37℃ 96 小时可灭活。

二、致病性

（一）传染源与传播途径

丙型肝炎的传染源主要为急性临床型和无症状的亚临床患者，慢性病患者和病毒携带者。一般患者发病前 12 天，其血液即有感染性，并可带毒 12 年以上。

丙肝病毒的传播途径主要包括以下几种。

1. 血液接触　直接接触感染丙肝病毒的血液是最常见的传播方式，通过共用注射器、针头或其他注射设备进行输血或血液制品的不安全操作，以及吸毒和非医学用途的注射等。

2. 医疗操作　未经足够消毒的医疗器械、注射器和手术工具可能成为传播丙肝病毒的途径。

3. 性接触　虽然丙肝病毒的性传播风险相对较低，但不安全的性行为仍可能导致病毒的传播，特别是当性伴侣中有高丙肝感染率的情况下。

4. 母婴传播　孕妇感染丙肝病毒时，存在一定的风险将病毒传染给胎儿，通常发生在分娩过程中，通过母亲的血液和体液接触传播。

5. 共用个人卫生用品　共用个人卫生用品（如牙刷、剃须刀、指甲钳等），尤其是存在血液污染的情况下。需要注意的是，丙肝病毒不会通过空气传播、普通的社交接触（如握手、拥抱）或通过食物或水源传播。

（二）致病机制

目前，丙型肝炎发病机制仍未十分清楚，当 HCV 在肝细胞内复制引起肝细胞结构和功能改变或干扰肝细胞蛋白合成，可造成肝细胞变性坏死，表明 HCV 直接损害肝脏，导致发病。但多数学者认为细胞免疫病理反应可能起重要作用，细胞毒 T 细胞（TC）特异性攻击 HCV 感染的靶细胞，可引起肝细胞损伤。

三、免疫性

（一）免疫应答

人感染 HCV 后所产生的保护性免疫力较差，能再感染，甚至部分患者会导致肝硬化及肝细胞癌。其余约半数患者为自限性。

（二）免疫记忆

HCV 感染后，人体的免疫系统会产生针对该病毒的免疫应答，并形成免疫记忆。

（三）疫苗

目前尚未研制出有效预防丙肝的疫苗。有效的处理方式是高危人群及早做丙肝抗体检测，及早发现疾病并积极治疗。

四、微生物学检查

针对丙型病毒性肝炎的检测目前临床上有检测抗体或病毒核酸。

1. 丙型肝炎病毒抗体（Anti – HCV）检测　丙型肝炎病毒抗体检测是最原始的检测方式，价格较便宜，适合经济条件比较薄弱的患者，缺点在于这种方式出来的结果不能够明确病菌感染的周期。

2. 丙型肝炎病毒检查　丙型肝炎病毒检查的原理是利用分子生物学方法来检查血液中是否有病毒的存在，可检测出体内是否感染丙肝病毒的同时还能够确定病毒的感染时间，是初期感染还是已感染一段时间。

五、防治原则

丙型肝炎的预防方法基本与乙型肝炎相同，为预防丙肝病毒的传播，采取以下措施是非常重要的。

1. 切断传播途径　将患者进行隔离，避免与感染丙肝病毒的人共用注射器、针头或其他注射设备，确保医疗器械和手术工具的消毒和无菌操作。孕妇在分娩过程中需接受医学监护，以降低母婴传播的风险。采取安全性行为，使用安全套避免性传播。避免共用个人卫生用品。防止医源性传播。我国预防丙型肝炎的重点应放在对献血员的管理，加强消毒隔离制度，防止医源性传播。

2. 切断传播途径 加强对水源的管理，防止病从口入，做好食品消毒。

3. 保护易感人群 由于目前丙肝病毒还没有研发出疫苗，因此对老人、小孩、艾滋病患者等抵抗力较差的人群要实行特殊管理，可接种乙型肝炎疫苗，丙肝病毒同时感染乙肝病毒会增加慢性丙肝感染的风险。

4. 通过加强宣传教育和预防措施，可有效减少丙肝病毒的传播，并保护个体免受感染。

5. 多运动，注意休息，保持乐观的心态，增强身体免疫力。注意饮食的营养搭配。

第四节　丁型肝炎病毒

丁肝病毒（heapatitis D virus，HDV）是引起丁型肝炎的病原体，是一种缺陷病毒，必须在 HBV 或其他嗜肝 DNA 病毒的辅助下才能复制繁殖。

一、生物学性状

（一）形态与结构

HDV 体积较小，直接 $35 \sim 37nm$。该病毒的包膜蛋白是由 HBV 编码产生的 HBsAg，并非 HDV 的基因产物。HDV RNA 和与之结合的 HDV 抗原组成病毒的核心。HDV RNA 为单负链环状 RNA，长度约为 1.7kb，是目前已知的病毒基因组中最小的病毒。HDAg 是 HDV 基因组编码的唯一蛋白质，有两种多肽形式，分别是 P24 和 P27，在病毒复制中起着重要作用。HDAg 主要存在于肝细胞内，血清中出现时间早，维持时间短，不易检出，但可刺激机体产生抗 – HD。当 HDAg 单独被 HBsAg 包装，形成不含 HDV RNA 的空壳颗粒。

（二）病毒感染模型与培养

由于 HDV RNA 的分子量很小，决定了 HDV 的缺陷性，不能独立复制增殖。动物实验与临床研究表明，HDV 的感染需同时或先有 HBV 或其他嗜肝 DNA 病毒感染的基础。HDV 与 HBV 的同时感染称为共同感染；发生在 HBV 先感染基础上的 HDV 感染称为重叠感染。在 HDV 感染黑猩猩的动物实验中，HDV RNA 的消长与肝脏损伤有关。

二、致病性

1. 传染源与传播途径 HDV 是一种"缺陷病毒"，自身没有能力独自侵入人体，必须和乙肝病毒（HBV）一起或者 HBV 先侵入而后它才能侵入人体。HDV 必须依赖 HBV 的外壳即 HBsAg 来形成自身的外壳。当没有 HBsAg，HDV 就不能侵入人体，也不能装配成完整的 HDV，更无法侵入人体。

2. 致病机理 HDV 的致病机制与免疫性目前尚不清楚。一般认为 HDV 对肝细胞有直接的致细胞病变作用。HDAg 主要存在于肝细胞核内，随后出现 HDAg 血症，可用免疫荧光、放射免疫或酶联免疫吸附试验以及核酸杂交技术进行检测。患者标本应先经去垢剂处理，除去表面的 HBsAg 以暴露出 HDAg 才能检测到。HDAg 可刺激机体产生特异的抗 – HD，先是 IgM 型，随后是 IgG 型抗体的出现。在慢性感染过程中所检出的抗体常以 IgG 为主。

三、免疫性

1. 免疫应答 当人体感染丁肝病毒时，免疫系统会对其进行攻击并产生抗体来抵抗病毒的复制。这些抗体有助于清除病毒并防止再次感染。

2. 免疫记忆 丁肝病毒感染后，人体的免疫系统可形成针对该病毒的免疫记忆。在丁肝病毒感染初期，免疫系统会识别并攻击病毒，通过细胞介导的免疫应答和体液介导的免疫应答，有助于控制病毒复制并减轻感染的严重程度。

四、微生物学检查

1. PCR PCR 是一种高度敏感的分子生物学技术，可通过扩增目标病毒的核酸片段来检测丁肝病毒。这项检测方法可以快速、准确地确定感染者是否携带丁肝病毒。

2. 逆转录聚合酶链反应（RT–PCR） RT–PCR 结合了逆转录和 PCR 的原理，能够将病毒的 RNA 转录成相应的 DNA，然后再进行 PCR 扩增。这种方法对于丁肝病毒的检测更为灵敏，尤其在早期感染时效果更佳。

3. 酶联免疫吸附试验（ELISA） 通过检测血液中特定抗体或抗原与特异性抗体的结合间接检测丁肝病毒感染。该方法简单、快速，适用于大规模筛查和流行病学调查。

4. 免疫荧光染色（IFA） 一种基于免疫荧光原理的检测方法，可用于直接检测丁肝病毒抗原或抗体。通常通过染色剂标记的特异性抗体与待检样品中的病毒结合，并使用荧光显微镜观察。

5. 电子显微镜（EM） EM 是一种高分辨率的显微镜技术，可直接观察和鉴定丁肝病毒颗粒。对于确定病毒的形态、结构和数量有重要作用。

五、防治原则

1. 疫苗接种 乙肝病毒疫苗是预防丁肝病毒感染最有效的方法。由于丁肝病毒为缺陷病毒，没有乙肝病毒的辅助没有办法存活，因此定期接种疫苗可以提供长期免疫保护，降低感染的风险。应按照医生建议和当地的免疫规划进行疫苗接种。

2. 个人卫生习惯 保持良好的个人卫生习惯对于预防丁肝病毒感染至关重要。包括勤洗手、避免与感染者共用个人物品、不随地吐痰、避免接触污染的血液或体液等。

3. 安全性行为 遵循安全性行为对于预防丁肝病毒的传播非常重要。例如，在性行为中使用安全套、避免分享注射器或其他药物用具等。

4. 控制传播途径 将患者进行隔离，避免与感染丙肝病毒的人共用注射器、针头或其他注射设备，确保医疗器械和手术工具的消毒和无菌操作。孕妇在分娩过程中需接受医学监护，以降低母婴传播的风险。采取安全性行为，使用安全套避免性传播。避免共用个人卫生用品。防止医源性传播。

5. 早期诊断和治疗 及早发现感染者并进行及时治疗是控制丁肝病毒传播的重要措施。定期进行健康检查，并根据医生的指导接受相应的检测和治疗。

第五节　戊型肝炎病毒

戊型肝炎病毒（hepatitis E virus，HEV）在分类学上属于戊型肝炎病毒科戊型肝炎病毒属，可导致戊型肝炎，是一种经粪－口传播的急性传染病。自 1955 年印度因水源污染发生了第 1 次戊型肝炎大暴发以来，先后在印度、尼泊尔、苏丹及我国新疆等地都有流行。

一、生物学性状

（一）形态与结构

HEV 是单股正链 RNA 病毒，呈球形，直径 27～34nm，无囊膜，核衣壳呈二十面体立体对称。目前尚不能在体外组织培养，但黑猩猩、食蟹猴、恒河猴、非洲绿猴、须狨猴对 HEV 敏感，可用于分离病毒。HEV 在碱性环境中稳定，有镁、锰离子存在情况下可保持其完整性，对高热敏感，煮沸可将其灭活。

HEV 基因组长 7.6kb，3′端有 poly A 尾，有三个开放阅读读框（ORF），ORF1 位于 5′端（约 2kb）是非结构蛋白基因，含依赖 RNA 的 RNA 多聚酶序列。ORF 2 位于 3′端（约 2kb），是结构蛋白的主要部分，可编码核衣壳蛋白，ORF3 与 ORF1 和 ORF 2 有重叠（全长 369bp），也是病毒结构蛋白基因，可编码病毒特异性免疫反应抗原。

基于 HEV 核苷酸序列的系统进化分析，HEV 可以分为 4 种不同的基因型，即基因 1、2、3 和 4 型。其中基因 1 型在世界范围内广泛流行，被认为只在人群中流行。基因 2 型 HEV 只在墨西哥和非洲少数地区人群中流行，迄今为止还未在世界其他地区发现。基因 3 和 4 型被认为是人兽共患病病原体，其中 3 型在世界范围内的人群和猪群中流行。我国 2007 年首次在上海猪群中发现基因 3 型 HEV 感染。1993 年，基因 4 型首先在中国人群中被发现。除中国以外，基因 4 型还主要在日本、印度、印度尼西亚以及越南的猪群和人群中流行。4 种基因型 HEV 被认为只有一种血清型。自 2000 年以来，4 型 HEV 已经成为在中国流行的主要基因型。

二、致病性

HEV 随患者粪便排出，通过日常生活接触传播，并可经污染食物、水源引起散发或暴发流行，发病高峰多在雨季或洪水后。潜伏期为 2～11 周，平均 6 周。临床患者多为轻中型肝炎，常为自限性，不发展为。慢性 HEV 主要侵犯青壮年，65% 以上发生于 16～19 岁年龄组，儿童感染亚临床型表现较多，成人病死率高于甲型肝炎，尤其孕妇患戊型肝炎病情严重，在妊娠的后 3 个月发生感染病死率达 20%。HEV 感染后可产生免疫保护作用，防止同株甚至不同株 HEV 再感染。

三、免疫性

戊型肝炎病毒感染后，机体会产生特异性免疫反应，包括细胞免疫和体液免疫。这些免疫反应保护机体免受再次感染，并产生对戊型肝炎病毒的免疫性。

戊型肝炎病毒感染后，机体的细胞免疫系统会识别并攻击感染的肝细胞，以清除病毒。细胞免疫的主要细胞是 T 细胞，通过识别戊型肝炎病毒的抗原，来攻击感染的肝细胞和病毒。$CD4^+$ T 细胞主要协调和调节免疫反应，而 $CD8^+$ T 细胞则直接攻击感染的肝细胞和病毒。在攻击感染的肝细胞和病毒的过程中，T 细胞会释放细胞因子，如干扰素和肿瘤坏死因子等，来激活其他免疫细胞，如巨噬细胞和树突状细胞，以清除感染的肝细胞和病毒。此外，T 细胞还会通过细胞毒性作用，释放穿孔素和颗粒酶等物质，直接杀伤感染的肝细胞和病毒。在这个过程中，T 细胞会产生特异性记忆，以便在再次感染时更快地清除病毒。

戊型肝炎病毒感染后，机体的体液免疫系统会产生抗体来中和、清除病毒。体液免疫的主要细胞是B细胞，它们通过识别戊型肝炎病毒的抗原产生特异性抗体。这些抗体可以结合病毒表面的抗原，从而阻止病毒进入肝细胞，或者结合病毒颗粒，从而促进病毒的清除。在这个过程中，B细胞会分化为浆细胞，产生特异性抗体，如IgM和IgG，但免疫力并不持久。

四、微生物学检查

通过电镜从粪便中查找病毒颗粒，逆转录聚合酶链反应（reverse transcription – polymerase chain reaction，RT – PCR）检测粪便胆汁中HEV – RNA，用重组HEV – 谷胱甘肽 – S – 转移酶融合蛋白作抗原，进行酶联免疫吸附试验（ELISA）检查血清中抗HEV IgM、IgG抗体等。

五、防治原则

1. 加强健康教育　加强对戊型肝炎病毒的宣传和教育，提高公众对戊型肝炎病毒的认识和防范意识。宣传内容包括戊型肝炎病毒的传播途径、预防措施、症状和治疗等方面。

2. 加强疫苗接种　戊型肝炎病毒疫苗是预防戊型肝炎病毒感染的有效措施。应加强对儿童和青少年的疫苗接种，同时对高危人群，如医务人员、血液透析患者等，也应加强疫苗接种。

3. 保持良好的卫生习惯　保持良好的卫生习惯是预防戊型肝炎病毒感染的重要措施。应勤洗手，注意饮食卫生，避免接触感染源等。合理处置人畜粪便，严防水源及食品被粪便污染，改善供水条件，保证安全用水。广泛宣传喝开水，不喝生水。其次，应改善卫生设施，提高环境卫生水平，加强食品卫生监督和养成良好的个人卫生习惯。

4. 加强国际合作　戊型肝炎病毒是全球性问题，需要加强国际合作，共同应对戊型肝炎病毒的防治工作。加强国际合作可以促进疫苗研发、技术交流和信息共享等。

目标检测

答案解析

1. 简述HBV Dane颗粒的形态结构及抗原组成。
2. 试述HBV血清标志物检测的主要指标及其临床意义。

（崔相一）

书网融合……

微课　　本章小结　　题库

第二十二章　虫媒病毒和出血热病毒

学习目标

1. 掌握　乙型脑炎病毒和登革病毒的致病性、免疫反应过程及防治原则。
2. 熟悉　虫媒病毒和出血热病毒的基因组基本结构。
3. 了解　比较不同虫媒病毒和出血热病毒的微生物学检查方法。
4. 能够列表比较虫媒病毒的传播途径和传播方式，总结预防和治疗措施；能够通过出血热病毒流行环节归纳总结出如何预防该病毒传播的能力。
5. 认识防蚊灭蚊、保持环境卫生的重要性，提升自身专业知识，更好地服务于医疗卫生工作。

第一节　流行性乙脑病毒

一、生物学性状

流行性流行性乙型脑炎病毒（epidemic type B encephalitis virus），又称日本脑炎病毒（Japanese encephalitis virus，JEV），属于黄病毒科（*Flaviviridae*）黄病毒属（*Flavivirus*），形状呈球状，核酸为单股正链 RNA，外层有包膜，包膜表面有血凝素。病毒颗粒由基因组 RNA 组成的内核衣壳和多个壳层二聚体所组成的外壳组成，直径约 50nm。外壳由两种表面蛋白 M 和 E 组成，排列成 90 个 E∶M∶M∶E 异四聚体，形成鲱鱼骨状。

JEV 的基因组长约 10977nt，由三个功能部分组成（图 1 - 22 - 1）：①约 95nt 长的非翻译区（UTR），其 5′-端带有帽形结构；②约 10299 nt 长的中心开放阅读框（ORF），位于 nt 3551～3630 处具有核糖体移码信号；③约 583nt 长的 3′-UTR，在 3′-端没有多聚 A 尾。每个 5′和 3′UTR 以及 ORF 的约 100nt 5′-端都包含一组催化作用的 RNA 元件，这些元件由一级、二级和三级结构定义，调节病毒基因组 RNA 的翻译和复制。单个 ORF 编码两个前体多肽：①全长 ppC - NS5，经过共翻译和后翻译的蛋白质裂解产生三种结构（C、prM/M 和 E）和七种非结构性（NS1、NS2A、NS2B、NS3、NS4A、NS4B 和 NS5）蛋白质；②通过移码形成的缩短型 ppC - NS1′，也经历与 ppC - NS5 相同的蛋白质裂解，以产生前述的三种结构性蛋白和 NS1′，其 52aa 更长的形式是由于 C 端延伸产生的，该延伸包括移码前的 NS2A 的 9aa N - 端段以及移码后重新阅读框架合成的 43aa 独特肽段。

三种结构性蛋白是形成可感染性病毒颗粒的必需因素，而七种非结构性蛋白质参与病毒复制的多个步骤（即多肽加工、RNA 复制和颗粒形态学），并参与各种针对病毒复制的宿主细胞反应。最新的研究表明，分泌型 NS1 蛋白特异性结合于脑内皮细胞并改变其通透性，导致脑血管泄漏，促进 JEV 的病理进程。

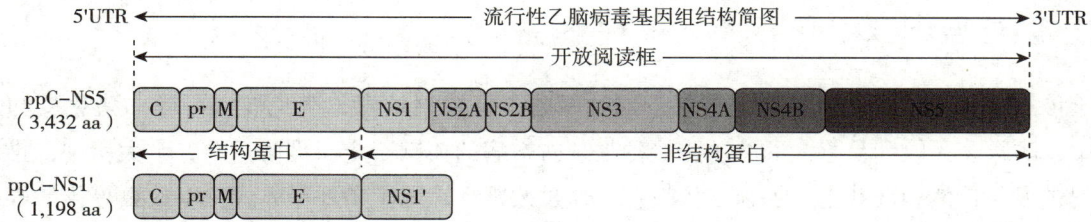

图 1-22-1 JEV 基因组与基因表达

二、致病性

JEV 是一种主要通过蚊媒传播的人畜共患病毒，动物感染后可通过蚊子传播至人类。我国 JEV 的传播媒介主要为三带喙库蚊（*Culex tritaeniorhynchus*）（图 1-22-2）。

人对 JEV 普遍易感，感染后多数人无症状或症状很轻，少数呈现典型乙脑症状。潜伏期为 4~14 天，某些情况下，可能会有更长的潜伏期，如 3~4 周。发病初期主要表现为急性脑炎症状，如发热、头痛，有恶心、呕吐、嗜睡等症状，若未得到及时规范治疗，随后 2~3 天可能出现意识障碍、惊厥或抽搐以及呼吸衰竭等严重症状，部分病例可留下神经系统后遗症或因呼吸衰竭死亡。由于乙脑病毒在人体病毒血症的浓度低、时间短，所以人不会传染给人。临床结果因病情而异，从轻度的自限性未定型疾病（如发热）到严重的危及生命的神经系统疾病（如脑炎）。

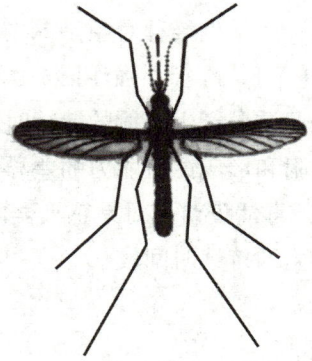

图 1-22-2 三带喙库蚊

目前仍未有特定药物可用于治疗 JEV 感染。在没有抗病毒治疗的情况下，仅能通过支持性疗法和预防措施来治疗脑炎。感染后，大多数为隐性感染及部分顿挫感染，仅少数发生脑炎（0.01%），这与病毒的毒力，侵入机体内数量及感染者的免疫力有关。流行区成人大多数都有一定免疫力，多为隐性感染，10 岁以下儿童及非流行区成人缺乏免疫力，感染后容易发病。

三、免疫性

先天性免疫和适应性免疫均对控制 JEV 感染至关重要。急性患者的血浆和脑脊液（CSF）中检测到的干扰素 α 水平表明了先天免疫应答，但使用干扰素治疗的患者结果并没有显著改善。在急性期患者中，JEV 特异性 IgM 和 IgG 抗体通常在感染后 7 天和 30 天内在血清和 CSF 中能检测到。早期和强烈的 JEV 特异性 IgM 和 IgG 抗体在血清和 CSF 中的生成缺失与严重和致命后果的风险更高有关。因此，免疫保护依赖于病毒特异性抗体，仅 JEV 中和抗体就足以产生保护作用。

四、微生物学检查

乙脑早期快速诊断通常采集急性期患者血清或脑脊液特异性 IgM，也可做 RT-PCR 检测标本中的病毒核酸片段，一般 6 个小时内可初步报告结果。常规血清学试验需取双份血清，同时做对比试验，当恢复期血清抗体滴度比急性期≥4 倍时，有辅助诊断意义，可用于临床回顾性诊断。由于乙脑患者病毒血症期短，直接检出病毒抗原或分离病毒阳性率低，较少用于诊断试验。

五、防治原则

基于传播途径，预防乙脑基本上是基于四种策略，即控制蚊媒，避免蚊媒叮咬，猪免疫和人类免疫。其中，防蚊、灭蚊和易感人群的预防接种是预防本病的关键。全面贯彻党的二十大精神，推动绿色发展，促进人与自然和谐共生。加强宣传教育，通过改善环境卫生条件等方式控制蚊虫等传播媒介的数量，通过提前对猪等家畜进行疫苗接种，中止病毒的自然传播循环，可有效降低人群的发病率。

人类免疫是实现长期可持续保护免受 JEV 影响的积极方法。目前，在世界各地有 4 种不同类型的疫苗可用于人类，包括小鼠脑源性灭活疫苗、细胞培养源性活疫苗、细胞培养源性灭活疫苗以及基因工程活的弱化嵌合疫苗。

我国主要使用由地鼠肾细胞培养制备的 P3 株灭活疫苗。通常在病毒感染开始流行前 1 个月进行疫苗接种，重点接种对象是 10 岁以下儿童和来自非流行区的易感人群；主要采用皮下注射 2 次（间隔 7 至 10 天），次年加强注射 1 次的方式进行；预防接种后人群保护率可以达到 76%~90%。但是，由于灭活疫苗诱导产生抗体的持续时间短、需要多次接种等缺点，减毒活疫苗的研究应受到重视。主要根据病毒吸附和形成蚀斑能力的差异来选育有效的减毒活疫苗，我国已经选育出的 SA14 - 14 - 2 和 SA14 - 2 - 8 株减毒活疫苗，对易感人群以及猪和马等家畜进行免疫接种后的抗体阳性率可达到 90% 以上，并且抗体产生的持续时间较长。

第二节　登革病毒 🅴微课

登革热病毒（Dengue virus，DENV）隶属于黄病毒科黄病毒属，有四种血清型（DENV - 1、DENV - 2、DENV - 3 和 DENV - 4）。DENV 感染是热带和亚热带地区疾病的主要原因，每年估计发生 5000 万例感染，有超过 25 亿人面临感染的风险。

一、生物学性状

成熟的 DENV 颗粒具有平滑的表面，直径约为 50nm，而不成熟的病毒颗粒直径为 60nm，表面有尖刺。基因组编码三种结构蛋白：外壳蛋白（C，100aa），前膜蛋白（prM/M，75aa）和包膜蛋白（E，495aa）以及七种非结构蛋白（NS1、NS2A、NS2B、NS3、NS4A、NS4B 和 NS5）（图 1 - 22 - 3）。结构蛋白组成 DENV 颗粒的成分，而非结构蛋白参与 RNA 复制。C 蛋白（12 kDa）是一个含有 100 个氨基酸残基的同源二聚蛋白，其中包含 26 个碱性氨基酸残基和三个酸性氨基酸残基。在 DENV 颗粒的原初组装阶段，C 蛋白对核衣壳的形成非常重要，而 M 蛋白则在 DENV 颗粒的排列和成熟中起重要作用。E 蛋白由三个结构域（I ~ III 域）组成，其中 III 域负责受体结合活性，E 蛋白对病毒与宿主细胞膜的结合和融合非常重要。

NS1 是一个 45kDa 的 N - 连接糖蛋白，参与 RNA 复制复合物。NS2A 是一个约 22kDa 的蛋白，也参与复制复合物。NS2B 和 NS3 蛋白具有多种酶功能，包括类胰蛋白酶活性、RNA 解旋酶和 RTP 酶/NTP 酶活性。NS4A 和 NS4B，分别为 16kDa 和 27kDa 的整合膜蛋白，可诱导膜变化，对 DENV 复制非常重要。NS5 蛋白（104 kDa）是 DENV 甲基转移酶 - 聚合酶，并具有 RNA 依赖性 RNA 聚合酶活性。DENV 基因组翻译保真度差，DENV 基因组长约 11 千碱基，是一种正极性单链 RNA（ssRNA），由一个单一的长开放阅读框（ORF）组成，两侧是两个非翻译区（5' - UTR 和 3' - UTR），在 5' - UTR 端具有 1 型帽结构（m7GpppAmpN2），在 3′－UTR 端缺乏 poly（a）tail。

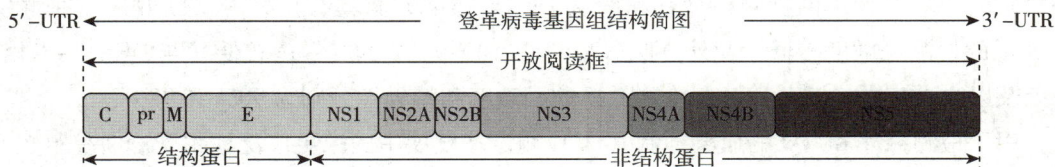

图 1－22－3　DENV 的基因组与基因表达

二、致病性

DENV 主要由埃及伊蚊（*A. aegypti*）和白纹伊蚊传（*A. albopictus*）播给人类。DENV 的任何血清型感染在大多数情况下可能是无症状的，也可能导致临床症状的广泛谱系，从轻微的流感样综合征（称为登革热）到最严重的登革出血热，后者特征为凝血功能障碍、血管脆性增加和渗透性增加，进一步可能发展为低血容量性休克，即登革休克综合征。

登革热的特点是发热迅速，伴随严重头痛、眼球后痛、肌肉痛、关节痛、胃肠不适和皮疹。小的出血表现可能以斑点状出血、鼻出血和牙龈出血形式出现。常见白细胞减少，而血小板减少可能偶尔在登革热中发现，特别是有出血迹象的患者。

世界卫生组织（WHO）将登革出血热分为四级（Ⅰ～Ⅳ）。登革出血热的Ⅰ和Ⅱ级代表没有休克的相对轻度病例，而Ⅲ和Ⅳ级病例更严重，并伴有休克。登革出血热除了登革热的所有症状外，还伴有出血表现（扎带试验阳性或自发性出血）、血小板减少和血管通透性增加（胸腔或腹腔中血浆渗漏或液体渗出）。处于休克期间或休克后不久，可能会发生危及生命的登革休克综合征阶段，其特点是早期休克（Ⅲ级）时快速、弱的脉搏（≤20mmHg）或低血压，患者皮肤冷、湿。若患者没有及时接受适当的治疗，可能会进入深度休克阶段，脉搏和血压无法检测（Ⅳ级），在休克发作后 12～36 小时内导致死亡。此外，登革热感染后常见的神经系统并发症包括脑病、脊髓病、肌炎和周围神经病变。

三、免疫性

先天性和适应性免疫反应都是防御 DENV 感染的关键。先天性免疫系统迅速识别并对 DENV 作出反应，但不提供长期或特异性反应。先天性免疫反应激活补体系统，帮助抗体和白细胞清除 DENV。适应性免疫系统更具特异性，涉及细胞和体液成分。DENV 感染的先天性和适应性免疫反应都有助于解决感染，并在防止再感染方面发挥关键作用。但这些反应可能会加剧疾病的严重程度，导致严重的登革热。

四、微生物学检查

在感染急性期（<5 天），核酸扩增试验可用于诊断登革热，并可在感染后 24～48 小时内在临床标本中检测到登革热病毒 RNA。技术包括 RT－PCR、实时 RT－PCR 或等温扩增方法。RT－PCR 可采用巢式 RT－PCR 法、一步多重 RT－PCR 法（将四种血清型特异性寡核苷酸引物组合在一个反应管中）或一步泛黄病毒定量 RT－PCR 法。RT－PCR 方法的灵敏度，取决于引物所针对的基因组区域、扩增或检测 PCR 产物的方法以及血清分型的方法。多重实时 RT－PCR 检测速度更快，能够确定临床样本中的病毒滴度，但该测试需要昂贵的设备和试剂，并且必须由经验丰富的技术人员进行。一步泛黄病毒定量 RT－PCR 与种特异性 RT－PCR 具有相同的特征。

针对 NS1 的新的 ELISA 和快速免疫显色（IC）检测能够在发病后 9 天内检测原发性和继发性 DENV 感染。一般来说，基于 NS1 的检测在筛查和确认 DENV 感染方面具有良好的诊断效用。在继发性感染中，基于 NS1 的检测灵敏度较低，此外，DENV – 4 和 DENV – 2 的灵敏度较低（与 DENV – 1 相比）。使用发热 5 天及以上采集的血清，ELISA 检测 IgM 的灵敏度和特异性分别为 90% 和 98%。

此外，用于检测 IgM 和 IgG 的血凝抑制（HI）测定在发展中国家更广泛地用于诊断登革热，该方法操作简单，相对便宜，所需的标本在室温下稳定。HI 检测是基于 E 蛋白凝集红细胞（红细胞）的能力。血清中存在的抗 DENV 抗体可抑制这种凝集，这种抑制的程度可通过 HI 测定法测定。

五、防治原则

目前还没有针对登革热的具体治疗方法。治疗方案是支持性的，旨在限制并发症和症状的严重程度。登革热治疗剂的理想特征是具有泛血清型活性，能够迅速缓解症状，耐受性好，毒性小，易于大规模分发，与其他药物的相互作用最小，并且对成人、儿童、婴儿、孕妇和合并疾病的患者耐受。液体疗法是登革热治疗中的一种关键疗法。在重症登革热患者中，应进行静脉补液以预防休克。

我们要全心投入全面建设社会主义现代化国家中，提高公共安全治理水平，深入推进环境污染防治、病媒控制。通过环境干预、使用杀虫剂和杀幼虫剂的化学防治以及生物防治来实现病媒控制。

第三节　森林脑炎病毒

一、生物学性状

森林脑炎病毒（forest encephalitis virus），又称蜱传脑炎病毒（tick – borne encephalitis virus，TBEV），是黄病毒科黄病毒属的一个成员。TBEV 有三种亚型：欧洲、西伯利亚和远东型。此外，还提出了另外两种亚型（Baikalian 亚型和 Himalayan 亚型）。欧洲亚型在欧洲西部、北部、中部和东部部分地区普遍存在。近年来报告病例数的增加可能是由以下几个因素造成的，包括改进的诊断测试、提高疾病认识、户外活动时间增加以及温度升高。

TBEV 具有约 11kb 碱基长的正链 RNA（＋RNA）基因组，该基因组编码一个多蛋白，该多蛋白经共转录和转录后加工成 3 个结构蛋白（SP）和 7 个非结构蛋白（nSP）。黄病毒在生产过程中经历成熟过程，被感染的细胞至少产生三种类型的颗粒，即未成熟的非感染性颗粒、部分成熟的感染性颗粒和成熟的感染性颗粒。成熟的 TBEV 颗粒与其他黄病毒一样光滑，直径为 50nm。病毒粒子由核衣壳（NC）组成，外膜由宿主源性脂质组成，病毒包膜（E）和膜（M）蛋白嵌入其中。E 和 M 蛋白的跨膜结构域扭曲了脂质包膜，使其呈微角，是黄病毒常见特征。NC 由衣壳蛋白（C）的多个拷贝和基因组的单个拷贝组成。M 蛋白由 75 个残基组成，因此比 E 蛋白小得多。相应地，相对于 E 在成熟粒子中的作用较小。M 蛋白有一个外周膜螺旋（h1），两个跨膜螺旋（h2 和 h3），以及一个 N 端环区，在 E – M – M – E 异源四聚体中与两个 E 蛋白相互作用。M 完全埋藏在 E – E 界面中，可能作为"水泥"蛋白，加强 E 蛋白的相互作用。它也可能阻止 E 蛋白在病毒遇到内核体的低 pH 环境之前进入融合构象。M 蛋白是其前体 prM（162 个残基）的残余物，在 TBEV 颗粒的成熟中起主要作用。黄病毒 NCs 不遵循 E 和 M 蛋白的二十面体对称，因此在重建过程中信号被平均掉。因此，TBEV NC 的结构尚未确定。据估计，成熟的 TBEV 粒子中 E 与 C 的摩尔比接近 1：3，这意味着每个病毒粒子约有 540 个 C 拷贝。C 蛋白的性质已经被研究得比完整的 NC 更彻底，并且 C 蛋白的结构已经在三种黄病毒（DENV、ZIKV 和西尼罗河病毒）的一种变体（昆金病毒，KUNV）中得到了解决。

二、致病性

蜱传脑炎病毒（TBEV）是人类主要的蜱传病毒性病原体。大多数 TBEV 感染是无症状的，但有症状的病例通常有神经系统表现，如脑膜炎、脑炎和脑膜脑炎，这些症状统称为蜱传脑炎（TBE）。TBE 是一种严重的疾病，通常会导致终生的神经系统并发症，并可导致死亡。TBE 的发病率和死亡率因病毒亚型而异，分别为 TBEV - Eu，TBEV - Sib 和 TBEV - FE，高达 10% 的 TBEV - Eu 患者伴有神经系统后遗症，死亡率为 0.5% ~2%，而 TBEV - Sib 患者容易发展为长期感染，死亡率为 2% ~3%，而 TBEV - FE 患者伴有高神经系统后遗症，高达 40% 的病例是致命的。

三、免疫性

感染后，TBEV 特异性病原体相关分子模式（PAMPs）被有核细胞的模式识别受体（PRRs）识别。在 RNA 病毒感染过程中，一些重要的 PRRs 是 toll 样受体（TLRs）3、7、8 和 9 或视黄酸诱导基因 I（RIG - I）样受体。它们的激活导致 I 型干扰素（IFN）的产生，IFN 在 TBEV 感染中具有保护作用。除了先天免疫细胞在对抗 TBEV 中发挥关键作用外，这些细胞中的一些被 TBEV 感染，有利于病毒传播或参与 TBEV 感染的发病机制。一些 TBEV 的非结构蛋白，如 NS1、NS2A、NS4A、NS4B 或 NS5，表现出拮抗功能，从而干扰先天免疫应答的成分。此外，TBEV 感染调节了许多参与先天免疫反应的抗病毒基因的表达模式，如 PRRs 基因、细胞因子或趋化因子。除了 TBEV 本身，蜱源性唾液可以通过影响信号通路途径来调节宿主的先天免疫反应，如在 TBEV 感染的树突状细胞和先天免疫细胞中增加 Akt 通路的激活。

抗体可以通过多种方式中和 TBEV，包括防止病毒附着或融合，以及通过补体系统支持病原体消除。因此，体液免疫反应对于控制病毒传播、病毒清除和长期保护性免疫至关重要。TBEV 感染后，人血清和脑脊液（CSF）中 TBEV 特异性抗体的数量增加，抗体通常随着神经系统症状的出现而出现。IgM 水平在 TBE 的早期阶段最高，可持续约 6 周，而 IgG 水平在恢复期后期达到峰值。IgG 抗体可以持续存在数年，并防止再次感染 TBEV。一般来说，自然感染诱导的病毒中和抗体滴度高于灭活病毒疫苗。发病时血清中和抗体水平低，脑脊液中细胞（分节性粒细胞（60% ~70%）和淋巴细胞（30% ~40%）数量高，被认为是 TBE 临床病程更严重的标志。

四、微生物学检查

在初始（病毒血症）阶段，TBEV RNA 存在于血液中，可以通过逆转录酶聚合酶链反应（RT - PCR）检测到。然而，患者通常在出现神经系统症状后住院，此时 RNA 已经从血液中清除。RT - PCR 在 TBEV 病例的常规诊断中作用不大。因此，TBEV 感染的血清学诊断主要通过检测 TBEV 特异性免疫球蛋白（Ig）M 和 IgG。

五、防治原则

目前，尚无针对 TBEV 的获批抗病毒药物，对个别患者的治疗仅为支持性治疗。要提高全民的健康素养，提高预防意识，如穿防护服、直接去除蜱虫等。全面贯彻二十大精神，推进健康中国建设，加强生产领域的卫生建设，如加强监管奶制品企业杀菌消毒工作。此外，主动免疫是预防感染的最重要的保护措施。所有获得许可的 TBEV 疫苗都是基于含有欧洲或远东 TBEV 亚型的各种毒株的灭活全病毒。

第四节　汉坦病毒

汉坦病毒（Hantavirus）是杂毒分子感染病毒科家庭中的成员，属于布尼亚病毒目的一部分，该目包括许多医学、农业和兽医重要性的病毒。与其他一些布尼亚病毒类似，汉坦病毒通过多个哺乳动物寄主储存和传播，包括蝙蝠（翼手目）、鼩鼱和鼹鼠（鼩鼱亚目）以及啮齿动物（啮齿目）。

一、生物学性状

汉坦病毒的感染性病毒子是一个直径为 80 ~ 120nm 的包膜球形颗粒，汉坦病毒的负链 RNA 基因组包含三个片段：一个 1.8 ~ 2.1kb 的小片段（S），一个 3.7 ~ 3.8kb 的中片段（M）和一个 6.5 ~ 6.6kb 的大片段（L）。每个片段都具有高度保守的 3′ 和 5′ 非翻译区，其中含有互补核苷酸。

二、致病性

汉坦病毒感染起始于 3 ~ 4 天的前驱期，早期症状与流感相似。恶心、呕吐、血小板减少、头晕和无咳嗽的呼吸困难，有助于鉴别汉坦病毒和急性呼吸窘迫综合征或其他非典型和病毒性肺炎。前驱期后，会迅速发展为肺水肿、低氧血症、心动过速和低血压，通常在 48 小时内发生，并迅速转为呼吸衰竭。由于严重感染，患者常会出现代谢性酸中毒，直立性低血压可迅速进展为心源性休克，导致心血管功能失调，肾病患者可能会出现少尿，随后转为利尿，肺部听诊可能会显示干湿啰音，进展到肺综合征的病情死亡率为 50% ~ 70%。

汉坦病毒出血热和肾综合征有五个明显的阶段，即发热期、低血压期、少尿期、多尿期和恢复期。潜伏期为 2 ~ 4 周，突然出现高热、头痛、呕吐、腹痛和背痛，常伴有视物模糊和嗜睡。高烧通常持续 3 ~ 7 天，伴有结膜出血和腭疱疹结束。低血压在接下来的几个小时至 2 天内出现，其中约 1/3 的汉坦病毒出血热和肾综合征死亡病例由于这一阶段的暴发性、不可逆性休克而死亡。若出血疾病变得严重，出血可能表现为呕血、鼻出血、黑便、血尿和可能导致致命的颅内出血。少尿持续 3 ~ 7 天，伴有短暂的肾功能下降，伴有背痛或腹痛可能需要透析。约一半的汉坦病毒出血热和肾综合征死亡病例发生在少尿期，多尿期是一种良好的预后表现，证明肾功能在改善，尿量将增加至每天数升。在接下来的 6 个月内，可以完全康复，并恢复到基线临床和实验室指标，无重大长期并发症。

三、免疫性

目前还没有获得 FDA 批准的疫苗或特定治疗方法来预防或治疗汉坦病毒感染和或疾病。早期产生有效的中和抗体（nAb）反应与较轻的疾病结果之间存在直接关联。通过主动或被动免疫产生的 Gn/Gc 特异性抗体在治疗汉坦病毒疾病中具有重要作用。

四、微生物学检查

可以通过免疫荧光或免疫印迹试验来进行。首选使用 ELISA 检测 IgM。定量聚合酶链反应（PCR）

灵敏度高，但病毒分离实用性不大。

五、防治原则

全面贯彻习近平新时代中国特色社会主义思想，努力实现人与自然共生的现代化，因此，对于汉坦病毒防治，最佳的预防方法是尽量减少人鼠接触。控制害虫并清除生活区域的老鼠是关键。居住环境通风并允许自然光进入，通过紫外线将病毒灭活可阻止感染的传播，尽量减少老鼠可获得的食物。在处理死老鼠时，使用空气过滤和手套小心处理。

第五节　克里米亚 – 刚果出血热病毒

克里米亚 – 刚果出血热病毒（Crimean – Congo hemorrhagic fever virus，CCHFV）是一种蜱传病毒，布尼亚病毒目（*Bunyavirales*）内罗病毒科（*Nairoviridae*）正内罗病毒属的一种病毒。属于分节单链 RNA 病毒奈罗病毒科（布尼亚病毒目），可引起人类严重出血性疾病。CCHFV 主要由透明体属蜱虫携带，是最普遍的蜱传病毒，可引起人类疾病，在欧洲、亚洲和非洲国家流行。人类感染通常是由受感染蜱虫的叮咬或与受感染牲畜的血液接触引起的，但也有医院感染的报告。

一、生物学性状

CCHFV 携带一个三边负链 RNA 基因组，其核蛋白、糖蛋白前体和 RNA 依赖的 RNA 聚合酶分别由小（S）、中（M）和大（L）RNA 片段编码。糖蛋白前体经过共翻译和翻译后加工，生成两种结构糖蛋白 Gn 和 Gc，介导细胞附着和膜融合，以及三种分泌的假定非病毒粒子相关糖蛋白 GP38、GP85 和 GP160。根据 M 段的系统发育比较，将 CCHFV 流行毒株分为 7 个不同的分支。

二、致病性

大多数 CCHFV 感染是亚临床的，出现症状性克里米亚 – 刚果出血热（CCHF）的患者会经历以下四个阶段，即潜伏期、出血性前期、出血性期和恢复期。无症状潜伏期持续 1 ~ 13 天。症状突然开始于出血性前阶段，并不是其所特有的，相反，通常与其他细菌感染、病毒感染和寄生虫感染（如疟疾）相似。症状可能包括发热、寒战、肌痛、头晕、头痛、情绪波动、眼痛、畏光、喉咙痛、颈部疼痛和僵硬、淋巴结病和胃肠道症状，包括恶心、呕吐、腹痛和腹泻。CCHF 的诊断很容易在出血性前期被遗漏，导致延迟治疗。在土耳其的一项研究中，68% CCHF 患者最初被误诊，导致延迟住院，死亡率高于初次就诊时被正确诊断的患者。出血期通常发生在症状出现后 3 ~ 5 天，出血表现为瘀点、瘀斑和黏膜出血，包括胃肠道或泌尿生殖道出血和（或）内出血。大约 30% 的病例死亡，通常发生在发病的第二周。幸存者通常在 9 ~ 10 天后开始康复。

三、免疫性

早期感染后，IgM 抗体在症状出现后 2 ~ 3 周达到峰值，并在 4 个月后降至低水平。IgG 抗体可同时出现，或在 IgM 出现后 1 ~ 2 天内出现。IgG 抗体水平在一些患者出现症状后 2 ~ 3 周达到峰值，在另一些患者出现症状后 2 ~ 5 个月达到峰值，在感染后至少 3 年内仍可检测到 IgG 抗体。一些致命结局的

CCHF 患者无法产生可检测到的 CCHFV 抗体。

四、微生物学检查

人类 CCHF 的诊断可通过直接检测 CCHFV 的存在或通过测量与急性感染一致的血清学反应（抗 CCHFV IgM 抗体或连续血液样本间抗 CCHFV IgG 滴度增加 4 倍）来证实。直接评估 CCHFV 感染的检测，包括病毒培养、核酸扩增试验和病毒抗原检测，在症状出现后的第一周最有用。病毒血症最常见于症状出现后的最初几天，但在发病的第一周内迅速消退。住院患者在入院后平均 4 天（范围 1 ~ 6 天）可检测到 CCHFV 病毒血症。偶尔，在发病第一周后可检出病毒血症，这在导致致命结果的严重病例中更为常见。病毒血症大约在抗体产生时消退。

一般来说，在症状出现后的第一周，直接病毒检测是 CCHF 的首选诊断方法，因为在此期间通常没有 CCHFV 抗体。病毒抗原和核酸扩增试验提供比病毒培养更快速的结果，尽管它们在检测多种 CCHFV 毒株的能力方面可能受到更多限制。在患病的第二周及以后，评估 CCHFV IgG 和 IgM 抗体的血清学检测更有可能揭示诊断。

病毒培养是最有效的，如果在高水平病毒血症最常见的症状出现后早期进行，可能会更快地产生阳性。使用病毒培养诊断 CCHF 的一个优点是它能够检测到 CCHFV 毒株的广泛多样性。缺点是需要几天时间才能产生结果，以及生物安全性的限制，需要采取最大的生物安全预防措施进行病毒培养，通常在 BSL3 或 BSL4 实验室设施中进行。

逆转录 PCR（RT - PCR）通常在症状出现后的前 10 ~ 12 天用于 CCHVF 的诊断，通常比病毒培养更广泛。在核酸扩增试验之前，可以对血清样品进行灭活处理，以增加标本处理的安全性。在许多流行国家，CCHFV 的分子检测通常在 BSL2 和 BSL3 设施进行。迄今为止，核酸扩增检测主要集中在检测血液样本中的病毒 RNA，尽管在某些情况下，在唾液和尿液样本中发现了 CCHFV RNA。许多 RT - PCR 分析提供了量化存在的 CCHFV 水平的能力。病毒载量的量化可能有助于疾病预后，因为幸存者中的病毒载量往往低于具有致命结果的病例，并且可能与症状严重程度相关。

此外，病毒抗原检测可以使用酶联免疫吸附试验（ELISA）进行评估。小鼠感染后 2 ~ 3 天可检出病毒抗原。

五、防治原则

支持性治疗是主要的治疗方法。利巴韦林是一种抗病毒药物，已被用于许多 CCHF 患者。其他治疗干预措施包括大剂量类固醇给药、向恢复期患者输注血浆、静脉注射免疫球蛋白和血浆置换。干扰素能诱导抑制病毒复制的蛋白。

要全面贯彻新发展理念，坚持创新，加强卫生宣传教育和疫苗研制，同时灭蜱和防蜱是中心环节，防止接触感染。

第六节　埃博拉病毒

埃博拉病毒（Ebola virus，EBOV）以首次发现患者的地点（扎伊尔北部的埃博拉河流域）而得名，可跨越多个国际边界进行传播。埃博拉病毒病（Ebola virus disease，EVD）是一种具有高病死率和显著流行潜力的烈性人畜共患传染病。2013 年底 EVD 首次传至西非，引发了有史以来规模最大、持续时间最长和最致命的一次 EVD 疫情。

一、生物学性状

EBOV 是一种包膜的丝状病毒，含有非分割的负链单链 RNA 基因组。该病毒约 19kb，基因组编码了九种病毒蛋白（VP）－核蛋白（NP），聚合酶辅因子（VP35），基质蛋白（VP40），糖蛋白（GP），分泌的糖蛋白（sGP），次级分泌的糖蛋白（ssGP），转录激活因子（VP30），RNA 复合物相关蛋白（VP24）等。EBOV GP 有两个亚单位，即 GP1 和 GP2。GP1 主要参与病毒与宿主细胞受体的结合，GP2 主要负责膜融合。

二、致病性

EVD 的平均潜伏期为（6.22 ± 1.57）天，其中经皮暴露为（5.85 ± 1.42）天，人际接触或与感染动物接触为（7.34 ± 1.35）天。在早期感染期（疾病发作后 1~3 天），患者表现为非特异性发热疾病，症状可能包括厌食、关节痛、头痛、乏力、肌痛和皮疹等，在第一周逐渐发展为严重的胃肠道症状和体征（恶心、呕吐和大量腹泻）。在 2013~2016 年西非 EVD 疫情暴发期间，疲劳、厌食、腹痛、腹泻、呕吐、发热和肌肉痛是最常见的临床表现之一。

三、免疫性

EBOV 通过抑制表达并针对特定病毒的蛋白质介导的细胞抗病毒防御机制和抑制感染诱导并依赖于模式识别受体的细胞抗病毒防御机制的宿主免疫反应来加强病毒在宿主细胞中的复制，进而加快病毒的传播。EBOV 聚合酶辅因子 VP35 通过损害 IRF－3 磷酸化抑制 I 型 IFN 的产生。此外，VP35 还能抑制宿主细胞内的 micro－RNA 沉默（一种重要的翻译后调节途径）。EBOV 编码蛋白质 RNA 复合物相关蛋白 VP24 通过阻止磷酸化的信号转导子和转录因子 STAT1 核积累来抑制抗病毒反应。EBOV VP40 被并入外泌体，具有扰乱或杀死宿主免疫细胞的潜力。

在急性疾病期间发生了强大的自适应免疫活化，包括抗原特异性 T 细胞和 B 细胞反应。急性感染期间有效和无效的 B 细胞和 T 细胞反应的特征暗示了 EBOV 增殖与人体宿主产生有效抗 EBOV 免疫反应之间的"竞争"。在康复期间 T 细胞激活出现第二个高峰并持续活化，意味着即使在血液中不能再检测到病毒核酸，EBOV 或 EBOV 抗原在组织区域中持久存在，EVD 幸存者的精液中可检测到 EBOV RNA，并且在康复患者的脑脊液和眼内液中也可检测到，而这些患者血液样本已对 EBOV 检测呈阴性。

四、微生物学检查

通过 PCR 逆转录检测到病毒 RNA 或通过检测针对病毒的 IgM 抗体来进行检测。一般情况下，当埃博拉患者出现在医院时，通常是在症状出现后 3~6d，病毒载量已经很高，在绝大多数病例中可通过 RT－PCR 检测到患者血液中的病毒载量。但在发病早期，单一的 RT－PCR 结果阴性并不能排除感染可能，应结合临床症状在 72h 内重复多次检测。病毒载量在症状出现后 3~7d 达到峰值，在死亡病例中，病毒血症通常比幸存者高 10~100 倍。在存活感染者中，病毒血症在 2~3 周内降低至 RT－PCR 方法的检测限以下（每毫升血液 1000 个病毒 RNA 拷贝），一般幸存者体内会产生 IgG 和 IgM 抗体，而死亡病例中不一定产生抗体,因此血清学诊断 EVD 仅适用于一小部分有症状的患者,且需要血清转换或血清样本中抗体滴度明显增加才能确诊。对于无症状感染者,病毒血症极低,在感染后 3 周左右产生 IgG 和 IgM 抗体,因此血清学诊断是首选方法。在疾病的急性期和恢复期,血液中 RT – PCR 测试转阴后,病毒 RNA 仍可以通过 RT – PCR 在其他体液中检测到,如羊水、母乳、眼泪、唾液、精液、粪便、汗液、尿液和阴道分泌物中。一般情况下,血液是活体患者的首选样本材料,而口咽拭子可用于死后诊断。

五、防治原则

全面贯彻新时代中国特色社会主义新思想,坚持人民至上原则,提高全民的认识水平,充分了解该病的危害程度。健全国家安全体系,提高公共安全治理水平,将防控上升到国家安全战略高度,密切关注世界埃博拉疫情动态,筑牢口岸检疫防线,不断构建完善传染病疫情监测与预警系统,加强病媒生物检测控制和出入境人员检疫,严防病原体入侵。完善科技创新体系,加大科研投入和攻关力度,重点开展埃博拉相关的基础研究和检测方法研制工作,为我国可能出现的埃博拉疫情做好科学技术储备。

目标检测

答案解析

1. 简述虫媒病毒的共同特征。
2. 简述乙脑病毒的传染源、传播媒介及乙型脑炎的预防措施。
3. 登革热和登革出血热的主要区别有哪些?
4. 简述汉坦病毒的生物学性状。

(贾庆军)

书网融合……

微课　　　　　本章小结　　　　　题库

第二十三章 疱疹病毒

PPT

1. 掌握 单纯疱疹病毒分型、致病特点、微生物学检查方法，水痘-带状疱疹病毒的致病性。
2. 熟悉 巨细胞病毒的致病性及微生物学检查方法，EB 病毒抗原种类、感染宿主细胞的形式及所致疾病；疱疹病毒的防治原则。
3. 了解 其他疱疹病毒的致病性。
4. 能够通过疱疹病毒流行环节归纳总结出如何预防该病毒传播。
5. 通过学习疱疹病毒对胎儿的致畸性及垂直传播性，了解优生四项检查对备孕期及妊娠期妇女的重要性。

疱疹病毒是一类中等大小，有包膜双链 DNA 病毒，具有相似的生物学特性，属于疱疹病毒科。根据理化性质不同，可分为 α、β、γ 三个亚科，与人类感染相关的疱疹病毒，称为人疱疹病毒（human herpes virus，HHV）。目前常见的有八种（表 1-23-1）。病毒主要侵及外胚层来源的组织，包括皮肤，黏膜，神经组织等。感染部位及引起的疾病种类多，有潜伏感染的趋势。

表 1-23-1 人类疱疹病毒分类

病毒名称	所属亚科	感染特点	所致疾病
单纯疱疹病毒-1	α	复制周期短，溶细胞性感染，潜伏神经元三叉神经节和颈上神经节	口咽炎，唇疱疹，疱疹性脑炎，脑膜炎
单纯疱疹病毒-2	α	复制周期短，溶细胞性感染，潜伏神经元骶神经节	生殖器疱疹，新生儿疱疹，宫颈癌
水痘-带状疱疹病毒	α	复制周期短，溶细胞性感染，潜伏脊髓后根神经或颅神经感觉神经节	水痘，带状疱疹
人巨细胞病毒	β	复制周期长，宿主范围窄，病变细胞肿胀形成巨细胞	单核细胞增多症，眼、肾、脑和先天感染
人疱疹病毒 6 型	β	复制周期长，淋巴增殖	婴幼儿急疹，间质性肺炎
人疱疹病毒 7 型	β	复制周期长，淋巴增殖	未知
人疱疹病毒 8 型	γ	淋巴细胞中增殖与潜伏	卡波西肉瘤
EB 病毒	γ	生长周期不稳定，不引起溶细胞性病变淋巴增殖	鼻咽癌，传染性单核细胞增多症，伯基特淋巴瘤

第一节 单纯疱疹病毒 🄴 微课

单纯疱疹病毒（herpes simplex virus，HSV），是疱疹病毒中的典型代表，在感染急性期发生水疱性皮疹，即单纯疱疹（herpes simplex）。

一、生物学性状

单纯疱疹病毒呈球形，包括核心、衣壳、被膜及包膜组成，核心含双链DNA，衣壳呈20面体立体对称，核心和衣壳组成核衣壳，周围有一层蛋白质被膜，最外层为脂质双层包膜，其上有病毒编码的糖蛋白组成刺突。有包膜的病毒直径120～200nm。HSV有两个血清型HSV-1型和HSV-2型，两型病毒DNA有50%同源性，因此两型之间有共同抗原，也有特异性抗原。HSV包膜表面至少存在11种包膜糖蛋白，包括gB、gC、gD、gE、gG、gH、gI、gJ、gL、gK、gM。其中gD是两种血清型共有的抗原决定簇，诱导机体产生中和抗体的能力最强，可作为研制亚单位疫苗的最佳选择。gC是HSV-1型特异性抗原，gG是HSV-2型特异性抗原，可以此作为两型的区分。

HSV可在多种细胞中生长，如人胚肺细胞、人胚肾细胞、原代兔肾细胞等感染后，细胞可出现病变效应，细胞肿胀变圆，出现嗜酸性核内包涵体。HSV宿主范围广泛，多种动物脑内接种可引起疱疹性脑炎，家兔角膜接种可引起疱疹性角膜炎，小鼠足垫接种可引起中枢神经系统致死性感染，豚鼠阴道内接种可引起宫颈炎和宫颈癌，接种于鸡胚绒毛尿囊膜上，可形成增殖性白色斑块。

二、致病性

HSV感染普遍，呈全球性分布，人是唯一的自然宿主。患者和病毒携带者是传染源，主要传播途径是直接密切接触和性接触，通过口、呼吸道、生殖道黏膜和破损皮肤等多种途径侵入机体。

（1）原发感染　初次感染，大多数无临床症状，多为隐性感染。显性感染主要表现为黏膜和皮肤的局部疱疹，潜伏期2～12天，病程持续2～3周。HSV-1型通过直接接触唾液或飞沫传播，原发感染较轻，以腰以上部位感染为主，往往局限于口咽部，全身感染少见。HSV-2型引起腰以下及生殖器感染多见，通过性接触传播。

（2）潜伏感染和复发　原发感染后HSV在感染部位复制，若机体不能彻底清除病毒，可沿神经髓鞘到达三叉神经节和脊神经节细胞中，或周围星形神经胶质细胞内。病毒以潜伏状态持续存在。在潜伏期，原发感染灶附近检测不出病毒，因此潜伏期对抗病毒药物不敏感。当机体受到非特异性的刺激，如寒冷、发热、日晒、月经期、情绪紧张或其他微生物感染，使用垂体或肾上腺皮质激素等，潜伏的病毒被激活，沿着感觉神经纤维轴索下行到末梢，在其支配的上皮细胞内复制引起复发性局部性疱疹，可反复发作，复发频率因人而异。复发病变往往在同一部位，最常见唇、鼻、皮肤与黏膜交界处，出现簇性的小疱疹。

（3）先天性感染　HSV-2型可通过胎盘感染，影响胚胎细胞的有丝分裂，容易导致流产或胎儿畸形、智力低下等先天疾病。通过产道时，可感染HSV-2病毒，出现高热、呼吸困难、中枢神经系统病变等，死亡率较高。

（4）与宫颈癌关系　有研究报道，HSV-2在宫颈癌发生中起协同作用，HSV-2感染可促进人乳头瘤病毒16型和18型，导致宫颈癌的发生。

三、免疫性

HSV感染后可通过免疫逃逸机制导致宿主终身携带病毒。在原发感染和复发感染中，干扰素，NK细胞，迟发型超敏反应，CTL发挥主要作用，控制和清除病毒感染。HSV原发感染后1周左右血中可出现中和抗体，3～4周可达高峰，并持续多年，中和抗体可改变病程，阻止病毒进入血流播散，但不能消灭潜伏的病毒和阻止复发。

四、微生物学检查

1. 病毒分离　采集标本，如患者唾液、脑脊液、子宫颈或阴道分泌物或角膜结膜刮取物等接种至易感细胞培养进行分离病毒，作初步诊断，HSV 引起的细胞病变常在感染后 2~3 天，细胞表现为肿胀、变圆、折光性增强、形成多核巨细胞，必要时进行分型。

2. 抗原检测　用电镜直接检查水疱液或组织标本中 HSV 病毒颗粒，通过免疫荧光技术、酶标记抗体染色等观察细胞内特异性疱疹病毒抗原。可以通过 PCR 或原位杂交技术检测标本中有无 HSV DNA，该方法快速、敏感、特异性强，特别是脑脊液标本的 HSV PCR 检测被认为是快速诊断疱疹性脑炎的标准方法。

3. 抗体检测　临床上常用 ELISA 和间接免疫荧光法检测 HSV 特异性抗体，特异性 IgM 抗体阳性提示近期感染，特异性 IgG 抗体阳性常用于流行病学调查。

五、防治原则

对 HSV 感染目前尚无特异性疫苗可用，新生儿和湿疹患者应避免接触活动期 HSV 感染者。妊娠妇女产道 HSV - 2 感染分娩后，可给新生儿注射丙种球蛋白紧急预防。应避免与患者接触，注意性生活安全。外阴及肛门皮肤黏膜受损时，避免接触被污染的浴巾、共用马桶圈等，以减少 HSV 传播风险。抗病毒药物阿昔洛韦、更昔洛韦等对生殖器疱疹、疱疹性脑炎、复发性疱疹病毒感染和疱疹性角膜炎疗效较好，但注意不能清除潜伏的病毒或防止潜伏病毒感染的复发。

第二节　水痘 - 带状疱疹病毒

水痘 - 带状疱疹病毒（varicella - zoster virus，VZV）是引起两种不同病症的病原体，可引起水痘和带状疱疹。儿童期初次感染引起水痘，病愈后潜伏在体内的病毒受到某些刺激后复发感染，引起带状疱疹，多见于成年人和老年人。

一、生物学性状

VZV 多数生物学性状与 HSV 相似，只有一个血清型，鸡胚和一般的动物对 VZV 不敏感，但可在人或猴成纤维细胞中增殖，并缓慢产生细胞病变，出现嗜酸性核内包涵体和多核巨细胞，病毒不易向细胞外释放，可用感染细胞进行病毒传代培养。

二、致病性

1. 原发感染　导致水痘，传染性强，人群普遍易感，儿童多发。人是 VZV 的唯一自然宿主，皮肤是病毒的主要靶组织，患者是传染源，通过空气飞沫或接触水痘疱疹液传播，也可通过污染的用具传播。水痘患者急性期水泡内容物及上呼吸道分泌物或带状疱疹患者，水泡内容物内都含有病毒。感染后病毒首先在局部淋巴结增殖，随血液散布到各个组织器官，继续大量增殖，2~3 周后，全身皮肤呈广泛丘疹、水疱疹和脓疱疹。皮疹分布呈向心性，以躯干居多。皮疹内含大量病毒，水痘消失后不留瘢痕。健康患儿患病后一般病情较轻，偶有并发间质性肺炎和感染后脑炎，免疫力低下。儿童和成人表现严重，并发症发生率较高。

2. 潜伏感染和复发　潜伏在机体内的 VZV 复发感染引起带状疱疹。原发感染后，病毒潜伏在脊髓后根神经节或脑神经的感觉神经节中，当受到某些刺激，如寒冷、发热、机械压迫、使用免疫抑制剂、X 线照射或机体细胞免疫功能损害或低下时，潜伏的病毒被激活，沿着感觉神经轴索下行到达该神经所支配的皮肤细胞内增殖。在皮肤沿感觉神经通路，一串联的水疱疹，形似带状，因此又名带状疱疹。本病多发生于腰部、腹部、头颈部，1~4 周内局部痛觉非常敏感，有剧烈的疼痛。肿瘤患者、器官移植、接受激素治疗及 HIV 感染人群合并 VZV 感染时可出现严重的并发症。

三、免疫性

水痘患者痊愈后，机体产生特异性体液免疫和细胞免疫，终身不再感染，但不能清除长期潜伏在神经节中的病毒，不能阻止病毒激活而发生带状疱疹。干扰素在抗 VZV 中也发挥着作用，与其他疱疹病毒类似，VZV 编码有助于免疫逃逸的产物，如下调 MHC-1 类分子和 MHC-2 类分子的表达，以实现免疫逃逸。

四、微生物学检查

水痘-带状疱疹患者的临床症状较典型，一般根据临床表现即可做出 VZV 感染的诊断，无需做微生物学检查，必要时可采集患者疱疹基底部细胞涂片，检查嗜酸性包涵体和多核巨细胞，或用直接免疫荧光法检测 VZV 抗原等，用间接荧光、ELISA 等检测特异性 IgM 抗体。一般不依赖病毒的分离，培养可选用人二倍体成纤维细胞做病毒的分离培养，但带状疱疹病毒形成 5 天以上者，病毒分离率很低。

五、防治原则

VZV 减毒活疫苗已用于特异性预防，接种对象为 1 岁以上健康的易感儿童。接触传染源 72~96 小时内注射水痘-带状疱疹免疫球蛋白对预防感染和减轻症状有一定效果，对免疫功能低下的儿童尤为重要，无治疗和预防复发的作用。正常儿童一般无需特殊的抗病毒治疗，免疫低下儿童及成人应使用抗病毒药物，如阿昔洛韦、阿糖腺苷、干扰素等，大剂量干扰素能限制疾病的发展，缓解局部症状。

第三节　人巨细胞病毒

人巨细胞病毒（human cytomegalovirus，HCMV）属于 HSV-5，暂定为一个血清型，因受感染后，细胞呈巨细胞化，胞质和胞核均可见包涵体，故名巨细胞病毒。HCMV 感染的宿主范围较窄，人类是唯一自然宿主，可导致人类疾病，引起先天性畸形。

一、生物学性状

HCMV 形态结构与 HSV 相似，具有典型的疱疹病毒形态，病毒颗粒直径 180~250nm，比 HSV 大50%。目前尚无 HCMV 感染动物模型，病毒在细胞中培养增殖缓慢，复制周期长，初次培养后 30~40天出现细胞病变，病变细胞肿大变圆，核变大，核内周围出现一轮"晕"的大型嗜酸性包涵体。在病毒培养物中游离病毒较少，主要通过细胞与细胞间扩散。HCMV 对脂溶剂敏感，酸，热（56℃，30min），紫外线照射均有灭活作用。毒种保存条件要求高，4℃仅数日，−190℃和真空冷冻干燥，可长期保存。

二、致病性

HCMV 感染广泛，人群中普遍易感。我国成人抗体阳性率高达95%以上，多数呈隐性感染，无临床症状，一定条件下侵及多个器官组织，可引起严重疾病。HCMV 的传染源为患者和隐性携带者。病毒可以潜伏在唾液、乳汁、外周血单核细胞、淋巴细胞、尿液、精液、子宫分泌物等处，通过口腔、胎盘、输血、生殖道器官移植等多途径传播。接触病毒后，一般潜伏期 4~8 周。潜伏的病毒被激活，可导致复发感染。HCMV 感染分以下几种。

（1）先天性感染（congenital infection）　母体感染 HCMV 可通过胎盘引起胎儿原发感染，少数造成早产、流产、死胎或出生后死亡。先天性感染中 5%~10% 新生儿出现临床症状，称为巨细胞病毒感染（cytomegalovirus infection），可表现为黄疸、肝脾大、血小板减少性紫癜及溶血性贫血，少数先天性小头畸形、智力低下等。

（2）围产期感染（perinatal infection）　分娩时新生儿经产道、母乳感染 HCMV，多数无明显临床症状，咽部分泌物和尿液中可大量排出病毒，少数表现为短暂的间质性肺炎、肝脾大等。多数患儿预后良好。

（3）儿童及成人原发感染通常通过接吻、性接触、输血等途径，感染后多数长期带毒，表现为潜伏感染状态，并长期或间歇性排出病毒，少数感染者出现临床症状，表现为巨细胞病毒单核细胞增多症、肝炎、间质性肺炎、视网膜炎、脑炎等，临床症状较轻微且并发症少见。

（4）免疫功能低下者感染后，机体免疫功能低下患者如器官移植、白血病、淋巴瘤、艾滋病或长期使用免疫抑制剂者，HCMV 原发感染或潜伏病毒激活均可引起严重疾病，如 HCMV 肺炎、肝炎、脑膜炎等，HCMV 是导致艾滋病患者最常见的机会感染的病毒之一，常导致视网膜炎，也可抑制机体的免疫功能。

三、免疫性

HCMV 感染可诱导机体产生特异性抗体 IgG、IgM、IgA。母体抗体可减轻新生儿感染的症状，但不能完全阻断母婴传播和围产期感染，也不能阻止潜伏病毒的激活。原发感染 HCMV 后，通过细胞免疫产生特异性抗体以及自然杀伤细胞的作用，可限制病毒播散，限制潜伏病毒激活和病毒感染发生发展。

四、微生物学检查

实验室诊断可采集患者标本，如咽喉洗液、尿液、唾液、子宫颈分泌物等。离心沉淀将脱落细胞用吉姆萨染色，镜检后发现巨大细胞，核内和浆内嗜酸性包涵体，可做初步诊断。该方法简单方便，可用于辅助诊断，但阳性率不高。分离培养可将标本接种于人胚肺成纤维细胞，培养后观察细胞病变，也可在玻片短期培养 2~4 天，用免疫荧光或免疫酶联技术检测病毒早期抗原 P53。ELISA 检测特异性抗体 IgG、IgM，可用于早期感染和流行病学调查。

五、防治原则

目前还没有安全有效的 HCMV 疫苗。抗病毒药物阿昔洛韦具有防止 HCMV 病毒扩散的作用，可用高滴度抗 HCMV 免疫球蛋白及更昔洛韦联合应用治疗严重的 HCMV 感染。

第四节　EB 病毒

EB 病毒（Epstein – Barr virus）在 1964 年由 Epstein 和 Bar 用改良组织培养技术，从非洲儿童恶性淋巴瘤培养的细胞中发现一种新的人类疱疹病毒，电镜形态结构与其他疱疹病毒类似，目前将其归类到 γ 疱疹病毒亚科，但抗原性不同，具有嗜 B 淋巴细胞的特性。EB 病毒原发感染后约有半数患者表现为传染性单核细胞增多。非洲儿童恶性淋巴瘤和鼻咽癌易发生于感染过 EB 病毒的患者，因此 EB 病毒被认为是一种人类重要的肿瘤相关病毒。

一、生物学性状

EB 病毒呈球形，直径 180～200nm，基本结构包括核心、衣壳、包膜三部分。该病毒在体内，体外专一的感染人及某些灵长类的 B 细胞，使感染后的细胞生长转化，无限期传代达到"永生"，感染的细胞具有 EBV 的基因组，并可产生各种抗原。

病毒感染可表现为溶细胞性感染和潜伏感染。溶细胞性感染时，EBV 在细胞中急性增殖，环状基因线性化后，病毒开始复制，子代病毒颗粒以出芽方式释放。潜伏感染时，病毒长期潜伏在淋巴细胞内，以环状 DNA 形式游离存在。

病毒在不同感染状态，表达的抗原不同，具有临床诊断意义。

（一）EB 病毒潜伏感染时表达的抗原

1. EBV 核抗原（EBV nuclear antigen，EBNA）　所有 EBV 感染和转化的 B 细胞核内，均可检测出这种核抗原，为 DNA 整合蛋白，共有六种。其中 EBNA – 1，在 EBV 各种潜伏状态下均表达的唯一病毒蛋白，主要是稳定病毒环状附加体，维持病毒基因组在感染细胞增殖的过程中不丢失，同时具有抑制细胞处理和提成抗原的功能，可使感染细胞逃避免疫监视。EBNA – 2 在细胞永生化过程中发挥作用。在感染晚期，可出现 EBNA 抗体。

2. 潜伏膜蛋白（latent membrane protein，LMP）　存在于 B 淋巴细胞膜表面，其中 LMP – 1 是一种致癌蛋白，诱导 B 细胞转化的主要因子，LMP – 2 是细胞酪氨酸激酶的底物，具有阻止潜伏病毒激活的作用。

（二）EB 病毒增殖性感染时表达的抗原

1. EBV 早期抗原（early antigen，EA）　增殖早期诱导形成的非结构蛋白，具有 DNA 聚合酶活性，EA 表达是 EBV 增殖活跃的标志，代表病毒进入增殖周期。EA 抗体出现于感染早期。

2. EBV 衣壳抗原（viral capsid antigen，VCA）　病毒增殖后期合成的结构蛋白，存在于细胞核内和细胞质中，VCA 与病毒 DNA 组成 EB 病毒的核衣壳，在核膜出芽时获得包膜，装配成完整的病毒体。VCA – IgM 出现时间早，消失快。VCA – IgG 出现时间晚，持续时间长。

3. EBV 膜抗原（membrane protein，MA）　存在于病毒包膜的感染细胞的表面，是 EBV 的综合性抗原，其中糖蛋白 gp350/220 能诱导生成中和抗体。MA – IgM 可用做早期诊断，MA – IgG 可持续存在。

二、致病性

病毒感染在全世界范围内流行，人是 EBV 的宿主，主要通过唾液传播，感染以幼儿多见，多无明显症状。成人 90% 可检测出 EB 病毒抗体，因而对传染性单核细胞增多症有免疫力。EBV 可长期潜伏在淋巴组织中，当免疫力下降时，潜伏的病毒活化引起复发感染。EBV 感染引起的或与感染有关的疾病主要有：

（1）传染性单核细胞增多症　急性全身淋巴细胞增生性疾病，见于青春期初次大量感染 EB 病毒，潜伏期约 40 天，典型临床表现为发热、咽炎、颈淋巴结肿大、肝脾大、偶可累及中枢神经系统，严重免疫缺陷、艾滋病、器官移植者病死率较高。

（2）伯基特淋巴瘤（Burkitt 淋巴瘤）　见于六岁左右儿童，在中非、新几内亚、南美洲、温热带地区呈地方性流行，其好发部位为颜面、腭部。所有患者 EBV 抗体均为阳性，80% 以上抗体效价高于正常人，且肿瘤组织中发现 EBV 基因组，认为该病毒与非洲儿童恶性淋巴瘤关系密切。

（3）鼻咽癌　我国南方及东南亚地区高发，多见于 40 岁以上中老年人。根据研究报道，其发病与 EB 病毒关系密切。

三、免疫性

EBV 原发感染后，机体产生特异性中和抗体和细胞免疫应答。首先出现 VCA 和 MA 抗体，后出现 EA 抗体。随病毒感染细胞的溶解和病程进展，出现 EBNA 抗体。抗体的产生可以防止外源性 EBV 再次感染，但不能完全清除细胞内已经潜伏的病毒。细胞免疫在限制原发感染和慢发感染中起着重要作用，使体内潜伏的病毒与宿主之间保持相对平衡状态，病毒可在口咽部低滴度的增殖性感染，并保持终生。

四、微生物学检查

EB 病毒的分离培养较困难。目前，血清学检查仍是最常用且最有效的办法。用免疫荧光法或酶免疫染色法检测 EBV 抗体有助于病毒感染的诊断，VCA－IgM 阳性提示 EBV 原发性感染，VCA－IgG 出现早于 EBNA－IgG 抗体，两者均持久存在，表示以往感染。EA－IgA 和 VCA－IgA 效价持续增高，对鼻咽癌有辅助诊断意义。发病早期血清中 IgM 型抗体，能非特异性凝集绵羊红细胞，当抗体滴度超过 1：256 对传染性单核细胞增多症有诊断意义，阳性率较高（60%~80%）。原位核酸杂交法或聚合酶链反应可检测标本中 EBV DNA，以证明是否存在 EBV 感染，也可用免疫荧光法检测细胞中的 EBV 抗原。

五、防治原则

大多数传染性单核细胞增多症病人可恢复，仅少数患者可发生脾破裂。在急性期应避免剧烈运动。一般性预防：平时应养成良好的个人卫生习惯，禁止随地吐痰，严格禁止口对口喂养婴儿，患者口腔分泌物应使用专门的容器收集消毒，无害化处理。抗病毒药物阿昔洛韦和更昔洛韦可抑制病毒的复制，有一定的治疗效果。病毒在鼻咽癌发生发展中起重要作用，测定其抗体和早期诊断，早期治疗。目前，相关疫苗正在研制中。

目标检测

答案解析

1. HHV-1、HHV-2引起的复发感染与VZV引起的复发感染有何不同？

2. 与疱疹病毒感染相关的肿瘤有哪些？

3. 感染后可能潜伏于淋巴细胞、淋巴样组织中的疱疹病毒有哪些？可引起哪些疾病？

（童长勇）

书网融合……

微课　　　　　　本章小结　　　　　　题库

第二十四章　逆转录病毒

学习目标

1. 掌握　HIV 的传染源、传播方式及防治原则。
2. 熟悉　HIV 的微生物学检查方法。
3. 了解　人类嗜 T 细胞病毒。
4. 能够运用病毒结构、功能及增殖特点分析实际问题，能够运用唯物主义的观点认识问题、解决问题。
5. 认识自我健康管理、洁身自好及做好自我保护的重要性；树立职业使命感，激发人文关怀的精神和责任意识，加强科研伦理道德教育。

逆转录病毒为 RNA 包膜病毒，按照致病机制不同可分为正逆转录病毒亚科和泡沫反转录病毒亚科，其对人致病的主要是人类免疫缺陷病毒（human immunodeficiency virus，HIV）和人类嗜 T 淋巴细胞病毒（human T – lymphotropic virus，HTLV）。

逆转录病毒共同特征为：①病毒颗粒呈球形，直径 80～120nm，有包膜；②病毒基因组是由两条相同的单正链 RNA 组成；③病毒体含有逆转录酶和整合酶；④以病毒 RNA 为模板复制，在逆转录酶的作用下合成 cDNA，形成 RNA：DNA 中间体，合成双链 DNA，可与宿主 DNA 发生整合；⑤细胞受体决定病毒的组织亲嗜性。

第一节　人类免疫缺陷病毒 微课

人类免疫缺陷病毒（Human immunodeficiency virus，HIV）是获得性免疫缺陷综合征（acquired immunodeficiency syndrome，AIDS，简称艾滋病）的病原体。艾滋病是一种危害性极大的传染病，主要破坏人体免疫系统中 CD4$^+$T 淋巴细胞，1981 年首例患者在美国洛杉矶发现，1982 年美国疾病预防控制中心命名该疾病为"AIDS"。我国 1985 年发现首例 AIDS。此后该病在全世界逐年递增，截至 2022 年底，全球 HIV 感染者约有 3900 万人，约有 63 万人死于 AIDS。AIDS 会引起各种机会性感染和肿瘤的发生，这些并发症严重影响人类的健康，威胁人类生命。

一、生物学性状

（一）形态结构

HIV 属于逆转录病毒，直径 100～120nm，球形颗粒，核衣壳为二十面体对称型，有包膜，电镜下可见内部呈圆锥形，核心含两条相同的单股正链 RNA、逆转录酶、蛋白酶、整合酶等，外衣壳蛋白包括核衣壳蛋白（p7）内膜蛋白（p17）、衣壳蛋白（p24）。最外层包膜镶嵌着病毒编码 gp120 和 gp41 两种糖蛋白刺突，其中 gp120 为表面糖蛋白，决定病毒感染性及抗原性。gp41 为跨膜糖蛋白，介导病毒包膜与宿主细胞膜融合（图1-24-1）。

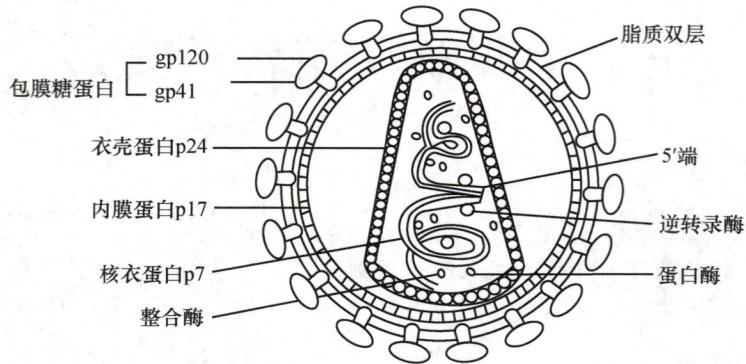

图1-24-1 HIV结构模式图

（二）变异性

人类免疫缺陷病毒分为HIV-1和HIV-2两型，HIV-1全球流行，HIV-2在西非和西欧局部流行。HIV-1易发生变异，变异率与流感病毒相似，其感染的不同个体甚至同一个体中能分离出核酸序列不同的HIV株。导致HIV基因频繁变异的主要因素是逆转录酶无校正功能、错误率高。其中env基因易发生突变，会导致糖蛋白gp120和gp41发生变异，使HIV逃逸机体免疫攻击及病毒在感染过程中毒力增强。HIV变异也给疫苗研制及抗病毒药物治疗带来困难。HIV-1和HIV-2核苷酸序列差异超过40%。HIV-1全球流行，但不同地区流行的亚型及重组亚型不同。HIV-2主要局限流行于西非等地区。其中我国主要流行HIV-1，但在部分地区有少量HIV-2感染者。

（三）抵抗力

HIV对理化因素抵抗力较弱。对热敏感，56℃ 30分钟能使HIV在体外对人的T淋巴细胞失去感染性，但不能完全灭活血清中的HIV；高压灭菌121℃ 20分钟，或煮沸100℃ 20分钟均可将HIV完全灭活。0.5%次氯酸钠、5%甲醛、2%戊二醛、0.5%过氧乙酸、70%乙醇等，室温处理10~30分钟即可灭活HIV。但在冷冻血制品中，须经68℃加热72小时才能保证灭活。HIV对紫外线有较强的抵抗力。

二、致病性

HIV主要以侵犯人体CD4$^+$T细胞，使细胞免疫功能缺陷，并继发体液免疫功能缺损，造成以人体免疫缺陷为基本特征的传染病。

（一）传染源

AIDS的传染源主要是HIV无症状携带者和AIDS患者，HIV主要存在于血液、精液、阴道分泌物、乳汁等体液中，主要的传播途径如下。①性传播：主要传播途径，其中男同性恋中传播增加明显。其他的性传播疾病可能增加HIV感染的危险，如梅毒、淋病、生殖器疱疹等所引起的炎症和溃疡可破坏生殖器黏膜屏障，使HIV更易侵入。②血液传播：通过输血或血制品、骨髓或器官移植，或被HIV污染的注射器、针头、手术器械、共用针具吸毒等，均可引起HIV的感染。③母婴传播：通过胎盘、产道、哺乳等方式传播，其中哺乳传播的危险性高于胎盘传播。

（二）临床表现

本病潜伏期长，从感染到发病需要2~10年才发病，临床上将这个过程分为四期。①急性感染期：

HIV 在宿主体内大量复制从而导致 CD4 细胞急剧下降，有 50% ~ 70% 的感染者在感染 2 ~ 4 周出现发热、寒战、关节疼、肌肉痛、喉痛、淋巴肿大、黏膜溃疡等症状并自行消失。②无症状潜伏期：又称 AIDS 潜伏期。病人一般无临床症状或症状轻微，伴无痛性淋巴结肿大。HIV 处于低水平复制状态，血液中 HIV 水平下降，但在淋巴结中持续存在并活跃复制。血清 HIV 抗体检测呈阳性。③AIDS 相关综合征：临床出现发热、盗汗、全身倦怠、慢性腹泻、全身淋巴结肿大，直径在 1cm 以上，质地柔韧，无压痛，无黏连，能自由活动，一般持续肿大 3 个月以上。④典型 AIDS：HIV 大量复制导致细胞免疫严重缺陷，从而诱发各种条件致病菌、病毒、寄生虫感染或并发恶性肿瘤，如 Kaposi 肉瘤或恶性淋巴瘤。病变可表现在肺、口腔、心脏、肾脏、眼、关节、皮肤等。出现 AIDS 临床症状 5 年的患者死亡率高达 90%。

（三）致病机制

AIDS 的发病机制主要侵犯 CD4$^+$T 免疫细胞，其次是单核 - 巨噬细胞、树突状细胞及神经胶质细胞等。HIV 对 CD4$^+$T 细胞的损伤主要为：①导致 CD4$^+$T 细胞融合。②CTL 直接杀伤 CD4$^+$T 细胞、抗体 ADCC 作用杀伤 CD4$^+$T 细胞。③诱导 CD4$^+$T 细胞凋亡。④大量整合，抑制细胞正常生物合成。⑤作为超抗原激活大量 CD4$^+$T 细胞。HIV 对其他细胞的损伤主要为：①B 细胞功能异常；②单核细胞损伤；③HIV 突破淋巴结防线，大量进入血循环，引起病毒血症；④HIV 损害小神经胶质细胞、巨噬细胞，使神经细胞损伤。

三、免疫性

HIV 感染可使机体产生特异性免疫，产生抗 gp120 等中和抗体，特异性 CTL 和非特异性 NK 细胞的杀伤作用，可在急性感染期降低血清中病毒的感染，但不能完全清除病毒。由于 HIV 抗原易发生变异以及潜伏感染使病毒能逃避宿主免疫系统的清除作用，因此，患者一旦被 HIV 感染，则长期携带病毒。

四、微生物学检查

1. 抗体检测 常用的方法有 ELISA、胶乳凝集试验，可作为常规筛选 HIV 抗体阳性患者。选用蛋白印迹法、免疫荧光染色法检测衣壳蛋白 p24 抗体和糖蛋白 gp20 的抗体，可确诊 HIV 感染。

2. 核酸检测 RT - PCR 方法主要检测病毒 RNA。主要判断新生儿是否感染、疾病进展监测及抗病毒治疗效果评估。

五、防治原则

AIDS 以较高的传播速度和高致死率，已引起广泛重视，普遍采用了一系列综合措施，主要包括：

1. 开展预防 AIDS 的宣传教育，提高全民自我保护和防病意识，消除社会对感染者及患者的歧视。

2. 坚持洁身自爱，避免高危性行为，是预防 AIDS 的措施之一。

3. 对献血、献器官及献精液等人员必须作 HIV 抗体检测。

4. 禁止共用注射器、注射针、剃须刀、纹身等，并严格消毒医疗器械。

5. HIV 抗体阳性的女性应避免怀孕或哺乳。

6. 建立监测机构，加强出入境检验检疫。

目前治疗 AIDS 最广泛的方法是鸡尾酒疗法。原理是两种逆转录酶抑制剂和一种蛋白酶抑制剂联合交替用药，从多环节抑制病毒复制，从而增强抗病毒疗效，同时防止耐药性的产生。常用的药物有：①

核苷类和非核苷类逆转录酶抑制剂：齐多夫定、拉米夫定、奈韦拉平、依非韦伦等；②蛋白酶抑制剂：沙奎那韦、曲地那韦、洛匹那韦、利托那韦等。免疫调节剂和中药治疗 AIDS 也能缓解症状。目前 HIV 疫苗尚在研究中。

　　鸡尾酒疗法就是将多种抗病毒药物联合使用治疗 AIDS。不同的抗病毒药物可以针对 HIV 病毒复制过程中的不同环节，产生协同作用，最大限度地抑制病毒的复制，部分恢复机体免疫功能，达到延缓病程进展、延长患者生命的目的。值得一提的是，鸡尾酒疗法是由美籍华裔科学家何大一教授发明，2002 年何大一以每年 1 美元的 "价格"，将鸡尾酒疗法专利技术转让给我国，使我国 AIDS 死亡率逐年降低。

　　2022 年 12 月 1 日是第 35 个世界艾滋病日。1988 年，世界卫生组织将每年的 12 月 1 日确定为世界艾滋病日，号召全世界各国和国际组织在这一天举办相关活动宣传和普及预防艾滋病的知识。"红绸带" 就是 "世界艾滋病日" 的标志，它代表着将世界人民紧紧联系在一起，共同抗击艾滋病，它象征着我们对艾滋病患者和感染者的关心与支持；象征着我们对生命的热爱和对和平的渴望；象征着我们要用 "心" 来参与预防艾滋病的工作。

第二节　人类嗜 T 淋巴细胞病毒

　　人类嗜 T 细胞病毒（human T-cell lymphotropic virus，HTLV）是 20 世纪 80 年代初从成人 T 淋巴细胞白血病的外周血淋巴细胞中分离出的一种人类逆转录病毒，属于 RNA 肿瘤病毒亚科。分为 HTLV-Ⅰ型和 HTLV-Ⅱ型，二者的基因组同源性接近 50%。

　　HTLV 呈球形，直径约为 100nm。病毒的核心为 RNA 和逆转录酶，衣壳为二十面体对称型，含有 p24、p19 和 p15 结构蛋白。病毒包膜表面的刺突为糖蛋白（gp120）可与靶细胞表面的 CD4 分子结合，与病毒的感染、入侵细胞有关。

　　HTLV-Ⅰ型：主要通过输血、注射或性接触等传播，也可通过胎盘、产道或哺乳等途径垂直传播。可引起成人 T 淋巴细胞白血病，还可引起热带痉挛性下肢轻瘫（TSP）和 B 细胞淋巴瘤等疾病。

　　HTLV-Ⅱ型：可引起毛细胞白血病和慢性 $CD4^+T$ 细胞淋巴瘤有关。

　　目前，尚无 HTLV 感染有效的疫苗。预防措施为及时发现感染者，切断传播途径。

目标检测

答案解析

1. AIDS 的传播途径有哪些？

2. HIV 感染后的临床表现有哪些？

3. 蚊虫叮咬会传染 AIDS 吗？

（许佳琳）

书网融合……

微课　　　　　　本章小结　　　　　　题库

第二十五章　其他病毒

PPT

学习目标

1. 掌握　狂犬病的临床表现、防治原则及暴露后预防处理；HPV 分型、传播途径及防治原则；猴痘病毒的临床表现、预防原则。
2. 熟悉　HPV 三级预防及疫苗应用；痘病毒的病原学特点及防治原则。
3. 了解　痘病毒的传播途径及流行趋势。
4. 学会辨别病毒特点，归纳出各种病毒的特性。
5. 珍爱生命，日常生活中注意做好自我防护。

第一节　狂犬病毒 📱微课

狂犬病（rabies）也称为恐水症（hydrophobia），是一种非常古老的流行性传染病。狂犬病是由狂犬病毒（rabies virus）引起的以侵犯中枢神经系统为主的急性人兽共患传染病。主要在野生动物和家畜中传播，可通过咬伤、抓伤或密切接触等形式传播给人类。常见表现为特有的恐水、怕风、畏光、恐惧不安甚至狂躁、咽肌痉挛、进行性瘫痪等。该病流行广、宿主多，人类一旦发病，病死率几乎为 100%，也是目前尚未有效控制的传染病之一。

一、生物学性状

狂犬病毒大小约为 75nm × 180nm，属弹状病毒科（*Rhabdoviridae*）狂犬病病毒属（*Lyssavirus*）。病毒颗粒一端呈平坦或略凹状，另一端呈半圆形，形似子弹。病毒中心为单股负链 RNA，外面为核衣壳和含脂蛋白及糖蛋白的包膜。狂犬病毒对紫外线敏感，能被酸、碱、脂溶剂、去垢剂、肥皂水、胰蛋白酶等物质灭活，常见的苯扎溴铵（新洁尔灭）、碘酒、高锰酸钾、乙醇、甲醛等均可灭活狂犬病毒。该病毒耐冷不耐热，病毒悬液加热至 100℃ 2 分钟或者 56℃ 30 ~ 60 分钟可灭活，但在 4℃ 的条件下，其传染性可保持数周时间，在 -70℃ 可保存数年。

狂犬病毒含有 5 个结构基因，依次是 G、N、L、P 和 M 基因，分别编码糖蛋白、核蛋白、转录酶大蛋白、磷蛋白和基质蛋白。糖蛋白能与乙酰胆碱受体结合，决定了狂犬病毒的嗜神经性，能刺激抗体产生保护性免疫反应。核蛋白是荧光免疫法检测的靶抗原，在临床诊断中常被应用。

二、致病性

（一）传染源

带狂犬病毒的动物是本病的传染源。病犬是狂犬病的主要传染源，80% ~ 90% 的狂犬病由病犬传播，其次是由猫、狼、猪、牛、马等，蝙蝠、浣熊、臭鼬、狐狸等野生动物也可以是传染源。患病动物唾液中含有大量病毒，于发病前 5 天即具有传染性。近年发现，犬、猫等动物存在隐性感染，也可能有传染性。

一般来说，狂犬患者不是传染源，因其唾液中所含病毒量较少，不会形成人传人之间的传染。

（二）传播途径

病毒主要通过咬伤传播，也可由带病毒犬的唾液，经各种伤口和抓伤、舔伤的黏膜和皮肤入侵，少数可在宰杀病犬、剥皮、切割等过程中被感染。黏膜也是病毒的重要侵入门户，如患病动物的唾液污染人眼结膜等，也可引起发病。蝙蝠群居洞穴中的含病毒气溶胶也可经呼吸道传播。器官移植也有传播狂犬病的风险。

（三）易感人群

人群普遍易感，兽医与动物饲养员尤其易感。狂犬病发病率为 30%～60%。潜伏期一般为 3～8 周，短者 10 天，长者可达数月或数年。被病兽咬伤后是否发病与下列因素有关。

1. 咬伤部位若在头、面颈、手指处发病机会多。

2. 创口深而大者发病率高。

3. 咬伤后迅速彻底清洗者发病机会较少。

4. 及时、全程、足量注射狂犬疫苗和免疫球蛋白者发病率低。

5. 被咬伤者免疫功能低下或免疫缺陷者发病机会多。

（四）发病机制及病理变化

狂犬病病毒对神经组织有很强的亲和力。病毒在咬伤处横纹肌细胞内缓慢增殖 4～6 天后，可侵入外周神经，由神经末梢沿神经轴索上行侵入中枢神经系统，大量扩增并扩散至全脑。其中，脑干是最先累及的部位。致病过程可分为三阶段。

1. 组织内病毒小量增殖期　病毒先在伤口附近的肌细胞小量增殖，在局部可停留 3 天或更久，随后入侵人体近处的末梢神经。

2. 侵入中枢神经期　病毒以较快的速度沿神经的轴突向中枢神经进行向心性扩展至脊髓的背根神经节大量繁殖，入侵脊髓并很快到达脑部。

3. 向各器官扩散期　病毒从中枢神经向周围神经扩展，侵入各器官组织，尤以唾液腺、舌部、味蕾、嗅神经上皮等处病毒量较多。由于中枢受累，产生反射性兴奋性增高，可出现躁狂表现，迷走神经核、舌咽神经核和舌下神经核受损则可导致呼吸肌和吞咽肌痉挛，出现恐水、呼吸困难、吞咽困难等症状。其中，尤为突出的是恐水症状，表现为在饮水、见到水或听到流水声甚至谈及饮水时，均可引起严重咽喉肌痉挛，故也称狂犬病为恐水症。3～5 天后，患者转入麻痹、昏迷，最后呼吸循环衰竭而死。当交感神经受刺激时，可出现唾液和汗腺分泌增多；当迷走神经节、交感神经节和心脏神经节受损时，可引起心血管功能紊乱或猝死。

病理变化主要为急性弥漫性脑脊髓炎，以大脑基底面海马回和脑干部位（中脑、脑桥和延髓）及小脑损害最为明显。外观有充血、水肿、微小出血等。镜下脑实质有非特异的神经细胞变性与炎性细胞浸润。具有特征性的病变是嗜酸性包涵体，称内基小体（negri body），为狂犬病毒的集落最常见于海马以及小脑浦肯野细胞（purkinie cell）中。该小体位于细胞质内，呈圆形，直径 3～10μm，染色后呈樱桃红色具有诊断意义。

（五）临床表现及免疫性

狂犬病的潜伏期长短不一，典型临床表现可以分为以下 3 期。

1. 前驱期　常有低热、倦怠、头痛、恶心、全身不适，继而恐惧不安，烦躁失眠，对声、光、风等刺激敏感而有喉头紧缩感。具有诊断意义的早期症状是在愈合的伤口及其神经支配区有痒、痛、麻及蚁走等异样感觉，发生于 50%~80% 的病例。本期持续 2~4 天。

2. 兴奋期　表现为高度兴奋、恐惧不安、恐水、恐风。常伴有体温的升高（38~40℃甚至超过40℃）。本病的主要特征为恐水，但绝不是每例都有表现。典型患者虽渴极而不敢饮，见水、闻流水声、饮水或仅提及饮水时均可引起咽喉肌严重痉挛。外界多种刺激如风、光、声也可引起咽肌痉挛。常因声带痉挛伴声嘶、说话吐词不清，严重发作时可出现全身肌肉阵发性抽搐，因呼吸肌痉挛致呼吸困难和发绀。患者常出现流涎、多汗、心率快、血压增高等交感神经功能亢进表现。因同时有吞咽困难和过度流涎而出现"泡沫嘴"。患者神志多清晰，可出现精神失常、幻视、幻听等。本期 1~3 天。

3. 麻痹期　患者肌肉痉挛停止，进入全身弛缓性瘫痪，患者由安静进入昏迷状态。最后因呼吸、循环衰竭死亡。该期持续时间较短，一般 6~18 小时。

本病全程一般不超过 6 天。除上述狂躁型表现外，尚有以脊髓或延髓受损为主的麻痹型。该型患者无兴奋期和典型的恐水表现，常见高热、头痛、呕吐、腿反射消失、肢体软弱无力、共济失调和大、小便失禁，呈横断性脊髓炎或上行性麻痹等症状，最终因全身弛缓性瘫痪死亡。

三、免疫性

狂犬病病毒感染机体后，可诱导机体产生体液免疫和细胞免疫应答。其中，中和抗体可中和游离状态的病毒，阻断病毒进入神经细胞内，有保护性作用。免疫细胞产生的细胞因子等亦可抑制病毒复制和抵抗病毒感染。

四、微生物学检查

狂犬病症状典型，通常根据动物咬伤史和典型临床症状即可作出诊断。人被犬或其他动物咬伤或抓伤后，应对动物进行检查，明确是否有狂犬病。

1. 动物的观察　在动物发病前 5 天，唾液中可出现病毒，若咬人一周后动物仍健康，可认为不是狂犬病或咬人时唾液中仍无狂犬病病毒。如动物发生狂犬病，可制备脑组织切片或印片，检查病毒抗原或内基小体。另外，对于无典型症状的可疑动物，用核酸杂交法或 PCR 法直接检测动物脑组织中的病毒RNA，可获得早期诊断结果。

2. 病毒分离　可疑动物的脑组织混悬液等材料，可做乳鼠脑内接种。进行狂犬病病毒分离，接种后可引起乳鼠脑炎及死亡，再取发病鼠的脑组织进行内基小体或病毒抗原的检查以确诊。也可将检材接种多种地鼠或小鼠细胞系进行病毒分离，但要求实验室达到一定的安全级别才能进行。

五、防治原则

疫苗是预防狂犬病有效的方式。消灭狂犬病最具成本效益的做法是为犬类接种疫苗。严格管理家犬、家猫，减少与可疑动物的密切接触，出门遛狗等行为时应自觉为犬类佩戴牵引绳，防治抓伤、咬伤他人，从源头阻断传播。另外，为犬类接种疫苗还能减少对暴露后预防的需求。其次，对儿童和成人进行犬类习性和预防咬伤教育，也可以降低人类狂犬病的发病率，减轻治疗犬类咬伤的经济负担。

若有暴露风险，学会及时处理伤口，预防接种也可有效控制狂犬病的发生，降低发病率。暴露后预防（表 1 - 25 - 1）包括：怀疑接触后，用水和肥皂彻底清洗至少 15 分钟，并尽快对伤口进行局部治疗；完整接种符合世卫组织标准的强效狂犬病疫苗；如有需要，将狂犬病免疫球蛋白或单克隆抗体注入伤口。具体处理方法如下。

1. 伤口处理 人被可疑动物咬伤后，应立即进行伤口处理。用清水、3%～5% 肥皂水或 0.1% 苯扎溴铵等充分清洗伤口，对于严重咬伤者的较深伤口，应对伤口深部进行灌注清洗，然后再用 2%～3% 碘酒或 75% 乙醇涂擦伤口，进行消毒。

2. 预防接种 人被可疑动物咬伤或抓伤后，应尽早接种狂犬病疫苗。常用地鼠肾细胞或人二倍体细胞培养制备灭活疫苗，分别于伤后 0、3、7、14 和 28 天肌内注射进行全程免疫，免疫后 7～10 天可产生中和抗体，并保持免疫力 1 年。全程免疫后 1 年内再次被动物致伤者应于伤后 0 天和 3 天各接种疫苗 1 次，在 1～3 年内再次被动物致伤并已进行过上述处置者应于 0、3、7 天分别接种疫苗 1 次；超过 3 年者应再进行全程免疫。在伤口严重等特殊情况下应联合使用被动免疫制剂，用抗狂犬病马血清或人源免疫球蛋白在伤口周围浸润注射，并在全程免疫后第 15、75 天或第 10、20、90 天加强注射疫苗 2～3 次。对于兽医、动物管理员、野外工作者以及狂犬病病毒研究者等高危人群，也应接种狂犬病疫苗以预防感染。

表 1-25-1 接触类型和推荐的暴露后预防措施

与疑似患有狂犬病动物的接触类型	暴露后预防措施
Ⅰ类：触摸或饲喂动物，动物舔触处的皮肤完整（无暴露）	无暴露后预防
Ⅱ类：轻咬裸露皮肤，或无出血的轻微抓伤或擦伤（暴露）	清洗暴露的皮肤
Ⅲ类：一处或多处穿透性皮肤咬伤或抓伤，动物舔触处的黏膜或破损皮肤被唾液污染	清洗伤口，立即接种疫苗
与蝙蝠有直接接触（严重暴露）	清洗伤口，立即接种疫苗，并注射狂犬病免疫球蛋白／单克隆抗体

注：＊Ⅱ类和Ⅲ类暴露需要采取暴露后预防措施。

第二节　人乳头瘤病毒

人乳头瘤病毒（human papilloma virus，HPV）是属于乳头瘤病毒科（*Papillomaviridae*）的一组无包膜的环状双链 DNA 病毒。HPV 可以引起人类皮肤和黏膜组织的增生性病变，如寻常疣（common warts）、尖锐湿疣（condyloma acuminatum）和宫颈癌（cervical cancer）等。其中高危型 HPV（16 型、18 型等）与宫颈癌等恶性肿瘤的发生密切相关，低危型 HPV（6 型、11 型等）引起尖锐湿疣。

一、生物学性状

1. 形态与结构 HPV 呈球形，成熟的病毒颗粒直径为 52～55nm，二十面体立体对称，衣壳由 72 个壳粒组成，无包膜结构。病毒基因组是超螺旋、双链环状 DNA，大小约 8kb。病毒基因组分为早期区（early region，ER）、晚期区（late region，LR）和非编码区（non-coding region，NCR）。

LR 包括 2 个开放读码框（open reading frame，ORF）（L1 和 L2），分别编码病毒主要衣壳蛋白 L1 和次要衣壳蛋白 L2。L1 蛋白单独或 L1 和 L2 蛋白共同具有自我组装的特性，能组装成病毒样颗粒（virus-like particle，VLP），其抗原性与天然 HPV 颗粒相似，可诱发机体产生中和抗体。

ER 区含 7 个早期 ORF，即 E1～E7，编码与病毒复制、转录调控、翻译和细胞转化有关的蛋白。E1 和 E2 蛋白是病毒复制的基础，与转录调控有关。E2 蛋白能增强 NCR 调节和 E6、E7 的转录，E1 的失活可导致病毒 DNA 插入宿主染色体引起突变。E5、E6、E7 是转化基因与致癌性相关。

NCR 也称长控制区（long control region，LCR）或上游调节区（upstream regulatory region. URR），对病毒 DNA 的复制和基因表达起调控作用。

2. 分型　HPV 型别主要根据核酸序列的不同来进行区分。通常以 50% 的同源性作为分型标准，各型之间的同源性均小于 50%，同源性大于 50% 但限制性内切酶片段明显不同者称为亚型。已经发现超过 170 个型别，各型间不发生交叉免疫。每一型别与体内特定感染部位和病变有关。

3. 病毒的复制与培养　HPV 对皮肤和黏膜上皮细胞具有高亲嗜性，可以通过微小的创口感染鳞状上皮的基底层细胞。病毒一旦进入细胞，则伴随着基底上皮细胞向表层上皮分化的过程而完成 DNA 复制。在基底上皮细胞中，病毒的复制处于非产生病毒颗粒阶段，病毒以附加子（episome）形式维持低拷贝数量的 DNA。在分化的表层上皮细胞中，病毒转换了复制模式，开始合成高拷贝数量的 DNA，并合成衣壳蛋白，组装释放病毒颗粒。同时，病毒 DNA 复制主要发生在表层上皮的细胞层和颗粒层，可造成棘细胞增生，形成表皮增厚和表皮角化。上皮的增殖可形成乳头状瘤，称为疣（wart）。病毒 DNA 的一段附加体常能插入宿主染色体的任意位置，而导致细胞转化与癌变。由于 HPV 复制需要依赖与细胞分化阶段密切相关的上皮细胞因子等，迄今尚不能在常规的组织细胞中进行培养。

4. 抵抗力　HPV 抵抗力强，能耐受干燥并长期保存，加热或经甲醛处理可失活，高温消毒和 2% 戊二醛消毒可灭活。

二、致病性和免疫性

1. 传染源及传播途径　人是 HPV 唯一的自然宿主，HPV 的传染源是患者及病毒感染者，尤其是在患者的生殖器皮肤或黏膜内含有 HPV 病毒，可通过性接触而传染给配偶或性伴侣，也可在同性恋者中互相传染。HPV 主要通过直接接触传播。性传播是最主要的传播途径。同性或异性性行为中的黏膜接触均可造成感染，也可通过与被污染物接触间接传播。生殖道感染 HPV 的母亲在分娩过程中也可通过母婴传播传给新生儿，如儿童呼吸道复发性乳头状瘤可能是患儿在分娩过程中从阴道分泌物获得 HPV6/11 感染所致。除子宫颈外，HPV 也可感染身体其他部位：皮肤受日光、紫外线等照射造成的微小损伤，以及其他理化因素造成的口腔、咽喉、皮肤和肛门等的损伤为 HPV 通过皮肤黏膜接触诱发感染创造条件并引发相应的肿瘤。

2. 致病机制　引起细胞增生是 HPV 的基本特征。根据感染部位的不同，HPV 可分为嗜皮肤性和嗜黏膜性两大类，两类之间有一定交叉。HPV 感染局限于皮肤和黏膜，不引起病毒血症。HPV 所致疾病因病毒型别及感染部位不同而异，包括皮肤疣、尖锐湿疣和喉部乳头瘤等。

根据侵犯的组织部位不同可分为：①皮肤低危型：包括 1、2、3、4、7、10、12、15 等型别，引起皮肤表面的疣；②皮肤高危型：包括 5、8、14、17、20、36、38 等型别，与皮肤恶性肿瘤的发生相关；③黏膜低危型：包括 6、11、13、32、34、40、42、43、44、53、54 等型别，感染泌尿生殖道和消化道黏膜，引起黏膜湿疣；④黏膜高危型：包括 16、18、30、31、33、35、39、52、58、66 等型别，与黏膜恶性肿瘤如宫颈癌的发生相关。

皮肤疣（skin warts）发生于皮肤的任何部位。病毒仅停留于局部皮肤和黏膜中，不产生病毒血症，多属于自限性和一过性损害，包括扁平疣（common wart）、跖疣（plantar wart）、寻常疣（verruca vulgaris）和肉贩疣（butcher wart）等。扁平疣主要由 3、10 型引起，常见部位多发于青少年颜面、手背与前臂等处，为扁平隆起的丘疹，表面光滑，颜色同皮肤色或浅褐色；寻常疣常由 2、4、26 型等 HPV 引起，常发生在青春期，好发于手指、手背和足缘等处，初发期为针尖大的丘疹，以后逐渐增大呈乳头状，表面粗糙，颜色灰黄或污褐色，质地硬，高出皮肤表面。跖疣主要由 1、4 型引起，多发于足跟、足底、趾骨头等处。另外，1、2、3、4 型主要引起手和足部角化上皮细胞感染，引起寻常疣，多见于少年和青年；7 型主要感染屠夫及肉贩的手部皮肤，引起肉贩疣。

尖锐湿疣（condyloma acuminatum）是性传播疾病之一，主要由 6、11 型感染泌尿生殖道皮肤黏膜所致，也称为生殖器疣（genital wart，GW）。该病近些年发病率有逐年增高的趋势。女性感染部位主要是阴道、阴唇和子宫颈，男性多见于外生殖器及肛周等部位。早期病变为细小、柔软的淡红色丘疹，以后体积逐渐增大，数量增多，表面湿润，凹凸不平，可呈乳头样、菜花样和鸡冠状突起。6、11 型还可引起儿童咽喉乳头瘤，属低危性 HPV 病毒感染，很少引起癌变，但严重者可因阻塞气道而危及生命。

宫颈癌等生殖道恶性肿瘤主要与多型别高危性 HPV 感染有关，病毒感染引起的子宫颈、外阴及阴茎等生殖道上皮肉瘤样变，长期发展可成为恶性肿瘤，最常见的肿瘤为宫颈癌，是女性常见癌症。与宫颈癌发生最相关的是 16、18 型，引起近 50% 的宫颈重度癌前病变。31、33、35、39、45、51、52 和 58 型这些型别与肛门癌、口腔癌等恶性肿瘤发生有关，57 型与鼻腔良性、恶性肿瘤有关，12 型和 32 型等与口腔癌有关。6 型和 11 型常引起儿童咽喉乳头瘤，虽然属于良性瘤，但严重者可因阻塞气道而危及生命。

三、微生物检查

HPV 感染有典型临床损害时，可根据临床表现做出诊断，但亚临床感染时，则需要进行组织细胞学、免疫学和分子生物学等实验室检测以帮助诊断。

1. 组织细胞学检查　可将疣状物制作切片或宫颈阴道采集脱落细胞进行涂片、HE 染色后镜检，可见空泡细胞或皮肤黏膜细胞过度角化崩解，故初步诊断为 HPV 感染。必要时可用 HPV 特异抗体检测宫颈脱落细胞的 HPV 蛋白。

2. 核酸检测　针对不同型的 HPV 特异序列设计引物，用 PCR 或实时定量 PCR 方法确定型别并定量，用于 HPV 感染的快速诊断。也可用标记的 HPV 特异性探针进行斑点杂交和 Southern 印迹检测 HPV DNA。

3. 血清学试验　以人工合成的病毒蛋白表位抗原或基因工程表达的 HPV 病毒样颗粒抗原设计 VLP - ELISA，或用表达 HPV 融合蛋白为抗原的蛋白印迹法，可以检测患者血清中的抗体。

四、防治原则

1. 高危人群　HPV 感染主要通过性行为传播，其感染率高低主要取决于人群的年龄和性行为习惯。年轻的性活跃女性子宫颈部位 HPV 感染率最高，感染高峰年龄在 20 岁左右。虽然年轻女性的 HPV 感染及其引起的子宫颈低级别病变的频率很高，但绝大多数都会在短期内自动消失，也会反复感染，也可同时感染几种不同型别 HPV。随年龄增长，子宫颈 HPV 感染率明显下降。我国女性在 40～45 岁存在第二个 HPV 感染高峰，这可能是随年龄增加，大年龄段女性免疫功能下降从而对新发和既往感染的清除能力下降而发生持续感染有关，也有可能与其本人或配偶与新的性伴侣接触而发生感染有关。除年龄外，有多个性伴侣或性生活频繁者、初次性生活年龄低的女性，其男性性伴侣有其他 HPV 感染性伴侣的女性，患有其他性传播疾病尤其是多种性传播疾病混合存在的女性也是 HPV 感染的高风险人群。此外，免疫功能低下人群如 HIV 感染者、艾滋病患者、自身免疫性疾病（autoimmune disease，AD）患者、器官移植接受者等都是高危人群。

2. 高危因素　促使 HPV 感染持续存在并进展为癌的危险因素概括来讲主要包括两大类：生物学因素，主要包括细菌、病毒和衣原体等各种微生物的感染，如 HIV、沙眼衣原体和奈瑟菌等；行为危险因素，主要包括性生活过早、多性伴、多孕多产、吸烟、长期口服避孕药、营养不良以及保健意识缺乏，不愿意主动接受子宫颈癌筛查等。

大量的流行病学研究证实性生活过早、多个性伴侣等因素是 HPV 感染的重要协同因素。初次性行为年龄过早、多个性伴侣等因素均能增加 HPV 感染的机会，导致子宫颈癌的发病风险增加，因此提倡健康性行为有利于子宫颈癌的预防。青春期女孩下生殖道发育尚未成熟，过早性生活会使子宫颈上皮多次重复暴露于某些细菌或病毒，产生潜在的细胞变异，数年后可能产生癌变。

有研究表明曾服用口服避孕药者比从未服用者发生 HPV 感染风险增加；多孕多产的妇女感染 HPV 风险增加，可能是多孕多产影响妇女体内激素水平的变化，降低机体对 HPV 感染的免疫应答，导致 HPV 持续感染或子宫颈病变的进展；女性营养状况差，缺乏必需的营养素包括叶酸、维生素 B_{12}、维生素 B_6、蛋氨酸等，可能导致 HPV 持续感染和子宫颈癌的发生；除了早婚、多产等因素，不良卫生状况如共用盥洗器具、不良的性卫生习惯，均会增加 HPV 感染的风险，最终导致子宫颈癌的发病危险上升。

因此，加强性安全宣传教育和杜绝不洁性行为，对预防尖锐湿疣和宫颈癌的发生十分重要。由于 HPV 的 16、18 等型别与宫颈癌密切相关，积极接种 HPV 疫苗是预防 HPV 感染最有效的方法，建议 9～45 岁女性接种 HPV 疫苗。目前用基因工程表达 16、18 型的 L1 和 L2 蛋白制备的二价疫苗和 16、18、6、11 型制备的四价疫苗以及 16、18、6、11、31、33、45、52、58 型制备的九价疫苗已用于临床。对寻常疣和尖锐湿疣可用局部药物治疗，或用冷冻、电灼、激光、手术等疗法去除，亦可用中药疗法局部用药治疗。

宫颈癌的综合控制措施包括一级预防（接种人乳头状瘤病毒疫苗）、二级预防（筛查和治疗癌前病变）、三级预防（诊断和治疗浸润性宫颈癌）和姑息治疗。

第三节　细小 DNA 病毒

细小 DNA 病毒（parvovirus）属于细小病毒科（*Parvoviridae*），是目前已知最小的单股 DNA 基因组的 DNA 病毒。目前发现对人致病的细小 DNA 病毒有人类细小病毒 B19（human parvovirus B19）和博卡病毒属（*Bocavirus*）的人类博卡病毒（human bocavirus，HBoV）和依赖病毒属（*dependovirus*）的腺病毒伴随病毒（adeno‑associated virus，AAV）。人类细小病毒 B19 可引起儿童传染性红斑（erythema infectiosum），成人感染可致多发性关节炎综合征（polyarthralgia‑arthritis syndrome），原有溶血性损害的患者感染 B19 可引起再生障碍危象（aplastic crisis）。HBOV 是 2005 年首次在儿童呼吸道分泌物中分离到一种新的细小病毒，目前认为是婴幼儿急性下呼吸道感染的病原体之一。

一、生物学性状

细小 DNA 病毒呈球形颗粒，直径 18～26nm，衣壳呈二十面立体对称结构，由 32 个壳粒组成，无包膜，基因组为线状单链 DNA，约 5.5kb。细小 DNA 病毒在细胞核中复制是依据病毒在细胞中独立复制的能力，可分为自主复制型（如 B19 病毒、HBOV）和复制缺陷型（如 AAV）两个类型。其中，自主复制型病毒必须在分裂增殖活跃的细胞中进行复制；复制缺陷型病毒则需要辅助病毒（如腺病毒）的存在才能复制。

病毒具有较强的抵抗力,对脂溶剂、热不敏感。在 pH 3~9 的环境中均稳定,在 56℃可存活 1 小时,但能被 40% 甲醛、β-丙内酯及氧化剂等灭活。

B19 病毒感染孕妇后可以通过胎盘感染胎儿,杀伤红细胞前体细胞,并引起胎儿严重贫血、流产或死亡。机体感染 B19 病毒后可产生特异性的 IgM 和 IgG 抗体。

二、致病性与免疫性

细小 DNA 病毒主要通过呼吸道和消化道黏膜以及血液和胎盘途径引起感染与传播。病毒侵入上呼吸道后首先在上呼吸道局部增殖,后经血液循环播散至骨髓和其他部位。病毒对人类红细胞具有高亲嗜性,其受体为血型 P 抗原,该抗原在成熟红细胞和红细胞前体细胞、巨核细胞、内皮细胞、胎盘、胎儿肝脏和心脏上均有表达。病毒的基因转录、DNA 复制及装配均在细胞核内完成。其主要的致病机制是通过在宿主细胞内复制的结果导致细胞溶解死亡,对细胞的直接杀伤作用以及随后产生的免疫病理损害。病毒引起的疾病主要与人类的传染性红斑(erythema infectiosum)、镰状细胞贫血患者的一过性再生障碍危象(transitaplastic crisis)以及先天感染造成的自发性流产(spontaneous abortion)等有关。

孕妇发生 B19 病毒感染后,病毒可通过胎盘侵袭胎儿,杀伤红细胞前体细胞,引起严重贫血及流产,尤其会对血清抗 B19 抗体阴性孕妇所怀胎儿造成严重威胁,导致胎儿充血性心力衰竭(胎儿水肿)和胎儿死亡。机体感染 B19 病毒后,可产生特异性的 IgM 和 IgG 抗体,前者可持续 23 个月,后者可持续多年。

HBOV 感染常在冬、春季节好发,感染者主要为 6 个月到 3 岁的婴幼儿,感染率约为 5.6%,与呼吸道合胞病毒感染相似,主要引起肺炎和支气管肺炎等。

三、微生物学检查

细小 DNA 病毒感染的诊断通常根据患者的临床表现。常见的实验室诊断技术为特异性 IgM 抗体和病毒 DNA 检测。用 ELISA 法检测抗细小病毒 IgM 抗体,可作为新近感染的辅助诊断。DNA 检测可取血清做点杂交或用组织切片进行原位杂交,或用 PCR 扩增病毒特异性 DNA。

四、防治原则

目前尚无针对人细小 DNA 病毒的疫苗和特异性治疗方法,对传染性红斑及再障危象等治疗仅为对症治疗。含有针对人细小 DNA 病毒的中和抗体的免疫球蛋白可用于治疗和改善持续性感染的免疫功能缺陷患者。

第四节 痘病毒

痘病毒(poxvirus)是所有病毒中体积最大且结构最复杂的病毒。对人类危害最严重的痘病毒为天花病毒(smallpox virus)。近年来,猴痘病毒(monkeypox virus)在全球范围内都有流行趋势,猴痘病是由猴痘病毒引起的。猴痘病毒是痘病毒科正痘病毒属的一种包膜双链脱氧核糖核酸病毒。

历史上多次全球性的天花大流行给人类造成了严重的灾难。由于牛痘病毒和痘苗病毒的广泛接种,世界卫生组织(WHO)于 1980 年宣布根除了天花,这是人类与传染病斗争获得的第一个胜利。

一、生物学性状

痘病毒病毒体是大小为（300～450）nm×260nm×170nm 的卵圆形或砖形结构。在光学显微镜下模糊可见病毒外有一层脂蛋白包膜，包裹着病毒核心和蛋白质性质的侧体（lateral body）。病毒基因组为线状双链 DNA，130～375kb，含有约 185 个开放读码框（ORF），编码 200 余种病毒蛋白质的合成。

痘病毒可在鸡胚绒毛尿囊膜、人羊膜传代细胞 HeLa 细胞、Vero 细胞等组织细胞培养中增殖，复制过程全部在细胞质中完成，成熟的病毒体以出芽方式释放。病毒不耐热，60℃ 30 分钟可使之灭活，对一般消毒剂和紫外线敏感，耐干燥和低温，低温下可存活数年。

二、致病性与免疫性

痘病毒的传染源为感染的人和动物，主要通过呼吸道的分泌物、直接接触等途径进行传播。人类痘病毒感染主要引起人类猴痘、天花、传染性软疣、牛痘等。

人类猴痘由猴痘病毒引起，任何人都可能感染猴痘。人亲吻、性行为或接触受到污染的床单、衣服、针头而感染；孕妇可能会将这种病毒传给未出生的婴儿。如被受感染的动物咬伤或抓伤，可能发生从动物向人的传播，常发生在狩猎、剥皮、诱捕、烹饪、接触动物尸体或吃动物肉等活动中。通常而言，猴痘患者会首先出现发热、肌肉酸痛和喉咙痛症状。猴痘皮疹从面部开始并扩散到全身，蔓延到手掌和脚底，并在 2～4 周内发展到不同阶段——斑疹、丘疹、水疱、脓疱。在结痂之前，病变处向中心凹陷，后结痂并脱落。淋巴结肿大是猴痘的典型特征，有些人也可能在感染后不出现任何症状。病程 2～4 周，猴痘引起的体征和症状通常会在 1 周内开始出现，但也有可能在暴露 1～21 天后开始出现。症状通常会持续 2～4 周，但在免疫系统较弱的人身上可能会持续更长的时间，病死率为 1%～11%。

天花是由天花病毒引起的人类烈性传染病，曾经在世界各地广泛流行。人类对天花病毒普遍易感，患者是唯一的传染源。主要通过呼吸道传播，也可通过直接接触水疱液、脓疱液、污染物品的间接接触而传播，引起高热、面部及全身皮肤出现水疱或脓疮等症状，死亡率很高，部分患者痊愈后脓痂脱落可留下明显瘢痕。天花病后可获得牢固的免疫力。

传染性软疣是由传染性软疣病毒引起的皮肤病损，多见于儿童和青少年。主要通过直接接触传播，人是其唯一宿主。病损是慢性增生性的，表现为面、臂背、臀部皮肤出现乳头样突起，电镜观察可见疣体内充满大量成熟病毒颗粒。本病也可由性传播，致生殖器传染性软疣。软疣可自行消退，不留瘢痕。无特效疗法，可刺破瘤体涂碘酊，必要时可手术切除软疣。

牛痘是由牛痘病毒感染牛后引起的一种良性疾病，仅侵犯母牛的乳头和乳房皮肤，挤奶工人因密切接触而被感染，在手、臂及脸部出现斑疹，一般不引起严重的全身感染。痊愈后可获得牢固的免疫力，其抗原性与天花病毒、痘苗病毒极为相似，故感染牛痘后可预防天花。痘苗病毒是在实验室内经动物传代、鸡胚培养或细胞培养等方法获得的，用于天花预防接种的变异毒株，在抗原性上与天花病毒相似，曾被用于天花的预防免疫。作为基因治疗载体或重组疫苗的表达系统，又重新受到人们的重视，研究日趋活跃显示了良好的开发应用前景。

三、微生物学检查和防治原则

病毒颗粒可通过电子显微镜来观察，病毒的分离培养、抗原检测、PCR 等均可用于病毒的微生物学检查，但有些病毒如猴痘病毒尚无培养方法可用。

　　预防天花、人类猴痘发生最好的方法是接种疫苗。但一般不采用大规模疫苗接种的方式，仅针对高危人群接种，如实验室人员、士兵等。注射痘苗免疫球蛋白（vaccinia immune globin，VIG）可以获得良好的被动免疫效果。

　　猴痘病毒的流行越来越受到政府及相关部门重视。治疗猴痘的目标是治疗皮疹、缓解疼痛和预防并发症。早治疗和支持性护理对于帮助控制症状和避免出现其他问题非常重要。接种猴痘疫苗有助于预防感染。疫苗应在与猴痘患者接触后4天内接种（如没有症状，最多在14天内接种）。建议高风险人群接种疫苗，以预防感染猴痘，尤其是在暴发疫情期间。这包括存在暴露风险的卫生工作者、男男性行为者、有多个性伴侣者、性工作者等。应在远离他人的地方对猴痘患者进行护理。为防止猴痘传给他人，猴痘患者应在具有传染性期间（从症状发作到病变愈合并结痂脱落）在家中隔离，或者在需要时在医院隔离。有其他人在场时遮住病变处并佩戴医用口罩可有助于预防传播。在性行为期间使用避孕套将有助于降低感染猴痘风险，但不能预防因皮肤接触或口与皮肤接触导致的传播。

目标检测

答案解析

1. 狂犬病Ⅰ类、Ⅱ类、Ⅲ类暴露后，如何预防？
2. 简述人乳头瘤病毒（HPV）的传播途径及致病特点。

（赵　茹）

书网融合……

微课　　　　　　本章小结　　　　　　题库

第二十六章 真菌学概论

学习目标

1. 掌握 真菌的基本形态结构和培养特性（培养条件、菌落形态与特点）及所致疾病类型。
2. 熟悉 真菌的微生物学检查；真菌的致病性（感染类型、致病机制）。
3. 了解 真菌的生物学地位；真菌的变异、抵抗力以及防治原则。
4. 能够总结归纳真菌与细菌形态结构的区别；能够类比区分真菌和细菌培养特性的不同。
5. 认识致病真菌的危害，提高防病意识；认识到科学发现既具有偶然性也具有必然性，养成"细心观察、认真反思"的优秀科学品质。

真菌（fungus）属于真核细胞型微生物，具有典型的细胞核，有核膜和核仁，有完整的细胞器。细胞壁由几丁质或纤维素构成，不分根、茎、叶，不含叶绿素，能进行无性或有性繁殖。

真菌在自然界分布广泛，种类繁多，存在于土壤、空气、水、某些物体表面、人和动植物的皮肤表面，与外界相通的腔道中。目前为止，发现的真菌有十万余种，绝大多数对人类有益，如用于酿酒及生产抗生素、酶类制剂等，少部分与人或动物的疾病有关，其中能引起人类疾病的真菌约150余种，包括致病性真菌、条件致病性真菌、产毒性真菌及致癌性真菌等，可引起人类中毒、超敏反应、感染、肿瘤性疾病等。近年来，由于抗生素的滥用，引起菌群失调，激素和免疫制剂的使用导致免疫功能低下，某些真菌病发病率有所增加，特别是条件致病性真菌感染更为常见，应引起重视。

第一节 真菌的生物学性状 微课

一、真菌的形态与结构

真菌分为单细胞真菌和多细胞真菌两大类。真菌在大小、形态、结构等方面与其他微生物差别较大，种类不同，形态结构不同，真菌的大小相差悬殊，小的如白假丝酵母菌，需用显微镜才能观察到，大的如木耳、蘑菇直径可达 20～30cm。

1. 单细胞真菌 呈圆形、椭圆形或圆筒形，如酵母型真菌、类酵母型真菌。酵母型真菌不产生菌丝，母细胞以芽生方式繁殖，菌落与细菌菌落类似。类酵母型真菌的母细胞以芽生方式繁殖，出芽产生的芽生孢子持续延长，不断裂，不与母细胞脱离，产生相互连接成藕节状较长的细胞链，可伸入培养期内，为假菌丝（pseudohypha），培养基内可见假菌丝连结形成的假菌丝体，菌落与酵母型真菌类似。能引起人类疾病的单细胞真菌有白假丝酵母菌、新生隐球菌等。

2. 多细胞真菌 菌体由多个细胞构成，包括菌丝（hypha）和孢子（spore）两大基本结构，不同种类真菌的菌丝和孢子形态是鉴别真菌的依据之一。

多数真菌能形成菌丝，菌丝是由孢子长出芽管，逐渐延长后所形成的丝状结构。不同真菌菌丝长度差别较大，宽度一般为 2～10μm，菌丝可长出分枝，交织成团，称为菌丝体（mycelium）。菌丝在一定的间距形成横膜，称为隔膜（septum）。真菌菌丝根据有无横隔分为有隔菌丝和无隔菌丝（图 1－26－1）。隔膜将菌丝分成一连串的若干个细胞，有隔膜的菌丝，称为有隔菌丝（septate hypha）；无隔膜的菌丝，称为无隔菌丝（nonseptate hypha），内有多个核，整条菌丝就是一个多核单细胞。

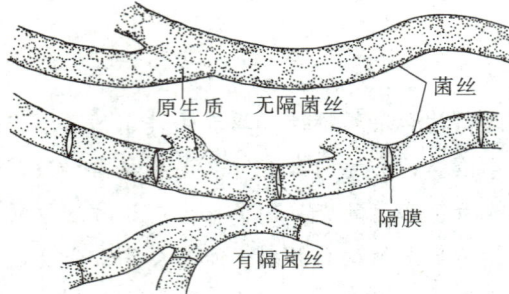

图 1－26－1　有隔菌丝和无隔菌丝

绝大部分的致病性丝状真菌为有隔菌丝，致病性接合菌多为无隔菌丝。菌丝形态多种多样，可为丝状、管状、螺旋状、球拍状、鹿角状、结节状、破梳状等（图 1－26－2）。

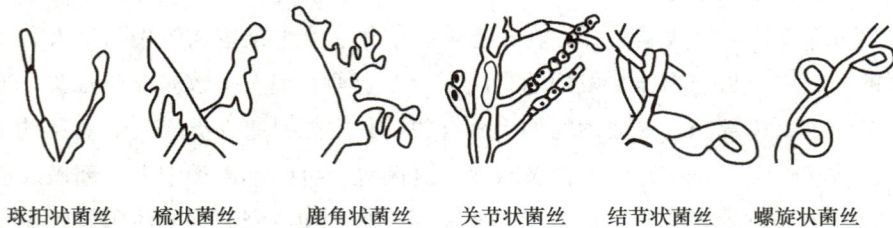

球拍状菌丝　　梳状菌丝　　　鹿角状菌丝　　关节状菌丝　　结节状菌丝　　螺旋状菌丝

图 1－26－2　真菌菌丝形态

孢子（spore）是真菌的繁殖结构，由生殖菌丝产生圆形或卵圆形结构，是真菌鉴定和分类的主要依据。真菌细胞可产生多个孢子。孢子又可发育成菌丝。真菌的孢子分为无性孢子和有性孢子两种。无性孢子是指不经过两性细胞的配合而产生的孢子。病原性真菌大多数产生无性孢子，包括叶状孢子、分生孢子、孢子囊孢子（图 1－26－3）。有性孢子是指同一菌体或不同菌体的两个细胞或性器官融合，通过减数分裂后产生的孢子，主要有卵孢子、接合孢子、子囊孢子和担（子）孢子等。

图 1－26－3　真菌的无性孢子

a. 无隔菌丝　b. 有隔菌丝

二、真菌的繁殖与培养特性

真菌的繁殖方式主要有无性繁殖和有性繁殖两种，可依靠菌丝和孢子繁殖。无性繁殖是主要繁殖方式，简单快速，产生新个体多，产生形式多样化，主要由芽生，裂殖，隔殖以及菌丝断裂四种（图1-26-4）。

（1）芽生由真菌的细胞或菌丝出芽，逐渐长大到一定大小后，与母体脱离，如酵母型真菌、类酵母型真菌多以此方式繁殖。

（2）裂殖指真菌细胞以二分裂法直接形成两个子细胞，多发生在单细胞真菌中，如裂殖酵母。

（3）隔殖指真菌细胞先在分生孢子梗某一段落形成一隔膜，原生质浓缩形成新的孢子，孢子可独立繁殖。

（4）菌丝断裂指真菌菌丝断裂成多个小片段后，在适宜环境下，每个小片段又重新发育成新的菌丝体。

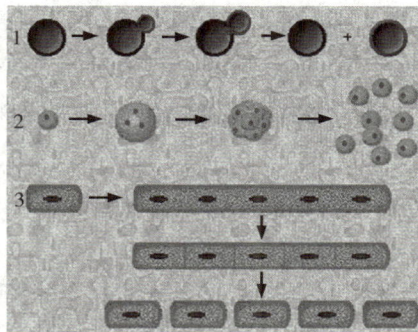

图1-26-4　真菌的无性繁殖
1. 芽生　2. 裂殖　3. 菌丝断裂

真菌的有性繁殖指两个性别不同的细胞结合后产生新个体的过程，具体繁殖方式如下（图1-26-5）。

真菌的培营养要求不高，常用培养基包括沙宝弱葡萄糖琼脂培养基、马铃薯葡萄糖琼脂培养基、察氏培养基、脑心浸润琼脂培养基等。真菌培养需要较高的湿度与氧气，最适酸碱度 pH 4.0~6.0，最适温度22~28℃，深部感染真菌在37℃生长较好，大多数病原性真菌生长缓慢，需培养1~4周后才能出现典型菌落，在培养基中加入抗生素，抑制细菌生长，可防止污染。真菌在沙宝培养基上一般可形成三种不同类型的菌落（图1-26-6）。

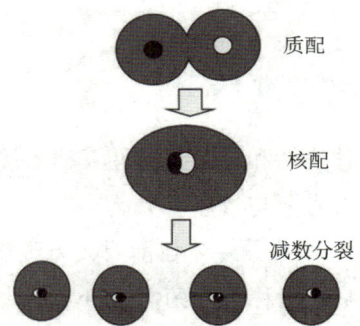

图1-26-5　真菌的有性繁殖

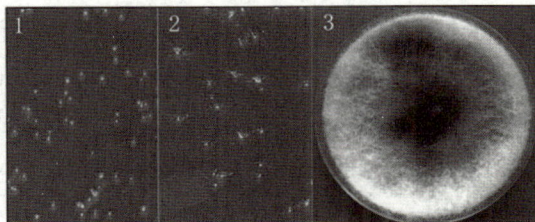

图1-26-6　真菌菌落形态
1. 酵母型菌落　2. 类酵母型菌落　3. 丝状菌落

1. 酵母型菌落（yeast type colony）　大多数单细胞真菌在培养基上生长出类似细菌的圆形菌落，菌落柔软致密，光滑湿润，直径在2~3mm，边缘整齐。显微镜下见单细胞性的卵圆形芽生孢子，无菌丝。

新生隐球菌即属于此型。

2. 类酵母型菌落（yeast – like type colony）　单细胞真菌的菌落形式，外观与酵母型菌落类似，显微镜下可见藕节状细胞链的假菌丝，由菌落向下生长，进入培养基中，形成的分支看似丝状菌落。白假丝酵母菌落属于此型。

3. 丝状型菌落（filamentous colony）　多细胞真菌的菌落形式，由菌丝体和孢子组成。不同多细胞真菌在培养基上可形成颜色，形态，结构大小不同的丝状菌落，呈絮状，绒毛状，粉末状，其菌落的形态和颜色常可作为真菌鉴定分类的参考，见于多数丝状真菌的菌落。

三、真菌的抵抗力与变异性

真菌的热抵抗力不强，一般 60℃ 1 小时，菌丝和孢子均可被杀死，对各种因素如干燥、紫外线、一般消毒剂等有较强的抵抗力，对常用抗细菌药物均不敏感。对 2% 碳酸、2.5% 碘酊、10% 甲醛或 0.1% 升汞溶液较敏感，两性霉素 B、酮康唑、益康唑、克霉唑、伊曲康唑、制霉菌素等对部分真菌有抑制作用。

真菌容易发生变异，在人工培养基中多次传代或培养时间过久出现形态、结构、颜色、菌落类型、各种理化性状（包括毒力）的改变。部分真菌由于环境条件的变化，如温度、营养、氧气等因素改变，发生两种形态的互变，称为双向性真菌（dimorphic functions）。如球孢子菌、组织胞浆菌、芽生菌、孢子丝菌等，真菌在宿主体内或 37℃ 培养时呈酵母菌型，在普通培养基上 25℃ 培养时呈丝状型。

第二节　真菌的致病性与免疫性

一、致病性

致病性和机会致病性真菌入侵人体后，可引起真菌感染、真菌性超敏反应、真菌毒素中毒等，某些真菌毒素还与致癌有关。

1. 真菌感染　目前对人有致病性的真菌，机会致病性真菌已超过百余种，可引起感染，并表现出临床症状者称为真菌病（mycoses）。一种真菌可引起不同类型的疾病，同一种疾病也可以由不同种类的真菌引起。致病性真菌感染主要是一些外源性致病真菌感染，可引起皮肤、皮下、全身性真菌感染。如引起皮肤浅部真菌感染的皮肤癣菌。深部感染的致病性真菌，如组织胞浆菌，侵袭机体后可引起组织慢性肉芽肿、溃疡以及坏死。机会致病性真菌感染，主要有一些内源性真菌感染引起，如白念珠菌、新生隐球菌、曲霉菌、毛霉菌等，其本身致病力不强，在机体免疫力下降或菌群失调时引起感染，如肿瘤患者、糖尿病、免疫缺陷等，长期服用广谱抗菌药、免疫抑制剂、激素等，也可引起此类真菌感染。

2. 真菌性超敏反应　真菌通过呼吸道、消化道或皮肤黏膜接触后进入机体，引起哮喘、过敏性鼻炎、接触性鼻炎、荨麻疹等各类超敏反应。根据超敏反应的性质不同，可分为感染性超敏反应和接触性超敏反应。

3. 真菌毒素中毒　部分真菌在食物、农作物生长繁殖和代谢过程中产生真菌毒素，人和畜类食入后导致急性或慢性中毒，称为真菌中毒症（mycotoxicosis）。根据不同真菌毒素作用的靶器官不同，可分为肾脏毒、肝毒、超敏性皮炎毒、神经毒、造血器官毒等。真菌性中毒由于受环境因素的影响，并具有一定的季节性和地区性，但无传染性，不引起流行。

4. 真菌与肿瘤　目前已发现某些真菌的毒素与致癌有关，如黄曲霉毒素有致癌作用，与肝癌发生有关。此外，如烟曲霉、黑曲霉、红曲霉、棕曲霉、杂色曲霉、棒状曲霉等也可产生类似黄曲霉毒素的致癌物质。

二、免疫性

真菌在自然界分布广泛，种类繁多，但临床上真菌病发病率不高，人体对真菌感染有较强的固有免疫，包括皮肤黏膜屏障作用，正常菌群拮抗作用，真菌进入机体后能被单核－巨噬细胞及中性粒细胞吞噬，正常的体液中也含有一定的抗菌物质，在抗真菌感染方面也有一定作用。要注意的是，固有免疫的吞噬作用被吞噬的真菌孢子并不能完全被杀灭，可在细胞内增殖刺激组织增生，引起细胞浸润，形成肉芽肿，也可被吞噬细胞带到其他组织器官增殖而引起病变。真菌侵入机体后，可刺激机体的免疫应答产生适应性免疫，主要以细胞免疫为主，同时诱发迟发型超敏反应。真菌感染一般不形成持久的病后免疫。

第三节　真菌感染的微生物学检查

真菌感染的微生物学检查原则与细菌感染基本相同，但真菌形态有一定特殊性，因此常通过直接镜检和培养鉴定，必要时做血清学和核酸检测。

一、标本的采集

标本的采集根据疾病种类和检查目的的不同，采取不同的标本。浅部感染可采取病变部位的皮屑、毛发、指甲屑等。深部真菌感染可采集脓汁、分泌物、渗出物、痰液、血液、粪便、脑脊液等标本，尤其是深部感染标本要防止污染杂菌或真菌死亡。

二、形态学检查

将含有皮屑、毛发、甲屑的标本直接置于载玻片上，滴加少许10%氢氧化钾，微加热处理后，使被检组织中的角质软化，再轻压盖玻片，标本变薄且透明，直接于显微镜下镜检，若见到孢子或菌丝，可初步诊断为真菌感染。尿液、脑脊液等体液，标本离心后取沉淀物，涂片镜检或染色后镜检，若怀疑隐球菌感染，可用墨汁负染后镜检。

直接镜检不能确诊时需要分离培养，一般使用含抗生素（抑制细菌）和放线菌酮（抑制放线菌）的沙宝弱培养基接种，在25℃（丝状真菌）或37.5℃（酵母型和类酵母型真菌）中培养，丝状真菌形成菌落后可用乳酸酚棉蓝染色后，镜下观察菌丝，孢子并结合菌落形态做出鉴定。酵母型和类酵母型真菌经革兰染色后观察孢子，芽生孢子或假菌丝形态进行鉴定。

三、血清学检查

检测真菌抗原或机体感染真菌后产生的抗体，辅助真菌性疾病的诊断。如用ELISA检测患者血清或脑脊液中特异性抗体或抗原，用荧光抗体染色法对标本中的抗原进行鉴定和定位，对流免疫电泳法检测内脏真菌感染的沉淀素。

四、核酸检测

通过分子生物学技术进行核酸（G＋C）mol% 测定、限制性片段长度多态性分析、DNA 特殊片段测序等，可对真菌做出快速的鉴定和分型。

第四节　真菌性疾病的防治原则

真菌病目前尚无特异性的预防方法，皮肤癣菌感染主要是保持皮肤清洁卫生，避免直接或间接与患者接触，保持鞋袜干燥，通气良好，防止真菌滋生或用甲醛棉球致使鞋内杀菌后再穿。治疗上主要是局部使用特比萘芬喷剂或乳膏、酮康唑软膏、咪康唑霜或克霉唑溶液，但皮肤癣菌感染容易复发较难根治。

深部真菌感染的预防主要是去除各种诱发因素，提高机体自身免疫力，加强体育锻炼，严格掌握免疫抑制剂、皮质激素以及各类广谱抗生素的使用。

真菌性食物中毒的预防应加强各类市场管理和卫生宣传，严禁销售和食用发霉的食物，注意食品卫生和安全。

目标检测

答案解析

1. 试比较真菌孢子与细菌芽胞的区别。
2. 简述真菌的培养特性。
3. 真菌对人类的致病性包括哪几方面？
4. 如何对真菌进行微生物学检查？

（岑丹维）

书网融合……

微课　　　　　本章小结　　　　　题库

第二十七章　常见病原性真菌

学习目标

1. 掌握　机会性致病菌的生物学特性及所致疾病。
2. 熟悉　白假丝酵母菌、新生隐球菌的微生物学检查及防治原则。
3. 了解　常见皮肤感染真菌和皮下组织感染真菌的主要生物学特性、致病性、微生物学检查及防治原则。
4. 能够通过机会致病性真菌流行环节归纳总结出如何预防真菌传播。
5. 重视提高自身免疫力，锻炼身体，不滥用抗生素等。

第一节　皮肤及皮下感染真菌

皮肤真菌感染指寄生或腐生于角蛋白组织（毛发、指甲、趾甲或表皮角质层）的一群浅部感染性真菌，不侵入皮下等深部组织和脏器，不引起全身感染，主要引起各种癣。

1. 皮肤癣真菌（dermatophytosis）　寄生于皮肤角蛋白组织的浅部真菌，在皮肤局部增殖，其代谢产物刺激机体产生病理反应，引起感染部位的皮肤癣病（tinea），以手癣和足癣最常见。引起皮肤癣菌种类较多，约40多种，属于3个属，分别是表皮癣菌属（*Epidermophyton* spp.），毛癣菌属（*Trichophyton* spp.）以及小孢子癣菌属（*Microsporum* spp.）。在沙保式培养基上25℃培养时，形成特殊的丝状菌落与分生孢子。根据菌落形态、颜色、产生的分生孢子形态的区别，可进行初步诊断，见表1-27-1。

表1-27-1　皮肤癣真菌分类及特征

属名	侵犯部位			菌落颜色	镜检形态		
	毛发	皮肤	指(趾)甲		大分生孢子	小分生孢子	厚膜孢子
表皮癣菌属	-	+	+	黄绿色	卵圆形或粗棒状，壁较薄，数目多	无	较多
毛癣菌属	+	+	+	灰、白、红、橙、黄、紫、棕	细长棒状，壁较薄，数目少	丛生呈葡萄状，棒状，梨状多见	有时多见
小孢子癣菌属	+	+	-	灰白、桔红、棕黄	纺锤状，壁较厚，数目不一	卵形或棒状，不呈葡萄状	常见

2. 角层癣菌　腐生于表皮角质层或毛发表面的浅部真菌，可引起角层型和毛发型病变。何德毛结节菌主要侵犯头发，在毛发上形成坚硬的沙粒状，黑色结节粘于发干，引起黑毛结节病。糠秕状鳞斑癣菌具有嗜脂性，能产生对黑色素有抑制作用的二羧酸，引起颈部、胸部、腹部、背部等皮肤表面出现黄褐色花斑癣，俗称"汗斑"，多发于高温多汗的夏季，一般不影响健康，只影响美观。

3. 皮下感染真菌　皮下组织感染的真菌一般是存在于土壤或腐败植物中的腐生菌，通过宿主的外伤伤口侵入皮下组织感染，一般只限于局部，也可缓慢向周围组织扩散，通过血液循环或淋巴道向全身扩散。引起皮下感染的真菌主要为着手真菌和孢子丝菌。

第二节　深部感染真菌

深部感染真菌主要侵犯机体深部的组织脏器，可扩散到全身任何器官，引起全身性的感染。深部感染真菌包括致病性真菌和机会致病性真菌两大类。

一、致病性真菌

致病性真菌主要存在于土壤中，通过呼吸道吸入或经外伤伤口侵入机体，引起全身性真菌病（systemic mycoses）。大多数人感染后症状不明显，有自愈倾向，但出现症状时感染已扩散至全身各器官，可引起死亡。常见的致病性真菌包括：荚膜组织胞浆菌引起组织胞浆病，厌酷球孢子菌引起球孢子菌病，皮炎芽生菌引起芽生菌病，巴西副球孢子菌引起副球孢子菌病，马尔尼菲青霉菌引起马尔尼菲青霉病。此五种致病性真菌均为双相性真菌，在体内寄生时呈酵母型，在室温培养时转变为丝状菌。

二、机会致病性真菌 🄴 微课

（一）白假丝酵母菌

假丝酵母菌（*Candida albicans*）又称白色念珠菌，属于念珠菌属或假丝酵母菌属。念珠菌有近 300 种，其中对人致病的仅数种。其中，白假丝酵母菌最多见，属于条件致病菌，可寄生于人的皮肤、口腔、阴道、肠道等处。当机体免疫功能下降或菌群失调，容易引起疾病，导致人类皮肤、黏膜、内脏的假丝酵母菌病（candidiasis）。

1. 生物学性状　白假丝酵母菌为单细胞，呈卵圆形或圆形，直径 3~6μm，革兰染色阳性，但着色常不均匀（图 1-27-1），可形成芽管、假菌丝和厚膜孢子。厚膜孢子多见于假菌丝的顶端或中间，在机体内易形成假菌丝，可能是其致病因素之一。临床标本中如有大量菌丝，提示白假丝酵母菌为致病状态，对诊断具有重要意义。该菌在普通琼脂、血琼脂及沙保弱固体培养基上均能生长，室温 37℃，需氧培养 2~3 天，形成灰白色或奶油色，表面光滑的类酵母型菌落。培养时间稍久，菌落变硬或有褶皱，颜色略变深，在动物血清 37℃，1~3 小时后可形成芽管，在玉米粉琼脂或玉米粉吐温琼脂中室温培养可形成厚膜孢子。

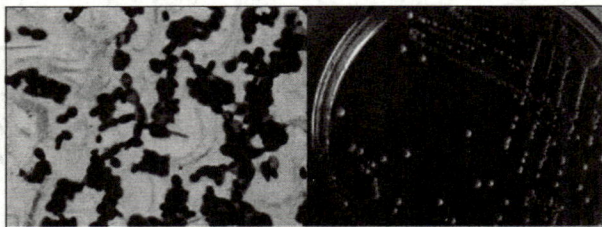

图 1-27-1　白假丝酵母菌

2. 致病性　白假丝酵母菌的致病物质目前尚不完全清楚，可能与其毒素侵袭力、某些酶类有关。皮肤黏膜感染好发于皮肤潮湿、褶皱部位，引起湿疹样皮肤白假丝酵母菌病、肛门周围瘙痒症、肛门周围湿疹等。黏膜感染包括鹅口疮、口角糜烂、阴道炎等，其中以鹅口疮最为常见，此外，还可导致内脏感染及中枢神经系统感染，包括肺炎、支气管炎、膀胱炎、肾盂肾炎、脑膜炎等。

3. 免疫性 人体对白假丝酵母菌的免疫主要靠非特异性免疫力，机体感染后也可诱导特异性免疫产生的抗体，可导致部分感染者出现超敏反应。

4. 微生物学检查方法 采集痰液、浓汁、阴道分泌物等标本，可直接涂片后革兰染色镜检。皮屑等标本先用 10% 氢氧化钾处理后再镜检，可见卵圆形出芽的酵母菌及假菌丝，将标本接种到沙保弱培养基上，分离可疑菌，用芽管形成试验、厚膜孢子形成试验或生化试验、血清学检查等进行鉴定。也可用 PCR 检测标本中的白假丝酵母菌的核酸用于早期诊断。注意从某些正常的标本中也可检出白假丝酵母菌，判断时应结合临床表现综合分析。

5. 防治原则 目前，对白假丝酵母菌病的高危人群尚未建立有效的预防措施，常用氟康唑治疗其感染，预防感染应注意增强患者的抵抗力，避免滥用广谱抗生素、免疫制剂等。

（二）新生隐球菌

新生隐球菌（*Cryptococcus neoformans*）又称新型隐球菌，在自然界分布广泛，尤以鸽粪中较多。新生隐球菌，是隐球菌中唯一致病的真菌，为酵母型真菌，由于外表覆盖一层多糖组成的肥厚荚膜，一般染色法不易着色，难以发现，因此命名。

1. 生物学性状 新生隐球菌呈圆形，直径 $4 \sim 20\mu m$，外周有一层较厚的荚膜，以芽生方式繁殖，一个菌体可同时产生一个或多个芽生孢子，芽颈较细，不能形成假菌丝，是本菌的形态特点。非致病隐球菌无荚膜（图 1 – 27 – 2）。根据荚膜多糖抗原性不同，可分为 A、B、C、D 四个血清型，从临床上分离的菌株多为 A 型。在沙保弱培养基或血琼脂培养基上 25℃ 或 37℃ 均能生长，非致病性隐球菌 37℃ 条件下不能生长。培养数天后，新生隐球菌可形成酵母型菌落，表面黏稠湿润，由乳白色渐变为橘黄色，最后呈现棕褐色。在麦芽汁琼脂培养基上 28℃ 生长旺盛，3 ~ 5 天出现菌落。本菌能分解尿素，可与白假丝酵母菌鉴别。

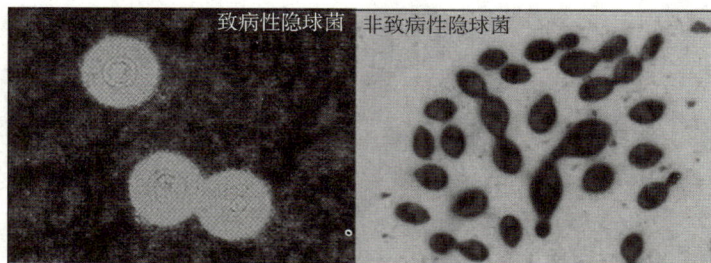

图 1 – 27 – 2 致病性隐球菌与非致病性隐球菌

2. 致病性 新生隐球菌的荚膜多糖是致病物质，具有抵抗吞噬，抑制机体免疫功能及增加免疫耐受的作用。通过呼吸道侵入机体，引起肺部和中枢神经系统的感染。①肺隐球菌病：在肺部可形成肉芽肿性结节，大多数患者无自觉症状而痊愈，少部分患者有咳嗽、咳痰、乏力、发热、胸痛等表现。②中枢神经系统隐球菌病：半数以上患者继发于其他疾病，如白血病、霍奇金病、艾滋病或糖尿病。长期使用免疫抑制剂后，主要表现为亚急性或慢性脑膜炎或脑膜脑炎，病死率较高。③皮肤隐球菌病：可原发或继发，皮肤表现为粉刺样丘疹、囊肿样结节或蜂窝织炎，可破溃形成溃疡。

3. 免疫性 新生隐球菌是机会致病菌。免疫力正常的机体，大多数肺部隐球菌感染症状不明显，呈隐性感染。免疫功能低下患者主要引起肺和脑的亚急性或慢性感染。

4. 微生物学检查方法 ①直接镜检：采集少量痰液，脓汁或脑脊液离心沉淀物等标本，在载玻片滴加墨汁做复染后镜检，若见有球形菌体，外周有透明宽厚的荚膜，可做初步诊断。②分离培养：将标本接种到沙保弱培养基，37℃培养2～5天可形成典型的隐球菌菌落，镜检可见圆形或椭圆形菌体，无假菌丝形成，尿素酶试验阳性，临床多用快速显色培养基鉴定。③抗原检测：通过荧光抗体染色，乳胶凝集试验，ELISA以及单克隆抗体等免疫学方法，检测血清中和脑脊液中新生隐球菌荚膜多糖特异性抗原，是临床诊断的常规方法，阳性率高，如发现脑脊液和血清中荚膜多糖抗原效价下降，则预后良好，持续升高则提示预后不佳。

5. 防治原则　控制鸽子的数量，避免接触鸽粪或用碱处理鸽粪，可降低新生隐球菌病的发生。治疗肺部和中枢神经系统感染，两性霉素B与氟胞嘧啶联用效果较好。此外还可选用氟康唑、酮康唑等。

（三）曲霉属

曲霉属（*Aspergillus*）真菌在自然界分布广泛，种类众多，一般情况下不致病，只有少数属于机会致病菌，主要是烟曲霉（*A. fumigatus*）、黄曲霉（*A. flavus*）、黑曲霉（*A. niger*）、土曲霉（*A. terreus*）、构巢曲霉（*A. nidulans*）等。其中，以烟曲霉最为常见。

1. 生物学性状　曲霉的基本结构包括菌丝和分生孢子头，菌丝有隔和分枝，部分菌丝分化成足细胞，从侧壁生长出来伸向空中的分生孢子梗（图1-27-3）。分生孢子有不同颜色，可呈黄、绿棕、黑色等，形状呈球形或柱状。该菌在SDA培养基上发育良好，37～45℃或室温下均能生长，菌落呈白色，柔软有光泽，随时间延长逐渐呈绒毛状、粉末状或絮状丝状菌落。

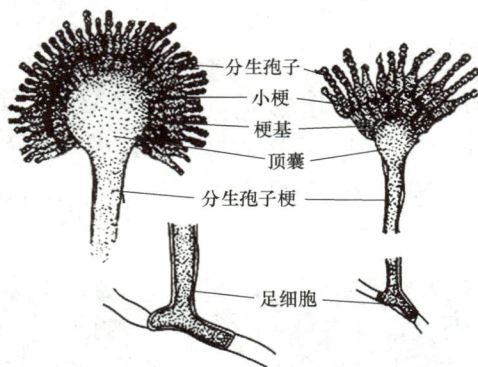

分生孢子
小梗
梗基
顶囊
分生孢子梗
足细胞

图1-27-3　曲霉结构

2. 致病性　曲霉能侵犯机体多个组织器官，称为曲霉病。

（1）呼吸系统曲霉病　①真菌球型肺曲霉病（asperigilloma or fungus ball），多在肺部有空腔的基础上发生，如结核性肺空洞、肺脓肿病损、肺气肿性囊泡等，曲霉侵入腔内大量繁殖，菌丝交织成团块，称为菌球，可逐渐扩大。②肺炎型曲霉病：曲霉在肺内传播，引起咯血或坏死性肺炎，并播散其他组织器官，常见于免疫缺损或免疫抑制的患者。③过敏性支气管肺曲霉：曲霉引起的超敏反应，患者哮喘发作伴有微热，痰中带有褐色物质含菌体成分。

（2）全身性曲霉病　原发灶主要在肺，少数见于消化道。多数患者由败血症引起全身性感染，多发于某些重症疾病的晚期。

（3）中毒与致癌　部分曲霉产生的毒素可引起人或动物的急慢性中毒，损伤肝脏、肾、神经等组织器官。特别是黄曲霉素与肝癌的发生密切相关。

3. 微生物学检查　采集痰液、脓汁等标本直接涂片，镜下可见有隔和分支的菌丝，与外界相通腔道的标本中，有时可见分生孢子头，将标本接种到SDA培养基上，室温培养后，根据菌落颜色，生长速度，表面质地及镜下形态特征等进行鉴定，曲霉在空气中也存在，可为上呼吸道的过路菌，微生物学检查结果应结合临床分析，也可用免疫学方法检测血清中的特异性抗体辅助诊断。

4. 防治原则　目前无有效的预防措施。曲霉病的治疗包括抗真菌药物及外科局部病灶切除。肺曲霉病可用两性霉素 B 雾化吸入或静脉滴注。真菌球型肺曲霉病，可用两性霉素 B 或氟胞嘧啶气管内注入。全身性曲霉病可选用两性霉素 B 或氟胞嘧啶、氟康唑等。近年来，常使用唑类与棘白菌素类药物联合应用，以降低病死率。对于免疫缺陷或低下的高危患者，应预防性抗真菌治疗，可用两性霉素 B 或伊曲康唑雾化吸入预防效果较好。

（四）毛霉属

毛霉属（*Mucor*）真菌在自然界广泛存在，引起食物霉变，粮食污染，常见的菌种有总状毛霉（*Mucor racemosus*）、高大毛霉（*M. mucedo*）、丝生毛霉（*M. corymbifer*）等。毛霉属于机会致病性真菌，当免疫缺陷或功能低下时，可引起疾病，称为毛霉病（mucormycosis）。

1. 生物学性状　菌丝无隔白色，菌丝体伸出长短不等的孢子囊梗，单生或分支，顶端生成球形或近球形孢子囊，带有大量孢子囊孢子，成熟后孢子破囊释放（图 1 - 27 - 4）。毛霉生长较快，形成松散棉花状菌落。菌落颜色灰白，随培养时间延长，可呈灰色至灰褐色，培养 4 ~ 5 天可充满培养皿空间。

2. 致病性　由毛霉感染所致的疾病，统称为毛霉病，发病急，病情进展迅速，患者生前确诊困难，多见于免疫功能低下或静脉插管血液透析及绷带污染等情况。通过多种途径侵入机体，最常见鼻腔和呼吸道，经唾液流入上额窦和眼眶，引起坏死性炎症和肉芽肿，随血液循环侵入脑部，引起脑膜炎，也可导致胃肠道、皮肤等感染。

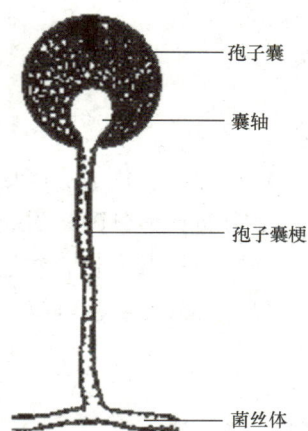

图 1 - 27 - 4　毛霉结构

3. 微生物学检查方法　采集患者痰液、脓汁、痂皮、组织标本等直接镜检，镜下发现不规则粗大（宽 3 ~ 18μm），分支较少的无隔菌丝，可怀疑为毛霉病，进一步进行培养鉴定。尸体病理切片 HE 染色后均呈嗜苏木精染色。

4. 防治原则　毛霉病目前无特效的预防和治疗方法，早期可采用两性霉素 B 等抗真菌药物，如有糖尿病等原发疾病，也应采取措施进行控制。

（五）肺孢子菌属

肺孢子菌属（*Pneumocystis* spp.）真菌广泛分布于自然界中人和多种哺乳动物的肺内，常见的有卡氏肺孢子菌（*P. carinii*）和伊氏肺孢子菌（*P. jiroveci*）。

1. 生物学性状　肺孢子菌是单细胞生物，发育周期比较复杂，兼具原虫和酵母菌的特点，有滋养体和包囊两种形态。滋养体呈多态性，大小不等，小的可为 1 ~ 1.5μm，大的可达 2 ~ 10μm，吉姆萨染色可见一个胞核。包囊呈圆形或椭圆形直径 4 ~ 6μm，囊壁较厚。

肺孢子菌的感染期为成熟包囊，主要通过呼吸道飞沫传播，包囊吸入呼吸道进入肺后，囊内小体从包囊中释放，发育为单倍体滋养体，其可通过接合生殖产生二倍体滋养体型，再进行孢子生殖，通过分裂形成八个囊内小体，单倍体滋养体也可继续发育，体积增大后通过二分裂、内出芽等进行无性增殖，当膜逐渐增厚形成囊壁，囊内核分裂，每个核周围包裹一团胞质，形成囊内小体。

2. 致病性　肺孢子菌是机会致病性真菌，其致病作用和宿主的免疫状态相关。肺孢子菌经呼吸道吸入肺内，可潜伏在气管、支气管或肺泡腔内，多为隐性感染。当宿主免疫力低下，定植于体内或来自外界感染的肺孢子菌，在肺内大量繁殖，滋养体黏附在肺泡上皮细胞表面，引起肺孢子菌肺炎，以间质性炎症为特征。机体免疫功能低下或免疫缺陷可引起机会性感染，即肺孢子菌肺炎（pneumocystis pneumonia，PCP）。

肺孢子菌感染多局限于肺内，严重者通过血液循环向肺外播散或直接入侵其他的组织器官引起感染，如肺孢子菌性肝炎、中耳炎、结肠炎、眼脉络膜炎等，统称为肺孢子菌病（pneumocystosis）。

3. 微生物学检查　采集患者痰液或支气管灌洗液，检查滋养体型或包囊型为确诊依据。因滋养体型难以辨认，主要依靠包囊型的形态结构确诊，也可通过革兰染色或亚甲蓝染色检出，也可通过免疫学方法检测患者血清中特异性抗体或分子生物学手段进行辅助诊断。

4. 防治原则　该病目前无特异性预防方法，不及时治疗，病死率较高。患者应注意进行隔离。长期大量应用免疫抑制剂者应警惕。治疗药物可选用磺胺甲基异噁唑、羟乙基磺酸烷脒、棘球白素类抗菌药卡泊芬净等。

目标检测

答案解析

1. 皮肤癣菌为何能引起皮肤癣？如何进行微生物学诊断？
2. 试分析白假丝酵母引起的感染有所增加的原因。
3. 新生隐球菌的致病特征如何？
4. 简述浅部真菌的种类及侵犯部位。

（童长勇）

书网融合……

微课　　　　　　本章小结　　　　　　题库

第二篇
医学免疫学

第一章　医学免疫学绪论

> **学习目标**
> 1. 掌握　免疫的概念和功能、免疫学的研究对象和主要内容。
> 2. 熟悉　免疫学技术的应用进展、免疫学技术在医药方面的应用。
> 3. 了解　免疫学含义、免疫学的发展概况。
> 4. 能够践行"三药"理念，树立免疫学是一门重要学科的意识。
> 5. 养成医学辨证思维。

第一节　医学免疫学简介

一、免疫的概念

免疫（immunity）即免除疫病，疫病指传染性疾病。immunity 这个词来自拉丁文"immunitas"，其原意为豁免徭役或差役，后在医学上引申为对疾病尤其是传染性疾病的免疫。随着研究的发展，人们对免疫有了新的认识：引起机体免疫应答的物质不一定都与病原体有关，引起免疫的通常是与机体结构成分不同的异物，即"非己"物质（异物）。

医学免疫学（medical immunology）是研究机体在健康或疾病下的免疫学本质和机制，以及把免疫学的理论、方法和技术应用在疾病的预防、诊断和治疗中的一门科学。医学免疫学起源于医学微生物学，主要研究抗感染免疫，现已渗透到医学的各个领域，成为医学主干桥梁课程。

二、免疫系统的组成

机体的免疫系统（immune system），指机体执行免疫功能的物质基础，由免疫器官和组织、免疫细胞及免疫分子构成。

免疫器官和组织：包括中枢免疫器官和外周免疫器官。中枢免疫器官是免疫细胞发生及分化发育的场所，包括骨髓和胸腺；外周免疫器官和组织是成熟免疫细胞定居的场所，也是特异性免疫应答的主要场所，包括脾脏、淋巴结、黏膜相关淋巴组织和皮肤相关淋巴组织。

免疫细胞：绝大多数来源于骨髓造血干细胞，是免疫应答的主要执行者。免疫细胞可分为固有免疫细胞及介导适应性免疫应答的细胞。固有免疫细胞主要包括吞噬细胞（中性粒细胞、单核－巨噬细胞等）、树突状细胞、NK 细胞、NKT 细胞、肥大细胞及嗜酸/嗜碱细胞等，执行固有免疫功能。介导适应性免疫的细胞主要有 T 细胞和 B 细胞。

免疫分子：主要包括膜型分子和分泌型分子。膜型分子由免疫细胞分泌，包括抗体、补体和细胞因子等；分泌型分子包括 T 细胞表面受体（TCR）、B 细胞表面受体（BCR）、模式识别受体（PRR）、黏附分子、CD分子和各类受体分子等，他们参与对"非己"物质的识别、介导各免疫细胞之间的相互作用，具有极其广泛的作用。

三、免疫系统的功能

免疫系统的功能是指机体识别并清除外来入侵抗原和体内突变或衰老细胞并且维持机体内环境稳定。免疫系统的功能可由以下三个方面表述（表2-1-1）。

表2-1-1

功能	正常反应	异常（病理）反应
免疫防御	抵抗病原体侵袭	过低 - 免疫缺陷 过高 - 超敏反应
免疫监视	清除恶性突变或衰老细胞	低下 - 肿瘤繁殖
免疫自稳	对自身抗原的耐受	紊乱 - 自身免疫病

1. 免疫防御（immune defense）　指机体免疫系统抵御外界病原体的入侵并将其清除的免疫保护作用。若免疫防御功能过低或缺失，可发生免疫缺陷病；但若应答过强或者持续时间过长，则机体在清除病原体的同时，也可能导致机体的组织损伤或者功能异常，如超敏反应等。

2. 免疫监视（immune surveillance）　指免疫系统随时识别和清除体内出现的"非己"成分，如由基因突变而产生的肿瘤细胞及衰老、死亡细胞等。若免疫监视功能低下，可致肿瘤的发生。

3. 免疫自稳（immune homeostasis）　指免疫系统通过自身免疫耐受及免疫调节两种主要机制来维持机体内环境的稳定。正常情况下，免疫系统对自身的组织细胞不产生免疫应答，即免疫耐受，赋予机体免疫系统区别"非己"和"自己"的能力。若免疫耐受被打破，免疫系统将把"自己"视为"非己"而产生免疫应答，会导致自身免疫病的发生。

此外，免疫系统与神经系统及内分泌系统一起组成神经 - 内分泌 - 免疫网络，在维持机体内环境稳定中发挥重要作用。

四、免疫应答的类型和特点

免疫应答（immune response）是指免疫系统识别并清除"非己"物质的整个过程，可分为固有免疫（innate immunity）和适应性免疫（adaptive immunity）两类（表2-1-2），而固有免疫也称非特异性免疫（non - specific immunity）或天然免疫（natural immunity or native immunity），适应性免疫也称特异性免疫（specific immunity）或 获得性免疫（acquired immunity）。

表2-1-2　固有免疫和适应性免疫的区别

	固有免疫	适应性免疫
获得形式	固有性（先天性）	后天获得
发挥作用时相	早期，快速（数分钟至4天）	4～5天后
免疫原识别受体	模式识别受体	T/B 细胞受体（TCT/BCR）
免疫记忆	无	有，记忆性细胞
参与成分	抑菌、杀菌物质，补体，炎症因子 吞噬细胞，NK 细胞，NKT 细胞等	T 细胞（细胞免疫） B 细胞（体液免疫）

1. 固有免疫　在个体出生时就具备，是生物在长期的进化过程中逐渐形成的，可以遗传，是个体抵御病原体入侵的第一道防线。固有免疫通过模式识别受体（pattern recognition receptor，PRR）去识别

病原生物所表达的病原体相关模式分子（pathogen associated molecular pattern，PAMP）。如树突状细胞及单核－巨噬细胞等细胞表面的 Toll 样受体 4（TLR－4）可以识别革兰阴性菌的细胞壁成分脂多糖（LPS），因而产生固有免疫应答。

2. 适应性免疫　是指机体内 T、B 淋巴细胞被"非己"的物质刺激后，自身激活、增殖、分化为 T 细胞/浆细胞后，产生一系列生物学效应的全过程。适应性免疫主要特点有三个，即特异性、耐受性和记忆性。适应性免疫包括 T 细胞介导的细胞免疫（cell－mediated immunity）和 B 细胞介导的体液免疫（humoral immunity）两类。T 细胞介导的免疫也称为细胞免疫（cellular immunity），由 T 细胞介导，主要针对细胞内病原体（如病毒和胞内寄生菌等）；体液免疫由 B 细胞所产生的抗体介导，主要针对毒素和胞外病原体等。

免疫应答是医学免疫学的核心内容，本篇第十二章至第十四章将对固有免疫及适应性免疫进行详细的阐述。免疫应答中的免疫耐受和免疫调节的机制和应用将在本篇第十五章和第十六章分别重点介绍。

五、免疫与疾病

免疫系统的组成和功能发生异常所导致的疾病称为免疫性疾病。如免疫应答及免疫调节异常导致的感染性疾病、肿瘤、自身免疫病、超敏反应等；免疫系统某种成分缺如所导致的免疫缺陷病。

本篇的第十七章至第二十一章是免疫性疾病或者免疫相关疾病的内容。第十七章"超敏反应"论述疾病发生的免疫机制和分型，以及各型超敏反应在临床上的常见疾病及防治原则。第十八章"自身免疫病"阐述临床上常见的自身免疫病的发病机制。第十九章"免疫缺陷病"阐述先天性和获得性免疫缺陷病及其免疫学机制，包括获得性免疫缺陷综合征，即艾滋病。第二十章、第二十一章阐述肿瘤免疫和移植免疫的内容，分别介绍肿瘤发生发展过程中的免疫学机制及免疫治疗的原理与方法、器官移植排斥的免疫学机制及其免疫防治措施。

六、免疫学的应用

随着医学免疫学的快速发展，免疫学理论和技术广泛应用于医学实践，为疾病的预防、诊断和治疗提供了理论指导和技术方法。

免疫诊断（immunodiagnosis）是应用免疫学理论、技术和方法诊断相关疾病和测定评估机体免疫状态的一门学科。免疫诊断已成为临床各科中诊断疾病最重要的手段之一。免疫诊断方法朝着快速、微量、自动化方向高速发展，新的诊断方法也不断涌现。

免疫预防（immunoprophylaxis）是指通过接种疫苗或注射抗体等免疫效应分子，使机体针对某种特定疾病产生免疫力的方法。如人类通过接种牛痘疫苗，消灭了天花这一烈性传染病。通过计划免疫，我国在控制传染病特别是儿童多发性传染病方面取得了显著的成效。

免疫治疗（immunotherapy）是根据疾病的发病机制，为达到治疗疾病的目，人为增强或抑制机体免疫功能的方法。免疫治疗是临床治疗疾病的重要手段之一。如单克隆抗体在抑制移植排斥反应、治疗肿瘤及自身免疫病方面已取得了突破性进展；细胞因子对治疗白细胞和血小板减少症、贫血、病毒性肝炎等已取得良好的疗效；骨髓移植已成为治疗造血系统疾病无可替代的治疗手段；肿瘤的免疫治疗已取得许多重要的成果，成为肿瘤最有前景的治疗方法；免疫抑制剂极大地提高了器官移植的临床成功率。

第二节　免疫学发展简史

免疫学的发展经历了长期的过程，我们大致地将此过程划分为三个时期，即经验免疫学时期、实验免疫学时期及科学免疫学时期。

一、经验免疫学时期

人类在与传染病作斗争中发现，传染病患者在痊愈之后可以抵抗同种传染病的再次侵袭，我国古代医学家将该现象称为"以毒攻毒"，因此开始尝试通过人工轻度感染某种传染病来获得对此种传染病的抵抗力。例如，晋代葛洪的《肘后备急方》（约公元 303 年）及唐代孙思邈的《备急千金要方》（约公元 648 年）针对防治狂犬病就有"取所咬狂脑敷之，后不复发"的文字记载。天花是一种烈性传染病，通过呼吸道传播，死亡率极高，曾严重威胁人类的生存。据考证，公元 16 世纪，我国明代隆庆年间已有关于种人痘的医书记载，将天花患者的皮肤痘痂磨碎成粉，吹入未患病儿童鼻内来预防天花。这种种痘的方法一直沿用到清代，还传至俄国、日本、朝鲜、土耳其及英国等国家。

公元 18 世纪后叶，英国医生 Edward Jenner 观察到，挤牛奶女工接触患有牛痘的牛而手臂长牛痘，却不会再患天花，该发现提示他人工接种"牛痘"可能会预防天花，因此，他在志愿者身上进行接种"牛痘"预防天花的试验并取得了成功。1798 年，Jenner 发表了相关论著，开创了人工主动免疫的先河。牛痘苗的发明让人类免遭天花的灾难，1980 年世界卫生组织（WHO）宣布：全球消灭了天花。这是具有划时代意义的伟大医学事件，也彰显了免疫学对人类健康的巨大贡献。

二、实验免疫学时期

（一）实验免疫学的兴起

从 19 世纪 70 年代开始，许多致病菌陆续被发现并分离成功，德国科学家 Robert Koch 提出了病原菌致病的 Koch 法则，颠覆此前人类对"瘟疫"的认识。在此基础上，发现可将减毒的病原体给动物接种，预防有毒的病原体感染所引起的疾病。法国科学家 Louis Pasteur 发现炭疽杆菌经 40 ~ 43℃培养后，可明显降低其毒力，将其制成的减毒活菌苗接种动物可预防炭疽病的发生，此后 Pasteur 将狂犬病病原体经过连续传代后获得减毒株，制备成减毒狂犬疫苗。在此后的 20 多年时间里，越来越多的致病菌被确定，各种各样的疫苗（vaccine）也相继问世。

（二）细胞免疫和体液免疫学派的形成

19 世纪后叶，俄国科学家 Elie Metchnikoff 发现吞噬细胞可吞噬异物，于 1883 年提出原始的细胞免疫学说。他认为吞噬细胞是执行天然免疫的重要细胞，对获得性免疫也非常重要，同时提出炎症不是一种单纯的损伤作用，也是机体的保护机制。这一理论学说对医学和免疫学的发展产生了深远的影响。Metchnikoff 的发现开创了固有免疫理论，也为细胞免疫理论奠定了基础。

1890 年，Emil von Behring 和他的同事 Kitasato Shibasaburo 用白喉外毒素免疫动物，发现免疫动物的血清中产生能中和外毒素的物质，称其为抗毒素。随后，他们用白喉外毒素免疫血清成功救治了一名患白喉患儿。白喉抗毒素的发现，成功挽救了成千上万的患儿，开创人工被动免疫的先河，也带动了体液免疫研究的兴起。1901 年 von Behring 获第一届诺贝尔生理学或医学奖。抗毒素发现后不久，又在动物免疫血清中相继发现有溶菌素、凝集素、沉淀素等组分,这些组分能与对应的细胞、微生物及其产物特异性结合。随后将血清中不同的特异性反应物质称为抗体(antibody),将能诱导产生抗体的物质统称为抗原(antigen),由此建立了抗原、抗体的概念,并陆续发明了体外检测抗体或抗原的多种血清学技术。1899 年,比利时医生 Jules Bordet 发现,在可以溶解细菌的新鲜免疫血清中,除抗体外还存在一种热不稳定的物质,有溶菌或溶细胞的作用,将这种非特异性物质称为补体(complement)。

20 世纪初,Karl Landsteiner 开始研究抗体与半抗原关系的研究领域,随后,发现了 ABO 血型抗原,并将此成果应用于临床,大力推动了临床医学的发展。Landsteiner 是血型血清学的奠基人。

1938 年,继 Arne Tiselius 和 Elvin Kabat 利用蛋白电泳的方法证明抗体是丙种球蛋白后。1959 年,英国生物科学家 Rodney Porter 和美国科学家 Gerald Edelman 分别对免疫球蛋白化学结构进行了研究,阐明了免疫球蛋白的基本结构,为研究抗体多样性的形成机制奠定了理论基础。

(三) 免疫学重大学说和理论

关于抗体的产生,1897 年 Paul Erblich 提出抗体产生的侧链学说(side chain theory),Linus Pauling 等提出了模板学说,这些学说从不同的侧面阐释抗体的产生机制,为后续研究提供了参考。

1957 年免疫学家 MacFarlane Burnet 基于对天然免疫耐受和人工免疫耐受实验结果的分析和思考,提出了克隆选择学说(clonal selection theory),该学说是免疫学发展史中最为重要的理论之一。1945 年 Ray Owen 发现异卵双生小牛个体内含有两种不同血型的红细胞,在体内形成了血型嵌合体。1953 年,英国免疫学家 Peter Medawar 等人成功地建立鼠皮片移植的实验模型,进行了人工诱导免疫耐受的实验。Medawar 发现,动物在胚胎期或新生期接触的抗原,可诱导其发生免疫耐受,使动物至成年期特异性的对该抗原不应答。1975 年,Georges KÖhler 和 Cesar Milstein 创立 B 淋巴细胞杂交瘤技术并制备出单克隆抗体,证实了克隆选择学说中一个细胞克隆只产生一种特异性抗体的理论,而单克隆抗体技术在生命科学及医学领域中引发了一场革命。

1974 年,Niels Jerne 基于现代免疫学对抗体分子独特型和抗独特型相互识别的认识,提出了免疫网络学说,该学说丰富了免疫学理论体系。

(四) 免疫学的细胞学基础的奠定

从 20 世纪下半叶开始,细胞免疫学研究开始兴起,因此对免疫系统有了更全面的认识。1957 年,Bruce Glick 发现切除鸡的腔上囊(富含淋巴细胞),将导致抗体产生缺陷,遂将腔上囊中发育成熟的淋巴细胞称为 B 淋巴细胞(B 取自腔上囊 Bursa 的首字母)。1961 年,Jacques Miller 和 Robert Good 发现胸腺是骨髓未成熟淋巴细胞发育成熟的场所,并将依赖胸腺发育成熟的淋巴细胞称为 T 淋巴细胞。随后,科学家 Warner 和 Szenberg 进一步证实:T 主要细胞负责细胞免疫,B 主要细胞负责体液免疫;Claman 和 Mitchell 发现 T 细胞与 B 细胞之间有相互协同作用,且 T 细胞可辅助 B 细胞产生抗体。

20 世纪 70 年代,在研究肿瘤免疫过程中,发现了一群不需抗原预先刺激、在没有抗体存在的条件下即可将肿瘤细胞杀伤的淋巴细胞,称之为自然杀伤细胞(NK 细胞)。1973 年美国科学家 Ralph Steinman 发现了树突状细胞,在随后的研究中,证实了树突状细胞是抗原提呈最强的细胞,能有效激活初始 T 细胞。

三、科学免疫学时期

1953 年 James Dewey Watson 和 Francis Grick 揭示了 DNA 的双螺旋结构,开启了生命科学的新纪元。随着分子生物学的兴起,人们对免疫系统的研究深入到分子水平和基因水平,越来越多的免疫分子的基因被克隆，越来越多新的免疫分子被表达，分子免疫学应运而生，并且成为免疫学诸多分支的核心。

（一）抗体多样性及特异性的遗传学基础

1978 年，日本生物学家 Susumu Tonegawa 运用基因重排技术，揭示了免疫球蛋白基因结构，提出基因重排理论，阐释了产生抗体多样性的遗传学基础。Tonegawa 对于免疫球蛋白基因结构及重排的理论，对日后 T 细胞的受体基因结构及重排机制的发现产生了重要的影响。

（二）T 细胞抗原受体的基因克隆

在发现 Ig 基因结构及重排后不久，Mark Davis 和 Chien Saito 等克隆了 T 细胞受体（TCR）的基因。发现 TCRβ 链基因和免疫球蛋白重链基因，TCRα 链基因和免疫球蛋白轻链基因的结构与重排惊人的相似。

（三）MHC 限制性的发现

从 20 世纪 30 年代起，George Snell 建立了一套同类系小鼠品系模型，由此发现了在同种移植排斥反应中起重要作用的基因区域，称之为 H－2，进而证实 H－2 是由许多密切连锁基因组成的复合体，并且每个基因座上有多个等位基因的存在，这些基因被称为主要组织相容性复合体（MHC）。MHC 的基因型及表型在群体中具有高度多态性，这种多态性造成不同的个体之间识别抗原能力的差别，因此决定了在群体中不同个体对同一种抗原能力的差别。

20 世纪 50 年代，法国科学家 Jean Dausset 在人体上发现了相似于 H－2 的人类白细胞抗原（HLA）系统，随后鉴定出多种人类 HLA 抗原。1974 年，Peter Doherty 和 Rolf Zinkemagel 发现了细胞毒性 T 细胞在识别感染细胞的病毒抗原时存在 MHC 限制性。这些发现为临床上成功地移植器官奠定了理论基础。

（四）细胞因子及其受体

自 20 世纪 80 年代以来，陆续发现了许多有重要生物学功能的细胞因子，它们具有广泛的生理功能作用。由于人类基因组计划的突飞猛进和生物信息学的应用，人们对细胞因子及其受体结构和功能的研究空前发展，并迅速应用于临床医学，成为免疫治疗的重要内容。

（五）固有免疫识别理论

1989 年，Charles Janeway 提出固有免疫的"模式识别"理论，随后 1994 年，Polly Matzinger 在"模式识别"基础上提出"危险模式"理论。提出固有免疫细胞通过其表达的模式识别受体（pattern recognition receptor，PRR），选择性地识别病原体和其产物所共有的高度保守的分子结构（非己成分），即病原体相关模式分子（pathogen associated molecular pattern，PAMP）后，吞噬、加工病原体并提呈抗原，在危险信号的参与下，启动特异性免疫应答。该理论从新的侧面阐释了为什么免疫系统针对病原体入侵或组织损伤产生应答，但对正常自身组织不产生应答（即免疫耐受）。

（六）免疫细胞受体信号转导的研究

免疫细胞通过其表面的免疫受体（如 TCR、BCR 等），来感应细胞外或细胞内的各种刺激。这些刺激必须与相应受体结合后，通过受体介导的信号传导途径，调节特定的基因表达，以此参与或调节免疫应答。免疫细胞的信号传导途径极其复杂，不同膜表面分子介导的信号传导途径不尽相同，反映出免疫应答及免疫调节的复杂性。同时不同信号途径之间存在交互，在信号传导水平上形成了网络。免疫细胞信号传导途径的下游是通过启动特定的转录因子，使其进入胞核并调控相应基因的表达。不同的信号传导途径可能激活相同的转录因子，可谓"殊途同归"。进入 21 世纪，免疫受体介导的免疫细胞活化及信号传导机制的研究成为生物医学领域研究热点。

第三节　免疫学的发展趋势

目前，免疫学正以空前的蓬勃态势向前发展，表现在：基础免疫学的研究更加广泛和深入，免疫学的理论体系更加完善，新的研究方向和热点层出不穷；临床免疫学在临床的价值更为显著，免疫学已经渗透到临床的方方面面，免疫学技术和方法应用于疾病的预防、诊断及治疗；基础免疫学和临床免疫学的结合更加密切，基础研究和应用研究紧密结合、相辅相成；免疫学和其他生命学科与医学交叉融合，促进了免疫学与其他学科的共同发展。在推动生物高科技产业化过程中，免疫学的技术支撑作用及其效益也日益突出。

一、基础免疫学

免疫应答的机制将更加深刻。对免疫系统认识的深入也将推动对免疫应答本质的了解，理论研究的成果将更多地应用于医学实践。分子生物学与生物信息学在免疫学研究中应用的深入，更多的免疫新分子将被克隆和发现。小鼠转基因及基因敲除技术的运用，将促进人们对免疫分子功能的认识。结构生物学技术的应用帮助人们在分子水平上认识免疫分子间的相互作用。细胞分析及分选技术的发展将使人们精确地认识免疫细胞亚群的表面标志和功能。实时动态成像技术将为深入认识免疫系统及免疫应答过程中参与的细胞和分子提供新的手段。系统生物学的研究理念与方法纳入免疫学研究中，将加速并拓展免疫学的深入研究。

二、临床免疫学

免疫学和临床医学的学科交叉渗透已形成众多的分支学科，如免疫药理学、免疫病理学、感染免疫学、移植免疫学、肿瘤免疫学、神经免疫学、生殖免疫学、血液免疫学等。运用免疫学理论及方法预防、诊断和治疗免疫相关的疾病，成为重要的现代医学手段。

1. 免疫预防　疫苗虽然是预防并控制传染病最重要的手段且取得了重大进展，但依然面临诸多挑战，许多危害人类健康的传染病比如艾滋病、丙型肝炎等仍然缺乏有效的疫苗进行预防。随着新发传染病的出现，势必要研制相关的有效疫苗。人们通过现代技术研制出新型的疫苗如 DNA 疫苗、重组疫苗及亚单位疫苗等。近年来，一些非传染性疫苗的研究得到发展，特别是防治肿瘤的疫苗，如预防宫颈癌的人乳头瘤病毒疫苗。

2. 免疫诊断　免疫诊断技术是诊断临床疾病的重要辅助手段。免疫诊断方法向着快速、微量、自动化的方向高速发展，新的免疫诊断技术也将不断涌现。

3. 免疫治疗　免疫治疗得到高速发展，如单克隆抗体制剂在治疗肿瘤、自身免疫病等取得了突破性进展；基因工程细胞因子已广泛用于感染性疾病、肿瘤及血液系统疾病的治疗；造血干细胞移植有效地应用于白血病等血液系统患者的治疗；肿瘤免疫治疗迅速发展，如阻断免疫检查点的抗 CTLA - 4 抗体及抗 PD - 1 或 PD - L1 抗体、嵌合抗原受体 T 细胞（CAR - T）等为肿瘤的治疗带来了新的希望。

目标检测

1. 简述现代免疫的概念及其主要功能。
2. 简述 Jenner 发明牛痘苗预防天花的意义。

（曹伟娟）

书网融合……

本章小结　　　题库

第二章 免疫器官与组织及其主要作用

PPT

1. 掌握 免疫的概念和功能、免疫学的研究对象和主要内容。
2. 熟悉 免疫学技术的应用进展、免疫学技术在医药方面的应用。
3. 了解 免疫学的含义、免疫学的发展概况。
4. 能够根据免疫系统的组成理解免疫系统是一个整体，每种成分都是不可或缺的部分。
5. 具有由微观组成推导系统整体功能的思维能力。

免疫系统（immune system）由免疫器官、免疫组织、免疫细胞和免疫分子组成。免疫器官包括中枢免疫器官和外周免疫器官，二者通过血液循环和淋巴循环相互联系，构成完整的免疫网络系统

第一节 中枢免疫器官

中枢免疫器官（central immune organ）包括骨髓和胸腺，是人和其他哺乳类动物免疫细胞发生、发育、分化和成熟的场所。

一、骨髓

（一）骨髓的结构和细胞构成

骨髓位于骨骼腔内，包含红骨髓和黄骨髓。红骨髓是造血组织，具有活跃的造血功能，是血细胞（包括免疫细胞）的起源地。红骨髓由造血组织和血窦构成。

造血组织主要由造血细胞和基质细胞两类细胞组成。基质细胞包括网状细胞、成纤维细胞、血窦内皮细胞、巨噬细胞和脂肪细胞等。由基质细胞及其分泌的造血生长因子（IL-3、IL-6、IL-7、SCF及GM-CSF等）和细胞外基质共同构成的环境，被称为造血诱导微环境（hematopoietic inductive microenvironment，HIM）。

造血干细胞（hematopoietic stem cell，HSC）具有高度的自我更新能力和多能分化潜能，所有血细胞都是由造血干细胞分化而来。HSC最初出现在胚胎2~3周的卵黄囊中。随后，HSC从卵黄囊迁移至胎肝，随后入脾。胎肝和脾脏成为胚胎第3~7个月的主要造血器官。胚胎晚期HSC又迁移到骨髓中，使骨髓成为胚胎后期和出生后的主要造血器官。人类HSC的主要表面标志物是CD34和CD117，但不表达各种成熟血细胞谱系相关的表面标志。

（二）骨髓的功能

骨髓是HSC分化发育成各类血细胞和免疫细胞的场所，也是B细胞的发育成熟和发生再次体液免疫应答的场所。

1. HSC分化发育成各类血细胞和免疫细胞的处所 在骨髓中，HSC最初分化为髓样干细胞（myeloid stem cell）和淋巴样干细胞（lymphoid stem cell）。髓样干细胞进一步分化为粒细胞、单核细胞、红细胞和血小板等成熟的血细胞。淋巴样干细胞分化为祖 B 细胞和祖 T 细胞。祖 B 细胞在骨髓中继续分化为成熟的 B 细胞，而祖 T 细胞则通过血液循环迁移到胸腺，在胸腺微环境中进一步分化为成熟的 T 细胞。成熟的 B 细胞和 T 细胞离开骨髓或胸腺，进入外周免疫器官。未成熟树突状细胞来自于髓样干细胞和淋巴样干细胞，进入淋巴结后发育成熟（图 2 - 2 - 1）。

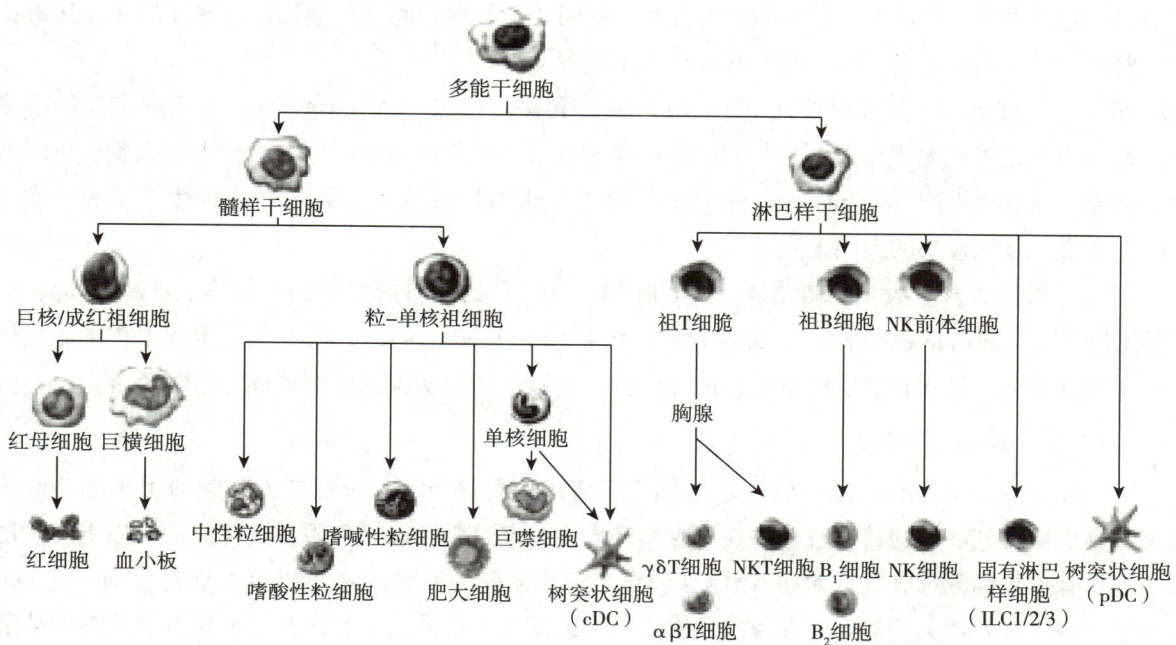

图 2 - 2 - 1　造血干细胞分化发育示意图

2. B 细胞和 NK 细胞分化成熟的场所　在骨髓中，祖 B 细胞经历前 B 细胞和未成熟 B 细胞的发育，最终发育为成熟的 B 细胞。NK 细胞也在骨髓中发育成熟。

3. 体液免疫应答发生的场所　骨髓是再次体液免疫应答后产生抗体的主要部位。记忆 B 细胞在外周免疫器官受到相同抗原再次刺激被激活后，经过淋巴液和血液返回骨髓，增殖分化为成熟的浆细胞，持续产生大量抗体（主要是 IgG，其次是 IgA 等）并释放到血液循环中，是血清抗体的主要来源。

当骨髓功能出现缺陷时，会严重影响机体的造血功能和免疫功能。例如，大剂量放射线照射会抑制或破坏机体的造血功能和免疫功能，此时只有进行正常骨髓的移植才能重建造血和免疫功能。通过将免疫功能正常个体的造血干细胞或淋巴干细胞移植给免疫缺陷个体，可以部分或完全恢复其造血功能和免疫功能，这种方法可以治疗免疫缺陷病和白血病等疾病。

二、胸腺

胸腺（thymus）是 T 细胞分化、发育和成熟的场所。胸腺位于胸腔中央，青春期后胸腺会随着年龄的增长逐渐萎缩退化，皮质和髓质被脂肪组织所取代，胸腺微环境发生变化，导致老年人的免疫功能下降。

（一）胸腺的结构和细胞组成

胸腺由胸腺细胞和胸腺基质细胞组成。胸腺细胞是不同分化阶段的 T 细胞，而胸腺基质细胞包括胸腺上皮细胞（thymus epithelial cell，TEC）、巨噬细胞（macrophage，Mφ）、树突状细胞（dendritic cell，

DC）和成纤维细胞等。胸腺上皮细胞呈星形，它们通过突起相互连接形成网状结构，其中充满了胸腺细胞和少量巨噬细胞等。

（二）胸腺微环境

胸腺微环境是指由胸腺基质细胞、细胞外基质和局部活性因子所组成的环境，它对 T 细胞的分化、增殖和选择性发育起着重要的调节作用。胸腺上皮细胞是胸腺微环境中最重要的组成部分，通过分泌细胞因子和胸腺肽类分子，调节胸腺细胞的发育和细胞间相互作用。此外，细胞 – 细胞间的相互接触和细胞外基质也对胸腺细胞的发育和成熟起着重要作用。

1. 皮质 胸腺皮质分为浅皮质区（outer cortex）和深皮质区（inter cortex），皮质内主要的细胞为胸腺细胞（主要是未成熟 T 细胞），并含有 TEC 和 Mφ 等。胸腺浅皮质区内的胸腺上皮细胞可包绕胸腺细胞，称为胸腺抚育细胞（thymic nursing cell），能产生促进胸腺细胞分化发育的细胞因子和激素。深皮质区内主要为体积较小的胸腺细胞。

2. 髓质 髓质内含有大量胸腺髓质上皮细胞和疏散分布的相对成熟的胸腺细胞、DC 和 Mφ。髓质内可见胸腺小体（thymic corpuscle），即哈索尔小体（Hassall corpuscle），由聚集的胸腺上皮细胞呈同心圆状排列包绕而成，是胸腺髓质的重要特征性结构。胸腺小体在胸腺发生炎症或肿瘤时消失。

（三）胸腺的功能

1. T 细胞分化、成熟的场所 胸腺是 T 细胞发育的主要场所。从骨髓迁入胸腺的祖 T 细胞经历了从被膜下到皮质再到髓质的移行过程。在胸腺微环境中，经过阳性选择和阴性选择，90% 以上的胸腺细胞凋亡，只有少数胸腺细胞获得 MHC 限制性和自身免疫耐受，发育成熟为初始 T 细胞（naive T cell），然后离开胸腺进入外周免疫器官。如果胸腺发育不全或缺失，会导致 T 细胞缺乏和细胞免疫功能缺陷。

2. 免疫调节作用 胸腺基质细胞产生的多种细胞因子和胸腺肽类分子，不仅调控胸腺细胞的分化和发育，还对外周免疫器官和免疫细胞起调节作用。

3. 自身免疫耐受的建立与维持 在胸腺发育的过程中，自身反应性的 T 细胞通过与胸腺基质细胞表面表达的自身抗原肽 – MHC 复合物发生高亲和力的结合，引发阴性选择启动程序性死亡，从而消除或抑制自身反应性的 T 细胞克隆，建立对自身抗原的中枢免疫耐受。

第二节　外周免疫器官和组织

外周免疫器官（peripheral immune organ）包括淋巴结、脾脏以及分布在胃肠道、呼吸道和泌尿生殖道的黏膜相关淋巴组织，是成熟 T、B 淋巴细胞定居和免疫应答的主要场所。

一、淋巴结

淋巴结（lymph node）是结构完整的外周免疫器官，广泛分布于全身非黏膜部位的淋巴通道交汇处。身体部位浅表淋巴结通常位于凹陷隐蔽的区域，如颈部、腋窝和腹股沟等；而内脏淋巴结多数成群分布于器官附近，例如肺门淋巴结。淋巴液从组织或器官引流至局部淋巴结，因此，局部淋巴结的肿大或疼痛通常提示引流区域内的器官或组织发生炎症或其他病变。

（一）淋巴结的结构

淋巴结的实质主要分为皮质区和髓质区两个部分。

1. 皮质 皮质区包括浅皮质区和深皮质区。浅皮质区靠近被膜，是 B 细胞定居的地方，称为非胸腺依赖区（thymus–independent area）。在浅皮质区内，大量的 B 细胞聚集形成初级淋巴滤泡（primary lymphoid follicle），又叫淋巴小结。初级淋巴滤泡主要包含未受抗原刺激的初始 B 细胞，没有生发中心。受抗原刺激后，淋巴滤泡内出现生发中心（germinal center，GC），称为次级淋巴滤泡（secondary lymphoid follicle），其中含有大量增殖分化的 B 淋巴母细胞，这些细胞可向内转移至淋巴结中心部的髓索，分化为浆细胞并产生抗体。当 B 细胞缺陷时，皮质缺乏初级淋巴滤泡和生发中心。

深皮质区又称副皮质区，位于浅皮质区与髓质之间，是 T 细胞定居的地方，称为胸腺依赖区（paracortex）。深皮质区含有自组织迁移而来的成熟树突状细胞，这些细胞高表达 MHC Ⅱ 类分子，是专门的抗原递呈细胞。深皮质区内有由内皮细胞组成的非连续的毛细血管后微静脉，也称为高内皮微静脉（high endothelial venule，HEV），是血液中的 T、B 淋巴细胞进入淋巴结实质的重要"门户"，也是血液循环和淋巴循环之间重要的通道。

2. 髓质 髓质由髓索和髓窦组成。髓索由密集聚集的淋巴细胞组成，主要包括大量 B 细胞、浆细胞及部分 T 细胞和巨噬细胞。髓窦内含 T、B 细胞，富含巨噬细胞，具有强大的捕捉和清除病原微生物的能力。

（二）淋巴结的功能

1. T 细胞和 B 细胞定居的场所 淋巴结是成熟 T、B 淋巴细胞主要定居场所之一。其中，T 细胞约占淋巴结内淋巴细胞总数的 75%，而 B 细胞约占 25%。

2. 适应性免疫应答的场所 淋巴结是淋巴细胞进行适应性免疫应答的重要场所之一。当游离抗原通过淋巴液进入到局部淋巴结时，抗原可被副皮质区内的抗原呈递细胞（APC）摄取，或者抗原在组织中被 APC 摄取，随后 APC 迁移至深皮质区。在深皮质区，APC 将经过加工的抗原肽呈递给 T 细胞，使其活化、增殖并分化为效应性辅助 T 细胞。通过 T 细胞和 B 细胞的相互作用，B 细胞在浅皮质区大量增殖形成生发中心，并分化为浆细胞。一部分浆细胞迁移到髓质区并开始分泌抗体，它们的寿命较短；而大部分浆细胞则通过输出淋巴管→胸导管→血循环的方式迁移至骨髓，长期持续产生高亲和力的抗体，成为抗体的主要来源。效应性 T 细胞除了在淋巴结内发挥免疫效应外，也通过输出淋巴管→胸导管进入血循环而分布于全身，发挥其免疫效应。

3. 有过滤作用 淋巴结是淋巴液的有效过滤器。当侵入机体的病原微生物、毒素或其他有害异物随淋巴液进入局部引流淋巴结时，淋巴液在淋巴窦内缓慢移动，这有利于窦内的巨噬细胞吞噬并杀伤病原微生物，清除抗原性异物，从而净化淋巴液，防止病原体扩散。

4. 淋巴细胞再循环 淋巴结的深皮质区内的高内皮细胞血管（HEV）在淋巴细胞再循环中发挥重要作用。血液中的 T、B 细胞穿过 HEV，分别进入深皮质区和浅皮质区，然后通过各自迁移"路线"汇入髓窦，再通过输出淋巴管汇入胸导管，最终经过左锁骨下静脉返回血液循环。

二、脾

脾（spleen）是人体最大的外周免疫器官，同时具有贮血和过滤除菌的作用。脾在结构上与淋巴管道不直接相连，也没有淋巴窦，但含有大量血窦。

（一）脾的结构

脾的表面包裹结缔组织被膜，被膜向内延伸形成的脾小梁在脾内不断分支，形成纤维网状结构，为脾内的淋巴组织（白髓）和充满血液的红髓提供支持作用。脾实质可分为白髓和红髓。

1. 白髓　白髓是密集的淋巴组织，由围绕中央动脉分布的动脉周围淋巴鞘（periarteriolar lymphoid sheaths，PALS）、脾小结和边缘区组成，相当于淋巴结的皮质。脾动脉进入脾后，分支成小梁动脉，小梁动脉继续分支进入脾实质，称为中央动脉。PALS由密集的T细胞、少量树突状细胞和巨噬细胞构成，为T细胞区。脾小结内含大量B细胞和少量巨噬细胞、滤泡树突细胞，为B细胞区。在未受抗原刺激时，脾小结是初级淋巴滤泡，受抗原刺激后，中央部出现生发中心，形成次级淋巴滤泡。

2. 边缘区　白髓与红髓交界的狭窄区域是边缘区，内含T细胞、B细胞和较多的巨噬细胞。中央动脉的侧支末端在此膨大形成边缘窦。边缘窦内皮细胞之间存在间隙，是淋巴细胞由血液进入淋巴组织的重要通道。T细胞经过边缘窦迁移到PALS，而B细胞则迁移至脾小结和脾索。白髓内的淋巴细胞也可进入边缘窦，参与淋巴细胞再循环。

3. 红髓　白髓和边缘区外侧的广大区域称为红髓，由脾索和脾血窦组成。脾索是为条索状组织，主要含有B细胞、浆细胞、巨噬细胞和树突状细胞。脾索之间是脾血窦，其内充满血液。脾血窦汇入小梁静脉，在脾门汇合成脾静脉离脾。脾索和脾血窦中的巨噬细胞能够吞噬和清除衰老的血细胞、病原微生物和抗原-抗体复合物，并具有抗原递呈作用。

（二）脾的功能

脾在免疫系统中起着重要的作用，具有以下功能。

1. T细胞和B细胞定居的场所　脾是成熟T、B淋巴细胞主要定居场所之一。其中，B细胞约占脾淋巴细胞总数的60%，而T细胞约占40%。在脾的白髓中，T细胞和B细胞相互作用，参与体液免疫和细胞免疫的过程。脾小结中的B细胞能够产生抗体，而T细胞则参与免疫调节和细胞毒性反应。脾还通过过滤清除血液中的病原微生物和老化血细胞，以维持免疫系统的正常功能。

2. 适应性免疫应答的场所　脾是淋巴细胞进行适应性免疫应答的重要场所之一。同为适应性免疫应答发生的重要场所，脾与淋巴结的主要区别在于：脾是对血源性抗原诱导产生免疫应答的主要场所，而淋巴结主要对淋巴循环抗原产生应答。

3. 合成生物活性物质　脾可以合成分泌重要的免疫活性物质，如补体成分及细胞因子等。

4. 过滤功能　体内约90%循环血液经脾循环，脾富含的巨噬细胞能够吞噬清除老化的自身血细胞、血液中的病原体、免疫复合物及其他异物，从而发挥过滤作用，使血液得到净化，帮助维持血液中的正常成分。

三、黏膜相关淋巴组织

黏膜相关淋巴组织（mucosal-associated lymphoid tissue，MALT）是指分布在胃肠道、呼吸道和泌尿生殖道黏膜固有层和上皮下的散在淋巴组织，以及含有生发中心的淋巴组织，如扁桃体、派尔集合淋巴结和阑尾等。它是发生黏膜免疫应答的主要部位。

（一）MALT的组成

MALT主要包括肠相关淋巴组织（gut-associated lymphoid tissue，CALT）、鼻相关淋巴组织（nasal-associated lymphoid tissue，NALT）和支气管相关淋巴组织（bronchial-associated tissue，BALT）等。

1. 肠相关淋巴组织　肠相关淋巴组织由派尔集合淋巴结（Payer's patches，PP）、阑尾、大肠孤立淋巴滤泡、上皮内淋巴细胞和固有层中弥散分布的淋巴细胞组成，主要作用是抵御肠道病原微生物感染。PP属于小肠黏膜淋巴滤泡组织，是发生肠黏膜免疫应答的重要部位。它通过特化的抗原转运细胞（M细胞）摄取肠腔内的抗原给Mφ或DC，进一步激活T、B细胞，从而启动肠道黏膜免疫应答。上皮内淋巴细胞（intraepithelial lymphocyte，IEL）位于肠黏膜上皮细胞之间，主要为 T 细胞，IEL 在免疫监视和细胞介导的黏膜免疫具有重要作用。

2. 鼻相关淋巴组织　NALT 包括咽扁桃体、腭扁桃体、舌扁桃体和鼻后部淋巴组织，主要作用是抵御经空气传播的病原微生物的感染。

3. 支气管相关淋巴组织　BALT 主要分布在各肺叶的支气管上皮下，结构与 PP 相似，滤泡中的淋巴细胞受抗原刺激后增殖，形成生发中心，主要是 B 细胞。

（二）MALT 的功能及其特点

1. 行使黏膜局部免疫应答　MALT 在肠道、呼吸道及泌尿生殖道黏膜系统中构成了重要的防御屏障，在黏膜局部免疫防御中发挥关键作用。它与肠道正常菌群相互作用，对维持肠道健康和免疫稳态具有重要意义。

2. 产生分泌型 IgA　MALT 中的 B 细胞产生分泌型 IgA（SIgA）至黏膜表面，参与黏膜免疫防御。此外，部分在肠黏膜淋巴组织中产生的幼浆细胞可经血液循环进入其他黏膜组织，如唾液腺、呼吸道黏膜、女性生殖道黏膜和乳腺，产生 SIgA，发挥类似的免疫作用，使肠道免疫成为全身免疫系统的一部分。

第三节　淋巴细胞归巢与再循环 📱微课

淋巴细胞归巢（lymphocyte homing）是指 T、B 淋巴细胞离开中枢免疫器官后，在血液中选择性地定向迁移并定居于外周免疫器官的特定区域或组织的过程。此过程受到淋巴细胞表面黏附分子（即归巢受体，homing receptor）和特定组织高内皮细胞血管（HEV）表面的黏附分子（即地址素，addressin）之间相互作用的调控，从而决定了它们的去向，如黏膜、皮肤或炎症部位等。例如，产生 SIgA 的 B 细胞具有特定的归巢受体，使它们能够定向分布于黏膜相关淋巴组织。

淋巴细胞再循环（lymphocyte recirculation）是指定居在外周免疫器官的淋巴细胞在血液、淋巴液、外周免疫器官或组织间反复循环的过程（图 2-2-2）。参与再循环的淋巴细胞主要是 T 细胞，约占 80% 以上，其次是 B 细胞。

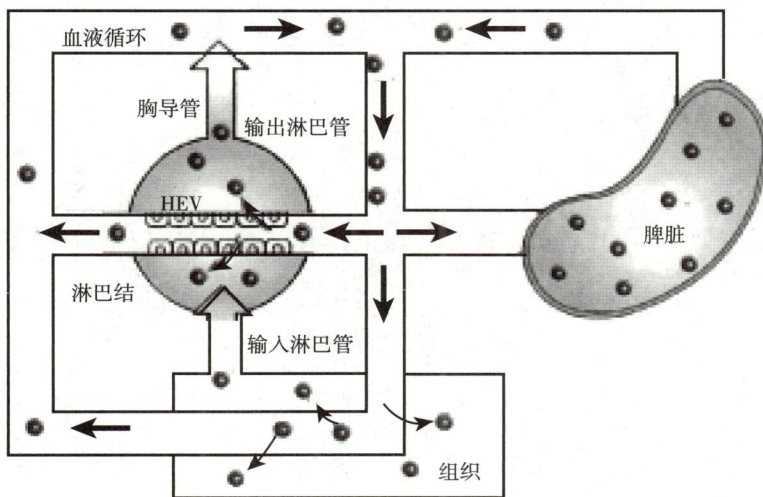

图 2-2-2　淋巴细胞再循环模式图

淋巴细胞再循环的生物学意义在于：首先，使体内淋巴细胞在外周免疫器官和组织的分布更加合理有序；其次，增加淋巴细胞与抗原及抗原呈递细胞接触的机会，有利于产生适应性免疫应答；最后，使全身免疫器官和组织联系成为一个有机的整体，并将免疫信息传递至全身各处的淋巴细胞和其他免疫细胞，有利于动员各种免疫细胞和效应细胞迁移至病原体、肿瘤或其他抗原性异物所在部位，发挥免疫效应。

目标检测

答案解析

1. 简述中枢及外周免疫器官的组成及其功能。
2. 简述淋巴细胞再循环的路径及生物学意义。

（曹伟娟）

书网融合……

微课　　　　本章小结　　　　题库

第三章 抗 原

PPT

学习目标

1. 掌握　抗原的概念及其基本性能。
2. 熟悉　抗原的种类及医学上重要的抗原；胸腺依赖性抗原和非胸腺依赖性抗原的区别。
3. 了解　决定抗原免疫原性的因素。
4. 能够用抗原及其相关概念的意义解释一些临床现象；能够用共同抗原与交叉反应的原理理解疫苗的生产。
5. 养成用基本原理解决实践问题的能力。

抗原（antigen，Ag）泛指所有能激活和诱导免疫应答的物质，狭义抗原指能被 T、B 淋巴细胞表面特异性抗原受体（TCR/BCR）识别并结合，激活 T、B 细胞并增殖、分化、产生免疫应答效应产物（特异性淋巴细胞或抗体），且与效应产物结合，从而发挥适应性免疫应答效应的物质。理论上抗原可为自然界所有的自身物质或外来物质，但机体免疫细胞通常识别的抗原是蛋白质，也包括脂类、多糖和核酸等。

第一节　抗原的性质与分子结构基础

一、抗原的基本特性

抗原具有免疫原性（immunogenicity）和免疫反应性（immunoreactivity）两个重要特性。免疫原性指抗原能够被 T、B 细胞表面的特异性抗原受体（TCR/BCR）识别和结合，从而引发机体产生适应性免疫应答的能力。免疫反应性指抗原能够与其所诱导的免疫应答效应产物（如活化的 T/B 细胞或抗体）特异性结合的能力。同时具备免疫原性和免疫反应性的物质被称为完全抗原（complete antigen）。然而，有些小分子物质本身不能单独诱导免疫应答，即它们不具备免疫原性，但当它们与大分子蛋白质等载体结合后，就能够获得免疫原性，从而诱导免疫应答。这类小分子物质被称为半抗原（hapten）或不完全抗原（incomplete antigen）。半抗原可以与免疫应答效应产物结合，具有免疫反应性。

二、适应性免疫应答的抗原特异性

适应性免疫应答具有抗原特异性，即针对特定抗原的免疫应答是专一的。某一特定抗原只能刺激机体产生针对该抗原的特异性 T、B 细胞的活化，且只能与该淋巴细胞或抗体特异性地结合。这种适应性免疫应答的抗原特异性是免疫学检测、诊断和治疗技术的基础。例如乙型肝炎病毒表面抗原（HBsAg）能够诱导机体产生特异性抗体，该抗体只能与 HBsAg 特异性地结合，而不会与乙型肝炎病毒的其他抗原（如核心抗原）或其他病毒抗原结合。利用这种特性，开发了用于检测乙型肝炎病毒感染的血清 HBsAg 检测试剂盒。

三、抗原表位 📱微课

1. 抗原表位的概念　抗原表位是决定抗原特异性的分子结构基础，它是抗原分子中决定免疫应答特异性的特殊化学基团，也是抗原与 T、B 细胞表面的抗原受体（TCR/BCR）或抗体特异性结合的最小结构与功能单位。抗原表位通常由 5～17 个氨基酸残基组成，也可以由多糖残基或核苷酸组成。一个抗原分子中能与抗体结合的抗原表位总数称为抗原结合价。天然蛋白大分子通常含有多种、多个抗原表位，可诱导机体产生含有多种特异性抗体的多克隆抗体。一个半抗原相当于一个抗原表位，仅能与 TCR/BCR 或抗体分子的一个结合部位结合。

2. 抗原表位的类别　根据抗原表位中氨基酸的空间结构特点，可以将其分为顺序表位（sequential epitope）和构象表位（conformational epitope）。顺序表位由连续线性排列的氨基酸构成，也称为线性表位；而构象表位由不连续排列但在空间上彼此接近形成特定构象的若干氨基酸残基组成（图 2 - 3 - 1）。

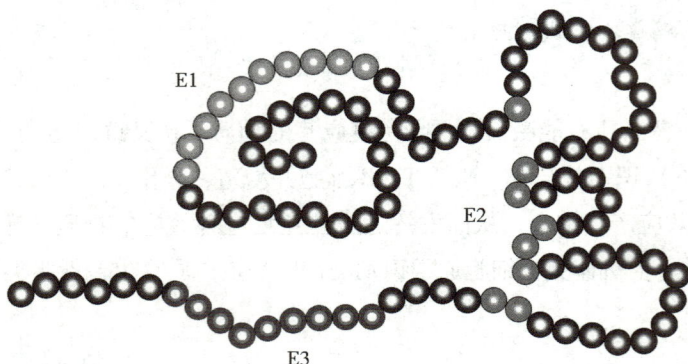

图 2 - 3 - 1　抗原分子中的线性表位与构象表位

根据 T、B 细胞所识别的抗原表位的不同，表位可分为 T 细胞表位和 B 细胞表位。T 细胞表位为线性表位，由 APC 加工后与 MHC 分子结合并呈递给 T 细胞，其中 CD8$^+$T 细胞识别的表位含有 8～10 个氨基酸，而 CD4$^+$T 细胞识别的表位较长，含有 13～17 个氨基酸。B 细胞表位无需 APC 加工递呈，直接由 BCR 或抗体识别，多为构象表位，少数为线性表位，位于抗原分子表面。

四、半抗原 - 载体效应

天然蛋白抗原存在 T、B 细胞表位，可以分别激活 T、B 细胞，但 B 细胞的激活依赖于 T 细胞的辅助作用。某些人工合成的简单有机化学分子免疫原性很低，属于半抗原，需要与蛋白质载体结合才能诱导抗半抗原的抗体产生。机制如下：B 细胞能够特异性识别半抗原，而蛋白质载体上含有 CD4$^+$T 细胞表位，被 B 细胞或其他抗原呈递细胞递呈并活化 CD4$^+$T 细胞，T 细胞和 B 细胞通过载体相联系，而 Th 细胞借此相互作用则辅助激活 B 细胞。

五、共同抗原表位与交叉反应

某些抗原分子含有多个抗原表位，而不同抗原之间可能存在相同或相似的抗原表位，称为共同抗原表位（common epitope）。因此，特定抗原所诱导的特异性抗体或活化淋巴细胞不仅可以与该抗原的特异性表位结合，还可以与其他抗原中相同或相似的表位发生反应，称为交叉反应（cross reaction）。含有共同抗原表位的不同抗原称为交叉抗原（cross antigen）。

第二节 影响抗原免疫原性的因素

一、抗原分子的理化与结构性质

1. 异物性 抗原通常为非己物质。抗原与机体之间的亲缘关系越远，组织结构差异性越大，异物性越强，其免疫原性也越强。不同种属之间的异物性很强，如各种病原体、动物蛋白制剂等对于人为异物，是强抗原；即使为同一种属，不同个体之间也存在异物性，如不同人体之间的器官移植物具有很强的免疫原性；如自身成分发生改变，可被机体视为异物自身抗原；在胚胎期未与淋巴细胞接触诱导建立特异性免疫耐受的自身成分，即便未发生改变，也具有免疫原性，如眼晶状体蛋白等在正常情况下隔离于免疫系统之外，如因伤溢出接触淋巴细胞，将引起强免疫应答导致交叉性眼炎等疾病。

2. 化学属性 抗原本身的化学性质也决定了其免疫原性。天然抗原多为大分子有机物和蛋白质，免疫原性较强。多糖、脂多糖也具有免疫原性。脂类和哺乳动物的细胞核酸通常无免疫原性，但当其发生构象变化或化学修饰后也可具备免疫原性。

3. 分子量 抗原的分子量越大，含有的抗原表位越多，结构越复杂，则免疫原性越强。如蛋白质分子量大于 100kDa 的抗原为强抗原，小于 10kDa 的抗原免疫原性较弱。

4. 分子结构 分子结构的复杂性也影响抗原的免疫原性。分子量大小并非决定免疫原性的绝对因素，分子结构的复杂性同样重要。某些分子即使分子量较小，但含有特定的结构特征，仍具有较强的免疫原性。

5. 分子构象 抗原分子结构的复杂性在很大程度上影响抗原的免疫原性。由直链氨基酸组成的明胶分子量为 100kDa，但因其稳定性差，在体内易被降解，故免疫原性很弱。若在明胶分子上偶联少量的酪氨酸后则免疫原性显著增强。胰岛素分子量虽只有 5.7kDa，但其结构中含复杂的芳香族氨基酸故具有较强免疫原性。

6. 易接近性 指抗原表位在空间上能被 BCR 接近的程度。抗原分子中表位所处位置的不同可影响 BCR 对抗原的识别结合，从而影响抗原的免疫原性和免疫反应性。

7. 物理性状 化学性质相同的抗原物质可因其物理状态不同而呈现不同的免疫原性，通常聚合状态的蛋白质较单体有更强的免疫原性；颗粒性抗原的免疫原性较强，可溶性抗原免疫原性较弱。将免疫原性弱的物质吸附于颗粒物质表面或组装为颗粒性物质，可明显增强其免疫原性。

二、宿主的特性

1. 机体遗传因素 机体对抗原的应答能力受个体遗传背景特别是主要组织相容性复合体（MHC）基因的控制。MHC 分子通过结合抗原表位递呈给 T 细胞表面受体（TCR），在抗原的识别和免疫应答中发挥重要作用。不同个体的 MHC 基因呈现高度多态性，导致对抗原表位的结合各异，进而影响免疫应答的差异。

2. 年龄、性别与健康状态 也会对抗原免疫原性产生影响。青壮年个体通常对抗原的免疫应答较强，而幼年和老年个体对抗原的免疫应答较弱。雌性比雄性动物诱导抗体的能力强，但怀孕个体的免疫应答能力受到明显抑制。感染和免疫抑制剂等因素也会干扰和抑制机体对抗原的应答。

三、抗原进入机体的方式

抗原进入机体的途径、剂量、次数、间隔时间及免疫佐剂的选择等均可显著影响机体对抗原的免疫应答强弱和类型。同一抗原不同免疫途径进入机体，所产生的免疫应答强度依次为皮内注射＞皮下注射＞肌内注射＞静脉注射，口服免疫则易诱导耐受。抗原剂量应适中，过低和过高可诱导免疫耐受。适当间隔免疫可诱导较好免疫应答效果，间隔过长或过短均不利于获得良好的免疫效果。选择适当的免疫佐剂可显著改变免疫应答的强度和类型。

第三节　抗原的种类

抗原的种类繁多，根据不同的分类原则可将其分为许多种类。

一、根据诱生抗体时是否需要 Th 细胞参与分类

1. 胸腺依赖性抗原（thymus dependent antigen，TD－Ag）　绝大多数蛋白质抗原如病原微生物、血清蛋白、大分子化合物等物质刺激 B 细胞产生抗体时，必须依赖 Th 细胞的辅助，称 TD－Ag，又称 T 细胞依赖性抗原。

2. 非胸腺依赖性抗原（thymus independent antigen，TI－Ag）　某些抗原刺激机体产生抗体时，无需 Th 细胞的辅助作用。称为 TI－Ag，又称非 T 细胞依赖性抗原。TI－Ag 又分为 TI－1 Ag 和 TI－2 Ag 两类。TI－1 Ag：既包含 B 抗原表位，又具有丝裂原性质，可以特异性或非特异性地激活多克隆 B 细胞增殖分化产生抗体，如细菌脂多糖（LPS）等。TI－2 Ag：含有多个重复的 B 细胞表位，通过交联数个相应的 B 细胞受体（BCR）刺激成熟 B 细胞产生应答，例如肺炎球菌荚膜多糖、聚合鞭毛素等。

二、根据抗原与机体的亲缘关系分类

1. 异嗜性抗原（heterophilic antigen）　存在于人、动物及微生物等不同种属之间的共同抗原，最初由 Forssman 发现，又名 Forssman 抗原。例如 A 型溶血性链球菌表面与人肾小球基底膜或心肌组织存在共同抗原，导致链球菌感染引起的抗体能与心脏或肾脏组织发生交叉反应，引起心肌炎或肾小球肾炎。

2. 异种抗原（xenogenic antigen）　来自其他物种的抗原物质，如病原微生物、植物蛋白、动物免疫血清和异种器官移植物等，对人体来说都是异种抗原。

3. 同种异型抗原（allogenic antigen）　同一种属不同个体之间存在的不同抗原，如血型抗原（ABO 抗原系统和 Rh 抗原系统）和人类主要组织相容性抗原（HLA）。

4. 自身抗原（autoantigen）　能引起免疫应答的自身成分。正常情况下，机体对自身组织细胞成分不会产生免疫应答，主要包括隐蔽抗原及改变/修饰的自身抗原。

三、根据抗原提呈细胞内抗原的来源分类

1. 内源性抗原（endogenous antigen）　在抗原提呈细胞内新合成的抗原，如肿瘤细胞内合成的肿瘤抗原和病毒感染细胞合成的病毒蛋白。此类抗原在细胞内加工处理为抗原肽，并与 MHC Ⅰ 类分子结

合成复合物，递呈于抗原提呈细胞表面，被 CD8$^+$T 细胞识别引发免疫应答。

2. 外源性抗原（exogenous antigen） 抗原提呈细胞（APC）通过胞吞、胞饮和受体介导内吞等作用从外界摄入胞内的抗原。在 APC 内被降解为抗原肽，并与 MHC II 类分子结合成复合物，递呈于 APC 表面，被 CD4$^+$T 细胞识别。

四、其他分类

除上述分类方法外，还可以根据抗原产生方式分为天然抗原和人工抗原；根据抗原物理性状分为颗粒性抗原和可溶性抗原；根据抗原化学性质分为蛋白质抗原、多糖抗原和核酸抗原等；根据抗原的来源和与疾病的相关性分为肿瘤抗原、移植抗原、自身抗原等，可诱导机体产生免疫耐受的耐受原；可诱导过敏反应的抗原为变应原。

第四节 非特异性免疫刺激剂

除了前面论述的通过 TCR/BCR 特异性激活 T/B 细胞产生应答的抗原外，还有一些物质可非特异性激活 T/B 细胞，称为免疫刺激剂。免疫刺激剂可分为超抗原、佐剂和丝裂原等。

一、超抗原

超抗原（superantigen，SAg）是一类只需极低浓度（1～10ng/ml）即可非特异性激活人体总 T 细胞库中 2%～20% T 细胞克隆、产生极强的免疫应答的物质，其本质为多克隆激活剂。

超抗原之所以能够非特异性地激活大量的 T 细胞克隆，与其独特的 TCR 激活方式有关。它的一端直接与 TCR 的 Vβ 链结合，另一端与 APC 表面的 MHC II 类分子的 α 螺旋外侧结合，以完整蛋白的形式激活 T 细胞（图 2-3-2）。这种激活方式不涉及抗原表位与 MHC 及 TCR 的识别，也不受 MHC 的限制。

目前已知的超抗原有金黄色葡萄球菌肠毒素、小鼠乳腺肿瘤病毒蛋白和 A 型链球菌制热外毒素等。

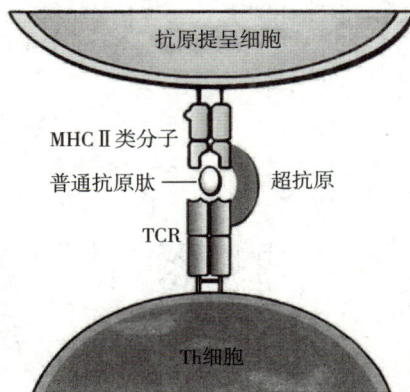

图 2-3-2 超抗原激活 T 细胞机制图

二、佐剂

佐剂（adjuvant）是指预先或与抗原同时注入体内，可增强机体对抗原的免疫应答或改变免疫应答类型的非特异性免疫增强物质。佐剂种类很多，主要包括：①生物性佐剂，如卡介苗、短小棒状杆菌、脂多糖和细胞因子等；②无机化合物佐剂，如氢氧化铝；③人工合成佐剂，如多聚肌苷酸－胞苷酸和低甲基化 CpG 寡核苷酸等；④有机物，如矿物油；⑤脂质体，如免疫刺激复合物 ISCOMs 等。

佐剂的作用机制包括：①改变抗原物理性质，延缓，抗原降解使其在体内的潴留时间延长；②刺激抗原呈递细胞，使其对抗原的加工和递呈能力增强；③刺激淋巴细胞的增殖和分化，增强免疫应答。

作为非特异性免疫增强剂，佐剂已广泛应用于疫苗的配制，用于增强疫苗的免疫效果。此外，佐剂还可以作为辅助免疫治疗的添加剂，用于抗肿瘤和抗感染等领域。目前已被批准在人类应用的佐剂包括氢氧化铝、短小棒状杆菌和脂多糖等。这些佐剂通过增强抗原的免疫原性、促进抗原的处理和呈递以及激活免疫细胞等机制，提高疫苗的免疫效果。

三、丝裂原

丝裂原（mitogen）又称有丝分裂原，是非特异性淋巴细胞多克隆激活剂，通过与淋巴细胞表面的丝裂原受体结合，刺激静息 T、B 淋巴细胞转化为淋巴母细胞并进行有丝分裂，从而激活某一类淋巴细胞的全部克隆。常用的 T 细胞丝裂原有植物血凝素（PHA）、刀豆蛋白 A（ConA）；B 细胞丝裂原有葡萄球菌蛋白 A（SPA）、脂多糖（LPS）。

目标检测

答案解析

1. 简述抗原的基本特性。
2. 何为抗原表位？
3. 简述 TD－Ag 和 TI－Ag 的特点和区别。
4. 列举影响抗原免疫原性的主要因素。

（曹伟娟）

书网融合……

微课   本章小结   题库

第四章 抗 体

学习目标

1. 掌握 抗体的基本结构、分类与功能。
2. 熟悉 免球蛋白与抗体的含义与区别。
3. 了解 人工制备抗体种类及其实际应用。
4. 能够根据免疫球蛋白的结构去认识其功能；能够根据抗体的重要性去理解部分对整体的重要作用。
5. 养成将基础理论用于实践的思维能力。

抗体（antibody，Ab）是体液免疫的重要效应分子，是机体免疫系统在抗原刺激下，由 B 细胞或记忆 B 细胞增殖分化成浆细胞产生的，可与相应抗原发生特异性结合的免疫球蛋白（immunoglobulin，Ig）。抗体主要分布在血清中，也存在于组织液、外分泌液和某些细胞膜表面。

免疫球蛋白是血清中一类主要蛋白，包括 α_1、α_2、β 和 γ 球蛋白等组分。1968 年和 1972 年 WHO 和国际免疫学会联合会专业委员会先后决定，将具有抗体活性或化学结构与抗体相似的球蛋白统称为免疫球蛋白。

第一节 抗体的结构

一、抗体的基本结构

抗体的基本结构是由两条完全相同的重链和两条完全相同的轻链通过二硫键连接形成的呈"Y"字形单体。每条肽链分别由 2～5 个含约 110 个氨基酸的结构域（也称为功能区）组成（图 2-4-1）。

（一）重链和轻链

1. 重链（heavy chain，H） 抗体重链的分子量为 50～75kDa，由 450～550 个氨基酸残基组成。根据重链恒定区抗原性的差异，可将其分为 μ 链、γ 链、α 链、δ 链和 ε 链。不同的重链和轻链组成完整的抗体分子，分别被称为 IgM、IgG、IgA、IgD 和 IgE。不同种类的抗体具有不同的特征，如链内二硫键的数目和位置、结构域的数目、连接寡糖的数量以及铰链区的长度等不完全相同。即使是同一类的抗体，重链二硫键的数目和位置、铰链区的氨基酸组成也不同，根据这些差异可以将其进一步分为不同的亚类。如人 IgG 可以分为 IgG1～IgG4，IgA 可以分为 IgA1 和 IgA2。目前尚未发现 IgM、IgD 和 IgE 有亚类。

2. 轻链（light chain，L） 抗体轻链的分子量约为 25kDa，由约 214 个氨基酸残基组成。轻链分为 κ 链和 λ 链。根据轻链的类型，抗体可以分为 κ 型和 λ 型。一个抗体分子上两条轻链的类型总是相同的，但在同一个体内可能存在分别带有 κ 链或 λ 链的抗体分子。各类抗体的轻链都可有 κ 链或 λ 链，两

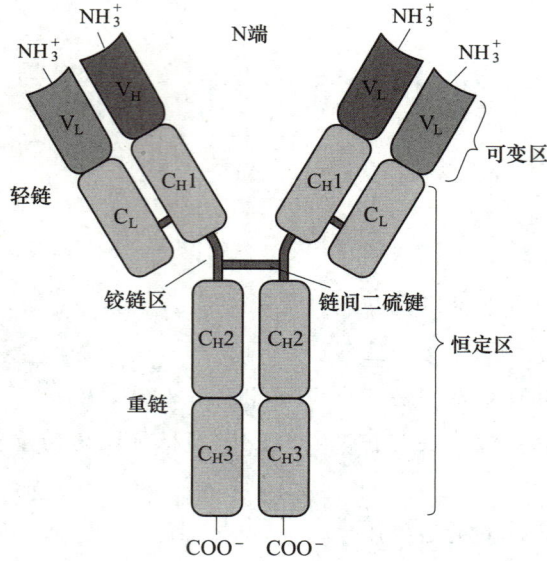

图 2 - 4 - 1　抗体基本结构示意图

种类型的轻链在功能上没有差异。根据 λ 链恒定区中个别氨基酸的不同，又可分为 λ$_1$、λ$_2$、λ$_3$ 和 λ$_4$ 四个亚型。

（二）可变区和恒定区

抗体重链和轻链在靠近 N 端的约 110 个氨基酸序列变化较大，而其他部分的序列相对恒定。这些变化较大的区域被称为可变区（variable region，V 区），分别占重链的 1/4 和轻链的 1/2。其余靠近 C 端的氨基酸序列保持相对恒定，称为恒定区（constant region，C 区），分别占重链 3/4 和轻链 1/2。

1. 可变区　重链和轻链的 V 区分别称 V$_H$ 和 V$_L$。其中各有 3 个区域的氨基酸组成和排列顺序具有更高的可变性，称为高变区（hypervariable region，HVR），也叫互补决定区（complementary determining region，CDR），分别称为 CDR$_1$、CDR$_2$ 和 CDR$_3$，通常 CDR$_3$ 的变化程度更高。轻链和重链的 CDR 区域共同构成抗体可以结合部位，与抗原表位形成互补的空间构象，特异性的结合抗原表位。V 区中除 CDR 以外区域的氨基酸组成和排序相对不易变化，称为骨架区（framework region，FR）。重链和轻链的 V 区分别具有 4 个骨架区，分别命名为 FR$_1$、FR$_2$、FR$_3$ 和 FR$_4$。骨架区的主要作用是稳定 CDR 区的空间构型，有利于抗体与抗原间精细、特异的结合。

2. 恒定区　重链和轻链的 C 区分别称 C$_H$ 和 C$_L$。不同型（κ 或 λ）抗体的 C$_L$ 长度大致相同，但不同种类抗体的 C$_H$ 长度可不同，IgG、IgA 和 IgD 重链的 C 区有 C$_H$1、C$_H$2 和 C$_H$3 三个结构域，而 IgM 和 IgE 的重链 C 区包含 C$_H$1、C$_H$2、C$_H$3 和 C$_H$4 四个结构域。同一种属的个体，尽管针对不同抗原的同一类别抗体的 V 区不同，但其 C 区氨基酸组成和排列顺序相对稳定，具有相同的免疫原性。

（三）铰链区

铰链区（hinge region）位于重链的 C$_H$1 和 C$_H$2 之间，富含脯氨酸残基，易伸展弯曲，可改变抗体"Y"形两个臂之间的距离，使其两臂能够同时结合两个相同的抗原表位。铰链区易被木瓜蛋白酶、胃蛋白酶等水解，产生不同的水解片段。IgM 和 IgE 无铰链区。

二、抗体的辅助成分

除了基本的结构组成以外，某些类别抗体还含有其他辅助成分，如 J 链和分泌片（图 2 - 4 - 2）。

（一）J链

J链（joining chain）是由浆细胞合成的富含半胱氨酸的多肽链，主要功能是将单体抗体（Ab）分子连接成二聚体或多聚体。例如，两个IgA单体通过J链连接形成二聚体，五个IgM单体通过二硫键相互连接，并通过二硫键与J链连接形成五聚体。IgG、IgD和IgE通常为单体，没有J链。

（二）分泌片

分泌片（secretory piece，SP）又称为分泌成分（secretory component，SC），是黏膜上皮细胞合成分泌的一种含糖肽链，结合于IgA二聚体上，使其成为分泌型IgA（SIgA）。分泌片能介导SIgA二聚体从黏膜下经黏膜上皮细胞转运至黏膜表面，并保护SIgA铰链区免受蛋白水解酶的降解。

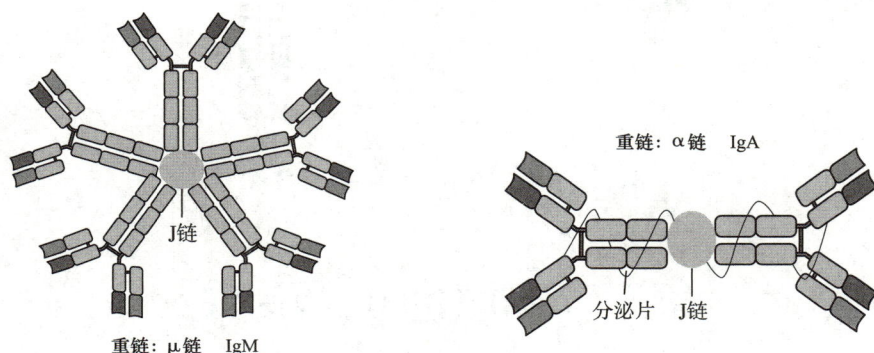

图2-4-2　抗体分子的J链和分泌片

三、抗体分子的水解片段

抗体分子在一定条件下可以被某些蛋白酶水解为各种片段。木瓜蛋白酶（papain）和胃蛋白酶（pepsin）是最常用的两种蛋白酶，用于研究抗体的结构和功能，分离纯化抗体特定的功能片段（图2-4-3）。

（一）木瓜蛋白酶水解片段

木瓜蛋白酶作用于抗体分子近N端的铰链区，将抗体水解为两个完全相同的抗原结合片段（fragment of antigen binding，Fab）和一个可结晶片段（fragment crystallizable，Fc）。Fab由V_L、C_L和V_H、C_H1结构域组成，可与单个抗原表位结合（单价）；Fc由一对C_H2和C_H3结构域组成，无抗原结合活性，是抗体与效应分子或细胞表面Fc受体相互作用的区域。

（二）胃蛋白酶水解片段

胃蛋白酶作用于抗体铰链区的近C端，将其分解为1个大片段F(ab')$_2$和若干小片段pFc'。F(ab')$_2$由两个Fab及铰链区组成，能同时结合两个抗原表位，为双价。F(ab')$_2$片段保留了与相应抗原结合的生物活性，同时避免了Fc段可能引起的副作用和超敏反应，因此被广泛应用于生物制品的制备。pFc'片段最终会被降解，不具有生物活性。

这些水解片段的产生和应用有助于深入了解抗体的结构和功能，并在医学和生物制药领域中发挥重要作用。它们可以用于研究抗体与抗原的相互作用、抗体的特定功能以及制备特定抗体片段的纯化产品。

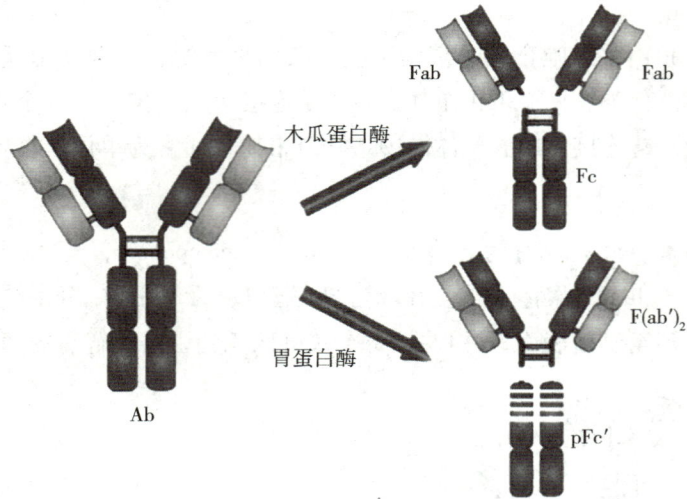

图 2 - 4 - 3　抗体分子水解片段示意图

第二节　抗体的免疫原性

抗体是蛋白质，具有免疫原性，在不同种属动物之间及同种异体动物之间，甚至在自身体内都可以作为抗原引起适应性免疫应答，产生抗体。根据引起的是异种、同种异体还是自身性免疫应答，将抗体分子分为三种不同的抗原表位，即同种型、同种异型和独特型。

（一）同种型（isotype）

不同种属来源的抗体分子对异种动物（或人）来说具有免疫原性，可以刺激异种动物（或人）产生针对该抗体的免疫应答。这种存在于同种抗体分子中的抗原表位即为同种型，是同一种属所有个体抗体分子所共有的抗原特异性标志，为种属型标志。同种型抗原表位，存在于抗体分子的 C 区。

（二）同种异型（allotype）

同一种属不同个体来源的抗体分子也具有免疫原性，可以刺激不同个体产生特异性免疫应答。这种存在于同一种属不同个体抗体中的抗原表位，称为同种异型，是同一种属不同个体之间的抗体分子所具有的不同抗原特异性标志，为个体型标志，存在于抗体分子的 C 区。

（三）独特型（idiotype）

即使是来源于同一种属或同一个体的抗体分子，其免疫原性也不完全相同，称为独特型。独特型是每个抗体分子所特有的抗原特异性标志，其表位被称为独特位（idiotope）。抗体分子中的每个 Fab 段大约有 5~6 个独特位，它们存在于 V 区。独特型可以刺激产生相应的抗独特型抗体（anti-idiotype antibody，Ab2 或 AId），独特型和抗独特型抗体构成了一个复杂的网络，对体液免疫应答的调节发挥着重要作用。

第三节　抗体的功能

抗体的功能与其组成结构密切相关。抗体分子 V 区和 C 区的氨基酸组成及顺序的差异，决定了它们功能上的不同。V 区和 C 区的作用，共同构成了抗体的生物学功能。

一、抗体 V 区的功能

抗体 V 区主要功能是识别并特异性结合抗原，其中 V 区的 CDR 识起决定性作用。抗体分子有单体、二聚体和五聚体形式，因此它们能够结合抗原表位的数目也不相同。抗体结合抗原表位的数量称为抗原结合价。例如，单体抗体可以结合两个抗原表位，为双价；SIgA 为四价；而理论上五聚体 IgM 为十价，但由于立体构型的空间位阻，一般只能结合五个抗原表位，因此为五价。

抗体的 V 区在体内能结合病原微生物及其产物，具有中和毒素、阻断病原入侵等免疫防御功能。但抗体本身并不能清除病原微生物，它只是参与免疫防御过程的一部分。B 细胞膜表面的 IgM 和 IgD 等免疫球蛋白构成 B 细胞的抗原识别受体（B cell receptor，BCR），可特异性识别抗原分子。在体外可发生各种抗原抗体结合反应，便于抗原或抗体的检测及功能的评估。

二、抗体 C 区的功能

（一）激活补体

抗体与相应的抗原结合后，抗体的构型发生改变使其 C_H2/C_H3 结构域内的补体结合位点暴露，通过经典途径激活补体系统，其中 IgM、IgG_1 和 IgG_3 的能力较强，而 IgG_2 的能力较弱。IgA、IgE 和 IgG_4 本身难以激活补体，但其形成聚合物后可通过旁路途径激活补体系统。

（二）结合 Fc 受体

不同类别的抗体可以通过其 Fc 段与表面具有相应 Fc 受体（FcR）的细胞结合，产生不同的生物学作用。。

1. 调理作用（opsonization） 特异性的 IgG（尤其是 IgG_1 和 IgG_3）通过其 Fab 段与细菌的抗原表位结合，通过其 Fc 段与巨噬细胞或中性粒细胞表面的 FcγR 结合，从而通过 IgG 的"桥联"作用促进吞噬细胞对细菌的吞噬。

2. 抗体依赖的细胞介导的细胞毒作用（antibody-dependent cell-mediated cytotoxicity，ADCC） 抗体的 Fab 段结合病毒感染的细胞或肿瘤细胞表面的抗原表位，其 Fc 段与杀伤性细胞（如 NK 细胞、巨噬细胞）表面的 FcγR 结合，介导杀伤细胞对靶细胞的杀伤作用。NK 细胞是介导 ADCC 的主要细胞。

3. 介导 I 型超敏反应 IgE 是亲细胞抗体，通过其 Fc 段与肥大细胞和嗜碱性粒细胞表面的高亲和力 IgE Fc 受体（FcεRI）结合，并使细胞致敏。若相同变应原再次进入机体，会立即与致敏细胞表面特异性 IgE 结合，使细胞脱颗粒，合成和释放生物活性物质，引发 I 型超敏反应。

（三）穿越胎盘和黏膜

IgG 是人类唯一能够通过胎盘的免疫球蛋白。胎盘母体一侧的滋养层细胞表达一种 IgG 转运蛋白，称为新生儿 Fc 段受体（neonatal FcR，FcRn）。IgG 可以选择性地与 FcRn 结合，从而转移至滋养层细胞内，并主动进入胎儿的血液循环，使胎儿被动获得特异性免疫力，对于新生儿抗感染具有重要意义。分泌型 IgA 可通过其 Fc 段与黏膜上皮细胞基底面的多聚免疫蛋白受体结合，黏膜上皮细胞通过转运小体将 IgA 转运至呼吸道和消化道黏膜表面，从而在黏膜局部免疫中发挥重要作用。

第四节 各类抗体的主要特性与功能

一、IgG

IgG 的合成始于出生后 3 个月，3~5 岁时接近成人水平。它是血清和胞外液中含量最高的抗体，占血清抗体总量的 75%~80%。人体内的 IgG 分为四个亚类，分别是 IgG_1、IgG_2、IgG_3 和 IgG_4。IgG 的半衰期为 20~23 天，是再次免疫应答产生的主要抗体，在体内广泛分布，亲和力高，是机体抗感染的主要力量。IgG 是唯一能够通过胎盘屏障的抗体，在胎儿的抗感染免疫中起到重要作用。$IgG_{1~3}$ 能够通过经典途径激活补体系统。此外，IgG 抗体的 Fc 段可以与巨噬细胞、NK 细胞等表面的 Fc 受体结合，发挥调理作用和 ADCC 效应。某些 IgG 抗体可通过其 Fc 段与葡萄球菌蛋白 A（SPA）结合，可用于抗体的纯化和免疫诊断。此外，许多自身抗体属于 IgG，如抗甲状腺球蛋白抗体、抗核抗体，以及引起 Ⅱ、Ⅲ 型超敏反应的抗体。

二、IgM

IgM 分为膜型和血清型两种类型。膜型 IgM（mIgM）表达在 B 细胞表面，构成 B 细胞抗原受体（BCR），只表达 mIgM 是未成熟 B 细胞的标志。血清型 IgM 占血清免疫球蛋白总量的 5%~10%，为五聚体，是分子量最大的免疫球蛋白，又称为巨球蛋白，一般不能通过血管壁，主要存在于血液中。每个 IgM 分子含有 10 个 Fab 段，具有很强的抗原结合能力，含有 5 个 Fc 段，比 IgG 更易激活补体。IgM 是个体发育过程中最早合成和分泌的抗体，胚胎发育晚期的胎儿即能产生 IgM，故脐带血某些病原体特异性 IgM 水平升高提示胎儿有宫内感染。在初次体液免疫应答中，IgM 是最早出现的抗体，扮演着机体特异性抗感染的"先锋军"，在血清中检测到特定病原体的 IgM 抗体，提示新近感染的发生，可用于感染的早期诊断。

三、IgA

IgA 有血清型和分泌型两种形式：血清型 IgA 主要为单体，存在于血清中，占血清免疫球蛋白总量的 10%~15%。分泌型 IgA（secretory IgA，SIgA）为二聚体，通过 J 链连接，含有分泌片。SIgA 主要存在于胃肠道和呼吸道黏膜分泌物、唾液、初乳和泪液中。SIgA 是外分泌液中的主要抗体，参与黏膜局部免疫。SIgA 还具有中和毒素的功能。IgA 在黏膜表面发挥重要作用，是机体抗感染的"边防军"。新生儿易患呼吸道和胃肠道感染，可能与 IgA 合成不足有关。婴儿可以从母亲的初乳中获得 SIgA，是重要的自然被动免疫。

四、IgD

正常人血清中 IgD 的浓度很低，仅占血清免疫球蛋白总量的 0.3%。半衰期约为 3 天。IgD 分为血清型和膜结合型两种形式，血清型 IgD 功能尚不清楚，膜结合型 IgD（mIgD）是 B 细胞发育成熟的重要标志。未成熟 B 细胞只表达 mIgM，成熟 B 细胞同时表达 mIgM 和 mIgD，称为初始 B 细胞，B 细胞活化后其表面的 mIgD 逐渐消失。

五、IgE

IgE 是正常人血清中含量最少的抗体，血清浓度非常低。主要由黏膜固有层中浆细胞分泌。IgE 的重要特征在于其具有很强的亲细胞性。其 C_H2 和 C_H3 结构域能与肥大细胞、嗜碱性粒细胞表面高亲和力的 FcεRI 结合使细胞致敏，当相应抗原再次进入机体后引发 I 型超敏反应。此外，IgE 参与机体抗寄生虫免疫。

第五节　人工制备抗体

抗体在疾病诊断、免疫防治和基础研究中广泛应用，对抗体的需求也不断增加。人工制备抗体是获得抗体的重要途径。人工制备的抗体有三大类，即多克隆抗体、单克隆抗体和基因工程抗体。

一、多克隆抗体

当机体免疫系统受到含多种抗原表位的抗原刺激时，多个 B 细胞克隆被激活，产生的抗体实际上是针对抗原不同表位的抗体总和，称为多克隆抗体。人工制备多克隆抗体的来源主要包括动物免疫血清、恢复期患者血清或免疫接种人群。多克隆抗体优点是作用全面、来源广泛，制备相对容易；缺点是特异性较低，易发生交叉反应，且不易大量制备，因此在应用方面受到一定限制。

二、单克隆抗体 微课

1975 年，Kohler 和 Milstein 建立了单克隆抗体技术，通过将可产生特异性抗体的 B 细胞与无抗原特异性但具有永生化特性的骨髓瘤细胞融合，获得可产生单克隆抗体的杂交瘤细胞，这些细胞既能大量扩增和永生，又能合成和分泌特异性抗体。每个杂交瘤细胞由一个 B 细胞和一个骨髓瘤细胞融合而成，每个 B 细胞克隆只识别一种抗原表位，因此经过筛选和克隆化的杂交瘤细胞只能合成和分泌抗单一抗原表位的特异性抗体。这种由单一杂交瘤细胞产生，针对单一抗原表位的特异性抗体，称为单克隆抗体（monoclonal antibody，mAb）。单克隆抗体的优点是结构均一、纯度高、特异性强和易于制备。

三、基因工程抗体

基因工程抗体是利用基因工程技术制备的抗体或抗体片段。它们保持了单克隆抗体的均一性和强特异性的优点，同时克服了鼠源性抗体的缺点，是扩展单克隆抗体在人体内应用的重要途径。基因工程抗体的类型包括人－鼠嵌合抗体（chimeric antibody）、人源化抗体（humanized antibody）、双特异性抗体（bispecific antibody）、小分子抗体和人源化抗体等。

目标检测

1. 简述抗体的基本结构。
2. 试述比较各类抗体的主要特性和功能。
3. 简述单克隆抗体含义及其特点。

（曹伟娟）

书网融合……

微课　　　　　　本章小结　　　　　　题库

第五章　补体系统

PPT

补体（complement，C）系统是存在于人或脊椎动物血清、组织液和细胞膜表面的一组蛋白质系统，包含 30 余种可溶性蛋白和膜结合蛋白，具有精密的调控机制。通常情况下，多数补体成分只有在被激活后才能发挥生物学功能。多种微生物成分、抗原－抗体复合物以及其他外源性或内源性物质可以通过三条独立且交叉的途径激活补体，所产生的一系列活化产物具有调理吞噬、介导炎症、溶解细胞、调节免疫应答和清除免疫复合物等生物学功能。

第一节　补体的组成与生物学特性 微课

（一）补体系统的组成

补体系统由 30 余种组分组成，根据其生物学功能可以分为三类。

1. 补体固有成分　补体固有成分是存在于血浆和体液中、参与补体激活级联反应的蛋白质。包括经典途径的 C1（C1q、C1r、C1s）、C4、C2，旁路途径的 B 因子、D 因子和 P 因子，凝集素途径的 MBL、MASP，以及补体活化的共同组分（C3、C5、C6、C7、C8、C9）。

2. 补体调节蛋白　是存在于血浆和细胞膜表面、通过调节补体激活途径中的关键酶来控制补体的活化强度和范围的蛋白质分子。

3. 补体受体（complement receptor，CR）　是存在于不同细胞膜表面，能与补体激活后产生的补体活性片段结合并介导多种生物效应的受体分子，如 CR1 ~ CR5、C5aRd 等。

补体系统的命名是根据参与补体经典激活途径的固有成分发现的先后顺序进行命名，如 C1（C1q、C1r、C1s）、C2 ~ C9 等；其他补体成分则用英文大写字母表示，如 B 因子、P 因子、D 因子、H 因子等；补体调节蛋白多按其功能命名，如 C1 抑制物、衰变加速因子、C4 结合蛋白等；补体活化后的裂解片段则在其符号后面加上小写英文字母，如 C3a、C3b 等，一般以 a 和 b 表示大片段和小片段（C2 除外）；灭活的补体片段则在其符号前加上英文字母 i，如 iC3b。

（二）补体的理化性质

补体系统的各成分均为糖蛋白，各成分的分子量范围很大。血清中的补体蛋白含量相对稳定，占血清总蛋白的 5% ~ 6%，在某些疾病时可有波动。补体固有成分对热敏感，56℃温育 30 分钟即可灭活；

在室温下也很快失活；在 0 ~ 10°C 条件下，其活性仅维持 3 ~ 4 天，因此补体应该保存在 -20℃ 以下。紫外线照射、机械振荡等也可使补体失活。

（三）补体的代谢

多种组织和细胞能够合成补体蛋白，包括肝细胞、单核 - 巨噬细胞、内皮细胞、角质形成细胞、肠道上皮细胞和肾小球细胞等，肝细胞和巨噬细胞是补体的主要产生细胞。血浆中大部分补体成分是由肝细胞分泌，但在组织中，特别是炎症灶中，巨噬细胞是补体的主要来源。不同补体成分的主要合成部位各不相同。补体的代谢速度非常快，血浆中的补体每天约有一半被更新。在疾病状态下，补体的代谢会更为复杂。

第二节　补体激活途径

补体固有成分大多以无活性形式存在，在相关活化物的参与下，通过级联酶促反应被激活，产生具有生物学活性的产物。已发现的三条补体激活途径包括经典途径、替代途径和凝集素途径，它们有共同的终末反应过程（图 2 - 5 - 1）。

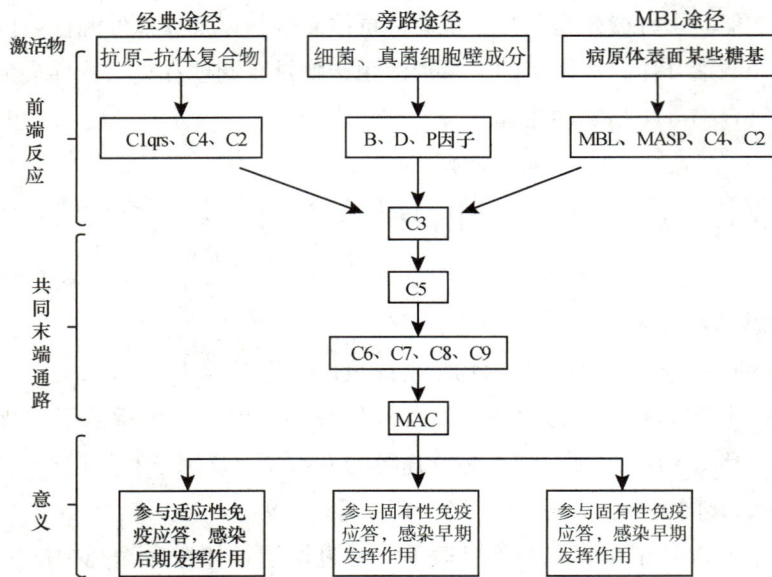

图 2 - 5 - 1　补体三条活化途径示意图

（一）经典途径

经典途径（classical pathway）指激活物与 C1q 结合后，顺序活化 C1r、C1s、C4、C2 和 C3，形成 C3 转化酶（C4b2a）和 C5 转化酶（C4b2a3b），从而启动补体活化的级联酶促反应过程。C1 通常以 C1q（C1r）$_2$（C1s）$_2$ 的大分子复合物形式存在于血浆中。血浆中 C2 的浓度较低，是补体活化级联酶促反应的限速组分。C3 是血浆中浓度最高的补体成分，同时也是三条补体激活途径的共同组分。

1. 激活物　经典途径的激活物主要是 IgG 或 IgM 分子与相应抗原结合形成的抗原 - 抗体复合物。不同类型的抗体对激活 C1q 的能力有所不同（IgM > IgG$_3$ > IgG$_1$ > IgG$_2$），而 IgG$_4$ 无法激活经典途径。

2. 活化过程　经典途径整个活化过程可分为识别阶段、活化阶段和膜攻击阶段。

识别阶段：C1q 与两个以上的抗体 Fc 段结合时发生构型改变，从而激活与 C1q 结合的 C1r。激活的

Clr 可激活 Cls 的丝氨酸蛋白酶活性。

活化阶段：激活的 Cls 首先作用于 C4，在 Mg^{2+} 存在时，C1s 可将 C4 裂解为 C4a 和 C4b。部分 C4b 结合到相邻抗原抗体复合物或细胞表面。Cls 的第二个底物是 C2 分子，在 Mg^{2+} 存在下，C2 与固相 C4b 形成复合物，被 C1s 裂解为 C2a 和 C2b。C2a 与 C4b 结合形成 C4b2a 复合物，即 C3 转化酶。C3 转化酶将 C3 裂解为 C3a 和 C3b，这是补体活化级联反应中的枢纽步骤。新生成的 C3b 与 C4b2a 中的 C4b 结合形成 C4b2a3b，即 C5 转化酶，继而进入补体激活的末端通路。C3a 释放入液相，是重要的炎症介质。此外，C3b 还可逐级裂解为 C3c、C3d 等小片段，其中 C3d 是 B 细胞表面 CD21 识别结合的配体，参与适应性免疫应答。

膜攻击阶段：C5 转化酶（C4b2a3b）将 C5 裂解为 C5a 和 C5b。C5a 在液相中游离，是重要的炎症介质，而 C5b 仍结合在细胞表面，并依次与 C6、C7 结合形成 C5b67 复合物，结合于膜上的 C5b67 可与 C8 结合，形成 C5b678。后者继而与多个 C9 分子的聚合，形成 C5b6789n 复合物，即攻膜复合物（membrane attack complex，MAC）。插入细胞膜的 MAC 通过破坏局部磷脂双层形成"渗漏斑"，或形成穿膜的亲水性孔道，使得可溶性小分子、离子和水等自由流动，而蛋白质类大分子滞留在细胞内，最终因细胞内胶体渗透压改变而使细胞肿胀破裂。

（二）旁路途径

旁路途径（alternative pathway）是指在 B 因子、D 因子和备解素 P 因子的参与下，直接由微生物或外源异物激活 C3，形成 C3 转化酶和 C5 转化酶，启动激活补体级联酶促反应的活化过程，又称为替代激活途径。本激活途径不依赖特异性抗体，旁路途径是最早出现的补体活化途径，在微生物感染早期为机体提供了有效的防御机制。

1. 激活物 主要是为补体激活提供保护性环境或接触表面的成分。如某些细菌、内毒素、酵母多糖、葡聚糖等可以充当旁路途径的激活物。

2. 活化过程 旁路途径的活化过程从 C3 开始。在生理状态下，血清中的 C3 被蛋白酶等缓慢而持久的水解，产生低水平的 C3b。产生的绝大部分 C3b 在液相中很快失活，少部分与附近的膜表面结构共价结合。结合于正常组织细胞表面的 C3b，可被细胞表面的补体调节蛋白降解灭活；结合于（激活物）表面的 C3b 可以与 B 因子结合，在 Mg^{2+} 的条件下，结合的 B 因子被 D 因子裂解为 Ba 和 Bb，Ba 释放入液相，Bb 仍与 C3b 结合，形成 C3bBb，即旁路途径的 C3 转化酶。备解素 P 可结合至细菌表面，稳定 C3b 和 Bb 的结合形成 C3 转化酶，防止其被降解。结合于"激活物"表面的 C3bBb 可以裂解更多的 C3 分子，新生的 C3b 又与 Bb 结合形成新的 C3bBb，构成旁路激活的正反馈放大效应。C3b 可以与 C3bBb 复合物结合形成 C3bBb3b（或 C3bnBb），即旁路途径的 C5 转化酶。随后的末端通路与经典途径完全相同。

（三）凝集素途径

凝集素途径（lectin pathway），又称为 MBL 途径（MBL pathway），是指血浆中的甘露糖结合凝集素（mannose-binding lectin，MBL）和纤维胶原素（ficolin，FCN）等直接识别病原体表面的糖结构，继而使 MBL 相关丝氨酸蛋白酶（MBL-associated serine protease，MASP）、C4、C2 和 C3 活化，形成与经典途径中相同的 C3 转化酶和 C5 转化酶的级联酶促反应过程。

1. 激活物 凝集素途径的激活物是病原体表面以甘露糖、甘露糖胺等为末端糖基的糖结构。这些糖结构在哺乳动物细胞中很少见（因为被唾液酸等覆盖），但却是细菌、真菌和寄生虫细胞表面的常见成分。

2. 活化过程　当 MBL - MASP 或 FCN - MASP 复合物与病原体表面的糖结构结合时，MBL 或 FCN 发生构象改变，导致与之结合的 MASP1 和 MASP2 被激活。激活的 MASP2 以类似于 C1s 的方式裂解 C4，产生的 C4b 片段与病原体表面共价结合，随后与 C2 结合。MASP2 继续裂解 C2，生成与经典途径中相同的 C3 转化酶 C4b2a，继而裂解 C3 产生 C5 转化酶 C4b2a3b，最后进入补体激活的末端通路。

此外，激活的 MASP1 可以直接裂解 C3 产生 C3b，在 D 因子和 P 因子的参与下，激活补体旁路途径。因此，凝集素途径对经典途径和旁路途径的活化具有交叉促进作用（图 2 - 5 - 2）。

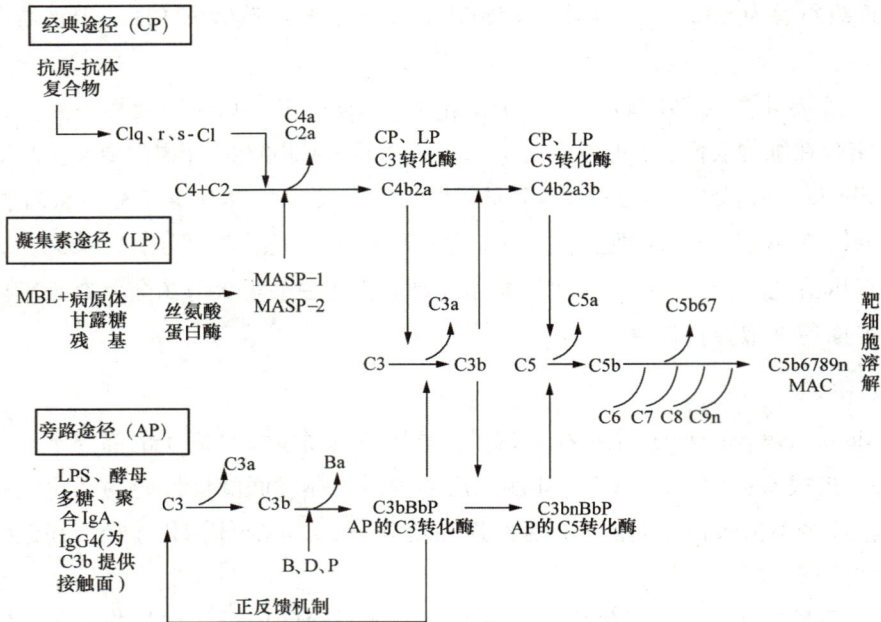

图 2 - 5 - 2　三条补体激活途径之间的关系

第三节　补体激活的调节

机体对补体系统活化存在着精细的调控机制，严格控制补体激活的强度和持续时间，使其既能有效杀灭病原体，又能防止补体过度激活造成的消耗和自身损伤。

（一）针对经典途径前端反应的调节机制

C4b2a 是经典途径和凝集素途径的 C3 转化酶。针对 C4b2a 的调节因子都发挥负调控作用，阻断 C4b2a 的形成或分解已形成的 C4b2a，以使其失活。C5 转化酶 C4b2a3b 也受此机制调控。在此环节起作用的补体调节蛋白包括 C1 抑制物（C1 inhibitor，C1INH）、CR1、膜辅蛋白（membrane co - factor protein，MCP）、C4 结合蛋白（C4 binding protein，C4bp）、I 因子、衰变加速因子（decay - accelerating factor，DAF）等。

（二）针对旁路途径前端反应的调节机制

多种调节蛋白可以调控旁路途径的 C3 转化酶（C3bBb）的形成或抑制已形成的 C3 转化酶活性。旁路途径 C5 转化酶 C3bBb3b 也受此机制调控。另外，P 因子在此起正调节作用。

（三）针对 MAC 的调节机制

在补体活化的共同末端通路中，多种补体调节蛋白抑制 MAC 的形成及其活性，以保护机体正常细胞免受补体攻击。这些因子包括膜反应性溶解抑制物（membrane inhibitor of reactive lysis，MIRL）、S 蛋白（S protein，SP）、同源限制因子（homologous restriction factor，HRF，也称为 C8 结合蛋白，C8bp）、群集素（clusterin）等。

第四节　补体的生物学意义

补体具有多种生物学作用，即参与固有免疫，也参与适应性免疫；不仅参与机体的保护性免疫，也可能导致免疫病理损伤。

（一）补体的生物功能

1. 细胞毒作用　补体激活后形成的 MAC，使靶细胞膜表面形成穿膜亲水通道，导致靶细胞溶解。这种细胞毒作用在宿主抗细菌、抗病毒及抗寄生虫等防御机制中发挥重要作用。此外，补体的细胞毒作用还参与机体的抗肿瘤免疫效应；在某些病理情况下导致机体自身细胞破坏，引起组织损伤和疾病，如自身免疫病及血型不符输血后的溶血反应。

2. 调理作用（促进吞噬）　补体激活产生的片段，如 C3b、C4b、iC3b 等，可直接结合于细菌或其他颗粒物质表面，通过与吞噬细胞表面相应的补体受体结合，促进吞噬细胞对其吞噬。这种调理作用在机体抵御全身性细菌感染和真菌感染中起着重要的作用。

3. 炎症介质作用　补体活化过程中产生多种具有炎症介质作用的片段，如 C3a、C5a 和 C4a 等。这些片段均能与肥大细胞或嗜碱性粒细胞表面的相应受体结合，触发靶细胞脱颗粒，释放组胺及其他生物活性物质，引起毛细血管扩张、血管通透性增加、平滑肌收缩等，从而介导局部炎症反应。其中，C5a 对中性粒细胞具有很强的趋化活性，并刺激中性粒细胞产生氧自由基、前列腺素和花生四烯酸等。

4. 清除免疫复合物　补体成分能够参与清除循环中的免疫复合物（IC）。具体机制是：C3b 与免疫复合物结合，并同时黏附于红细胞或血小板上，将免疫复合物运至肝脏和脾脏中被巨噬细胞吞噬清除。这种作用被称为免疫黏附（immune adherence）。

（二）补体的病理生理学意义

1. 机体抗感染防御的主要机制　补体是机体抗感染防御的主要机制之一。当病原微生物侵入机体时，补体系统通过识别微生物表面或其糖链组分而触发旁路途径或 MBL 途径，从而激活补体级联反应。产生的裂解片段和复合物通过细胞毒作用、调理吞噬作用和炎症反应来发挥抗感染作用。随着特异性抗体的产生，补体可以通过经典途径触发 C3 的活化，与旁路途径的 C3 活化形成正反馈协同作用，构成更为有效的抗感染防御机制。

2. 参与适应性免疫应答　补体活化产物、补体受体和补体调节蛋白通过不同机制参与适应性免疫应答。如，补体介导的调理作用可以促进抗原递呈细胞摄取和递呈抗原，从而启动适应性免疫应答。此外，感染灶中的补体裂解产物（如 C3a、C4a、C5a）可以招募炎症细胞，促进抗原的清除。

3. 与其他血液级联反应系统的相互作用　补体系统与体内的凝血系统、纤溶系统和激肽系统密切相关。这些系统的活化都依赖于多种成分级联的蛋白酶裂解作用，并利用丝氨酸蛋白酶结构域发挥效应。一个系统的活化成分可以对另一个系统产生影响。例如，C1INH 不仅负调节活化的 C1r 和 C1s，还抑制激肽释放酶、血浆纤溶酶、凝血因子Ⅶ和Ⅵ的活性。在某些疾病状态下，四个系统的伴行活化具有重要的病理生理意义，如弥散性血管内凝血和急性呼吸窘迫综合征等。

第五节 补体与疾病的关系

补体系统异常包括补体遗传缺陷、功能障碍和过度活化等，均参与某些疾病的病理过程。

（一）遗传性补体缺陷相关的疾病

几乎所有补体成分都可能发生遗传性缺陷，其中多数是常染色体隐性遗传。遗传性补体缺陷引起的疾病约占原发性免疫缺陷病的2%。其中，参与经典途径的补体组分缺陷较为常见。补体成分的缺陷导致补体系统无法被激活，使患者易感染病原体，由于体内免疫复合物清除障碍而容易罹患相关的自身免疫疾病。此外，还有一些特殊的补体缺陷病，例如C1INH缺陷可导致遗传性血管性水肿（HAE），DAF缺陷可导致夜间阵发性血红蛋白尿症（PNH）。

（二）补体与感染性疾病

补体在机体抵御致病微生物感染中扮演重要角色。在某些情况下，病原微生物可以利用补体受体进入细胞，其机制包括：①某些微生物与C3b、iC3b、C4b等补体片段结合，通过CR1、CR2等受体进入细胞，使感染扩散。②某些微生物可用补体受体或补体调节蛋白为其受体进入细胞，例如麻疹病毒利用MCP作为受体；EB病毒利用CR2作为受体；柯萨奇病毒和大肠埃希菌利用DAF作为受体。③某些微生物感染机体后，可产生一些与补体调节蛋白功能相似的蛋白以抑制补体活化，从而逃避机体补体系统的攻击。

（三）补体与炎症性疾病

补体激活是炎症反应中重要的早期事件。创伤、感染、烧伤、缺血再灌注、体外循环、器官移植等情况可激活补体系统，产生的炎性因子或复合物（如C3a、C5a、C5b~7、C5b~8、C5b~9等）可激活单核细胞、内皮细胞和血小板，促使它们释放炎症介质和细胞因子，参与炎症反应。另一方面，补体系统与凝血系统、激肽系统和纤溶系统相互作用，并与PAF、TNF-α、IL-1、IL-6、IL-8等细胞因子相互协同或制约，形成复杂的炎性介质网络，扩大加剧炎症反应，从而参与多种感染和非感染性炎症性疾病的病理过程。因此，适时和适当地抑制补体功能可能成为治疗某些疾病的有效策略。

目标检测

答案解析

1. 试述补体三条激活途径的特点。
2. 简述补体的生物学意义。

（曹伟娟）

书网融合……

微课　　　　本章小结　　　　题库

第六章　细胞因子

1. 掌握　细胞因子的共同特征。
2. 熟悉　细胞因子的免疫学功能和临床意义。
3. 了解　细胞因子及细胞因子受体的分类。
4. 能够调查收集临床常用的细胞分子药物。
5. 养成从细胞因子角度研发药物的意识。

　　细胞因子（cytokine）是由多种组织细胞，特别是免疫细胞和组织分泌的一类具有多种生物学活性的小分子可溶性蛋白质，能够在细胞间发挥相互调控作用。作为生物信息分子，细胞因子通过与相应的受体结合，发挥调节免疫应答、介导炎症反应、促进造血、刺激细胞增殖和趋化等功能，多种免疫细胞，如淋巴细胞、单核-巨噬细胞、粒细胞、树突状细胞、成纤维细胞和内皮细胞均可产生细胞因子。自 1957 年发现干扰素以来，已有 200 多种细胞因子被陆续发现。

第一节　细胞因子的共同特性 🅔微课

　　细胞因子具有以三方面的共同特性。

（一）细胞因子的基本特征

（1）小分子可溶性蛋白质（8~30kDa），多为糖蛋白。

（2）半衰期较短。

（3）可被诱导产生，且合成具有自限性。

（4）高效性。在较低浓度下（pmol/L）即具有生物学活性。

（5）通过与细胞表面的相应受体结合来发挥生物学效应。

（6）作用范围小，绝大多数近距离发挥效用。

（二）细胞因子的作用方式

1. 自分泌方式　作用于分泌细胞自身的效应方式。例如，T 细胞产生的白细胞介素-2（IL-2）可以刺激 T 细胞自身的生长，表现为自分泌作用。

2. 旁分泌方式　作用于分泌细胞旁邻细胞的效应方式。例如，树突状细胞（DC）产生的白细胞介素-12（IL-12）可以刺激邻近的 T 细胞分化，表现为旁分泌作用。

3. 内分泌方式　少数细胞因子在高浓度时可通过循环系统作用于远距离靶细胞的效应方式。例如，肿瘤坏死因子（TNF）在高浓度时可通过血流作用于远处的靶细胞，表现为内分泌作用。

（三）细胞因子的功能特点

1. 多效性　一种细胞因子可以对不同的靶细胞发挥不同的作用。例如，IL-4 可以活化 B 细胞并促进其增殖和分化，同时也可以刺激胸腺细胞和肥大细胞的增殖。

2. 重叠性 两种或多种细胞因子可能具有相同或类似的生物学作用。例如，IL-2、IL-7 和 IL-15 均可刺激 T 细胞的增殖。

3. 协同性 一种细胞因子可以增强另一种细胞因子的功能。例如，IL-5 可以增强 IL-4 诱导的 B 细胞分泌抗体的类别转换到 IgE。

4. 拮抗性 一种细胞因子可以抑制另一种细胞因子的功能。例如，IFN-γ 可以阻断 IL-4 诱导的 B 细胞分泌抗体的类别转换到 IgE。

5. 网络性 在免疫应答过程中，免疫细胞通过相互刺激和调控，形成复杂而有序的细胞因子网络，以调节免疫应答并维持免疫系统的稳态。

第二节 细胞因子的分类

细胞因子的分类方式多种多样，命名方法也各不相同。根据结构和功能的不同，可将细胞因子分为以下六大类。

1. 白细胞介素（interleukin，IL） 最初指由白细胞产生并在白细胞之间发挥调节作用的细胞因子，故命名为白细胞介素。目前已经先后发现了 38 种白细胞介素（IL-1~IL-38）。

2. 集落刺激因子（colony-stimulating factor，CSF） 能够刺激造血干细胞和不同分化阶段的造血祖细胞定向分化和增殖的细胞因子。主要包括粒细胞-巨噬细胞集落刺激因子（GM-CSF）、粒细胞集落刺激因子（G-CSF）、巨噬细胞集落刺激因子（M-CSF）、红细胞生成素（EPO）、血小板生成素（TPO）和干细胞因子（SCF）等

3. 干扰素（interferon，IFN） 因具有干扰病毒复制的功能而得名。根据干扰素来源、结构特征和生物学活性可分为 I 型、II 型和 III 型。I 型干扰素主要包括 IFN-α 和 IFN-β，由病毒感染的细胞和浆细胞样树突状细胞等产生；II 型干扰素即 IFN-γ，主要由活化 T 细胞和自然杀伤细胞产生；III 型干扰素包括 IFN-λ_1（IL-29）、IFN-λ_2（IL-28A）和 IFN-λ_3（IL-28B），主要由树突状细胞产生。干扰素具有抗病毒、抗肿瘤、抗细胞增殖和免疫调节等作用。目前已经发现了 10 余种干扰素家族的细胞因子。

4. 肿瘤坏死因子（tumor necrosis factor，TNF）家族 肿瘤坏死因子因最初被发现其能引起肿瘤组织出血坏死而得名。该家族包括 TNF-α 和 TNF-β，前者主要由活化的单核-巨噬细胞、NK 细胞产生，后者主要由活化的 T 细胞产生，又称淋巴毒素（lymphotoxin，LT）。目前已经发现 30 余种肿瘤坏死因子家族的细胞因子，包括 TRAIL（TNF 相关诱导凋亡配体）、FasL 和 CD40L 等。肿瘤坏死因子家族成员在调节免疫应答、杀伤靶细胞及诱导细胞凋亡等方面发挥重要作用。

5. 生长因子（growth factor，GF） 是一类可诱导相应细胞生长和分化的细胞因子。其种类较繁多，包括转化生长因子-β（transforming growth factor-β，TGF-β）、成纤维细胞生长因子（FGF）、血管内皮细胞生长因子（VEGF）、表皮生长因子（EGF）、神经生长因子（NGF）、血小板生长因子（PDGF）等。

6. 趋化因子（chemokine） 是一类结构相似，分子量 8~12kD，具有趋化功能的细胞因子。几乎所有的趋化因子都含有由 1 对或 2 对保守的半胱氨酸残基（C）形成的分子内二硫键。根据靠近氨基端的 C 的个数和排列顺序将趋化因子分为四个亚家族：C 亚家族、CC 亚家族、CXC 亚家族和 CX3C 亚家族。目前，在趋化因子亚家族名称后缀以 L（ligand）后面加上数字序号来代表各趋化因子。已发现的

趋化因子有 CXCL1～16，CCL1～28，XCL1～2 和 CX3CL1。趋化因子的主要功能有：介导免疫细胞定向迁移、活化免疫细胞、参与淋巴器官形成及免疫细胞发育、参与炎症反应、启动和调控适应性免疫应答、调节血管生成、细胞凋亡。

需要注意的是，细胞因子的分类和命名方法在不同研究领域和文献中可能会有所不同，上述分类仅为一种常见的分类方式。此外，随着科学研究的不断发展，新的细胞因子可能会被发现并纳入已知分类体系中。

第三节 细胞因子受体

细胞因子受体通常在细胞因子名称后面加上 R（receptor）表示，如 TNFR（TNF 受体）、IL‐1R（IL‐1 受体）等。细胞因子受体是一类跨膜蛋白，由胞膜外区、跨膜区和胞质区组成，具有一般膜受体的特性。细胞因子与相应受体结合后启动细胞内的信号转导途径发挥效应。细胞因子可以通过自分泌或旁分泌的方式调节自身受体的表达，也可诱导或抑制其他细胞因子受体的表达。

根据结构特点，细胞因子受体可以分为以下六个家族。

1. Ⅰ型细胞因子受体家族（type Ⅰ cytokine receptor family） 又称血细胞生成素受体家族（hematopoietin receptor family）。该类受体的胞膜外区具有保守的半胱氨酸和 Trp‐Ser‐X‐Trp‐Ser（WSXWS）基序，包括 IL‐2、IL‐3、IL‐4、IL‐5、IL‐6、IL‐7、IL‐9、IL‐11、IL‐12、IL‐13、IL‐15、IL‐21、GM‐CSF、G‐CSF 等细胞因子的受体，通过 JAK‐STAT 通路转导信号。

2. Ⅱ型细胞因子受体家族（type Ⅱ cytokine receptor family） 又称干扰素受体家族（interferon receptor family）。该类受体的胞膜外区具有保守的半胱氨酸，但没有 WSXWS 基序，胞外区含有 2～4 个 FⅢ（Ⅲ型纤连蛋白）结构域。包括 IFN‐α、IFN‐β、IFN‐γ 以及 IL‐10 家族细胞因子的受体，通过 JAK‐STAT 通路转导信号。

3. 肿瘤坏死因子受体家族（tumor necrosis factor receptor family） 该类受体的胞膜外区含有多个富含半胱氨酸的结构域，多以同源三聚体的形式发挥作用。包括 TNF‐α、FasL、LT、CD40L、NGF 等，主要通过 TRAF‐NF‐kB、TRAF‐AP‐1 通路转导信号。

4. 免疫球蛋白超家族受体（Ig superfamily receptor，IgSFR） 也称 IL‐1R 家族（IL‐1 receptor family）。这类受体在结构上与免疫球蛋白的 V 区或 C 区相似，即具有数个 IgSF 结构域。包括 IL‐1、IL‐18、IL‐33、M‐CSF、SCF 等细胞因子受体属于这一类受体，主要通过 IRAK‐NF‐kB 通路转导信号。其中，M‐CSF、SCF 等集落刺激因子受体胞内区具有酪氨酸激酶（PTK）活性的结构域，可以直接激活 Ras、PI3K 等多条信号通路。

5. IL‐17 受体家族（IL‐17 receptor family） 该类受体以同源或异源二聚体形式存在，由 IL‐17RA、B、C、D 和 E 链以不同组合形式组成。IL‐17 受体家族是近年来发现的一类细胞因子受体，主要包括 IL‐17RA、IL‐17RB、IL‐17RC、IL‐17RD 和 IL‐17RE 等，与炎症反应和自身免疫疾病的发生密切相关。

6. 趋化因子受体家族（chemokine receptor family） 该类受体属于七次跨膜 G 蛋白偶联受体超家族。趋化因子受体命名通常在趋化因子亚家族名称加 R 表示，按其发现顺序用阿拉伯数字加以区分。如与 CXCL 趋化因子结合的受体共有 6 种，分别命名为 CXCR1～6。

以上是细胞因子受体的一些常见分类。这些受体在细胞信号转导中发挥重要的作用，通过与相应的细胞因子结合，触发下游信号通路的激活，从而发挥生物学作用。不同类型的细胞因子受体具有特定的结构和信号转导机制，这也为研究和治疗相关疾病提供了重要的线索和靶点。

第四节　细胞因子的免疫学功能

细胞因子在免疫细胞的发育、分化、免疫应答及其免疫调节中发挥重要的作用。

（一）调控免疫细胞的发育、分化和功能

1. 调控免疫细胞在中枢免疫器官中的发育、分化　骨髓多功能造血干细胞（HSC）发育分化为不同免疫细胞谱系的过程受到多种细胞因子（如 IL－7、SCF、CXCL12 等）的调控。胸腺微环境中产生的细胞因子也对造血细胞和免疫细胞的增殖和分化起关键作用。

2. 调控免疫细胞在外周免疫器官中的发育、分化、活化和功能　IL－4、IL－5、IL－6 和 IL－13 等可促进 B 细胞的活化、增殖和分化为抗体产生细胞。多种细胞因子也调控 B 细胞分泌免疫球蛋白的类别转换，如 IL－4 诱导 IgG_1 和 IgE 的产生，TGF－β 和 IL－5 可以诱导 IgA 的产生。而 IL－2、IL－7、IL－18 等可活化 T 细胞并促进其增殖，IL－12 和 IFN－γ 可以诱导 T 细胞向 Th1 亚群分化，IL－4 可以诱导 T 细胞向 Th2 亚群分化，TGF－β 可以诱导 T 细胞向调节性 T 细胞（Treg）分化，而 TGF－β 与 IL－6 共同诱导 T 细胞向 Th17 亚群分化，IL－23 则促进 Th17 细胞的增殖和功能维持。IL－2、IL－6 和 IFN－γ 显著促进 CTL 的分化并增强其杀伤功能，IL－15 刺激 NK 细胞增殖，IL－5 刺激嗜酸性粒细胞分化为杀伤蠕虫的效应细胞等。

（二）调控机体的免疫应答

多种细胞因子通过活化相应的免疫细胞直接或间接地调控免疫应答，在抗感染、抗肿瘤和诱导细胞凋亡等过程中发挥功能。

1. 抗感染免疫　细胞因子参与抗感染免疫应答的全过程。当病原体感染时，机体的固有免疫和适应性免疫在细胞因子网络的调控下构成重要的抗感染防御体系，有效清除病原体，维持机体的稳态和平衡。

（1）抗菌免疫　细菌感染可刺激感染部位的巨噬细胞释放 IL－1、TNF－α、IL－6、IL－8 和 IL－12 等细胞因子，引发局部和全身炎症反应，促进病原体的清除。IL－8 能趋化中性粒细胞至感染部位以清除细菌和真菌感染。细胞因子也参与特异性抗菌免疫的全过程。

（2）抗病毒免疫　病毒感染时，机体产生 IFN－α 和 IFN－β 通过作用于病毒感染细胞和其邻近的未感染细胞，诱导抗病毒蛋白酶的产生而发挥抗病毒作用。IFN－γ 是适应性免疫中重要的抗病毒细胞因子，能促进 CTL 和 NK 细胞的活化和杀伤作用，增强宿主对病毒的清除能力。

2. 抗肿瘤免疫　多种细胞因子可直接或间接抗肿瘤。TNF－α 和 LT 可直接杀伤肿瘤细胞；IFN－γ 可抑制多种肿瘤细胞；生长细胞因子如 IL－2、IL－1、IL－15 和 IFN－γ 等可激活和增强 CTL 和 NK 细胞的杀伤活性，促进宿主对肿瘤细胞的免疫攻击。

3. 诱导细胞凋亡　在 TNF 家族中，有几种细胞因子可诱导细胞凋亡。如 TNF－α 可诱导肿瘤细胞或病毒感染细胞发生凋亡；活化 T 细胞表达的 Fas 配体（FasL）可通过膜型或可溶性形式结合靶细胞上的受体 Fas，诱导其凋亡。

第五节　细胞因子与临床

细胞因子同其他免疫分子一样是"双刃剑"，既参与免疫应答，发挥抗感染、抗肿瘤和诱导凋亡等

功能，又在某些条件下参与多种疾病的发生。现代生物技术研制开发的重组细胞因子、细胞因子抗体和细胞因子受体拮抗蛋白已经广泛应用于临床。

（一）细胞因子与疾病的发生

1. 细胞因子风暴（cytokine storm）　又称高细胞因子血症，在病原体、癌症、自身免疫性疾病或某些免疫疗法的因素刺激下，机体短时间内大量分泌多种细胞因子，引发全身炎症反应综合征，严重情况下可能导致多器官功能障碍甚至死亡。在异常情况下，机体促炎细胞因子和抗炎细胞因子之间的平衡失调，体液中迅速、大量产生多种促炎细胞因子，包括 TNF-α、IL-1、IL-6、IL-12、IL-18、IFN-α、IFN-β、IFN-γ、MCP-1 等，形成细胞因子风暴。细胞因子风暴可发生于多种疾病，如急性呼吸窘迫综合征（ARDS）、移植物抗宿主病、流感和脓毒血症等。IL-4、IL-10、IL-13、TGF-β、sTNFR、sIL-6R、抗 IL-6 单抗等可以拮抗炎性介质，通过控制炎症反应来避免组织过度损伤。

2. 致热与炎症病理损害　IL-1、IL-6 和 TNF-α 都是内源性致热原，可作用于下丘脑体温调节中枢，引起发热；IL-1、TNF-α 等可刺激白细胞和内皮细胞释放一系列炎性介质，改变凝血功能，导致组织损伤和弥散性血管内凝血，从而在感染性休克中发挥重要作用。应用重组 IL-1 受体拮抗物可以阻断 IL-1 与 IL-1 受体的结合，降低人内毒素性休克的病死率。

3. 肿瘤的发生及免疫逃逸　细胞因子及其受体的异常表达与某些肿瘤的发生和发展密切相关。例如骨髓瘤细胞表面高度表达 IL-6R，比正常浆细胞高出 10 倍以上，且可分泌大量 IL-6，用抗 IL-6 抗体可以抑制体外培养的骨髓瘤细胞生长；浆细胞瘤、心脏黏液瘤、膀胱癌细胞和子宫颈癌都异常高分泌 IL-6；IL-1 可以促进肿瘤的生长和扩散；IL-10、TGF-β 有助于肿瘤细胞逃逸免疫监视。

4. 免疫系统相关疾病

（1）超敏反应　IL-4 可促进 IgE 合成；IL-5 和 IL-6 可协同 L-4 促进 IgE 产生；IFN-γ 可抑制 IL-4 对 IgE 的诱生作用。

（2）自身免疫病　在强直性脊柱炎、类风湿关节炎和银屑病患者体内均可检测到高水平的 TNF-α。银屑病患者皮损组织 IL-17、IL-23 及 IL-6 水平异常升高。用抗 TNF-α 抗体或 IL-1 受体拮抗剂治疗类风湿关节炎，用抗 IL-12p40 抗体治疗银屑病患者均已取得较好的疗效。

（3）免疫缺陷病　某些免疫缺陷病发病与细胞因子或细胞因子受体的表达异常有关，如性连锁重症联合免疫缺陷病（X-linked severe combined immunodeficiency，X-SCID）是由于 IL-2Rγ 链基因突变，患者因 IL-2、IL-4、IL-7、IL-9、IL-15 和 IL-21 等多种受体介导的信号转导通路发生障碍，表现为严重的细胞免疫和体液免疫缺陷。另外，疣、低丙种球蛋白血症、感染及先天性髓系粒细胞缺乏（WHIM）四联症〔warts, hypogammaglobulinemia, infection and myelokathexis（WHIM）syndrome〕与 CX-CR4 基因突变有关。

（4）器官移植排斥反应　急性移植排斥反应时，受者血清及移植物局部 IL-1、IL-2、TNF-α、IL-6、IFN-γ 等水平升高。检测相关的细胞因子或其可溶性受体水平可作为监测排斥反应的指标之一。

（5）代谢性疾病　糖尿病发病过程中，TNF-α 可直接杀伤胰岛细胞、干扰胰岛素受体信号转导、降低外周组织对胰岛素的敏感性，IL-1、IL-6、IL-18、TNF 等亦参与胰岛炎症反应。

（二）细胞因子与疾病治疗

多种重组细胞因子药物、细胞因子抗体及细胞因子拮抗剂已在临床广泛的应用。

1. 细胞因子治疗　通过给予外源性细胞因子治疗疾病，例如，重组 IFN-α 广泛用于治疗病毒感染。IL-2 用于治疗肾细胞癌和黑色素瘤等肿瘤。

2. 细胞因子拮抗治疗　用可溶性细胞因子受体、细胞因子受体拮抗剂或抗细胞因子抗体治疗疾病，如 IL-1 受体拮抗剂（IL-1RA）可用于治疗肺结核和风湿病关节炎；抗肿瘤坏死因子-α（TNF-α）抗体可用于治疗类风湿关节炎和克罗恩病等；抗 PD-1 抗体和抗 CTL-4 抗体，用于多种恶性肿瘤的治疗，取得显著的临床效果。

目标检测

答案解析

1. 简述细胞因子的共同特性。
2. 试述细胞因子受体的分类。
3. 简述细胞因子的分类及生物学功能。
4. 简述细胞因子与疾病发生的关系。

（曹伟娟）

书网融合……

微课　　　本章小结　　　题库

第七章　白细胞分化抗原和黏附分子

PPT

1. 掌握　人白细胞分化抗原和分化群的概念；黏附分子的分类。
2. 熟悉　黏附分子的生物学作用。
3. 了解　人白细胞分化抗原和黏附分子与临床的关系。
4. 能够从白细胞分化抗原和黏附分子的角度理解免疫应答的过程。
5. 养成从微观角度看免疫反应的能力。

免疫应答过程有赖于免疫系统中细胞间的相互作用，包括细胞间的直接接触以及通过分泌细胞因子或其他生物活性分子的间接作用。免疫细胞膜表面表达的功能分子是免疫细胞相互识别及传递信息的物质基础，包括细胞表面的多种抗原、受体及其他分子。白细胞分化抗原及黏附分子是两类重要的细胞膜分子。

第一节　人白细胞分化抗原

一、人白细胞分化抗原的概念

（一）人白细胞分化抗原的定义

人白细胞分化抗原（human leukocyte differentiation antigen，HLDA）是指在造血干细胞分化为不同细胞谱系、各个细胞谱系分化不同阶段以及成熟细胞活化过程中，出现或消失细胞表面标记分子。在20世纪80年代初，研究人员主要关注于淋巴细胞和髓样细胞等白细胞的表面分子，故将其命名"白细胞分化抗原"。实际上，白细胞分化抗原除了在白细胞上表达外，还广泛分布于多种细胞如红细胞、血小板、血管内皮细胞、上皮细胞、成纤维细胞、神经内分泌细胞等细胞表面。白细胞分化抗原大都是跨膜糖蛋白，含胞膜外区、跨膜区和胞质区，部分是通过糖基磷脂酰肌醇（GPI）连接的方式锚定在细胞膜上，少数是碳水化合物。

（二）分化群的概念

国际专门命名机构以单克隆抗体鉴定为主要方法，将来自不同实验室的单克隆抗体所识别的相同分化抗原归为同一个分化群（cluster of differentiation，CD）。在通常情况下，单克隆抗体及其识别的相应抗原都用同一个CD编号，目前人类白细胞分化抗原的编号已经命名至CD371。

二、人白细胞分化抗原的功能

人白细胞分化抗原具有多种功能，根据其执行的功能，人白细胞分化抗原主要可以分为受体和黏附分子两大类。其中受体包括特异性识别抗原的受体及其共受体、模式识别受体、补体受体、细胞因子受体、NK 细胞受体以及 Ig Fc 受体等。黏附分子包括共刺激（或抑制）分子、归巢受体及血管地址素等。有关 T 细胞受体（TCR）、B 细胞受体（BCR）、模式识别受体（pattern recognition receptor，PRR）、NK 细胞受体、细胞因子受体和补体受体等内容将在相关章节中介绍。

第二节　黏附分子

细胞黏附分子（cell adhesion molecule，CAM）是一类介导细胞间或细胞与细胞外基质（extra cellular matrix，ECM）相互结合和作用的分子。黏附分子通过受体 – 配体结合的方式发挥作用，促使细胞之间或细胞与基质之间发生黏附，参与细胞的附着和移动、细胞的发育和分化、细胞的识别、活化和信号转导等过程。黏附分子在免疫应答、炎症发生、凝血、肿瘤转移以及创伤愈合等一系列重要的生理和病理过程中起着关键的作用，是这些过程的分子基础。

黏附分子属于白细胞分化抗原，大多数黏附分子已被分配 CD 编号，但也有一些黏附分子尚未被分配 CD 编号。根据结构特点，黏附分子可分为免疫球蛋白超家族、整合素家族、选择素家族和钙黏蛋白家族等。此外，还存在一些尚未归类的黏附分子。

一、免疫球蛋白超家族

具有类似于免疫球蛋白的 V 区样或 C 区样结构域，且其氨基酸组成也与 Ig 有一定同源性的黏附分子属免疫球蛋白超家族（immunoglobulin superfamily，IgSF）。IgSF 黏附分子在免疫细胞膜上数量庞大，种类繁多且广泛分布，功能多样且重要，配体通常为 IgSF 黏附分子或整合素，主要参与淋巴细胞的抗原识别、免疫细胞间相互作用以及细胞的信号转导等过程。

以 APC 与 T 细胞的相互作用为例，我们简要介绍属于 IgSF 黏附分子的 CD4、CD28、CTL – 4（CD152）、CD80（B7 – 1）、CD86（B7 – 2）、ICOS（CD278）、ICOSL（CD275）、ICAM – 1（CD54）、PD – 1（CD279）、PD – L1/PD – L2（CD274/CD273）之间的相互识别所介导的 APC 对 T 细胞的激活或抑制作用（图 2 – 7 – 1）。这些黏附分子在调节免疫细胞间相互作用和免疫应答中发挥重要的作用。

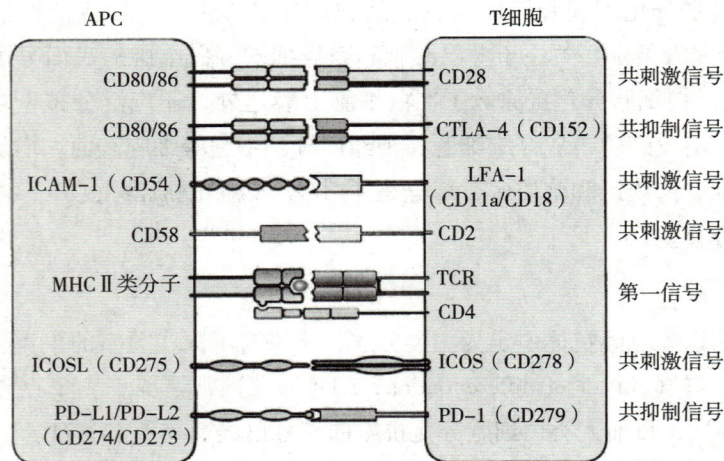

图 7 – 1　属于 IgSF 黏附分子参与 APC – T 细胞相互识别和信号转导

二、整合素家族

整合素家族（integrin family）得名于其主要介导细胞与细胞外基质的黏附，使细胞能够附着而形成整体（integration）。整合素家族的成员由 α 和 β 两条链（亚单位）以非共价连接形成异源二聚体。α 和 β 链共同构成识别配体的结合位点（图 2-7-2）。目前至少包括 18 种 α 亚单位和 8 种 β 亚单位，根据 β 亚单位的不同将整合素家族划分为 8 个组（$\beta_1 \sim \beta_8$ 组）。在同一组中，β 链相同而 α 链不同。整合素家族成员广泛分布，一种整合素可分布于多种细胞，而同一种细胞通常表达多种整合素。整合素家族可通过介导细胞与细胞外基质的相互粘附，参与细胞活化、增殖、分化，吞噬与炎症形成等多种功能。

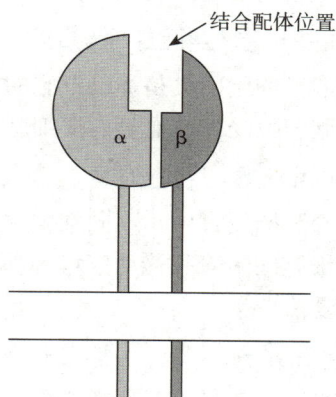

图2-7-2　整合素分子的基本结构示意图

结合配体位置

α　β

三、选择素家族

选择素家族（selectin family）均为单链分子，包括 L-选择素、P-选择素和 E-选择素三个成员，L、P 和 E 分别表示这三种选择素最初被发现表达在白细胞（leukocyte）、血小板（platelet）或血管内皮细胞（endothelial cell）上。选择素是跨膜分子，选择素家族各成员在结构相似，细胞膜外区域均由 C 型凝集素样（CL）结构域、表皮生长因子（EGF）样结构域和补体调节蛋白（CCP）结构域组成。其中，CL 结构域是与相应配体结合的区域，选择素配体均为寡糖基团，主要是唾液酸化的 Lewis 寡糖（sialyl-Lewis'，简称 sLe'或 CD15s）或类似结构的分子，主要表达在白细胞和内皮细胞的表面。选择素分子在白细胞与内皮细胞的黏附、炎症发生以及淋巴细胞归巢中起着重要作用。

四、钙黏蛋白家族

钙黏蛋白（cadherin）是一类同亲型结合（两个相同分子相互结合）、依赖于 Ca^{2+} 的细胞黏附分子。目前已发现 20 多个成员，分为经典钙黏蛋白和原钙黏蛋白两个亚家族。经典钙黏蛋白亚家族包括 E-cadherin、N-cadherin 和 P-cadherin 等，其中 E、N 和 P 分别表示上皮（epithelial）、神经（neural）和胎盘（placental），它们最早是在这些组织中发现的钙黏蛋白成员。钙黏蛋白分子的配体是与自身相同的钙黏蛋白分子。钙黏蛋白分子在胚胎发育中的细胞识别、迁移、组织分化以及成体组织器官构成中具有重要作用。

五、黏附分子的功能 📱微课

黏附分子参与机体多种重要的生理过程和病理过程。

（一）参与免疫细胞间相互作用和活化

黏附分子介导免疫细胞间的结合和识别。例如，当抗原递呈细胞与 T 细胞以及 CTL 与靶细胞接触时，两种细胞先通过黏附分子进行疏松结合。如果双方能够发生特异性结合，相互作用继续，否则解离。T 细胞除了通过 TCR 识别抗原，还需要共受体 CD4/CD8 与 MHC 分子结合，加强结合并提供活化信号。共刺激信号是 T 细胞受抗原刺激后，需由共刺激分子提供的辅助活化信号。常见的共刺激分子有 CD28-CD80/CD86、CD2-CD58 等。如果抗原递呈细胞不表达共刺激分子，T 细胞会进入免疫应答失能状态。

（二）参与炎症过程中的白细胞与血管内皮细胞的黏附

细胞表达的不同黏附分子介导其在炎症过程的不同阶段。以中性粒细胞为例，在炎症早期，中性粒细胞表面的唾液酸化路易斯寡糖与血管内皮细胞表面的 E - 选择素结合，介导中性粒细胞滚动和初步黏附。随后，中性粒细胞表面的整合素受 IL - 8 刺激活化，与内皮细胞表面的 ICAM - 1 结合，促进中性粒细胞穿过内皮进入炎症部位。

（三）参与淋巴细胞归巢

淋巴细胞归巢是淋巴细胞的定向迁移，包括淋巴细胞再循环和向炎症部位迁移。淋巴细胞表面的淋巴细胞归巢受体与血管内皮细胞表面的地址素结合，介导这一过程。

（四）参与细胞发育、分化、附着和移动

在胚胎发育中，不同细胞类型按规律发育、分化并组成组织和器官，黏附分子在其中发挥重要作用。细胞间附着和移动依赖钙黏蛋白和 NCAM、PECAM 等，而细胞与细胞外基质的黏附主要通过整合素实现。

（五）参与多种疾病发生

黏附分子异常会导致疾病，如整合素基因突变可导致白细胞黏附缺陷症。

第三节 白细胞分化抗原及其单克隆抗体的临床应用

白细胞分化抗原可以参与多种疾病的发生，相应的单克隆抗体也已在临床免疫学中得到广泛应用。

（一）在疾病诊断方面的应用

检测艾滋病患者外周血 $CD4^+T$ 细胞数量可以辅助诊断和判断病情。正常人 $CD4^+T$ 细胞大于 $500/\mu l$，HIV 感染者 $CD4^+T$ 细胞少于 $200/\mu l$ 表示疾病发病先兆。

使用 CD 单克隆抗体进行免疫荧光标志或流式细胞术分析，可对白血病或淋巴瘤的类型进行免疫学区分，实现精准的免疫学分类诊断。

（二）在疾病预防与治疗方面的应用

抗 CD3、CD25 等单克隆抗体作为新一代免疫抑制剂，可有效防治器官移植后的排斥反应。抗 B 细胞表面标记 CD20 的单克隆抗体靶向治疗来源于 B 细胞的非霍奇金淋巴瘤疗效显著。

目标检测

答案解析

1. 简述白细胞分化抗原、CD 分子和黏附分子的基本概念。
2. 试述黏附分子的分类和功能。
3. 简述白细胞分化抗原及其单克隆抗体在临床诊断和治疗中的应用。

（曹伟娟）

书网融合……

微课　　　　　本章小结　　　　　题库

第八章　主要组织相容性复合体

学习目标

1. 掌握　HLA 分子的结构、分布与功能。
2. 熟悉　HLA 与临床的关系。
3. 了解　HLA 的基因组成和遗传特性。
4. 能够根据 MHC 的重要性理解基因对疾病的重要作用。
5. 形成每种基因型的人对疾病的抵抗力不同的意识。

主要组织相容性复合体（major histocompatibility complex，MHC）是一组与免疫应答密切相关、决定移植组织是否相容、紧密连锁的基因群。所有哺乳动物都具有 MHC。小鼠的 MHC 称为 H－2 基因复合体，人的 MHC 称为人类白细胞抗原（human leukocyte antigen，HLA）基因复合体，其编码产物被称为 HLA 分子或 HLA 抗原。

第一节　MHC 的结构和遗传特性

HLA 基因复合体位于第 6 号染色体的短臂 6p21.31 区域内，总长度为 3.6Mb，共 224 个基因座，其中 128 个为功能基因座。HLA 基因复合体包括 I 类、II 类和 III 类基因区。HLA－I 类基因区由经典的 HLA－Ia 基因座（如 A、B、C）和非经典的 HLA－Ib 基因座（如 E、F、G）组成。HLA－II 类基因区由经典的 DP、DQ、DR 基因座和参与抗原加工呈递的 DM、TAP、PSMB 等基因座组成。HLA－III 类基因区包括补体基因 C2、B、C4 以及参与炎症反应的 TNF、LTA、LTB 和 HSP 等基因座。

MHC 基因可分为两种类型。一是经典的 HLA－I 类和 HLA－II 类基因，它们的产物具有抗原呈递功能，表现出极高的多态性，直接参与 T 细胞的激活和分化，调节适应性免疫应答。二是与免疫功能相关的基因，包括传统的 III 类基因和新近确认的多种基因，它们可能参与固有免疫应答调节或抗原加工，但不显示或只显示有限的多态性表现。

一、经典的 HLA I 类及 II 类基因

经典的 HLA I 类基因集中于复合体中远离染色体着丝粒的一侧，包括 B、C、A 三个座位，它们编码 HLA I 类分子。I 类基因仅编码 I 类分子异二聚体的重链，而轻链又称 β_2 微球蛋白，由第 15 号染色体上的基因编码。经典的 HLA II 类基因座位集中于复合体中靠近染色体着丝粒的一端，由 DP、DQ 和 DR 三个亚区组成。每个亚区包括 A、B 两个功能基因座位，分别编码 HLA II 类分子的 α 链和 β 链（图 2－8－1），形成 α/β 异二聚体蛋白（DPα/DPβ、DQa/DQβ 和 DRa/DRβ）。

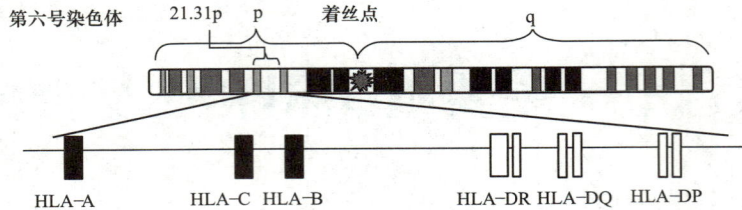

图 2 - 8 - 1　位于人第 6 号染色体短臂的 HLA 基因座分布示意图

二、免疫功能相关基因

免疫功能相关基因分布在 HLA 复合体的Ⅰ类和Ⅱ类基因区以及Ⅲ类基因区。这些基因通常不表现出或仅表现出有限的多态性，可能参与抗原加工，并在固有免疫和免疫调节中发挥作用。

（一）血清补体成分的编码基因

属于经典 HLAⅢ类基因，其产物包括 C4、Bf 和 C2 等补体组分。

（二）抗原加工相关基因

免疫功能相关基因位于 HLA 系统的Ⅱ类基因区。

1. 蛋白酶体 β 亚单位（proteasome subunit beta type，PSMB）基因　编码胞质中蛋白酶体的 β 亚单位。

2. 抗原加工相关转运物（transporter associated with antigen processing，TAP）基因　编码的 TAP 分子参与内源性抗原肽由胞质溶胶向内质网的转运。

3. HLA - DM 基因　编码产物参与 APC 对外源性抗原的加工，包括 DMA 和 DMB 基因座。

4. HLA - DO 基因　包括 DOA 和 DOB 基因座，编码调节 HLA - DM 功能的 HLA - DO 分子。

5. TAP 相关蛋白基因　又称 tapasin 基因，编码与 TAP 相关蛋白基因。

（三）非经典的 HLAI 类基因

非经典的 HLAI 类基因包括 E、G 等。HLA - E 分子由重链（α 链）和 β_{2m} 组成，已发现 26 种等位基因。HLA - E 分子广泛表达于各种组织细胞，在羊膜和滋养层细胞表面高表达。HLA - E 分子是 NK 细胞表面 C 型凝集素受体家族（CD94/NKG2）的专一性配体，因其与杀伤细胞抑制性受体结合的亲和力明显高于与杀伤细胞活化性受体结合的亲和力，因而具有抑制 NK 细胞对自身细胞杀伤的作用。HLA - G 编码的分子主要存在于母胎界面绒毛外滋养层细胞，在母胎耐受中发挥作用。

（四）炎症相关基因

在 HLAⅢ类基因区新近检出多个与炎症相关的基因，包括肿瘤坏死因子基因家族（TNF、LTA 和 LTB）、MIC 基因家族和热休克蛋白基因家族（HSP70）等。这些基因大多与炎症反应有关。

三、MHC 的遗传特点

（一）MHC 的多态性

MHC 的多态性是指在一个群体中，染色体上的同一基因座位存在两个以上不同的等位基因、可编码两种以上产物的现象。HLA Ⅰ类和Ⅱ类分子的表达具有共显性，即同一个体会同时表达来自同源染色体的两个等位基因。因此一个个体通常会具有 12 种以上的经典 HLA Ⅰ类和Ⅱ类等位基因产物。

HLA 基因复合体是人类多态性最丰富的基因系统。截至 2022 年 4 月，已经确定的 HLA 等位基因总数达到 32897 个，其中 HLA - B 座位上的等位基因数量最多，达到 8756 个。这意味着非亲缘个体之间存在相同等位基因可能性很低，因此，在组织和器官移植时，移植物很容易受到免疫排斥的影响。表 2 - 8 - 1 列出了 HLA 主要座位的等位基因数目。

表 2 - 8 - 1　HLA 主要基因座位和已获正式命名的等位基因数（2022 年 4 月）

基因类别	Ⅰ类基因			Ⅱ类基因					
	A	B	C	DRA	DRB	DQA1	DQB1	DPA1	DPB1
等位基因数	7354	8756	7307	32	3902	383	2193	373	1909

在蛋白质水平上，HLA 的多态性主要表现在不同等位基因产物的结构差异上，即 HLA 分子抗原结合槽的氨基酸残基组成和序列不同。因此，可以通过扩增相应的基因片段进行测序或者使用特异性探针检测等位基因，以确定特定个体的等位基因特异性，这种过程被称为 HLA 基因分型，这对于寻找合适的组织器官移植供受体、分析疾病易感基因系及法医学上进行亲子鉴定都非常重要。

（二）单体型和连锁不平衡

MHC 的单体型指在同一染色体上紧密连锁的 MHC 等位基因的组合。MHC 等位基因的构成和分布具有以下两个特点。

1. 等位基因的非随机性表达　群体中各等位基因并不以相同的频率出现。如 HLA - DRB 和 HLA - DQB1 座位的等位基因数分别是 3902 和 2193（表 2 - 8 - 1），其中在群体中的频率最高的两个等位基因 DRB * 09：01 和 DQB1 * 07：01，在按照随机分配原则计算的情况下，其频率应为 0.026%（1/3902）和 0.045%（1/2193）。然而，在我国北方汉族人群中它们的频率分别高达 15.6% 和 21.9%。在斯堪的纳维亚白种人中，HLA - DRB 和 HLA - DQB1 基因座位上高频率分布的等位基因是 DRB * 05：01 和 DQB1 * 02：01。这表明，在不同人种中优势表达的等位基因及其组成的单体型可以不同。

2. 连锁不平衡　不仅等位基因出现的频率不均一，两个等位基因同时出现在一条染色体上的机会通常也不是随机的。连锁不平衡指属于两个或两个以上基因座位的等位基因同时出现在一条染色体上的概率高于随机出现频率的现象。例如，前文提到的在北方汉族人群中高频率表达的等位基因 DRB1 * 09：01 和 DQB1 * 07：01 同时出现在一条染色体上的概率，按照随机分配规律，应该是它们频率的乘积，约为 3.4%（0.156 × 0.219 = 0.034）。然而，实际上两者同时出现的频率是 11.3%，是理论值的 3.3 倍。

非随机表达的等位基因和连锁不平衡的等位基因组合在不同人种和地理族群中存在差异，是长期自然选择的结果。其意义在于：第一，可作为人种种群基因结构的一个特征，用以追溯和分析人类的迁移和进化规律；第二，如果高频率表达的等位基因与种群抵抗特定疾病相关，可用于该疾病的诊断和防治；第三，有助于寻找 HLA 相匹配的器官移植供体。

第二节　HLA 分子

HLA 分子包括经典的 HLA Ⅰ类分子和Ⅱ类分子，它们在组织分布、结构和功能上各有其特点。

一、HLA 分子的分布

HLA Ⅰ类分子由重链（α 链）和 β_{2m} 组成，广泛分布于所有有核细胞的表面。

Ⅱ类分子由 α 链和 β 链组成，仅在特定的淋巴组织细胞表面表达，例如专职性抗原提呈细胞（包括树突状细胞、B 细胞、巨噬细胞）、胸腺上皮细胞和活化的 T 细胞等。

二、HLA 分子的结构及其与抗原肽的相互作用

（一）HLA 分子的结构

HLA Ⅰ类分子的重链（α 链）胞外段包括三个结构域（α_1、α_2、α_3），其中远膜端的两个结构域（α_1 和 α_2）形成抗原结合槽。HLA Ⅰ类分子的抗原结合槽两端封闭，能够容纳的抗原肽长度有限，仅为 8～10 个氨基酸残基。

HLA Ⅱ类分子的 α、β 链各有两个胞外结构域（α_1、α_2；β_1、β_2），其中 α_1 和 β_1 共同组成抗原结合槽。HLA Ⅱ类分子的抗原结合槽两端开放，进入槽内的抗原肽长度变化较大，为 13～17 个氨基酸残基。

（二）MHC 与抗原肽的相互作用

MHC 分子结合并呈递抗原肽供 TCR 识别。MHC 的抗原结合槽与抗原肽互补结合，其中包括两个或两个以上与抗原肽结合的关键部位，被称为锚定位（anchor position）。抗原肽与锚定位结合的氨基酸残基被称为锚定残基（anchor residue）。锚定位与锚定残基的匹配程度决定了 MHC 的抗原结合槽与抗原肽结合的稳定性。

三、HLA 分子的功能 🅴微课

（一）作为抗原递呈分子参与适应性免疫应答

经典的 MHC Ⅰ类和Ⅱ类分子通过递呈抗原肽来激活 T 淋巴细胞，参与适应性免疫应答。这是 MHC 的主要生物学功能之一。

1. 决定 T 细胞识别抗原的 MHC 限制性（MHC restriction） T 细胞通过其 TCR 双识别抗原肽和自身 MHC 分子，即 T 细胞只能识别由自身 MHC 分子递呈的抗原肽。$CD4^+$ Th 细胞识别Ⅱ类分子递呈的外源性抗原肽，$CD8^+$ CTL 识别Ⅰ类分子递呈的内源性抗原肽。

2. 参与 T 细胞在胸腺中的选择和分化 在胸腺发育过程中，与自身抗原肽 - MHC 分子复合物高亲和力结合的 T 细胞克隆发生凋亡，从而清除自身反应性的 T 细胞，建立 T 细胞的中枢免疫耐受。

3. 决定疾病易感性的个体差异 某些特定的 MHC 等位基因高频出现与某些疾病的发病密切相关。

4. 参与构成种群免疫反应的异质性 由于不同种群的个体 MHC 多态性不同，而不同多态性的 MHC 分子所递呈的抗原肽通常不同。这一特点一方面赋予种群中不同个体的抗病能力出现差异，另一方面也有助于在群体水平上增强物种的适应能力。

5. 参与移植排斥反应 作为主要的移植抗原，MHC 分子在同种异体移植中可能引起移植排斥反应。

（二）作为调节分子参与固有免疫应答

MHC 中的免疫功能相关基因参与调控固有免疫应答，主要表现在以下方面。

1. 经典的Ⅲ类基因编码补体成分，参与炎症反应和对病原体的清除，与免疫性疾病的发生相关。

2. 非经典Ⅰ类基因和 MICA 基因产物可作为配体分子，通过以不同的亲和力结合激活性和抑制性受体，调节 NK 细胞和某些杀伤细胞的活性。

3. 参与炎症反应的启动和调控。炎症相关基因编码的多种分子，如 TNF - α 等，参与机体的炎症反应。

第三节　HLA 与临床医学

一、HLA 与器官移植

在器官移植领域，HLA 等位基因的匹配程度对于移植的成败至关重要。通过对供者和受者分别进行 HLA 分型及供受者间交叉配合试验，确定供受者间的组织相容性程度。随着 PCR 基因分型技术的普及、计算机网络的应用、无亲缘关系个体骨髓库以及脐血库的建立，HLA 相匹配供受者的选择准确性和配型效率得到了提高。此外，测定血清中可溶性 HLA 分子的含量有助于监测移植物的排斥危象。

二、HLA 分子的异常表达和临床疾病

在恶性肿瘤中，恶变细胞往往减弱或缺乏 HLA - Ⅰ类分子的表达，导致特异性 $CD8^+$ CTL 无法有效激活，造成肿瘤免疫逃逸。在某些自身免疫疾病中，原本不表达 HLA - Ⅱ类分子的细胞，如胰岛素依赖性糖尿病中的胰岛 β 细胞、萎缩性胃炎中的胃壁细胞、乳糜泻中的肠道细胞等，可被诱导表达 HLA - Ⅱ类分子，促进免疫细胞的过度活化。

三、HLA 和疾病关联

HLA 等位基因是决定人体对疾病易感程度的重要基因。携带某些特定 HLA 等位基因或单体型的个体与易患某种疾病（阳性关联）或对该疾病有较强的抵抗力（阴性关联）均称为 HLA 和疾病关联。通过对患病人群和健康人群进行 HLA 分型并统计学分析，可以确定这种关联。例如强直性脊柱炎患者 HLA - B27 的阳性率高达 58%~97%，而在健康人群中仅为 1%~8%。这表明携带 B27 等位基因的个体更容易患上强直性脊柱炎。HLA 与疾病关联的研究有助于预测和防治相关疾病。

四、HLA 与亲子鉴定和法医学

HLA 系统的多基因性和多态性意味着两个无亲缘关系的个体之间在所有 HLA 基因位点上具有相同等位基因的概率几乎为零。此外，每个人所持有的 HLA 等位基因型终身不变。因此，特定的等位基因及其共显性表达的产物可以成为个体间遗传特征的标志。基于此，HLA 基因分型在法医学领域用于亲子关系确定和个体身份确认。

目标检测

答案解析

1. 试述 HLA 多基因性和多态性的内涵。
2. 比较 HLA Ⅰ类和Ⅱ类分子的差异。
3. 简述 HLA 与临床医学的关联。

（曹伟娟）

书网融合……

微课　　　　　　本章小结　　　　　　题库

第九章　B 淋巴细胞

学习目标

1. 掌握　B 细胞的分类和功能。
2. 熟悉　B 细胞的表面分子。
3. 了解　B 细胞的分化发育。
4. 能够根据 B 细胞的分化过程理解 B 细胞的功能特点。
5. 养成 B 细胞在特异性免疫应答过程中必不可少的观念。

B 淋巴细胞（B lymphocyte）由哺乳动物骨髓（bone marrow）或鸟类法氏囊（bursa of Fabricius）中的淋巴样干细胞分化发育成熟，故称 B 细胞。成熟 B 细胞在外周淋巴器官大量存在，约占外周淋巴细胞总数的 20%。B 细胞是抗体产生细胞，执行特异性体液免疫功能，也是专职抗原提呈细胞之一，并参与免疫调节。

第一节　B 细胞的分化发育

哺乳动物 B 细胞的成熟发育主要发生在骨髓中，B 细胞在此的分化过程中，两个关键事件是功能性 B 细胞受体（BCR）的表达以及自身免疫耐受性的形成。骨髓微环境在诱导 B 细胞分化发育过程中起关键作用。

一、BCR 的基因结构及其重排

BCR 即膜型免疫球蛋白（membrane immunoglobulin，mIg），是表达于 B 细胞表面的免疫球蛋白，B 细胞通过 BCR 识别抗原，启动体液免疫应答。编码 BCR 的基因群在胚系阶段是以分割的、数量众多的基因片段的形式存在。基因重排是在 B 细胞的分化发育过程中，BCR 基因片段发生重新排列和组合，因而产生能识别特异性抗原、数量巨大的 BCR。BCR 和 TCR 基因结构以及重排的机制十分相似。

1. BCR 的胚系基因结构　Ig 的重链基因集群位于 14 号染色体长臂，包括编码 V 区的 VH、DH 和 JH 基因片段和编码 C 区的 C 基因片段。Ig 轻链基因分为 κ 基因和 λ 基因，κ 轻链基因位于 2 号染色体短臂，含 Vκ 和 Jκ 片段；λ 轻链基因位于 22 号染色体长臂，含 Vλ 和 Jλ 片段。这些基因在胚系初期都是以分离的基因片段形式存在的。

2. BCR 的基因重排及其机制　在 B 细胞分化过程中，这些基因片段通过重组激酶如 RAG 的催化，进行重排组合，形成 V-D-J（重链）或 V-J（轻链）连接，再与 C 区片段结合，才能编码完整的 Ig 多肽链，随机生成各种序列不同的 BCR 分子在 B 细胞表面。

3. 等位排斥和同种型排斥　等位排斥是指 B 细胞中一条染色体上的重链（或轻链）基因重排成功后，抑制另一条同源染色体上重链（或轻链）基因的重排。同种型排斥是指 κ 轻链基因重排成功后抑

制 λ 轻链基因的重排。等位基因排斥和同型排斥机制共同保证一个 B 细胞克隆仅表达一种 BCR，只分泌一种抗体。

二、抗原识别受体多样性产生的机制

在免疫系统中，T 细胞库和 B 细胞库分别包含了所有不同特异性的 T 细胞克隆和 B 细胞克隆。这种抗原识别受体的多样性是在基因重排过程中产生的，其机制主要包括组合多样性、连接多样性、受体编辑以及体细胞高频突变。

1. 组合多样性 指在免疫球蛋白 V、D、J 基因片段重排时，从众多 V、D、J 基因片段中分别选择一个进行组合，从而产生大量不同的 V 区基因片段组合。以人类 Ig 重链 V 区为例，其排列组合的可能性高达 $40(VH) \times 25(VD) \times 6(VJ) = 6000$ 种。同理，轻链的 Vκ 和 Vλ 区的 V、J 基因片段组合种类分别为约 200 种和 120 种。总体而言，IgV 区基因片段的组合加上轻重链的组合，理论上可达到约 1.9×10^6 种。

2. 连接多样性 连接多样性指的是 Ig 基因片段之间的连接过程中，往往发生插入、替换或缺失核苷酸的情况，从而产生新的序列，称为连接多样性。

3. 受体编辑 受体编辑是指一些已经完成基因重排并成功表达 BCR（mIgM）的 B 细胞，在识别自身抗原后未被清除，而是通过 RAG 基因重新激活，再次进行轻链 VJ 的重排，合成新的轻链来替代自身反应性轻链，从而使 BCR 获得新的特异性。如果受体编辑失败，该细胞会发生凋亡。受体编辑进一步增加了 BCR 的多样性。

4. 体细胞高频突变 体细胞高频突变是指成熟的 B 细胞在外周淋巴器官的生发中心受到抗原刺激后发生。体细胞高频突变主要在编码 V 区 CDR 部分的基因序列中发生碱基点突变。这种突变不仅增加了抗体的多样性，还可以导致抗体的亲和力成熟。

三、B 细胞在中枢免疫器官中的分化发育 🅔微课

B 细胞在骨髓中的发育经历祖 B 细胞（pro - B cell）、前 B 细胞（pre - B cell）、未成熟 B 细胞（immature B cell）和成熟 B 细胞（mature B cell）几个阶段。

1. 祖 B 细胞 早期 pro - B 细胞开始重排重链可变区 D - J 基因，晚期 pro - B 细胞则进行 V - D - J 基因重排。但此时还未有 mIgM 的表达。pro - B 细胞开始表达 Igα/gβ 异源二聚体，这是 B 细胞的关键标志，负责抗原刺激后的信号传递。

2. 前 B 细胞 pre - B 的特征是表达前 B 细胞受体（pre - BCR）。pre - B 经历大 pre - B 和小 pre - B 两个阶段。pre - BCR 由 μ 链和替代轻链组成，可以抑制另一条重链基因的重排，并促进 B 细胞增殖。大 pre - B 细胞进一步发展为小 pre - B 细胞，并开始轻链基因 V - J 重排，但不能表达功能性 BCR。

3. 未成熟 B 细胞 这一阶段的 B 细胞可以表达完整的 BCR（mIgM）。如果受到抗原刺激，则会引发凋亡，导致克隆清除，形成自身免疫耐受。

4. 成熟 B 细胞 也称为初级 B 细胞。成熟 B 细胞表面可同时表达 mIgM 和 mIgD，其可变区完全相同。

B 细胞在骨髓中的发育过程不受外部抗原的影响，称为抗原非依赖期。在骨髓微环境的诱导下，B 细胞发育为成熟 B 细胞，然后离开骨髓，迁移到外围免疫器官的 B 细胞区。在那里接受外来抗原刺激而激活、增殖，进一步分化为浆细胞和记忆 B 细胞，这一过程称为 B 细胞的抗原依赖期。

四、B细胞中枢免疫耐受的形成——B细胞发育过程中的阴性选择

B细胞在骨髓发育过程中需要形成对自身抗原的中枢免疫耐受，主要通过以下几种机制实现：首先，未成熟B细胞表面仅表达mIgM，一旦与骨髓中的自身抗原结合，直接引起细胞凋亡，实现克隆清除。其次，部分识别自身抗原的未成熟B细胞可以通过受体编辑机制来改变其BCR的特异性。最后，在某些情况下，未成熟B细胞与自身抗原结合后，会下调B细胞mIgM的表达，这些细胞可以进入外周免疫器官，但对抗原刺激不再响应，称为失能。通过克隆清除、受体编辑和失能等机制，B细胞在骨髓发育过程中实现了对自身抗原的中枢免疫耐受。成熟B细胞进入外周后只响应外来抗原，产生B细胞的获得性免疫应答。

第二节 B细胞表面分子及其功能

一、B细胞抗原受体复合物

BCR复合物是B细胞表面最重要的分子，由识别和结合抗原的膜免疫球蛋白（mIg）和传递抗原刺激信号的Igα/Igβ（CD79a/CD79b）异二聚体组成（图2-9-1）。

mIg是B细胞的特征性表面标志，以单体形式存在，能特异性地结合抗原，由于其胞质区较短，无法直接将抗原刺激的信号传递到B细胞内，需要其他分子的辅助来完成BCR结合抗原后的信号传递。

Igα/Igβ（CD79a/CD79b）是免疫球蛋白超家族的成员，包括胞外区、跨膜区和相对较长的胞质区。Igα/Igβ在胞外区的近胞膜处通过二硫键相连，形成二聚体。胞质区含有免疫受体酪氨酸激活基序（ITAM），通过招募下游信号分子，转导抗原与BCR结合所产生的信号。

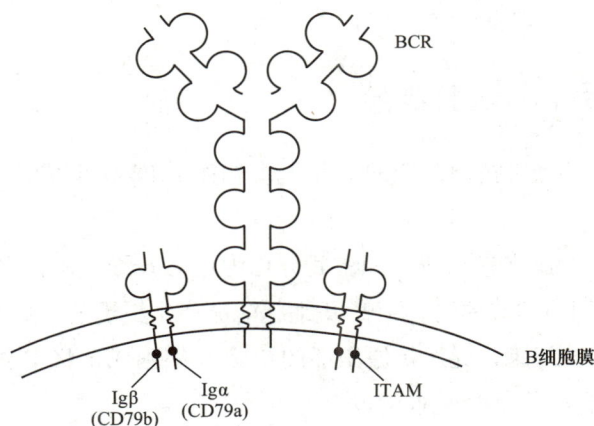

图2-9-1 BCR复合物结构示意图

二、B细胞共受体

CD19、CD21及CD81非共价结合，形成B细胞的多分子共受体。该共受体能增强BCR与抗原结合的稳定性，并与Igα/Igβ共同传递B细胞活化的第一信号。

三、共刺激分子

只有第一信号不足以使 B 细胞活化，B 细胞活化还需要第二信号。第二信号主要由 Th 细胞和 B 细胞表面的共刺激分子之间的相互作用产生。CD40 与 CD40L 的结合是 B 细胞活化最重要的第二信号，对 B 的细胞分化成熟和抗体产生起重要作用。CD80（B7 - 1）和 CD86（B7 - 2）在静息 B 细胞中不表达或低表达，在活化 B 细胞中表达增强，它们与 T 细胞表面的 CD28 和 CTLA - 4 相互作用，CD28 提供 T 细胞活化最重要的第二信号，CTLA - 4 提供抑制 T 细胞活化信号。黏附分子在 B 细胞与 T 细胞之间的相互作用中发挥重要作用，它们在 Th 细胞对 B 细胞的辅助和活化 B 细胞向 T 细胞提呈抗原的过程中起着重要作用。表达于 B 细胞的黏附分子包括 ICAM - 1（CD54）和 LFA - 1（CD11a/CD18），也具有共刺激作用。

四、其他表面分子

CD19 是 B 细胞表面的重要信号传递分子，也是 B 细胞的特异性标志物，可作为治疗 B 细胞白血病的免疫靶点；CD20 表达于除浆细胞外的 B 细胞的各个发育阶段，可调节钙离子的跨膜流动，进而调控 B 细胞的增殖和分化，是 B 细胞淋巴瘤治疗性单抗的靶分子；CD22 特异性表达在 B 细胞，其胞内区域含有 ITIM，是 B 细胞的抑制性受体，能够负调节 CD19/CD21/CD81 共受体的功能；CD32 有 a、b 两个亚型，其中 CD32b 也称为 FcγR Ⅱ B，可负反馈调节 B 细胞的活化和抗体的分泌。

第三节　B 细胞的分类

B 细胞具有复杂的亚群组成，根据不同的分类方式，B 细胞可以被分为多个亚群，每个亚群具有独特的生理功能。

一、根据所处的活化阶段分类

1. 初始 B 细胞　指从未接受过抗原刺激的 B 细胞。初始 B 细胞可以接受抗原刺激并活化，分化为浆细胞或记忆 B 细胞。

2. 记忆 B 细胞　初始 B 细胞在初次抗原刺激后分化为记忆 B 细胞。记忆 B 细胞具有比初始 B 细胞更长的存活周期，再次接触相同的抗原时，记忆 B 细胞能够产生更迅速、更高效、更特异的体液免疫。

3. 效应 B 细胞　又称为浆细胞，经历抗原激活的初始 B 细胞或记忆 B 细胞分化而成。浆细胞是抗体的主要来源，通过分泌抗体介导体液免疫的发生。

二、根据反应特异性分类

根据 B 细胞是否发挥固有免疫或适应性免疫功能，可分为 B_1 细胞和 B_2 细胞两个亚群。

1. B_1 细胞　占 B 细胞总数的 5% ~ 10%，主要分布在胸膜腔、腹膜腔和肠道黏膜固有层中。B_1 细胞属于固有免疫细胞，在免疫应答的早期发挥重要作用，特别是在腹膜腔等部位能够针对微生物感染迅速产生 IgM 抗体，构成机体免疫的第一道防线。

2. B_2 细胞　即通常所称的 B 细胞，是体液免疫应答中分泌抗体的主要细胞。在抗原刺激和 Th 细胞的辅助下，B_2 细胞最终分化为抗体形成细胞（浆细胞），产生抗体，行使体液免疫功能。部分高亲和力 B_2 细胞在初次免疫应答后转化为记忆 B 细胞，当再次感染时，记忆 B 细胞可以快速分化为浆细胞，从而迅速产生再次免疫应答。

三、根据 BCR 类型分类

根据 B 细胞膜上的 BCR 类型，B 细胞可以分为表达 IgM、IgD、IgG、IgA 和 IgE 的亚群。未成熟 B 细胞和初始 B 细胞都属于 IgM^+ B 细胞，而经过类别转换的 B 细胞则包括 IgG^+ B 细胞、IgA^+ B 细胞和 IgE^+ B 细胞。这些不同的 B 细胞亚群在表面特征、免疫应答等方面存在着明显的差异。

第四节　B 细胞的功能

B 细胞的主要功能是产生抗体介导体液免疫应答、提呈抗原和免疫调节。

1. 产生抗体介导体液免疫应答　　B 细胞通过产生抗体介导体液免疫应答，抗体具有多种功能，包括中和作用、调理作用、激活补体系统、ADCC 以及参与 I 型超敏反应等。

2. 提呈抗原　　B 细胞还可以作为专职抗原提呈细胞摄取、加工并提呈抗原。在再次免疫应答过程中提呈抗原，对可溶性抗原尤其重要。

3. 免疫调节　　B 细胞产生的细胞因子，如 IL-6、IL-10、TNF-α 等，参与调节巨噬细胞、DC、NK 以及 T 细胞的活性和功能。此外，称为 Breg 细胞的 B 细胞亚群，通过产生、分泌抑制性细胞因子（如 IL-10、TGF-β）及表达调节分子（如 FasL、CD1d），发挥免疫调节作用。

目标检测

答案解析

1. 简述 B 细胞的胚系基因结构及其基因重排机制。
2. 简述 B 细胞的主要表面分子及其与 B 细胞功能的关系。
3. 简述 B 细胞的不同分类标准及相应类别下 B 细胞亚群及其组成。

（曹伟娟）

书网融合……

微课　　　　本章小结　　　　题库

第十章 T 淋巴细胞

学习目标

1. 掌握 T 细胞的分类和功能。
2. 熟悉 T 细胞的表面分子。
3. 了解 T 细胞的分化发育。
4. 能够根据 T 细胞的分化过程理解 T 细胞功能特点。
5. 养成 T 细胞在特异性免疫应答过程中必不可少的观念。

T 淋巴细胞（T lymphocyte）来源于胸腺（thymus），故称 T 细胞。成熟 T 细胞在外周免疫器官的胸腺依赖区定居，不仅介导适应性细胞免疫应答，在胸腺依赖性抗原诱导的体液免疫应答中也发挥重要作用。

第一节 T 细胞在胸腺中的发育 微课

骨髓中的多能造血干细胞（hematopoietic stem cell，HSC），在骨髓内分化为淋巴样祖细胞。淋巴样祖细胞可通过血液循环进入胸腺，在胸腺中完成 T 细胞的发育，并成熟为 T 细胞。成熟的 T 细胞随着血液循环进入外周淋巴器官，主要定居在胸腺依赖区，接受抗原刺激发生免疫应答。整个过程中 T 细胞在胸腺中的发育起着至关重要的作用。

一、T 细胞在胸腺中的发育

成熟的 T 细胞不仅对非己抗原发生免疫应答，还要对自身抗原发生免疫耐受。为了实现这一要求，在 T 细胞的发育过程中，首先需要进行其抗原受体（TCR）的基因重排，以表达多样性的 TCR，然后经历阳性选择和阴性选择。TCR 由 α 和 β 肽链或 γ 和 δ 肽链构成的异二聚体。T 细胞在胸腺中的发育过程中，最核心的事件是获得多样性 TCR 的表达，以及形成自身 MHC 限制性（阳性选择）和自身免疫耐受（阴性选择）（图 2 - 10 - 1）。

（一）T 细胞在胸腺中的发育和 TCR 的重排

在胸腺的微环境影响下，T 细胞的发育经历如下阶段：淋巴样祖细胞 → 祖 T 细胞（pro - T cell）→ 前 T 细胞（pre - T cell）→未成熟 T 细胞 → 成熟 T 细胞。在不同的阶段，T 细胞表达不同的表型，并具有不同的功能。依据 CD4 和 CD8 的表达，胸腺中的 T 细胞又可分为双阴性细胞（double negative cell，DN 细胞）、双阳性细胞（double positive cell，DP 细胞）和单阳性细胞（single positive cell，SP 细胞）。

1. 双阴性细胞阶段（CD4⁻CD8⁻） pre - T 以前的 T 细胞都是 DN 细胞。在这个阶段，pro - T 细胞开始重排 TCR 基因。根据 TCR 的组成，T 细胞可以分为表达 αβTCR 的 T 细胞和表达 γδTCR 的 T 细胞，分别简称为 αβT 细胞和 γδT 细胞。γδT 细胞重排 γ 和 δ 链基因，而 αβT 细胞重排 α 和 β 链基因。在胸

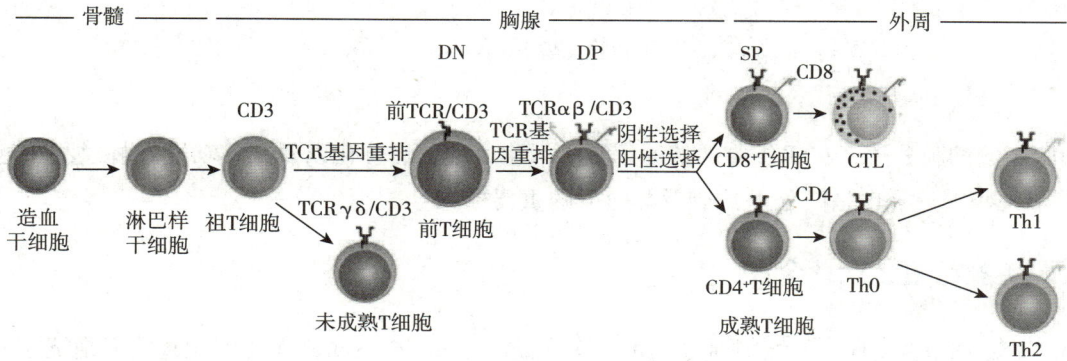

图 2-10-1　T 细胞的发育

腺中，αβT 细胞占 T 细胞总数的 95%～99%，γδT 细胞占 1%～5%。成功表达前 TCR 的细胞即是 pre-T 细胞。在特定的细胞因子的诱导下，pre-T 细胞会进行增殖，并表达 CD4 和 CD8，细胞进入双阳性细胞阶段。

2. 双阳性细胞阶段（CD4⁺CD8⁺）　DP 的 pre-T 细胞停止增殖开始重排 α 基因，并与 β 链组装成 TCR（αβTCR）。成功表达 TCR 的细胞即为未成熟 T 细胞。未成熟 T 细胞经历阳性选择，并进一步分化为单阳性细胞。

3. 单阳性细胞阶段（CD4⁺CD8⁻ 或 CD4⁻D8⁺）　SP 细胞经历阴性选择后成为成熟 T 细胞，并通过血液循环进入外周免疫器官。

（二）T 细胞发育过程中的阳性选择

阳性选择是指在胸腺皮质中，未成熟的 DP 细胞表达的随机多样性 TCR 与胸腺上皮细胞表面结合了自身抗原肽的 MHC Ⅰ 类或 MHC Ⅱ 类分子相互作用。以适当的亲和力结合时，DP 细胞可以存活并获得 MHC 限制性；不结合或结合亲和力过高的 DP 细胞将发生凋亡，凋亡细胞占 DP 细胞总数的 95% 以上。经过阳性选择，DP 细胞会分化为 SP 细胞，CD4⁺CD8⁻ T 细胞和 CD4⁻D8⁺ T 细胞分别获得 MHC Ⅱ 类和 MHC Ⅰ 类分子限制性的能力。

（三）T 细胞发育过程中的阴性选择

经过阳性选择的 SP 细胞在胸腺皮质髓质交界处及髓质区，与胸腺树突状细胞、巨噬细胞等表面的自身抗原肽-MHC Ⅰ 类分子复合物或自身抗原肽-MHC Ⅱ 类分子复合物相互作用。高亲和力结合的 SP 细胞，即自身反应性 T 细胞发生凋亡，少量分化为调节性 T 细胞；而不能结合的 SP 细胞（阴性）存活下来，成为成熟的 T 细胞进入外周免疫器官。阴性选择的意义在于清除自身反应性 T 细胞，保留多样性的抗原反应性 T 细胞，以维持 T 细胞的中枢免疫耐受性。

经过胸腺发育的 CD4⁺T 细胞或 CD8⁺T 细胞，进入胸腺髓质区成为初始 T 细胞，能特异性识别抗原肽-MHC Ⅰ 类分子复合物或抗原肽-MHC Ⅱ 类分子复合物，具有自身 MHC 限制性和自身免疫耐受性。随后，初始 T 细胞迁出胸腺，进入外周淋巴组织。

二、T 细胞在外周免疫器官中的增殖分化

从胸腺进入外周免疫器官尚未接触抗原的成熟的 T 细胞，称为初始 T 细胞，主要定居在外周免疫器官中的胸腺依赖区域。T 细胞的定居与其在胸腺发育过程中获得的淋巴细胞归巢受体有关。当 T 细胞在外周免疫器官与抗原接触后，最终分化为具有不同功能的效应 T 细胞、调节性 T 细胞或记忆 T 细胞。

第二节　T 细胞表面分子及其功能

T 细胞表面的膜分子，在 T 细胞的抗原识别、活化、增殖、分化以及效应功能发挥过程中起到关键作用。其中一些膜分子也是区分 T 细胞及其亚群的重要标志。

一、TCR – CD3 复合物

1. TCR 的结构和功能　T 细胞通过 TCR 识别抗原。与 BCR 不同，TCR 不能直接识别抗原表面的表位，而是特异性识别 APC 或靶细胞表面递呈的抗原肽 – MHC 分子复合物（pMHC）。因此，TCR 识别 pMHC 具有双重特异性，既要识别抗原肽，又要识别自身 MHC 分子的多态性部分，即称为 MHC 限制性。

TCR 由两条肽链组成，每条链的胞膜外区含有一个可变（V）区和一个恒定（C）区。V 区包含三个互补决定区（CDR1、CDR2 和 CDR3），是 TCR 识别 pMHC 的功能区。两条肽链的跨膜区带正电荷的氨基酸残基通过盐桥与 CD3 分子的跨膜区连接，形成 TCR – CD3 复合体。TCR 的两条肽链的胞质区较短，不具备转导活化信号的功能。TCR 识别抗原所产生的活化信号由 CD3 转导至 T 细胞内（图 2 – 10 – 2）。

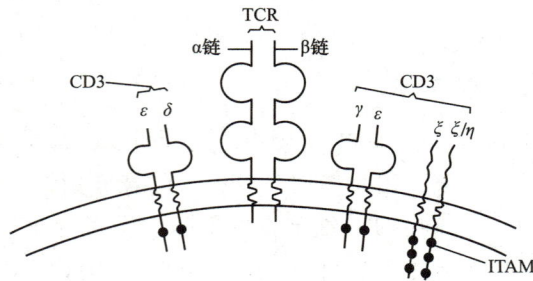

图 2 – 10 – 2　TCR – CD3 复合物结构模式图

2. CD3 的结构和功能　CD3 由 γ、δ、ε、ζ 和 η 五种肽链组成，γ、δ 和 ε 链的胞膜外区各有一个 Ig 样结构域，通过这些结构域之间的相互作用，形成 γε 和 δε 二聚体。ζ 和 η 链的胞膜外区很短，通过二硫键连接，形成 ζζ 二聚体或 ζη 二聚体。CD3 的胞质区均有免疫受体酪氨酸活化基序（ITAM）。TCR 识别并结合由 MHC 分子递呈的抗原肽，导致 ITAM 所含的酪氨酸磷酸化，活化相关激酶，将抗原识别信号传入胞内。此外，CD3 还可稳定 TCR 的表达和结构。

二、CD4 和 CD8

成熟的 T 细胞表达 CD4 或 CD8，即 CD4$^+$T 细胞或 CD8$^+$T 细胞。CD4 和 CD8 的主要功能是稳定 TCR – 抗原肽 – MHC 分子结构并参与 T 细胞活化信号的转导，因被称为 TCR 的共受体。

CD4 是单链跨膜蛋白，胞膜外区含有四个 Ig 样结构域，其中远膜端的两个结构域可以与 MHC Ⅱ 类分子的 β$_2$ 结构域结合。CD8 由 α 和 β 肽链组成的异二聚体，两条肽链都是跨膜蛋白，通过二硫键连接，胞外区各含一个 Ig 样结构域，可以与 MHC Ⅰ 类分子的重链的 α$_3$ 结构域结合。

CD4 和 CD8 分别与 MHC Ⅱ 类和 MHC Ⅰ 类分子的结合，增强 T 细胞与 APC 或靶细胞之间的相互作用并辅助 TCR 识别抗原，参与 TCR 识别抗原所产生的活化信号的转导过程。此外，CD4 还是人类免疫缺陷病毒（HIV）包膜上 gp120 蛋白的受体。

三、共刺激分子

共刺激分子是指在 T 细胞完全激活过程中，为其提供共刺激信号的细胞表面分子及其配体。根据其功能，共刺激分子可分为正性共刺激分子和负性共刺激分子（即共抑制分子）；根据分子结构，可分为免疫球蛋白超家族（IgSF）、整合素家族和肿瘤坏死因子超家族（TNFSF）。

T 细胞的活化需要两种信号的协同作用。第一信号（即抗原刺激信号）由 TCR 识别 APC 提呈的 p-MHC 而产生，经 CD3 转导信号，CD4 或 CD8 起辅助作用。第一信号使 T 细胞初步激活，代表适应性免疫应答严格的特异性。第二信号（即共刺激信号）则由 APC 或靶细胞表面的共刺激分子与 T 细胞表面的相应共刺激分子（正性共刺激分子）相互作用而产生。共刺激信号使 T 细胞完全激活，只有完全激活的 T 细胞才能进一步分泌细胞因子和表达细胞因子受体，在细胞因子的作用下分化和增殖。如果没有共刺激信号，T 细胞无法激活，并且会导致克隆失能。

T 细胞表面的正性共刺激分子主要包括 CD28 家族成员（如 CD28 和 ICOS）、CD2 和 ICAM 等，其分子结构属于 IgSF。CD28 家族的配体包括 CD80（B7-1）、CD86（B7-2）、ICOSL、PD-L1 和 PD-L2 等。此外，正性共刺激分子还包括 CD40L、FasL 和 LFA-1 等。

除了正性共刺激分子外，一些表面分子还能提供免疫抑制信号，称为负性共刺激分子或共抑制分子。T 细胞表面的共抑制分子主要包括 CTLA-4 和 PD-1，根据分子结构，二者均属于 IgSF 成员，其配体分别为 CD80、CD86 和 PD-L1、PD-L2。

1. CD28 表达于 90% 的 $CD4^+$ T 细胞和 50% 的 $CD8^+$ T 细胞。CD28 的配体是主要表达于专职性 APC 的 CD80 和 CD86。CD28 产生的共刺激信号在 T 细胞激活中起重要作用：诱导 T 细胞表达抗细胞凋亡蛋白（如 Bcl-XL），防止细胞凋亡；刺激 T 细胞合成细胞因子，促进 T 细胞的增殖和分化。

2. CTLA-4（CD152）是重要的共抑制分子，表达于活化的 $CD4^+$ 和 $CD8^+$ T 细胞，其配体也是 CD80 和 CD86，但 CTLA-4 与配体结合的亲和力显著高于 CD28。由于 CTLA-4 的胞质区含有免疫受体酪氨酸抑制基序（ITIM），故传递抑制性信号。通常情况下，T 细胞激活并发挥效应后才表达 CTLA-4，其作用是下调或终止 T 细胞激活。

3. ICOS（inducible co-stimulator）表达于活化的 T 细胞，其配体为 ICOSL。初级 T 细胞的激活主要依赖 CD28 提供的共刺激信号，ICOS 则在 CD28 之后发挥作用，调节活化 T 细胞多种细胞因子的产生，并促进 T 细胞的增殖。

4. PD-1（programmed death 1）是重要的共抑制分子，表达于活化的 T 细胞，其配体为 PD-L1 和 PD-L2。PD-1 与配体结合后，可抑制 T 细胞的增殖以及细胞因子的产生，并抑制 B 细胞的增殖、分化和 Ig 的分泌。PD-1 也参与外周免疫耐受的形成。

5. CD2（LFA-2）表达于成熟 T 细胞、胸腺细胞和部分 NK 细胞，配体为 LFA-3（CD58）或 CD48。CD2 除了介导 T 细胞与 APC 或靶细胞之间的黏附外，还为 T 细胞提供活化信号。

6. CD40 配体（CD40L，CD154）主要表达于活化的 $CD4^+$ T 细胞，而 CD40 表达于 APC 上。CD40L 与 CD40 的结合具有双向效应。一方面，它促进 APC 的活化，增加 CD80/CD86 的表达和细胞因子如 IL-12 的分泌。另一方面，它也促进 T 细胞的活化。在 TD-Ag 诱导的免疫应答中，活化的 Th 细胞表达的 CD40L 与 B 细胞表面的 CD40 结合，促进 B 细胞的增殖、分化、抗体生成和抗体类别转换，并诱导记忆 B 细胞的产生。

7. 表达于 T 细胞的 LFA－1 和表达于 APC 的 ICAM－1 相互作用，介导 T 细胞与 APC 或靶细胞的黏附。T 细胞也可以表达 ICAM－1，与表达在 APC、靶细胞或其他 T 细胞上的 LFA－1 结合。

四、丝裂原受体及其他表面分子

T 细胞还表达多种丝裂原受体，这些丝裂原能够非特异性地直接诱导静息 T 细胞的活化和增殖。T 细胞在活化后还表达多种与效应功能相关的分子，如与 T 细胞活化、增殖和分化密切相关的细胞因子受体（如 IL－1R、IL－2R、IL－4R、IL－6R、IL－7R、IL－12R、IFN－γR 和趋化因子受体等）及能够诱导细胞凋亡的 FasL（CD95L）等。此外，T 细胞还表达 Fc 受体（如 FcγR 等）和补体受体（CR1）等。

第三节　T 细胞的分类和功能

T 细胞具有高度的异质性，依据不同的分类方法，T 细胞可分为多个亚群。

一、根据所处的活化阶段分类

（一）初始 T 细胞

初始 T 细胞（naïve T cell）是指从未接受过抗原刺激的成熟 T 细胞，表达 CD45RA 和高水平的 L－选择素（CD62L），参与淋巴细胞再循环，主要功能是识别抗原。初始 T 细胞在外周淋巴器官内接受 DC 提呈的 pMHC 刺激而活化，最终分化为效应 T 细胞和记忆 T 细胞。

（二）效应 T 细胞

效应 T 细胞（effector T cell，Teff）除表达高水平的高亲和力 II－2 受体外，还表达整合素，是行使免疫效应的主要细胞。效应 T 细胞主要向外周炎症部位或某些器官组织迁移，并不再循环到淋巴结。

（三）记忆 T 细胞

记忆 T 细胞（memory T cell，Tm）可以由效应 T 细胞分化而来，也可以由初始 T 细胞接受抗原刺激后直接分化而来。其存活期长，可达数年。再次接受相同抗原刺激后迅速活化，分化为效应 T 细胞，介导再次免疫应答。Tm 参与淋巴细胞再循环，可长期存活，通过自发增殖维持一定数量。

二、根据 TCR 类型分类

（一）αβT 细胞

αβT 细胞通常所称的 T 细胞，占脾脏、淋巴结和循环 T 细胞的 95% 以上。在本书中，如未特别指明，所讨论的 T 细胞均指 αβT 细胞。

（二）γδT 细胞

γδT 细胞主要分布在皮肤和黏膜组织中，抗原受体缺乏多样性，识别抗原无 MHC 限制性。主要通过识别 CD1 分子呈递的多种病原体表达的共同抗原成分来发挥作用，包括糖脂、某些病毒的糖蛋白、分枝杆菌的磷酸糖和核苷酸衍生物、热休克蛋白等。γδT 细胞具有抗感染和抗肿瘤作用，可杀伤病毒或细菌感染的靶细胞，还可以杀伤某些肿瘤细胞。活化的 γδT 细胞通过分泌多种细胞因子发挥免疫调节作用和介导炎症反应。

三、根据 CD 分子分亚群

（一）CD4⁺T 细胞

CD4 表达在 60%～65% 的 T 细胞和部分 NKT 细胞上，巨噬细胞和树突状细胞也可表达 CD4，但表达水平较低。CD4⁺T 细胞可以识别由 13～17 个氨基酸残基组成的抗原肽，受自身 MHC Ⅱ 类分子的限制。活化后可分化为 Th 细胞，但也有少数 CD4⁺效应 T 细胞具有细胞毒作用和免疫抑制作用。

（二）CD8⁺T 细胞

CD8 表达于 30%～35% 的 T 细胞上。CD8⁺T 细胞可以识别由 8～10 个氨基酸残基组成的抗原肽，受自身 MHC Ⅰ 类分子的限制。活化后，分化为特异性杀伤靶细胞的细胞毒性 T 细胞（CTL）。

四、根据功能特征分亚群

根据功能的不同，T 细胞可以进一步细分为 Th、CTL 和调节性 T 细胞。这些细胞其实是初始 CD4⁺T 细胞或初始 CD8⁺T 细胞经过活化分化而成的效应细胞。

（一）辅助 T 细胞（helper T cell，Th）

Th 细胞表达 CD4，通常所说的 CD4⁺T 细胞即指 Th 细胞。未受抗原刺激的初始 CD4⁺T 细胞称为 Th0。Th0 细胞受抗原的性质和细胞因子等因素的调控，可以分化为 Th1、Th2、Th9、Th17、Th22、Tfh 等不同的亚群，最重要的影响因素是细胞因子的种类和细胞因子之间的平衡。

1. Th1　Th1 细胞的主要分泌 IL－2、IL－12、IFN－γ 和 TNF－α 等 Th1 型细胞因子，增强细胞免疫，介导与 Ⅲ 和 Ⅳ 型超敏反应及炎症有关的应答。例如，IFN－γ 可以活化巨噬细胞，增强其杀伤已吞噬的病原体的能力。IFN－γ 还能促进 IgG 的生成，IL－2、IFN－γ 和 IL－12 可增强 NK 细胞的杀伤能力。IL－2 和 IFN－γ 可协同刺激 CTL 的增殖和分化。TNF－α 除了直接诱导靶细胞凋亡外，还能促进炎症反应。在病理情况下，Th1 细胞参与许多自身免疫病的发生和发展，如类风湿关节炎和多发性硬化症等。

2. Th2　Th2 细胞主要分泌 IL－4、IL－5、IL－6、IL－10 和 IL－13 等 Th2 型细胞因子，可增强体液免疫应答，同时抑制 Th1 细胞的增殖。Th2 细胞的主要效应是辅助 B 细胞活化，其分泌的细胞因子也可以促进 B 细胞的增殖、分化和抗体的产生。Th2 细胞在超敏反应和抗寄生虫感染中也发挥重要作用。特应性皮炎和支气管哮喘的发病与 Th2 型细胞因子分泌过多有关。

3. Th9　Th9 细胞通过分泌其特征性细胞因子 IL－9，在过敏性疾病、抗寄生虫感染和自身免疫病中发挥重要作用。

4. Th17　Th17 细胞通过分泌 IL－17、IL－21、IL－22、IL－26、TNF－α 等多种细胞因子参与固有免疫和某些炎症的发生，在免疫病理损伤，特别是自身免疫病的发生和发展中发挥重要作用。

5. Th22　Th22 细胞通过分泌 IL－22、IL－13 和 TNF－α 参与上皮细胞的生理功能和炎性病理过程，尤其是在炎性皮肤疾病（如特应性皮炎和牛皮癣）的免疫病理中发挥重要作用。

6. Tfh　滤泡辅助 T 细胞（Tfh）是存在于外周免疫器官淋巴滤泡的 CD4⁺T 细胞，产生的 IL－21 在 B 细胞分化为浆细胞、产生抗体和 Ig 类别转换中发挥重要作用，是辅助 B 细胞应答的关键细胞。

需要说明是，不同亚群的 Th 细胞分泌不同的细胞因子只是反映了这些细胞处于不同分化状态，这种分化状态并非恒定不变，在一定条件下可以相互转变。

（二）细胞毒性 T 细胞（CTL）

CTL 是表达 CD8，一般所称的 CD8$^+$T 细胞即指 CTL，但 γδT 细胞和 NKT 细胞虽然同样具有细胞毒性作用，但并不属于 CTL。

CTL 的主要功能是特异性识别内源性抗原肽 – MHC I 类分子复合物，从而杀伤靶细胞。杀伤机制主要分为两种：一是通过分泌穿孔素、颗粒酶、颗粒溶素等物质直接杀伤靶细胞；二是通过表达 FasL 或分泌 TNF – α 与靶细胞表面的 Fas 或 TNF 受体（TNFR）结合，通过 Fas – FasL 途径或 TNF – TNFR 途径诱导靶细胞的凋亡。在杀伤靶细胞的过程中，CTL 自身不受伤害，可以连续杀伤多个靶细胞。

（三）调节性 T 细胞（Treg）

Treg 是具有负向调节作用的 CD4$^+$T 细胞，主要通过两种方式负调控免疫应答：①直接接触抑制靶细胞的活化；②分泌 TGF – β、IL – 10 等细胞因子来抑制免疫应答。Treg 在免疫耐受、感染性疾病、自身免疫病、器官移植和肿瘤等多种疾病中发挥重要作用。

1. 自然调节性 T 细胞（nTreg）   直接从胸腺分化而来，占外周血 CD4$^+$T 细胞的 5% ~ 10%。

2. 诱导性调节性 T 细胞（iTreg）   由初始 CD4$^+$T 细胞在外周受到抗原及其他因素（如 TGF – β 和 IL – 2）的诱导产生。其中 Tr1 是 iTreg 的一个主要亚群，主要分泌 IL – 10 和 TGF – β，抑制炎症性自身免疫反应、移植排斥反应及由 Th1 介导的淋巴细胞增殖。此外，Tr1 还可通过分泌 IL – 10 在防治超敏反应性疾病（如哮喘）中发挥作用。

3. 其他调节性 T 细胞   在 CD8$^+$T 细胞中也存在一群 CD8$^+$调节性 T 细胞（CD8$^+$Treg），对自身反应性 CD4$^+$T 细胞具有抑制活性，并可抑制移植物排斥反应。

目标检测

答案解析

1. 试述 T 细胞的重要表面分子及其的功能。
2. 试述 T 细胞的亚群及其各自的功能。
3. 试述 T 细胞在胸腺进行阳性选择和阴性选择的意义。

（曹伟娟）

书网融合……

微课   本章小结   题库

第十一章 抗原提呈细胞与抗原的加工及提呈

学习目标

1. 掌握　抗原提呈细胞抗原提呈的过程。
2. 熟悉　树突状细胞的成熟过程。
3. 了解　人专职抗原提呈细胞的生物学特性。
4. 能够根据树突状细胞的成熟过程理解树突状细胞的功能特点。
5. 具有根据抗原提呈过程理解抗原提呈细胞功能特点的能力。

抗原提呈细胞（antigen - presenting cell，APC）是能够加工处理抗原并以抗原肽 - MHC 分子复合物的形式将抗原肽提呈给 T 细胞，刺激 T 细胞增殖分化的一类细胞。通过 MHC Ⅱ 类分子途径提呈外源性抗原肽给 CD4$^+$T 细胞的 APC 分为专职性 APC 和非专职性 APC，专职性 APC 包括树突状细胞、单核 - 巨噬细胞和 B 细胞，它们组成性地表达 MHC Ⅱ 类分子、共刺激分子及黏附分子，可直接摄取、加工和提呈抗原；非专职性 APC 包括内皮细胞、上皮细胞、成纤维细胞等，通常不表达或低表达 MHC Ⅱ 类分子，但在炎症过程中或某些细胞因子的作用下，可被诱导表达 MHC Ⅱ 类分子、共刺激分子和黏附分子，其加工和提呈抗原的能力较弱。被胞内病原体感染而产生病原体抗原或发生突变产生突变蛋白抗原的细胞（靶细胞），通过 MHC Ⅰ 类分子途径提呈这些内源性抗原肽给 CD8$^+$T 细胞而被识别和杀伤，该类细胞也属抗原提呈细胞。

第一节　专职性抗原提呈细胞的生物学特性 🅔微课

树突状细胞（dendritic cell，DC）是体内功能最强的专职性抗原提呈细胞（antigen - presenting cell，APC），能够激活初级 T 细胞。单核 - 巨噬细胞和 B 细胞只能刺激已激活的效应 T 细胞或记忆 T 细胞，同时自身被 T 细胞激活。

一、树突状细胞

DC 因成熟时具有许多树突状突起而得名，能够识别、摄取和加工外源性抗原，并将抗原肽提呈给初级 T 细胞，诱导 T 细胞的活化增殖。DC 是功能最强的专职性抗原提呈细胞，也是机体适应性免疫应答的启动者，还是连接固有免疫应答和适应性免疫应答的桥梁。

（一）DC 的类型

DC 主要分为经典 DC（conventional dendritic cell，cDC）和浆细胞样 DC（plasmacytoid dendritic cell，pDC）两大类。cDC 根据表型和分化发育途径的不同分为不同亚群，主要参与适应性免疫应答的诱导和启动。部分 DC 具有负向调节免疫应答、维持免疫耐受的功能，被称为调节性 DC。pDC 也可加工提呈抗原，其主要功能是活化后能够快速产生大量 I 型干扰素，参与抗病毒固有免疫应答。滤泡 DC 虽然呈现树突状形态，但不具备抗原提呈能力，可以通过富集抗原肽刺激生发中心 B 细胞的增殖。

（二）经典树突状细胞的成熟过程

从骨髓造血干细胞分化而来的 DC 前体细胞表达多种趋化因子受体，经血液循环进入各种实体器官和上皮组织，成为未成熟 DC。未成熟 DC 摄取抗原后迁移到外周免疫器官成为成熟 DC。

1. 未成熟 DC 未成熟 DC 主要存在于各组织器官，包括分布于皮肤和黏膜的朗格汉斯细胞和分布于多种非免疫器官组织间质的间质 DC 等。未成熟 DC 的特点是：①表达模式识别受体，可有效识别和摄取外源性抗原；②具有很强的抗原加工能力；③低表达 MHC Ⅱ 类分子、共刺激分子和黏附分子，因此提呈抗原和激发免疫应答的能力较弱。

2. 迁移期 DC 未成熟 DC 在各组织器官中接触和摄取抗原或受到某些炎性刺激后表达特定趋化因子受体，在特定趋化因子的作用下发生迁移，经输入淋巴管和（或）血液循环进入外周淋巴器官。未成熟 DC 在迁移的过程中逐步成熟。

3. 成熟 DC 迁移到外周免疫器官的 DC 已经是成熟树 DC，其特点是：①表面有大量树突状突起；②低表达模式识别受体，识别和摄取外源性抗原的能力较弱；③加工抗原的能力较弱；④高水平表达 MHC Ⅱ 类分子和共刺激分子、黏附分子，递呈抗原和激活 T 细胞启动适应性免疫应答能力强。

（三）DC 的功能

1. 识别和摄取抗原，参与固有免疫应答 DC 表达多种模式识别受体以及 Fc 受体，能识别多种病原微生物或抗原 – 抗体复合物。通过吞噬作用、胞饮作用和受体介导的内吞作用等摄取并销毁抗原物质，发挥固有免疫应答功能。活化的 pDC 能快速产生大量 I 型干扰素，参与抗病毒固有免疫应答。

2. 加工和提呈抗原，启动适应性免疫应答 这是 DC 最重要的功能。摄取和加工抗原后，DC 以抗原肽 – MHC Ⅱ 类分子复合物的形式表达在细胞膜上，提呈给 $CD4^+$ T 细胞，为其提供初始 T 细胞活化的启动信号（第一信号）。成熟 DC 还高表达共刺激分子，为 T 细胞的充分活化提供第二信号。DC 产生的细胞因子进一步诱导活化 T 细胞的增殖和分化，从而完整启动免疫应答。DC 是唯一能直接激活初始 T 细胞的专职抗原呈递细胞。DC 还能以抗原肽 – MHC Ⅰ 类分子复合物的形式提呈抗原肽给 $CD8^+$ T 细胞并使其激活。

3. 免疫调节作用 DC 可分泌多种细胞因子和趋化因子调节其他免疫细胞的功能。例如，DC 分泌大量 IL – 12 诱导 Th 分化为 Th1 细胞，产生 Th1 型免疫应答。

4. 诱导与维持免疫耐受 胸腺 DC 是胸腺内对未成熟 T 细胞进行阴性选择的重要细胞，通过清除自身反应性 T 细胞克隆，参与诱导中枢免疫耐受。

二、单核 – 巨噬细胞

单核细胞来源于骨髓，从血液移行到全身组织器官，成为巨噬细胞（macrophage，Mφ）。Mφ 能够通过吞噬作用、胞饮作用和受体介导的内吞作用等方式摄取抗原物质，具有强大的吞噬和清除病原微生物的能力。其摄取和加工抗原的能力很强，但提呈抗原的能力较弱。

三、B 细胞

作为专职性抗原呈递细胞，B 细胞主要通过 BCR 识别、浓集和内化抗原，也可通过胞饮作用摄取抗原。B 细胞将抗原加工为抗原肽后，以抗原肽 - MHC Ⅱ类分子复合物的形式表达在细胞表面，提呈给 Th 细胞。在激活 Th 细胞的同时，B 细胞自身也受到 Th 细胞的辅助作用而活化，并对 TD 抗原应答而产生抗体。

第二节　抗原的加工和提呈

抗原加工是指 APC 将摄入的外源性抗原或胞质内自身的内源性抗原降解加工成适合与 MHC 分子结合的多肽片段并以抗原肽 - MHC 分子复合物转运到细胞表面的过程。抗原提呈是指 APC 细胞表面的抗原肽 - MHC 分子复合物被 T 细胞识别并激活的过程。T 细胞根据呈现抗原的方式有所不同，CD4$^+$T 细胞的 TCR 识别抗原肽 - MHC Ⅱ复合物，而 CD8$^+$T 细胞的 TCR 识别抗原肽 - MHC Ⅰ复合物。

一、APC 提呈抗原的种类

根据来源的不同，可将要呈现的抗原分为两大类：外源性抗原和内源性抗原。来自细胞外的抗原为外源性抗原，如被吞噬的细胞、细菌或蛋白质抗原等；细胞内合成的抗原称内源性抗原，如病毒感染细胞内合成的病毒蛋白、肿瘤细胞内合成的肿瘤抗原以及某些细胞内的自身抗原等。

二、APC 加工和呈现抗原的途径

根据抗原的性质和来源，APC 对抗原进行加工和提呈通过四种途径：MHC Ⅰ类分子途径、MHC Ⅱ类分子途径、非经典抗原提呈途径以及脂类抗原的 CD1 分子提呈途径。

（一）MHC Ⅰ类分子抗原提呈途径

内源性抗原主要通过 MHC Ⅰ类分子途径进行加工和提呈。因为所有有核细胞（包括专职 APC）都表达 MHC Ⅰ类分子，所以有核细胞都能通过 MHC Ⅰ类分子途径来加工和提呈抗原（图 2 - 11 - 1）。

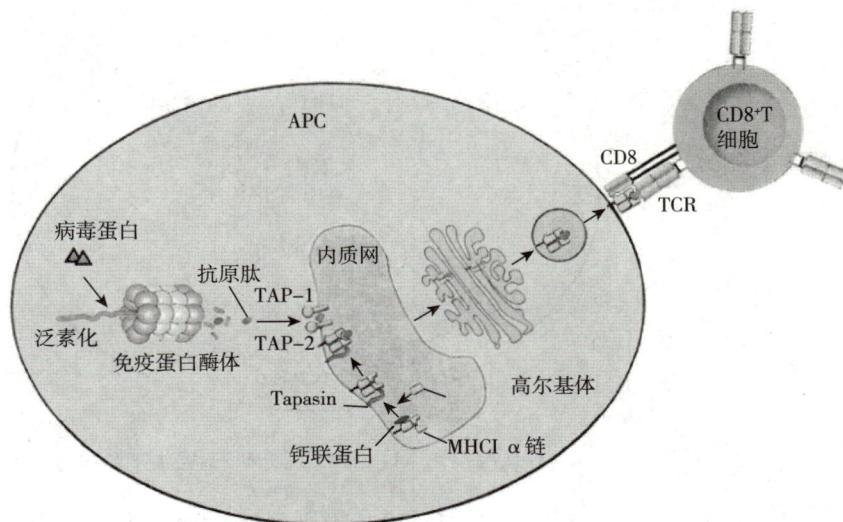

图 2 - 11 - 1　内源性抗原通过 MHC Ⅰ类分子途径加工和提呈

1. 内源性抗原的加工与转运　胞质中的内源性蛋白抗原需要先降解成抗原肽才能进行转运。细胞内蛋白抗原首先与泛素结合形成泛素化蛋白，后者呈线性进入蛋白酶体被降解，产生 6 ~ 30 个氨基酸残基大小、C 端多为碱性或疏水氨基酸的抗原肽，有利于其与 MHC Ⅰ 类分子的抗原肽结合槽结合。免疫蛋白酶体是细胞加工内源性抗原肽的主要场所。

抗原加工相关转运物（transporter associated with antigen processing，TAP）是由两个跨膜蛋白（TAP₁ 和 TAP₂）组成的异二聚体，在内质网膜上形成孔道，功能是将抗原肽从胞质转运到内质网腔内与新组装的 MHC Ⅰ 类分子结合。胞质中的抗原肽与 TAP 结合后，TAP 发生构象改变开放孔道，主动将抗原肽转运到内质网腔内。TAP 选择性地转运含有 8 ~ 16 个氨基酸且 C 端为碱性或疏水氨基酸的抗原肽。

2. MHC Ⅰ 类分子的合成与组装　MHC Ⅰ 类分子的 α 链和 β₂ 微球蛋白（β₂m）在内质网中合成。α 链合成后立即与伴侣蛋白结合。伴侣蛋白包括钙联蛋白、钙网蛋白和与 TAP 相关蛋白，它们参与 α 链的折叠以及 α 链与 β₂m 的组装成完整的 MHC Ⅰ 类分子，保护 α 链不被降解。其中，TAP 相关蛋白介导新合成的 MHC Ⅰ 类分子与 TAP 的结合，有利于抗原肽与 MHC Ⅰ 类分子结合。

3. 抗原肽 – MHC Ⅰ 类分子复合物的形成与抗原提呈　在伴侣蛋白的参与下，MHC Ⅰ 类分子组装为二聚体，并与适合的抗原肽结合形成复合物。在这一过程中，内质网中的氨基肽酶（ERAP）进一步修剪转运的抗原肽和内质网中合成的肽段为 8 ~ 10 个氨基酸的肽段，使其更适合与抗原肽结合槽结合。羟基氧化还原酶 Erp57 则促使 MHC Ⅰ 类分子的功能区二硫键断裂和重建，使抗原肽结合槽更适合与抗原肽结合。结合抗原肽的 MHC Ⅰ 类分子经过高尔基体的转运，最终提呈给 CD8⁺T 细胞。

（二）MHC Ⅱ 类分子抗原提呈途径

外源性抗原主要通过 MHC Ⅱ 类分子途径进行加工和呈递（图 2 – 11 – 2）。

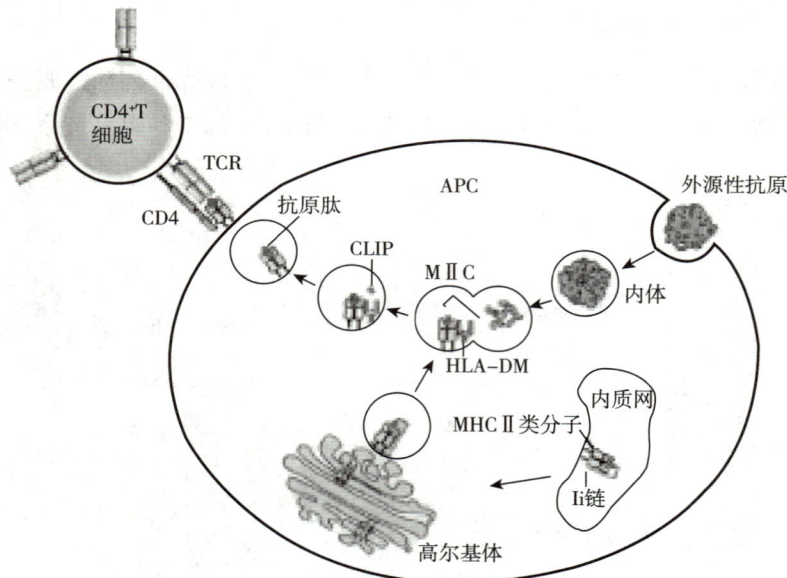

图 2 – 11 – 2　外源性抗原通过 MHC Ⅱ 类分子途径加工和提呈

1. 外源性抗原的摄取和加工　APC 主要通过模式识别受体识别外源性抗原，以胞吞作用、吞噬作用、受体介导的内吞作用和内化等方式摄取抗原。

APC 摄取外源性抗原在胞质中被包膜包裹内化形成内体，内体与溶酶体融合形成吞噬溶酶体。内体和吞噬溶酶体随后与胞质中的 MHC Ⅱ 类小室（MHC class Ⅱ compartment，MⅡC）融合。MⅡC 是富含 MHC Ⅱ 类分子的溶酶体样细胞器。MⅡC 和吞噬溶酶体中的多种酶类在酸性环境下被活化，将抗原降解成适合于 MHC Ⅱ 类分子结合的、含 10～30 个氨基酸的短肽。因此，MⅡC 和吞噬溶酶体是 APC 加工外源性抗原的主要场所，并且 MⅡC 是抗原肽与 MHC Ⅱ 类分子结合的地点。

2. MHC Ⅱ 类分子的合成和转运　ER 中新合成的 MHC Ⅱ 类分子 α 链和 β 链折叠成二聚体，并与 Ia 相关恒定链（Ia - associated invariant chain，Ii）结合形成（αβIi）₃九聚体。Ii 的主要功能包括：促进 MHC Ⅱ 类分子 α 链和 β 链的组装、折叠和二聚体形成；阻止 MHC Ⅱ 类分子在 ER 内与其他内源性肽段结合；促进 MHC Ⅱ 类分子转运到 MⅡC。MHC Ⅱ/Ii 九聚体又 ER 经过高尔基体形成 MⅡC。Ii 在 MⅡC 腔内被特定酶降解，仅有称为 MHC Ⅱ 类分子相关的恒定链多肽（class Ⅱ - associated invariant chain peptide，CLIP）的小片段保留在抗原肽结合槽内，以防止其他肽段与之结合。

3. MHC Ⅱ 类分子的组装和抗原肽的提呈　MHC Ⅱ 类分子的抗原肽结合槽为两端开放的结构，最适合结合的抗原肽含有 13～17 个氨基酸。在 MⅡC 中，HLA - DM 介导抗原肽结合槽与 CLIP 解离，并结合具有更高亲和力的抗原肽，形成稳定的抗原肽 - MHC Ⅱ 类分子复合物。随后，复合物被转运至细胞膜表面，供 CD4⁺T 细胞识别，从而将外源性抗原肽提呈给 CD4⁺T 细胞。

（三）非经典的抗原提呈途径（抗原的交叉提呈途径）

抗原交叉提呈是指抗原提呈细胞能够将摄取和加工的外源性抗原通过 MHC Ⅰ 类分子途径提呈给 CD8⁺T 细胞，或将内源性抗原通过 MHC Ⅱ 类分子途径提呈给 CD4⁺T 细胞。这种交叉提呈机制参与了机体对病毒、细菌感染以及多数肿瘤的免疫应答。

1. 外源性抗原的交叉提呈机制　包括：①某些外源性抗原从内体或内体溶酶体中溢出进入胞质，或直接穿越细胞膜进入胞质；②溶酶体中形成的抗原肽通过胞吐作用被排出细胞外，然后与细胞膜表面的空载 MHC Ⅰ 类分子结合而被提呈。

2. 内源性抗原的交叉提呈机制　包括：①含有内源性抗原的细胞或凋亡小体被 APC 摄取，形成内体；②细胞自噬时，自噬体与 MⅡC 融合；③内源性抗原肽被释放到细胞外，然后与细胞膜表面的空载 MHC Ⅱ 类分子结合形成复合物。

（四）脂类抗原的 CD1 分子提呈途径

脂类抗原的提呈途径与 CD1 分子相关。脂类抗原通常不能被 MHC 限制性 T 细胞识别。CD1 分子在 APC 细胞表面 - 吞噬体或内体 - 细胞表面之间的再循环过程中，结合胞外的脂类抗原或进入内体的自身脂类抗原，再转运至细胞膜表面进行抗原提呈。CD1 家族成员包括 a～e，为 MHC Ⅰ 类样分子，与 β₂m 结合形成复合物，具有抗原肽结合槽，可结合脂类抗原的乙酰基团。CD1a～c 主要将不同类型的脂类抗原提呈给 T 细胞，参与对病原微生物的适应性免疫应答；而 CD1d 主要将脂类抗原提呈给 NKT 细胞，参与固有免疫应答。

目标检测

答案解析

1. 试述何为专职性 APC？请列举出三类细胞。
2. 试根据树突状细胞的成熟过程，阐述它们的分类与功能特点。

3. 试述内源性抗原通过 MHC Ⅰ 类分子途径加工和提呈的详细过程。

4. 试述外源性抗原通过 MHC Ⅱ 类分子途径加工和提呈的详细过程。

（曹伟娟）

书网融合……

微课　　　　　本章小结　　　　　题库

第十二章　T 细胞介导的适应性免疫应答

学习目标

1. 掌握　T 细胞介导的适应性免疫应答的基本过程及特点。
2. 熟悉　细胞免疫应答的方式及特点。
3. 了解　细胞适应性应答与固有免疫应答之间的关系。
4. 能够结合实际应用理解细胞免疫的过程和规律。
5. 具有从体液免疫应答的角度提高免疫力的能力。

胸腺中发育成熟的初始 T 细胞（naïve T cell）迁出胸腺后进入血液循环，归巢定居于外周淋巴器官和组织，并在体内再循环，以便随时识别特异性抗原。初始 T 细胞通过 TCR 与 APC 表面 pMHC 特异性结合，在共刺激分子和细胞因子共同作用下活化、增殖，进而分化成为效应 T 细胞，完成对抗原的清除和对免疫应答的调节。T 细胞介导的免疫应答又称细胞免疫应答，是一个连续的过程，分为三个阶段，即 T 细胞特异性识别抗原阶段；T 细胞活化、增殖及分化阶段；效应性 T 细胞的产生及效应阶段。

第一节　T 细胞对抗原的识别

T 细胞的抗原识别是其特异活化的第一步，即 TCR 与 APC 提呈的 pMHC 结合，这个过程被称为抗原识别，该过程须遵循 MHC 限制性，即 TCR 不仅特异性识别 APC 提呈的抗原肽，还必须识别 pMHC 复合物中的自身 MHC 分子。因此，任何 T 细胞只能识别由同一个体 APC 提呈的 pMHC。

（一）T 细胞与 APC 的非特异性结合

经过抗原摄取、加工和表达 pMHC 的 APC 进入外周免疫器官，并与定居于胸腺依赖区的初始 T 细胞相遇时，两者通过表面黏附分子的相互作用发生短暂的可逆性结合。若 T 细胞不能特异性识别相应的抗原肽，则与 APC 分离，仍定居在胸腺依赖区或进入淋巴细胞再循环。若 T 细胞能够特异性识别 pMHC，则进入特异性结合阶段。

（二）T 细胞与 APC 的特异结合

TCR 特异性识别相应的 pMHC 后，淋巴细胞功能相关抗原 – 1（LFA – 1）的构象发生改变，增强其与细胞间黏附分子 – 1（ICAM – 1）的亲和力，从而稳定并延长 T 细胞与抗原提呈细胞的结合时间。此时，T 细胞与 APC 之间的结合面形成一种特殊的结构，称为免疫突触。免疫突触的形成是一个主动的过程：初期，TCR – pMHC 分散在周围，然后向中央移动，最终形成一圈以中央为 TCR – pMHC、外围为 CD80/86 – CD28 等共刺激分子对、最外围为 LFA – 1 – ICAM – 1 等黏附分子对的免疫突触，进一步增强 T 细胞与 APC 的结合。

第二节 T细胞的活化、增殖和分化

一、T细胞的活化信号 🅔微课

T细胞的完全活化需要接受抗原信号和共刺激信号的双重激活以及细胞因子的作用。这是T细胞增殖和分化的基础。

（一）T细胞的活化第一信号

T细胞活化的第一信号是抗原刺激信号。TCR特异性地与MHC分子槽中的抗原肽结合，该抗原识别信号经CD3转入到胞内，同时，共受体（CD4或CD8）结合MHC分子增强该信号的转导。最终，通过激活转录因子，促使多种与细胞活化相关的分子基因的转录，从而使得T细胞初步活化。同时，与T细胞接触的APC也被活化，并上调共刺激分子等活化相关分子的表达。

（二）T细胞活化的第二信号

T细胞活化的第二信号由APC与T细胞表面的共刺激分子相互作用产生。这些共刺激分子包括CD28、CTLA-4和CD80、CD86，CD40和CD40L，PD-1和PD-L1等。活化的T细胞会诱导表达一系列细胞因子和细胞因子受体，而活化的APC也产生多种细胞因子，这些都为T细胞的增殖和分化奠定了基础。若缺乏共刺激信号，第一信号无法有效激活特异性T细胞，导致T细胞失能。

共刺激分子可以分为正性共刺激分子和负性共刺激分子。最重要的正性共刺激分子是CD28，其作用是促进IL-2基因转录和稳定IL-2 mRNA，从而有效促进IL-2的合成。与CD28高度同源的CTLA-4（配体也是CD80、CD86）是重要的负性共刺激分子，它在T细胞活化后诱导性表达，与CD80和CD86竞争性结合来抑制CD28的作用，从而启动抑制性信号，有效调节T细胞的免疫应答。

（三）细胞因子促进细胞的增殖和分化

T细胞活化后，依赖于细胞因子的作用才能进一步增殖和分化。IL-1和IL-2对T细胞的增殖至关重要，其他细胞因子参与T细胞的分化。若没有细胞因子的作用，活化的T细胞无法增殖和分化，最终导致凋亡。

二、抗原特异性T细胞增殖和分化

初始T细胞在接受双重信号激活后，在局部微环境细胞因子等因素的作用下增殖、分化为效应细胞并形成不同的功能亚群，发挥辅助功能（Th）或通过血液循环到达特异性抗原部位发挥效应功能（CTL）。

1. CD4⁺T细胞的分化 初级CD4⁺T细胞（Th0）在活化后发生增殖和分化。Th0受不同细胞因子的调控，向不同方向分化，介导不同类型的免疫应答。IL-12和IFN-γ等诱导Th0向Th1分化，主要介导细胞免疫应答。IL-4等诱导Th0向Th2分化，主要介导体液免疫应答。TGF-β和IL-2诱导Th0向Treg分化，Treg主要通过分泌细胞因子或细胞接触等方式发挥负性免疫调节作用，在维持自身免疫耐受方面起重要作用。IL-1β、IL-23和IL-6诱导Th0向Th17分化。

2. CD8⁺T细胞的分化 初始CD8⁺T细胞的激活和分化有两种主要方式。

第一种方式是Th细胞依赖性的，当靶细胞低表达或不表达共刺激分子时，初始CD8⁺T细胞无法有效激活，需要 APC 和 Th 细胞的辅助。细胞内产生的病毒抗原、肿瘤抗原以及脱落的同种异性移植供者 MHC 抗原以可溶性抗原的形式被 APC 摄取，在细胞内与 MHC 分子结合形成复合物，并表达在 APC 细胞表面。pMHC II 与 TCR 结合后，激活 Th 细胞；而 pMHC I 与 TCR 结合后，活化 CD8$^+$T 细胞。CD8$^+$T 细胞在 pMHC I 特异性活化信号和 Th 细胞释放的细胞因子的共同作用下，增殖分化为 CTL。

第二种方式是 Th 细胞非依赖性的，主要是由高表达共刺激分子的病毒感染的 DC 直接刺激 CD8$^+$T 细胞产生 II-2，诱导 CD8$^+$T 细胞增殖分化为 CTL。

第三节 T 细胞的免疫效应和转归

不同效应 T 细胞亚群具有不同的特点和效应，发挥免疫效应后，多数效应 T 细胞发生凋亡被清除，少量效应 T 细胞成为长寿命的免疫记忆 T 细胞。

一、Th 和 Treg 的免疫效应

（一）Th1 的效应

Th1 的效应主要有两种：一是直接接触诱导 CTL 分化；二是释放的细胞因子募集和活化单核-巨噬细胞和淋巴细胞，诱导细胞免疫反应，也称为单个核细胞浸润为主的炎症反应或迟发型炎症反应。

1. Th1 对巨噬细胞的作用 Th1 在宿主抗胞内病原体感染中发挥重要作用。Th1 通过活化巨噬细胞并释放各种活性因子增强巨噬细胞清除胞内寄生病原体的能力。

Th1 产生的细胞因子可通过多个途径作用于巨噬细胞。

（1）活化巨噬细胞 Th1 通过表达 CD40L 等膜分子以及分泌 IFN-γ 等细胞因子，为巨噬细胞提供活化信号；活化的巨噬细胞也可通过上调 CD80、CD86 和 MHC II 等免疫分子以及分泌 IL-12 等细胞因子，进一步增强 Th1 的效应。

（2）诱生并募集巨噬细胞 Th1 产生的 IL-3 和 GM-CSF，促进骨髓造血干细胞分化为单核细胞；Th1 产生的 TNF-α、LTα 和 MCP-1 等，可分别诱导血管内皮细胞高水平表达黏附分子，有助于单核细胞和淋巴细胞黏附于血管内皮细胞，继而穿过血管壁趋化到局部组织。

2. Th1 对淋巴细胞的作用 Th1 产生 IL-2 等细胞因子，可促进 Th1、Th2、CTL 等活化和增殖，从而放大免疫效应；Th1 分泌的 IFN-γ 有助于 B 细胞产生具有调理作用的抗体，进一步增强巨噬细胞对病原体的吞噬。

3. Th1 对中性粒细胞的作用 Th1 产生的淋巴毒素和 TNF-α，能活化中性粒细胞，促进其杀伤病原体。

（二）Th2 的效应

1. 辅助体液免疫应答 Th2 通过直接接触辅助 B 细胞活化，还可产生 IL-4、IL-5、IL-10 和 IL-13 等细胞因子，协助和促进 B 细胞增殖分化为浆细胞，产生抗体。

2. 参与超敏反应性炎症 Th2 分泌 IL-5 等细胞因子激活肥大细胞、嗜碱性粒细胞和嗜酸性粒细胞，参与抗寄生虫感染和超敏反应的发生。

（三）Th17 的效应

Th17 细胞通过分泌 IL-17、IL-21 和 IL-22 等细胞因子发挥作用：①IL-17 刺激局部组织细胞产

生趋化因子和 G – CSF 等细胞因子，用以募集中性粒细胞和单核细胞，促进中性粒细胞的增生和活化，并刺激局部组织细胞产生抗菌肽。②IL – 22 能刺激组织细胞分泌抗菌肽，增强上皮组织的免疫屏障功能和屏障修复功能。③IL – 21 通过自分泌方式刺激和放大 Th17 的功能，促进 CD8$^+$T 细胞和 NK 细胞的增殖、分化和效应，并参与 B 细胞的免疫应答。因此，Th17 主要通过诱导炎症反应、吞噬杀伤病原体以及维持免疫屏障的完整性，在固有免疫应答中起着重要的作用。此外，Th17 细胞也参与炎症和自身免疫病的发生。

（四）Tfh 的效应

Tfh 通过分泌 IL – 21 和表达 CD40L 等膜分子作用于 B 细胞，在生发中心的发育和浆细胞的形成过程中发挥关键作用。Tfh 通过 CD40L、IL – 4、IL – 21 等细胞因子，参与抗体的类别转换。Tfh 参与调节记忆 B 细胞的功能，促进其长期存活和保持免疫应答能力。Tfh 功能异常时，可增强与 B 细胞的相互作用，导致产生自身反应性抗体，引发抗体介导的自身免疫病。

（五）Treg 的效应

Treg 细胞通过多种机制发挥负性免疫调控作用。①通过分泌 IL – 10、IL – 35 和 TGF – β 等负性免疫分子来抑制免疫反应。②通过高表达 IL – 2 的高亲和性受体，竞争性掠夺附近活化 T 细胞所需的 IL – 2 来抑制其增殖和诱导其凋亡。③通过颗粒酶和穿孔素使 CTL 和 NK 细胞发生凋亡。④通过表达 CTLA – 4 等膜分子和分泌 IL – 35 等分子来抑制 DC 的成熟和抗原提呈功能。

二、CTL 的免疫作用

CTL 能高效、特异性地杀伤感染胞内寄生病原体（如胞内寄生菌和病毒）的细胞以及肿瘤细胞等靶细胞，而不对正常细胞造成损害。CTL 杀伤靶细胞的过程包括识别和结合靶细胞、胞内细胞器重新定位、颗粒胞吐和靶细胞崩解。CTL 也可产生细胞因子调节免疫应答。

（一）CTL 杀伤靶细胞的过程

1. 效 – 靶细胞结合　CD8$^+$T 细胞在外周免疫器官内被激活、增殖、分化为效应性 CTL 后，通过趋化因子的作用离开淋巴组织聚集到感染灶或肿瘤部位。CTL 表达的黏附分子（如 LFA – 1、CD2 等），可与靶细胞表面相应配体（如 ICAM – 1、LFA – 3 等）结合。TCR 识别靶细胞呈递的 pMHC Ⅰ 后形成免疫突触，使得 CTL 分泌的效应分子在局部形成高浓度，从而有选择性地杀伤所接触的靶细胞，却不会损伤附近的正常细胞。

2. CTL 的极化　极化是指细胞膜分子或胞内成分在细胞一端聚集的现象。CTL 识别到靶细胞表面的 pMHC Ⅰ 后，TCR 和共受体向 CTL – 靶细胞的接触部位聚集，导致 CTL 内部一些细胞器的极化，如细胞骨架系统（肌动蛋白、微管等）、高尔基复合体和胞质颗粒等均向效 – 靶细胞接触部位重新排列，从而保证 CTL 胞质颗粒中的效应分子只向免疫突触中释放，确保 CTL 特异性地杀伤所接触靶细胞。

3. 致死性攻击　CTL 胞浆颗粒中的效应分子会被释放到效应 – 靶结合界面，这些效应分子会对靶细胞进行致死性攻击。随后，CTL 会脱离靶细胞并寻找下一个目标，而靶细胞则在多种杀伤机制的作用下发生凋亡。CTL 主要通过以下两个途径来杀伤靶细胞。

（1）穿孔素/颗粒酶途径　穿孔素（perforin）和颗粒酶（granzyme）都储存在 CTL 的胞浆颗粒中。穿孔素的结构与补体 C9 类似，单体可以插入靶细胞膜，在钙离子存在的情况下，数个穿孔素会聚合成内径约 16nm 的孔道，使颗粒酶等细胞毒蛋白得以快速进入细胞内。颗粒酶属丝氨酸蛋白酶，一旦进入靶细胞，可通过激活与凋亡相关的酶系统诱导靶细胞凋亡。

（2）死亡受体途径 CTL 活化后高表达膜型 FasL，产生可溶性 FasL（sFasL），或分泌 TNF – α 等分子。这些效应分子可分别与靶细胞表面的 Fas 分子和 TNF 受体结合，转导一系列死亡信号，诱导靶细胞发生凋亡。

三、T 细胞介导免疫应答的生物学意义

1. 抗感染 由 Th1 和 CTL 介导的细胞免疫效应主要针对胞内病原体感染，如病毒和胞内寄生菌。Th2 和 Th17 介导的细胞免疫效应主要针对胞外病原体感染，如胞外菌、真菌和寄生虫。

2. 抗肿瘤 特异性细胞免疫在抗肿瘤免疫中发挥重要作用。包括 CTL 对肿瘤细胞的杀伤，T 细胞分泌因子的直接抗肿瘤作用，活化巨噬细胞或 NK 细胞的细胞毒作用。

3. 免疫病理作用 T 细胞介导的细胞免疫效应在 Ⅳ 超敏反应、移植排斥和某些自身免疫病的病理过程中发挥重要作用。

4. 免疫调节作用 Th 各亚群之间的平衡有助于调控机体产生适当类型和强度的免疫应答。Treg 细胞通过多种机制抑制过度免疫应答并及时终止免疫应答，在清除抗原的同时保持机体的免疫平衡状态，预防自身免疫病的发生。

四、活化 T 细胞的转归

通常情况下，特定抗原被清除后，免疫系统须恢复平衡。因此，效应细胞需要被抑制或清除，只有少数记忆细胞保留下来维持免疫记忆，以便在再次接触相同抗原时能够迅速做出应答。

（一）效应 T 细胞的抑制或清除

1. Treg 细胞的免疫抑制作用 Treg 细胞通常在免疫应答晚期被诱导产生，通过多种机制来负性调控免疫应答。

2. 活化诱导的细胞死亡 活化诱导的细胞死亡（activation – induced cell death，AICD）是指免疫细胞活化并发挥免疫效应后诱导的自发的细胞凋亡。活化的 T 细胞表达 Fas 增加，与多种细胞表达的 FasL 结合，启动活化 T 细胞的凋亡信号，从而诱导细胞凋亡。凋亡的 T 细胞会被巨噬细胞清除。

（二）记忆 T 细胞的形成和作用

免疫记忆是适应性免疫应答的重要特征之一，即免疫系统对曾经接触过的抗原能够更快速、更有效地做出免疫应答。记忆 T 细胞（memory T cell，Tm）是具有对特异性抗原记忆能力的长寿 T 细胞。一般认为，Tm 来源于初始 T 细胞或是效应 T 细胞，但其分化机制尚不清楚。相较于初始 T 细胞，Tm 更容易被激活，相对较低浓度的抗原即可激活 Tm；Tm 的活化对共刺激信号（如 CD28/B7）的依赖性较低；Tm 可分泌更多的细胞因子，并且对细胞因子的作用更敏感。

目标检测

答案解析

1. 试述初始 T 细胞活化的双信号及生物学意义。
2. 简述 CD4$^+$T 细胞活化后可分化不同亚群机制及其生物学意义。

3. 简述 CTL 的效应过程和杀伤机制。

4. 简述记忆性 T 细胞的作用特点。

（曹伟娟）

书网融合……

微课   本章小结   题库

第十三章　B 细胞介导的适应性免疫应答

PPT

1. 掌握　B 细胞介导的适应性免疫应答的基本过程及特点。
2. 熟悉　体液免疫应答的方式及特点。
3. 了解　体液适应性应答与固有免疫应答之间的关系。
4. 能够结合实际应用去理解体液免疫过程和规律。
5. 具有从体液免疫应答的角度提高免疫力的能力。

机体免疫系统对于细胞外体液微环境稳态的保护主要通过体液免疫应答（humoral immune response）来实现。病原体及其抗原成分进入机体后可刺激抗原特异性 B 细胞活化、增殖、分化为浆细胞，产生特异性抗体进入体液，通过抗体的中和作用、调理作用以及对补体系统的激活作用而阻止病原体的吸附、感染。根据抗原种类和成分的不同，B 细胞介导的免疫应答可分为对胸腺依赖抗原（thymus – dependent antigen，TD – Ag）的应答和对胸腺非依赖抗原（thymus – independent antigen，TI – Ag）的应答。前者需要 Th 细胞的辅助，后者不需要。

第一节　B 细胞对 TD 抗原的免疫应答

一、B 细胞对 TD 抗原的识别

BCR 是 B 细胞特异性识别抗原的受体，BCR 识别抗原对 B 细胞的激活发挥着两个相互关联的作用：BCR 与抗原特异性结合，产生 B 细胞活化的第一信号；同时，B 细胞内化 BCR 所结合的抗原，将抗原加工成肽段，形成 pMHCⅡ（抗原肽 – MHCⅡ类分子复合物），呈递给抗原特异性 Th 进行识别。Th 活化后表达的 CD40L 与 B 细胞表面的 CD40 结合，提供 B 细胞活化所需的第二信号。

与 TCR 不同，BCR 对抗原的识别有以下特点：①BCR 既能识别蛋白质抗原，也能识别多肽、多糖类、核酸、脂类和小分子化合物类抗原；②BCR 不仅能特异性识别完整抗原的天然构象，还能识别抗原降解所暴露表位的空间构象；③BCR 对抗原的识别不需要 APC 的加工提呈，也无 MHC 限制。

二、B 细胞活化需要的信号 微课

与 T 细胞类似，B 细胞的活化也需要两个信号：特异性抗原提供的第一信号启动 B 细胞的活化，共刺激分子所提供的第二信号使 B 细胞完全活化。B 细胞活化后的信号转导途径与 T 细胞类似。

（一）B 细胞活化的第一信号

B 细胞活化的第一信号也称抗原刺激信号，由 BCR – CD79a/CD79b（BCR – Igα/β）和 CD19/CD21/CD81 共同传递。

1. BCR – CD79a/CD79b 信号　BCR 与抗原特异性结合后发出 B 细胞活化的第一信号，因 BCR 重链胞浆区较短，自身无法传递信号，Igα/β 将信号转导入 B 细胞内。与 CD3 类似，Igα/β 胞浆区也含有 ITAM 序列。当 BCR 被多价抗原交联后，Igα/β 胞浆区的 ITAM 序列磷酸化，启动信号转导的级联反应，并最终激活相关转录因子，启动与 B 细胞的活化、增殖和分化相关的基因表达。

2. BCR 共受体的增强作用　B 细胞表面的 CD19/CD21/CD81 以非共价键组成 BCR 共受体复合物。CD21 自身不传递信号，但可与抗原上覆盖的补体片段（C3d）结合，这一识别信号与 BCR 信号联合后，B 细胞对抗原刺激的敏感性 1000 倍以上，CD21 通过交联 CD19 向胞内传递信号。CD19 的胞浆区含有多个保守的酪氨酸残基，可以招募 Lyn、Fyn 等多个含有 SH2 结构域的信号分子。CD81 是四次跨膜蛋白，主要作用可能是连接 CD19 和 CD21，稳定 CD19/CD21/CD81 复合物。

（二）B 细胞的第二信号

共刺激信号是 B 细胞活化的第二个信号。由 Th 细胞和 B 细胞表面的多对共刺激分子相互作用产生，其中最关键的是 CD40/CD40L。CD40 在 B 细胞、单核细胞和 DC 表面表达；CD40L 表达在活化的 Th 细胞表面。CD40L 与 CD40 的相互作用向 B 细胞传递第二信号，激活 B 细胞。与 T 细胞类似，如果只有第一信号而没有第二信号，B 细胞无法被活化，进入一种失能的耐受状态。

（三）细胞因子的作用

活化的 B 细胞表达多种细胞因子受体，在活化 T 细胞分泌的细胞因子（如 IL – 4、IL – 5、IL – 21）的作用下大量增殖。细胞因子诱导的 B 细胞增殖是形成生发中心和继续分化的基础。

（四）T 细胞和 B 细胞的相互作用

T 细胞和 B 细胞之间的相互作用是双向的。一方面，B 细胞可以作为 APC 加工提呈抗原激活 T 细胞，诱导 T 细胞表达多种膜分子和细胞因子；另一方面，活化的 T 细胞表达 CD40L，为 B 细胞提供第二信号的活化。CD40/CD40L 的结合可以促使处于静止期的 B 细胞进入细胞增殖周期。活化的 T 细胞分泌的细胞因子可以进一步诱导 B 细胞增殖和分化。当 T 细胞和 B 细胞通过 TCR 和 pMHC Ⅱ 特异性结合后，多个黏附分子对（如 LFA3/CD3、ICAM – 1/LFA1、MHC Ⅱ 类分子/CD4 等）形成免疫突触。这种免疫突触的形成促使 T 细胞和 B 细胞之间的结合更加牢固，并使 Th 细胞分泌的细胞因子局限在突触部位，高效地协助 B 细胞进一步增殖、类别转换、亲和力成熟、产生抗体和分化为浆细胞或记忆 B 细胞。

三、B 细胞的增殖和终末分化

被双信号激活的 B 细胞具有增殖和分化的能力。活化的 B 细胞在 T、B 细胞区交界处形成初级聚合灶，B 细胞可以直接在初级聚合灶中分化为浆母细胞分泌抗体，亦可迁移至淋巴滤泡形成生发中心，经历体细胞高频突变、Ig 亲和力成熟及类别转换，分化为浆细胞或记忆 B 细胞，行使体液免疫功能。

（一）B 细胞的滤泡外活化

血液中的 B 细胞进入外周淋巴器官的滤泡的过程中，滤泡 DC（follicular DC，FDC）或巨噬细胞将抗原提呈给 B 细胞识别。FDC 富集抗原供 B 细胞识别或内吞，在激发体液免疫应答、产生并维持记忆性 B 细胞中起到十分重要的作用。另一种与 B 细胞分化密切相关的 Tfh，在 B 细胞分化为浆细胞、产生抗体及 Ig 类别转换中发挥重要作用。

经过识别 FDC 或巨噬细胞提呈的抗原，B 细胞获得活化所需的第一信号，并开始上调 CCR7 的表达。随后，B 细胞依赖 CCR7 移动到 T 细胞区与活化的 Th 细胞相遇，接受第二信号而完全活化。

（二）初级聚合灶的形成

在 B 细胞和 Th 细胞初次接触活化 2～3 天后，B 细胞下调 CCR7 的表达，离开 T–B 细胞交界区，迁移至滤泡间区、边缘窦或 T 细胞区与红髓交界处。在这些区域内，B 细胞进一步增殖和分化形成初级聚合灶。初级聚合灶一般在感染初次免疫应答 5 天后形成。少部分 B 细胞在初级聚合灶中分化成浆母细胞，经历 Ig 类别转换并分泌抗体。浆母细胞分泌的抗体与 FDC 固定的抗原形成免疫复合物，促进 FDC 分泌细胞因子募集其他活化的 B 细胞向淋巴滤泡迁移，进而形成生发中心。

（三）生发中心的形成

生发中心是 B 细胞对 TD 抗原应答的重要场所，由活化的 B 细胞快速分裂增殖形成。在生发中心中，B 细胞称中心母细胞，中心母细胞分裂增殖产生的子代细胞称为中心细胞。分裂增殖的中心母细胞聚集在暗区，而中心细胞松散分布在明区。在明区，中心细胞在 FDC 和 Tfh 的协同作用下继续分化，经历阳性选择完成亲和力成熟过程。只有表达高亲和力 mIg 的 B 细胞才能继续分化发育，其余大部分中心细胞发生凋亡。在生发中心中，B 细胞最终分化成浆细胞产生抗体，或分化为记忆 B 细胞。

（四）体细胞高频突变、Ig 亲和力成熟和阳性选择

体细胞高频突变是指中心母细胞的 IgV 基因在细胞分裂过程中发生的高频率的点突变。与一般体细胞自发突变的频率 $1/10^{10}$～$1/10^7$ 相比，中心母细胞每次细胞分裂，IgV 区基因中大约有 1/1000 碱基对发生突变，体细胞高频突变与 Ig 基因重排一起导致 BCR 多样性和体液免疫应答中抗体的多样性增加。体细胞高频突变需要抗原诱导和 Th 细胞的辅助。

经过体细胞高频突变后，B 细胞进入明区，其结局有两种：大多数突变 B 细胞克隆中 BCR 亲和力降低，甚至不表达 BCR，无法结合 FDC 表面的抗原，因此无法将抗原提呈给 Tfh 获取第二信号而发生凋亡；少部分突变 B 细胞克隆的 BCR 亲和力提高，表达抗凋亡蛋白而继续存活。这便是 B 细胞成熟过程中的阳性选择，也是抗体亲和力成熟的机制之一。

初次免疫应答时，大量的抗原能激活表达不同亲和力 BCR 的 B 细胞克隆，但这些克隆大多产生低亲和力抗体。当大量的抗原被清除或再次免疫应答时只有少量的抗原出现，表达高亲和力 BCR 的 B 细胞克隆将优先结合抗原并得到增殖，最终产生高亲和力抗体，即抗体亲和力成熟。

（五）Ig 的类别转换

B 细胞在 Ig 重链 V 区基因重排后，其子代细胞中的重链 V 区基因保持不变，但 C 区基因会发生重排。初始阶段，B 细胞分泌的 IgM 作为免疫应答的首要抗体。然而，随着 B 细胞受抗原刺激、Th 细胞辅助而活化和增殖，其重链 V 区基因从连接 Cμ 转换为连接 Cγ、Cα 或 Cε，从而分泌的抗体类型转变为 IgG、IgA 或 IgE。尽管抗体的类别发生了转换，但抗体重链的 V 区保持不变。这种可变区相同而类别发生变化的过程被称为抗体的类别转换或同种型转换。

抗体的类别转换的遗传学基础是每个重链 C 区基因的 5′ 端内含子中含有一段转换区（S 区）的序列。不同的转换区之间可以发生重排，从而实现类别转换。

Ig 的类别转换在抗原诱导下发生，而 Th 细胞分泌的细胞因子可以直接调节抗体转换的类别。例如，Th2 细胞分泌的 IL–4 可以诱导抗体向 IgG₁ 和 IgE 转换，而 TGF–β 诱导抗体向 IgG2b 和 IgA 转换。此外，细胞分泌 IFN–γ 也可以诱导抗体向 IgG2a 和 IgG3 转换。抗体的类别转换是机体产生不同类别抗体并发挥不同功能的基础。

（六）浆细胞的形成

浆细胞是 B 细胞分化的末端细胞，又称为抗体形成细胞，可分泌大量特异性抗体。浆细胞的胞质富含粗面内质网，有利于抗体的合成和分泌。浆细胞不再表达 BCR 和 MHC Ⅱ 类分子，因此无法识别抗原并失去了与 Th 细胞相互作用的能力。生发中心产生的浆细胞大多数迁入骨髓，持续产生抗体。

（七）记忆 B 细胞的产生

在生发中心中存活下来的 B 细胞，除分化为浆细胞外还有一部分分化为记忆 B 细胞（memory B cell，Bm）。多数 Bm 离开生发中心进入血液参与淋巴细胞再循环。Bm 不直接产生抗体，但当再次遇到同一抗原时可被迅速激活，产生大量特异性抗体。一般认为 Bm 是长寿命细胞。

第二节　B 细胞对 TI 抗原的免疫应答

TI 抗原如细菌多糖、多聚蛋白质和脂多糖等能够直接激活初始 B 细胞，无需 Th 细胞的辅助。依据激活 B 细胞的方式不同，TI 抗原可分为 TI-1 抗原和 TI-2 抗原（图 2-13-1）。

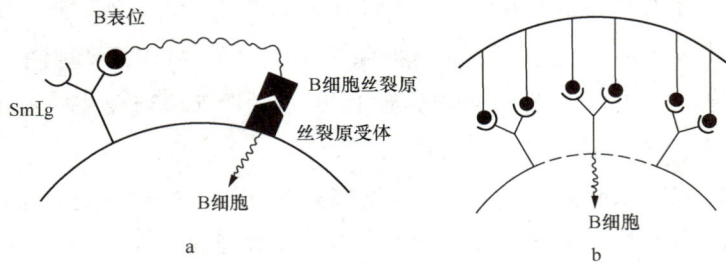

图 2-13-1　TI-1 抗原和 TI-2 抗原

（一）B 细胞对 TI-1 抗原的应答

TI-1 抗原除与 B 细胞的 BCR 结合外，还可通过其丝裂原成分与 B 细胞上的丝裂原受体结合，引起 B 细胞的增殖和分化。故此 TI-1 抗原也被称为 B 细胞丝裂原，如 LPS。成熟的 B 细胞和不成熟的 B 细胞都能被 TI-1 抗原激活，产生低亲和力的 IgM。高浓度的 TI-1 抗原能够通过丝裂原受体与 B 细胞结合，诱导多克隆 B 细胞的增殖和分化，而低浓度的 TI-1 抗原则可激活抗原特异性 B 细胞。由于无需 Th 细胞的预先致敏和克隆性扩增，因此机体对于 TI-1 抗原刺激产生的免疫应答发生较早，这在抗某些胞外病原体感染中发挥了重要作用。然而，TI-1 抗原的单独作用并不足以引起 Ig 类别转换、抗体亲和力成熟以及记忆 B 细胞的形成。

（二）B 细胞对 TI-2 抗原的应答

TI-2 抗原多指具有多个重复表位的细菌胞壁和荚膜多糖。TI-2 抗原只能激活成熟的 B 细胞，参与对 TI-2 抗原的免疫应答主要是 B_1 细胞。TI-2 抗原通过其多个重复的抗原表位引起 B_1 细胞 BCR 的广泛交联，从而激活 B_1 细胞。B 细胞对于 TI-2 抗原的免疫应答具有重要的生理意义。某些胞外菌具有抵抗吞噬细胞吞噬和消化的能力，B_1 细胞针对 TI-2 抗原产生的抗体可以调理吞噬细胞，促进其对病原体的吞噬消化，并有助于巨噬细胞将抗原提呈给 T 细胞。

第三节　体液免疫应答抗体产生的一般规律

在适应性免疫应答中，初次接触抗原所引发的免疫应答称为初次应答（primary response）；初次应答中形成的记忆淋巴细胞在再次接触同一抗原时会产生迅速、高效且持久的应答，称为再次应答（secondary response）。

（一）初次应答

在初次应答中，B 细胞产生的抗体数量较少，且亲和力较低，其产生过程可以分为以下四个阶段。

1. 潜伏期　指机体接触抗原到血清特异性抗体可被检测到之间的阶段。该阶段的持续时间取决于抗原的性质、抗原进入机体的方式、使用的佐剂类型以及宿主的状态等因素，可以持续数小时至数周。

2. 对数期　在这一阶段，血清中的抗体水平呈指数增长，抗原剂量和抗原性质是决定抗体增长速度的重要因素。

3. 平台期　血清中的抗体浓度基本上保持在一个相当稳定的高水平。到达平台期所需的时间以及平台的高度和持续时间因抗原的不同而不同，有些抗原的平台期只持续几天，而有些可能长至数周。

4. 下降期　由于抗体被降解或与抗原结合后被清除，血清中的抗体浓度逐渐下降，这一阶段可能持续几天或几周。

（二）再次应答

同一抗原再次侵入机体时，由于初次应答后免疫记忆细胞的存在，机体可以迅速产生高效、特异的再次应答。与初次应答相比，再次应答的抗体产生过程具有以下特征（图 2 - 13 - 2）：①潜伏期短，大约为初次应答潜伏期的一半。②血清中的抗体浓度增加迅速，快速达到平台期，且抗体滴度较高。③抗体的持续时间长。④诱发再次应答所需的抗原剂量小。⑤再次应答主要产生高亲和力的抗体 IgG、IgE、IgA，而初次应答主要产生低亲和力的 IgM。这些免疫应答的规律在医学实践中得到广泛应用。

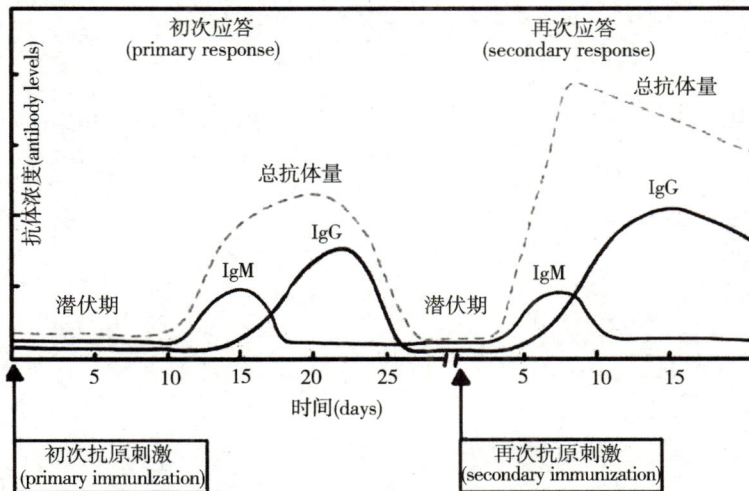

图 2 - 13 - 2　初次应答与再次应答的特点

目标检测

答案解析

1. 简述 Th 细胞与 B 细胞的相互作用。
2. 初次应答和再次应答在体液免疫中具有哪些特点？

（曹伟娟）

书网融合……

微课　　　　　　本章小结　　　　　　题库

第十四章 固有免疫系统及固有免疫应答

PPT

学习目标

1. 掌握 固有免疫系统的组成及参与应答的方式。
2. 熟悉 固有免疫应答的时相及特点。
3. 了解 固有免疫应答与适应性免疫应答之间的关系。
4. 能够结合实际应用理解固有免疫的过程和规律。
5. 具有从固有免疫应答的角度提高免疫力的观念。

固有免疫系统（innate immune system）是生物体在长期种系进化过程中逐渐形成的天然免疫防御机制，主要包括组织屏障、固有免疫细胞和固有免疫分子。固有免疫应答（innate immune response）是指机体固有免疫细胞和分子在识别病原体及其产物或体内凋亡、突变细胞等"非己"抗原性异物后，迅速活化并有效吞噬、杀灭、清除病原体或体内"非己"物质，产生非特异性免疫防御、监视、自稳等保护作用的生理过程，也称为非特异性免疫应答（non–specific immune response）。

第一节 固有免疫系统概述 _{微课}

一、组织屏障及其主要作用

（一）皮肤黏膜屏障

皮肤黏膜及其附属成分组成的物理、化学和微生物屏障是机体阻挡和抵御外来病原体入侵的第一道防线。

1. 物理屏障 由致密的上皮细胞构成的皮肤和黏膜组织，具有机械屏障的作用，能有效地阻止病原体进入体内。如呼吸道黏膜上皮细胞纤毛的定向摆动和黏膜表面分泌物的黏附或冲洗作用，都有利于清除黏膜表面的病原体。

2. 化学屏障 皮肤和黏膜分泌物中含有多种具有杀菌或抑菌作用的物质，如皮脂腺分泌的不饱和脂肪酸、汗液中的乳酸、胃液中的胃酸，以及多种分泌物中的溶菌酶、抗菌肽和乳铁蛋白等，能形成对抗病原体感染的化学屏障。

3. 微生物屏障 寄居在正常的皮肤和黏膜表面的正常菌群，可通过竞争结合上皮细胞、竞争吸收营养物质和分泌抑菌或杀菌物质等方式，抵御病原体的感染。如口腔中的唾液链球菌产生的过氧化氢可以杀伤白喉杆菌和脑膜炎球菌，大肠埃希菌产生的细菌素对某些厌氧菌和 G^+ 菌有抑制作用。

（二）体内屏障

病原体突破皮肤黏膜屏障以及局部固有免疫细胞和分子防御体系进入血液循环时，血–脑屏障或血胎屏障可以阻止病原体进入中枢神经系统或胎儿体内，从而保护机体的重要器官或胎儿的安全。

1. 血–脑屏障　由软脑膜、脉络丛毛细血管壁以及毛细血管壁外覆盖的星形胶质细胞组成，能够阻止血液中的病原体和其他大分子物质进入脑组织和脑室。婴幼儿的血–脑屏障发育不完善，容易发生中枢神经系统感染。

2. 血胎屏障　由母体子宫内膜的基蜕膜和胎儿绒毛膜滋养层细胞共同组成。该结构不妨碍母体和胎儿之间的营养物质交换，但可防止母体内的病原体和有害物质进入胎儿体内。在妊娠早期（3 个月内），血胎屏障尚未发育完善，如果孕妇感染风疹病毒或巨细胞病毒可能导致胎儿畸形或流产。

二、固有免疫细胞的种类

固有免疫细胞存在于血液和组织中，主要包括：①源于骨髓共同髓样前体的经典固有免疫细胞，如单核细胞、巨噬细胞、cDC、中性粒细胞、嗜酸性粒细胞、嗜碱性粒细胞和肥大细胞等；②源于骨髓共同淋巴样前体的固有淋巴样细胞（innate lymphoid cell，ILC），包括 ILC1、ILC2、ILC3、NK 细胞；③源于骨髓共同淋巴样前体的固有淋巴细胞（innate – like lymphocytes，ILLs），如 NKT 细胞、$\gamma\delta$T 细胞和 B_1细胞。

三、固有免疫细胞的模式识别受体及其识别结合的相关配体

固有免疫细胞不表达特异性抗原识别受体，通过模式识别受体识别和结合外来病原体及其产物或体内凋亡、畸变细胞等细胞表面相关配体，介导非特异性抗感染、抗肿瘤、免疫调节并参与适应性免疫应答的启动和效应全过程。

1. 模式识别受体（pattern recognition receptor，PRR）　是一类广泛存在于固有免疫细胞表面、胞内器室膜上、胞浆和血液中可以直接识别外来病原体及其产物或宿主畸变/凋亡细胞某些共有特定模式分子结构的受体。根据 PRR 的分布，将其分为胞膜型 PRR、内体膜型 PRR、胞浆型 PRR 和分泌型 PRR。表达于固有免疫细胞胞膜和内体膜上的 Toll 样受体（Toll – like receptor，TLR）可分为胞膜型 TLR 和内体膜型 TLR。

2. 病原体相关模式分子（pathogen – associated molecular patterns，PAMPs）　是指某些病原体或其产物所共有的高度保守且对病原体生存和致病性不可或缺的特定分子结构。PAMPs 是 PRR 识别结合的配体分子，主要包括 G^-菌脂多糖和鞭毛蛋白，G^+菌脂磷壁酸和肽聚糖，病原体表面的甘露糖、岩藻糖或酵母多糖，病毒的双链 RNA 和单链 RNA，以及细菌和病毒的非甲基化 CpG DNA 基序等。

3. 不同类型 PRR 识别结合的 PAMPs

（1）胞膜型 PRR　主要包括甘露糖受体、清道夫受体和 TLR 家族某些成员，其中甘露糖受体和清道夫受体为内吞型 PRR，TLR 为信号转导型 PRR。

1）甘露糖受体（mannose receptor，MR）：主要表达于 DC 和巨噬细胞表面。可直接识别结合在细菌或真菌细胞壁糖蛋白/糖脂分子末端的甘露糖和岩藻糖残基，通过受体介导的内吞作用将病原体等抗原性异物摄入胞内，并将抗原加工产物提呈给 T 细胞，从而启动或引发适应性免疫应答。此外，MR 还具有杀伤和清除病原体的作用。

2）清道夫受体（scavenger receptor，SR）：主要表达于巨噬细胞表面。可以直接识别并结合 G^-菌脂多糖、G^+菌脂磷壁酸及体内衰老/凋亡细胞表面的磷脂酰丝氨酸等相关配体，通过受体介导的内吞作用可将病原菌或衰老/凋亡细胞摄入胞内并有效地杀伤和清除。同时，SR 还能够将相关抗原加工产物提呈给 T 细胞，引发适应性免疫应答。

3）胞膜型 TLR：主要表达在经典固有免疫细胞表面，包括 TLR1：TLR2、TLR2：TLR6 异二聚体和 TLR2、TLR4、TLR5 同源二聚体。这些胞膜型 TLR 属信号转导型 PRR，能直接识别并结合 G^+ 菌肽聚糖/脂磷壁酸、G^- 菌脂多糖、分枝杆菌或支原体的脂蛋白/脂肽、真菌酵母多糖等分子，通过激活干扰素调控因子（interferon regulatory factor，IRF）和 NF-kB 信号通路，诱导产生 I 型干扰素（interferon α/β，IFN-α/β）和 IL-1 等促炎细胞因子。

（2）内体膜型 PRR　包括广泛分布于经典固有免疫细胞、内皮细胞和上皮细胞胞质内体膜上的 TLR3、TLR7、TLR8 和 TLR9 同源二聚体。这些内体膜型 PRR 也属于信号转导型 PRR，能直接识别并结合病毒双链 RNA（dsRNA）、病毒单链 RNA（ssRNA）或病毒/细菌非甲基化 CpG DNA 基序，通过激活干扰素调控因子 IRF 和 NF-κB 信号通路，诱导产生 IFN-α/β 和 IL-1 等促炎细胞因子。

（3）胞浆型 PRR　一类广泛分布于固有免疫细胞和正常组织细胞胞质内的信号转导型 PRR，包括 NOD 样受体和 RIG 样受体。

1）NOD 样受体（NOD like receptor，NLR）：NLR 家族成员 NOD1 和 NOD2 主要分布于黏膜上皮细胞、巨噬细胞、DC 和中性粒细胞胞质中，能分别识别结合 G^- 菌细胞壁成分内消旋二氨基庚二酸和细菌胞壁酰二肽，通过激活 NF-κB 信号通路诱导产生 IL-1 等促炎细胞因子。

2）RIG 样受体（RIG like receptor，RLR）：广泛分布于固有免疫细胞和正常组织细胞胞质内，能直接识别结合病毒双链 RNA，通过激活 IRF 和 NF-κB 信号通路，诱导产生 IFN-α/β 和 IL-1 等促炎细胞因子。

（4）分泌型 PRR　机体被病原体感染或组织细胞损伤时血浆浓度急剧升高的一类急性期蛋白，包括脂多糖结合蛋白（LPS binding protein，LBP）、C-反应蛋白（C-reactive protein，CRP）和甘露糖结合凝集素（mannose-binding lectin，MBL）。

四、固有免疫分子及其主要作用

（一）补体系统

补体系统是参与固有免疫应答的重要免疫效应分子。补体系统一旦激活，将生成多种功能性裂解片段：其中 C3b 和 C4b 具有调理和免疫黏附作用，能够促进吞噬细胞对病原体和抗原-抗体复合物的清除；过敏毒素 C3a 和 C5a 可与肥大细胞和嗜碱性粒细胞表面的相应受体（C3aR 和 C5aR）结合，促使靶细胞脱颗粒释放组胺和产生白三烯等生物活性介质，从而引发过敏性炎症反应；C5a 能将中性粒细胞趋化到感染部位，并使其活化，发挥抗感染免疫作用；补体 C5b6789 形成的 MAC 能够溶解破坏病原体或肿瘤等靶细胞。

（二）细胞因子

细胞因子是参与固有和适应性免疫应答的重要效应和调节分子。如 IFN-α/β 能诱导组织细胞产生抗病毒蛋白，抑制病毒的复制或扩散；IFN-γ、IL-12 和 GM-CSF 能激活巨噬细胞和自然杀伤细胞（NK 细胞），有效地杀伤肿瘤和病毒感染的靶细胞；IL-1、IL-6 和 TNF-α/β 等促炎细胞因子以及 IL-10、TGF-β 等抗炎细胞因子能够调节炎症反应；CXCL8（IL-8）、CCL2（MCP-1）、CCL3（MIP-1α）等趋化因子能募集和活化吞噬细胞，增强机体的抗感染免疫应答能力；IFN-γ 或 IL-4 能分别诱导初始 T 细胞向 Th1 或 Th2 细胞分化，参与细胞免疫和体液免疫；IL-17 能刺激黏膜上皮细胞或角质形成细胞分泌防御素等抗菌物质，增强黏膜或皮肤的抗感染免疫作用。

（三）其他抗菌物质

1. 抗菌肽（antibacterial peptide）　是可被诱导产生的一类能够杀伤多种细菌、某些真菌、病毒和原虫的小分子碱性多肽。α-防御素是一种存在于人和哺乳动物体内的阳离子抗菌肽，主要由中性粒细胞和小肠帕内特细胞产生。α-防御素可与病原体表面的脂多糖/脂磷壁酸或病毒囊膜脂质结合，形成跨膜离子通道促使病原体裂解破坏；还可诱导病原体产生自溶酶，使病原体溶解破坏；或可通过干扰病毒的 DNA 和蛋白质合成来抑制病毒复制。

2. 溶菌酶（lysozyme）　是体液、外分泌液和吞噬细胞溶酶体中的一种不耐热碱性蛋白质，可使 G⁺ 菌细胞壁的肽聚糖破坏导致细菌裂解死亡。

3. 乙型溶素（β-lysin）　是血浆中一种对热较稳定的碱性多肽，能作用于 G⁺ 菌细胞膜产生非酶性破坏效应，对 G⁻ 菌无效。

第二节　固有免疫细胞及其主要作用

一、典型的固有免疫细胞

典型的固有免疫细胞包括单核细胞、巨噬细胞、cDC、中性粒细胞、嗜碱性粒细胞、嗜酸性粒细胞和肥大细胞。

1. 单核细胞　由骨髓中的粒细胞/巨噬细胞前体分化而来，占外周血白细胞总数的 3%~8%。单核细胞通常停留在血液中 12~24 小时后，在单核细胞趋化蛋白-1（monocyte chemoattractant protein 1，MCP-1）的作用下，迁移到全身组织器官，并分化为巨噬细胞。在局部微环境中，受病原体或不同类型的细胞因子刺激诱导，单核细胞可分化为具有不同功能特性的两个巨噬细胞亚群：其中 1 型巨噬细胞（type-1 macrophage，M1）是在局部微环境中，通过病原体及其产物与单核细胞表面的 TLR 结合介导产生的信号或受到 IFN-γ、GM-CSF 等细胞因子的刺激诱导下分化而成，也称为经典激活的巨噬细胞（classical activated macrophage）。这种类型的巨噬细胞富含溶酶体颗粒，能通过产生反应性氧中间物（ROI）、一氧化氮（NO）和释放溶酶体酶来杀伤和清除病原体。通过合成分泌 CCL2（MCP-1）、CCL3（MIP-1a）、CXCL8（IL-8）等趋化因子和 IL-1β、IL-6、TNF-α 等促炎细胞因子介导产生炎症反应。2 型巨噬细胞（type-2 macrophage，M2）是在局部微环境中 IL-4、IL-13 等 Th2 型细胞因子刺激诱导下分化而成，也称旁路活化的巨噬细胞。该型巨噬细胞能通过合成分泌 IL-10、TGF-β、纤维母细胞生长因子（fibroblast growth factor，FGF）和血小板衍生生长因子（platelet-derived growth factor，PDGF），介导产生抑炎作用并参与损伤组织的修复和纤维化。书中未说明型别的巨噬细胞即指 M1。

2. 巨噬细胞（macrophage，Mφ）　由定居和游走两类细胞组成：定居在不同的组织中的 Mφ 具有不同的命名，例如肝脏中的库普弗细胞、中枢神经系统中的小胶质细胞以及骨组织中的破骨细胞等；而游走型 Mφ 广泛分布于结缔组织中，有很强的变形运动及识别、吞噬和清除病原体等抗原性异物的能力；作为专职 APC，Mφ 还能摄取、加工和提呈抗原，从而引发适应性免疫应答。

（1）巨噬细胞表面受体/分子　Mφ 表面具有多种受体和分子，包括 PRR、调理性受体、与趋化/活化相关的细胞因子受体、抗原加工提呈和诱导共刺激信号的相关分子以及特征性表面标志物 CD14 分子。

1）PRR：主要包括 MR、SR 和 TLR，MR 和 SR 能通过对细菌或真菌表面甘露糖/岩藻糖残基和对细菌脂多糖/脂磷壁酸或凋亡细胞表面磷脂酰丝氨酸的识别结合，介导 Mφ 吞噬、杀伤和清除病原体或体内凋亡组织细胞。TLR1：TLR2、TLR2：TLR6 异二聚体和 TLR4－MD2 同源二聚体能通过对 G⁺菌肽聚糖/脂磷壁酸、细菌或支原体的脂蛋白/脂肽、真菌酵母多糖和细菌脂多糖的识别结合促使 Mφ 活化产生 I 型干扰素和 IL－1 等促炎细胞因子。

2）调理性受体：包括 IgG Fc 受体（FcγR）和补体 C3b/C4b 受体（C3bR/C4bR），Mφ 能通过病原体－抗体－ FcγR 或病原体－C3b/C4b－C3bR/C4bR 结合的方式，介导产生促进吞噬和活化效应的特异性或非特异性调理作用。

3）趋化和活化有关的细胞因子受体：Mφ 表达多种与其趋化和活化相关的细胞因子受体，如巨噬细胞炎症蛋白－1α 受体、巨噬细胞炎症蛋白－1β 受体以及 IFN－γ、GM－CSF 等细胞因子受体。在这些趋化/活化性细胞因子的作用下，游走型 Mφ 被趋化募集至感染炎症部位并被活化，有效地杀伤清除病原体并产生一系列细胞因子，发挥抗感染和免疫调节的作用。

4）抗原加工提呈和诱导产生共刺激信号的分子：Mφ 作为专职的 APC，能通过表达 MHC Ⅱ/ Ⅰ 类分子参与外源/内源性抗原的加工和递呈；还能通过表达 CD80/CD86（B7－1/B7－2）和 CD40 等共刺激分子诱导 T 细胞产生共刺激信号。

（2）巨噬细胞的主要生物学功能　Mφ 具有吞噬杀菌、参与炎症反应、加工提呈抗原和免疫调节等多种功能。

1）吞噬杀伤病原体：Mφ 通过表面的 PRR 和调理性受体能有效识别结合病原体等抗原性异物，并通过受体介导的内吞作用或非受体介导的胞饮作用将病原体等抗原性异物摄入胞内。Mφ 还可以通过氧依赖性杀菌系统和氧非依赖性杀菌系统杀伤破坏摄取的病原体。

2）杀伤胞内寄生菌和肿瘤等靶细胞：静息 Mφ 不能有效杀伤胞内寄生菌和肿瘤等靶细胞。它们与 CD4⁺Th 细胞相互作用或被细菌脂多糖、IFN－γ、GM－CSF 等细胞因子激活后，能有效杀伤胞内寄生菌和某些肿瘤细胞。Mφ 表面有 IgG Fc 受体，也能通过抗体依赖细胞介导的细胞毒作用（ADCC）杀伤肿瘤细胞和病毒感染的靶细胞。

3）参与炎症反应：当感染发生时，Mφ 可以被趋化因子和细胞因子募集和活化。活化的 Mφ 又产生趋化因子、促炎细胞因子或其他炎性介质，参与和促进炎症反应。

4）加工提呈抗原启动适应性免疫应答：作为专职的 APC，Mφ 能将摄入的外源性抗原加工为具有免疫原性的小分子肽段，并以 pMHC Ⅱ复合物的形式表达在细胞表面，供抗原特异性的 CD4⁺Th 细胞识别引发适应性免疫应答。Mφ 也能通过抗原交叉提呈途径，将外源性抗原的加工产物以 pMHC Ⅰ复合物形式表达在细胞表面，供相应的 CD8⁺CTL 识别使其活化，从而发挥细胞毒作用。

5）免疫调节作用：Mφ 通过合成和分泌不同的细胞因子来调节其他免疫细胞的活性。例如，Mφ 产生的 IL－12 可以诱导 Th0 细胞分化为 Th1 细胞，参与适应性免疫应答。而 2 型 Mφ 产生的 IL－10 则通过下调抗原提呈细胞表面的 MHC 分子和共刺激分子来抑制适应性免疫应答的作用。

3. 树突状细胞（dendritic cell，DC） 包括经典 DC、浆细胞样 DC 和滤泡 DC 在内的细胞群体。

（1）经典树突状细胞（conventional DC，cDC）　包括未成熟 DC 和成熟 DC。朗格汉斯细胞等未成熟经典 DC 高表达 TLR、调理性受体和趋化因子受体，但低表达 MHC Ⅱ类分子和共刺激分子。其具有强大的摄取和加工抗原的能力，但提呈抗原启动适应性免疫应答能力弱。未成熟 DC 在摄取病原体等抗原性异物后开始迁移，并在进入外周免疫器官后发育成熟为指状 DC。成熟 DC 能分泌 CCL18，即树突状细胞来源的趋化因子 1（DC-CK1），该因子对初始 T 细胞具有趋化作用。同时，成熟 DC 高表达 MHC Ⅱ 类分子和共刺激分子，能有效提呈抗原激活初始 T 细胞，从而启动适应性免疫应答。

（2）浆细胞样树突状细胞（plasmacytoid DC，pDC）　pDC 低表达上述受体和分子，其摄取和加工提呈抗原的能力很弱；但其胞质内体膜上高表达 TLR7 和 TLR9，能通过与病毒的 ssRNA 或细菌/病毒的 CpG DNA 结合而被激活，并产生大量的 Ⅰ 型干扰素，在机体的抗病毒免疫应答中发挥着重要的作用。

（3）滤泡树突状细胞（follicular DC，fDC）　不表达 MHC Ⅱ 类分子和 CD80/86 等共刺激分子，无抗原加工提呈能力。fDC 高表达 Toll 样受体（TLR2、TLR4）、IgGFc 受体和 C3b/C3d 受体，能够有效识别捕获的细菌及其裂解产物、抗原-抗体复合物、抗原-补体复合物以及抗原-抗体-补体复合物，并且以免疫复合物包被小体形式长期滞留浓缩于细胞表面；同时合成分泌 B 淋巴细胞趋化因子（BLC，即 CXCL13），能使具有相应受体 CXCR5 的 B 细胞趋化募集在 fDC 周围，有效识别、摄取、加工、提呈抗原，以启动适应性体液免疫应答。

4. 粒细胞　包括中性粒细胞、嗜酸性粒细胞和嗜碱性粒细胞，源自骨髓中的粒细胞/巨噬细胞前体，主要分布在血液和黏膜结缔组织中，是参与炎症或过敏性炎症反应的重要效应细胞。

（1）中性粒细胞　占外周血白细胞总数的 60%~70%，产生速度快（每分钟约 1×10^7 个），但寿命较短（2~3 天）。中性粒细胞表面表达趋化性受体 CXCR1（IL-8R）和 C5aR，可以被 IL-8 和过敏毒素 C5a 募集到感染炎症部位发挥作用。中性粒细胞胞质颗粒中含有髓过氧化物酶（MPO）、酸性磷酸酶、碱性磷酸酶、溶菌酶和防御素等多种杀菌物质，通过氧依赖和非氧依赖杀伤系统杀伤病原体。

（2）嗜酸性粒细胞　占外周血白细胞总数的 5%~6%。表面表达嗜酸性粒细胞趋化素受体 CCR3、PAF-R、IL-5R 等多种与其趋化/活化相关的受体。嗜酸性粒细胞在寄生虫感染或过敏性炎症反应部位的黏膜上皮细胞、血管内皮细胞和 ILC2 产生的趋化因子（如 CCL11）以及细胞因子（如 IL-5、GM-CSF）的作用下，被招募到上述部位并被活化，产生的作用包括脱颗粒释放蛋白酶杀伤寄生虫；合成分泌白三烯、PAF 及趋化因子等细胞因子，参与和促进局部炎症或过敏性炎症反应。

（3）嗜碱性粒细胞　仅占外周血白细胞总数的 0.2%，表面表达趋化因子受体 CCR3，可以被相关趋化因子（如 CCL11）招募到炎症或过敏性炎症反应部位发挥作用。嗜碱性粒细胞表面具有高亲和力的 IgE Fc 受体（FcεRI），与变应原特异性 IgE 抗体结合后被致敏。当变应原与致敏嗜碱性粒细胞表面的 IgE 抗体结合时，导致其活化脱颗粒释放组胺和酶类物质，同时合成分泌脂类介质（如前列腺素 D2、LTs、PAF）和其他细胞因子（如 IL-4、IL-13），参与和促进局部过敏性炎症反应。

5. 肥大细胞（mast cell）　起源于外周血中的肥大细胞前体，主要分布在黏膜和结缔组织中。表面表达趋化性受体 CCR3、过敏毒素受体 C3aR 及 C5aR、Toll 样受体 TLR2/TLR4 以及高亲和力 FcεRI 等多种受体。在病原体感染或变应原侵入部位的黏膜上皮或血管内皮细胞产生的趋化因子 CCL11、过敏毒素 C3a/C5a 或相关的 PAMP 作用刺激下：①肥大细胞被募集到病原体感染部位并被激活，通过合成释放趋化因子 CCL3（MIP-1α）、PAF 等脂类介质以及 TNF-α 等细胞因子，参与和促进局部炎症反应。②肥大细胞被募集至变应原侵入部位，通过表面的 FcεRI 与特异性 IgE 抗体结合而致敏，一旦致敏，肥大细胞通过 IgE 与变应原活化，即可通过脱颗粒释放酶类物质和组胺等血管活性胺类物质，同时又合成和释放 LTs、PGD2、PAF 等脂类介质以及 TNF-α、IL-5、IL-13、GM-CSF 等细胞因子，引发过敏性炎症反应。

二、固有淋巴样细胞

固有淋巴样细胞（innate lymphoid cells，ILCs）是一类不表达特异性/泛特异性抗原受体的淋巴细胞，因此其活化不依赖于抗原的识别。该类淋巴细胞表达一系列与其活化或抑制相关的受体，能被感染部位组织细胞产生的某些细胞因子或被某些病毒感染/肿瘤靶细胞表面相关配体激活；通过分泌不同类型的细胞因子参与抗感染免疫和过敏性炎症反应，或通过释放一系列细胞毒性介质来裂解破坏靶细胞。ILCs 由转录因子 ID2$^+$ 固有淋巴样前体发育分化而成，分为 ILC1、ILC2、ILC3 三个亚群。自然杀伤细胞也属于固有淋巴样细胞。

1. ILC1 亚群　发育分化依赖于 IL－7、IL－15 和转录因子 T－β。能通过表面活化相关受体接受胞内菌感染的 Mφ 或病毒感染的 DC 产生的 IL－12、IL－18 刺激而被激活，通过分泌 IFN－γ 等 Th1 型细胞因子诱导 Mφ 活化，有效杀伤胞内感染的病原菌或参与肠道炎症反应。

2. ILC2 亚群　发育分化依赖于 IL－7 和转录因子 Gata3。能通过表面活化相关受体接受寄生虫感染或过敏性炎症部位上皮细胞分泌的胸腺基质淋巴细胞生成素（thymic stromal lymphopoietin，TSLP）、IL－25、IL－33 刺激而被激活，通过分泌 CCL11 等趋化因子和 IL－4、IL－5、IL－9、IL－13 等 Th2 型细胞因子来募集活化嗜酸性粒细胞和肥大细胞，参与抗胞外寄生虫感染或过敏性炎症反应。

3. ILC3 亚群　发育分化依赖于 IL－7 和转录因子 RORγt。能通过表面活化相关受体接受胞外菌感染的 Mφ 或 DC 产生的 IL－1β、IL－23 刺激而被激活，通过分泌 IL－22、IL－17 参与抗胞外细菌/真菌感染或肠道炎症反应。

4. 自然杀伤细胞（natural killer，NK）　是一群表面标志为 CD3$^-$CD19$^-$CD56$^+$CD16$^+$ 和胞内转录因子 E4BP4$^+$ 的固有淋巴样细胞，广泛存在于血液、外周淋巴组织、肝脏、脾脏等器官组织。NK 细胞不表达特异性或泛特异性抗原识别受体，而表达一系列与其活化和抑制相关的调节性受体。通过这些调节性受体识别机体的"自身"和"非己"成分，并选择性地杀伤病毒感染或肿瘤等靶细胞。此外，NK 细胞表面还具有 IgGFc 受体（FcγRⅢA/CD16），通过 ADCC 杀伤病毒感染或肿瘤的靶细胞。NK 细胞还表达多种与其趋化和活化有关的细胞因子受体，这些受体能够被募集至肿瘤或病原体感染部位，在局部微环境中通过 L－12 和 IL－18 等细胞因子的协同作用而被激活，产生大量的 IFN－γ，发挥抗感染和免疫调节的作用；还能通过产生 CCL3（MIP－1α）、CCL4（MIP－1β）等趋化因子和 GM－CSF 来募集单核－巨噬细胞，并增强 Mφ 的活化，从而增强机体的抗感染免疫作用。

（1）NK 细胞表面的活化性受体和抑制性受体　NK 细胞表面有两类功能完全不同的调节性受体：一类受体与靶细胞表面相应的配体结合后能激活 NK 细胞产生杀伤作用，称为活化性杀伤细胞受体（activatory killer receptor，AKR），简称杀伤活化受体。另一类受体与靶细胞表面相应的配体结合后能抑制 NK 细胞的杀伤作用，称为抑制性杀伤细胞受体（inhibitory killer receptor，IKR），简称杀伤抑制受体。

1）NK 细胞表面识别 MHC Ⅰ类分子的调节性受体：NK 细胞表达多种以经典或非经典 MHC Ⅰ类分子为配体的杀伤活化或杀伤抑制受体，包括两种结构不同的分子家族。

杀伤细胞免疫球蛋白样受体（killer immunoglobulin－like receptor，KIR）是免疫球蛋白超家族的成员，其胞外区域含有 2 个或 3 个可与 MHC Ⅰ类分子结合的 Ig 样结构域：①胞浆区氨基酸序列较长且含有 ITIM 的 KIR 被称为 KIR2DL 和 KIR3DL，它们能传导活化和抑制的信号，是 NK 细胞表面的杀伤抑制受体；②胞质区氨基酸序列较短且本身不具备信号传导功能的 KIR 被称为 KIR2DS 和 KIR3DS，但它们通过与胞质区内含 ITAM 的 DAP－12 同源二聚体非共价结合而获得转导活化信号的能力，即 KIR2DS 或

KIR3DS 与 DAP－12 结合所组成的复合体是 NK 细胞表面的杀伤活化受体。

杀伤细胞凝集素样受体（killer lectin－like receptors，KLR）是由 C 型凝集素家族成员 CD94 分别与 C 型凝集素 NKG2 家族的不同成员，通过二硫键共价结合组成的异二聚体。KLR 中胞质区氨基酸序列较长且内含 ITIM 基序的 NKG2A 与 CD94 组成的 CD94/NKG2A 异二聚体是 NK 细胞表面的杀伤抑制受体；NKG2C 与 CD94 结合组成的 CD94/NKG2C 异二聚体本身不具备信号转导功能，但它们通过与胞质区内含 ITAM 的 DAP－12 同源二聚体非共价结合而获得转导活化信号的能力，即 CD94/NKG2C 异二聚体与 DAP－12 结合所组成的复合体是 NK 细胞表面的杀伤活化受体。

2）NK 细胞表面识别非 MHC Ⅰ 类配体分子的杀伤活化受体：包括 NKG2D 同源二聚体和自然细胞毒性受体（NCR）。上述杀伤活化受体识别结合的配体一般是在某些肿瘤和病毒感染细胞表面高表达或异常表达，而在正常组织细胞表面表达低下或缺失。NK 细胞通过该类杀伤活化受体选择性地攻击杀伤某些肿瘤和病毒感染的靶细胞。

NKG2D 是 NKG2 家族成员中唯一不与 CD94 结合，而以同源二聚体形式表达的杀伤活化受体。虽然 NKG2D 的胞质区不含 ITAM，但它们可通过与胞质区内带有传递活化信号的基序（YxxM）的 DAP－10 同源二聚体结合而获得转导活化信号的能力。人类 NKG2D 同源二聚体识别的配体是 MHC Ⅰ 类链相关 A/B 分子（MICA/B）。MICA/B 在乳腺癌、卵巢癌、结肠癌、胃癌和肺癌等上皮来源的肿瘤细胞表面高表达或异常表达，而在正常组织细胞表面表达低下或缺失，所以 NK 细胞可以通过其表面的 NKG2D 同源二聚体识别攻击杀伤来源于上皮的肿瘤细胞。

自然细胞毒性受体（natural cytotoxicity receptor，NCR）是人 NK 细胞表面的杀伤活化受体，主要包括 NKp30、NKp46 和 NKp44。其中，NKp30 和 NKp46 在所有 NK 细胞（成熟/未成熟/静息/活化 NK 细胞）表面表达，可作为 NK 细胞的特征性标志；NKp44 仅在活化的 NK 细胞表面表达，是活化 NK 细胞的特征性标志。这些 NCR 的胞质区不含 ITAM，其中 NKp30 和 NKp46 能通过与胞质区内带有 ITAM 的 CD3－ζ 非共价结合而获得转导活化信号的能力；NKp44 能与胞质区内带有 ITAM 的 DAP－12 同源二聚体非共价结合而获得转导活化信号的能力。目前尚不完全清楚 NCR 所识别的配体，最近的研究发现：①NKp30 通过与人巨细胞病毒蛋白 pp65 结合，介导 NK 细胞对该病毒感染细胞的杀伤破坏作用；②NKp46 和 NKp44 通过与流感病毒血凝素结合，介导 NK 细胞对该病毒感染细胞的杀伤作用；③NKp30、NKp44 和 NKp46 都能通过识别某些肿瘤细胞表面的硫酸肝素，介导 NK 细胞对相关肿瘤细胞的细胞毒作用。

（2）在 NK 细胞对肿瘤或病毒感染的靶细胞的识别和杀伤机制　通常在 NK 细胞表面共同表达杀伤活化受体和杀伤抑制受体，两者均能识别结合表达于自身组织细胞表面的 MHC Ⅰ 类分子。在自身组织细胞表面 MHC Ⅰ 类分子表达正常的情况下，NK 细胞因表面杀伤抑制受体的作用占主导地位而不能杀伤自身组织细胞。当病毒感染或细胞癌变时，因上述靶细胞表面 MHC Ⅰ 类分子表达低下或缺失，即通过"迷失自己"识别模式而使 NK 细胞表面杀伤抑制受体功能丧失；同时也可因上述靶细胞某些非 MHC Ⅰ 类配体分子表达异常或上调，即通过"诱导自己"识别模式为 NK 细胞表面的 NKG2D/NCR 等杀伤活化受体提供新的或数量充足的靶标。NK 细胞通过上述"迷失自己"和"诱导自己"识别模式而被激活，通过脱颗粒释放穿孔素、颗粒酶、TNF－α 以及表达 FasL 等作用方式杀伤病毒感染或肿瘤靶细胞。

三、固有淋巴细胞

固有淋巴细胞（innate－like lymphocytes，ILLs），也被称为固有样淋巴细胞，包括 NKT 细胞、γδT

细胞和 B₁ 细胞。它们的表面抗原识别受体（TCR 或 BCR）是由胚系基因直接编码产生的，是有限多样性抗原识别受体。ILLs 可通过识别结合某些病原体感染或肿瘤靶细胞表面的特定分子或某些病原体等抗原性物质而被激活，并通过释放一系列细胞毒性介质来破坏和裂解这些靶细胞，或者产生以 IgM 为主的抗菌抗体在机体早期抗感染免疫过程中发挥重要作用。

1. 自然杀伤 T 细胞（nature killer T cell，NKT）　是同时表达 NK 细胞表面标志 CD56 和 T 细胞表面标志 TCRαβ - CD3 复合体的一类固有淋巴细胞。NKT 细胞在胸腺或胚胎肝脏中分化和发育，主要分布在骨髓、胸腺和肝脏，也少量存在于脾脏、淋巴结和外周血液。NKT 细胞可以直接识别某些病原体感染或肿瘤靶细胞表面的 CD1 分子呈递的磷脂和糖脂类抗原而被激活产生免疫应答，活化的 NKT 细胞通过释放穿孔素/颗粒酶或 Fas/FasL 途径来杀伤某些病原体感染或肿瘤靶细胞；也可以在不同的微环境中分泌 IL - 4 或 IFN - γ 等细胞因子，分别诱导初始 T 细胞向 Th2 或 Th1 细胞分化，并参与适应性体液或细胞免疫应答。

2. γδT 细胞　在胸腺中分化和发育成熟，主要分布在肠道、呼吸道、泌尿生殖道等黏膜和皮下组织中，是皮肤黏膜局部参与早期抗感染和抗肿瘤免疫的主要效应细胞。γδT 细胞不识别 MHC 分子呈递的抗原肽，而是直接识别某些肿瘤细胞表面的 MIC A/B 分子、某些病毒蛋白或感染细胞表面的病毒蛋白、感染细胞表达的热休克蛋白，以及感染或肿瘤细胞表面 CD1 分子呈递的磷脂或糖脂类抗原，从而被激活。活化的 γδT 细胞可以通过释放穿孔素、颗粒酶和细胞因子等方式杀伤靶细胞，或者通过释放细胞因子调节免疫应答。γδT 细胞广泛参与机体的免疫监视和细胞免疫应答，对于抗感染和抗肿瘤具有重要作用。

3. B1 细胞　是具有自我更新能力的 CD5、mIgM⁺ B 细胞，主要分布在腹膜腔、胸膜腔和黏膜固有层中，其分化发育与胎肝密切相关，也可由成人骨髓产生。B1 细胞表面 BCR 缺乏多样性，可直接识别结合某些病原体或变性自身成分所共有的抗原表位分子，迅速活化产生体液免疫应答。B1 细胞识别的抗原主要包括：①某些细菌表面共有的多糖类 TI 抗原，如细菌脂多糖、荚膜多糖和葡聚糖等；②某些变性的自身抗原，如变性 Ig 和变性 dsDNA 等。B1 细胞介导的体液免疫应答体现以下特点：①接受细菌多糖或变性自身抗原刺激后，2 日内即可产生以 IgM 为主的低亲和力抗体；②增殖分化过程中通常不发生 Ig 类别转换；③无免疫记忆，再次接受相同抗原刺激后，其抗体效价与初次应答无明显差别。

第三节　固有免疫应答的时相作用

一、固有免疫应答的作用时相

1. 即刻固有免疫应答阶段　发生在感染后的 0 ~ 4 小时内。主要作用包括：①皮肤黏膜及其附属成分的屏障作用。②某些病原体可直接激活补体旁路途径，介导抗感染免疫作用。③感染部位上皮细胞受病原体刺激产生的 CXCL8（IL - 8）和 IL - 1β 可招募活化中性粒细胞，引发局部炎症反应，有效地吞噬和杀伤病原体。④活化的中性粒细胞和受病原体刺激的角质细胞释放的 α/β - 防御素、阳离子抗菌蛋白或 CCL2（MCP - 1）、CCL3（MIP - 1α）等趋化因子，能直接抑制、杀伤某些病原体，或者趋化招募单核 - 巨噬细胞和朗格汉斯细胞，参与扩大局部炎症反应和对病原体等抗原异物的摄取和加工。中性粒细胞是机体抵御胞外病原体感染的主要效应细胞，绝大多数病原体感染在此阶段终止。

2. 早期诱导固有免疫应答阶段 发生在感染后的 4～96 小时内。主要作用包括：①在感染部位，上述上皮/角质细胞产生的 CCL2（MCP-1）、CCL3（MIP-1α）等趋化因子和活化的中性粒细胞产生的 IL-1α/β、IL-6、TNF-α 等促炎细胞因子的作用下，周围组织中的 Mφ 和肥大细胞被招募至感染炎症部位并被激活。②上述激活的免疫细胞再次产生 CCL2、CCL3、CXCL8 等趋化因子，以及 IL-1、TNF-α 等促炎细胞因子和白三烯、前列腺素 D₂ 等其他炎性介质，导致局部血管扩张和通透性增强，使大量单核细胞和中性粒细胞从血液进入感染部位，增强局部炎症反应。其中，活化的 Mφ 对胞内病原菌具有更强的杀伤作用。③病毒感染细胞产生的 IFN-α/β 或活化的 Mφ 产生的 IL-12，可诱导 NK 细胞活化，显著增强其对病毒感染或肿瘤等靶细胞的杀伤作用；活化的 NK 细胞产生的 IFN-γ 又可诱导 Mφ 活化，显著增强其对胞内病原菌的杀伤作用。④肝细胞接受 IL-1 等促炎细胞因子刺激后产生一系列急性期蛋白，其中甘露聚糖结合凝集素可与某些病原体结合，导致补体的凝集素途径活化而产生抗感染免疫作用。⑤NKT 细胞和 γδT 细胞可通过其表面有限多样性抗原受体识别某些病毒感染或肿瘤靶细胞表面的相关特定表位而被激活，通过释放穿孔素、颗粒酶、TNF-β 或表达 FasL 等作用方式杀伤破坏病毒感染或肿瘤靶细胞。⑥B1 细胞接受细菌多糖抗原刺激后 48 小时内，产生以 IgM 为主的抗菌抗体，在机体早期抗感染免疫过程中发挥重要作用。

二、固有免疫应答的作用特点

固有免疫应答和适应性免疫应答具有不同的作用特点，与适应性免疫细胞相比，固有免疫细胞具有以下主要特点（表 2-14-1）：①非特异性识别，固有免疫细胞不表达特异性抗原识别受体，而是通过模式识别受体或有限多样性抗原识别受体，直接识别病原体及其产物、病毒感染/肿瘤靶细胞、损伤/凋亡细胞表面某些共有特定模式或表位分子来激活产生应答；②反应迅速，固有免疫细胞可以通过趋化募集的方式迅速发挥免疫效应；③固有免疫细胞参与适应性免疫应答的整个过程，通过产生不同种类的细胞因子来影响适应性免疫应答的类型；④固有免疫细胞的寿命较短，在其介导的免疫应答过程中通常不能产生免疫记忆细胞。因此，固有免疫应答的持续时间较短，并且不会发生再次应答。

表 2-14-1　固有免疫应答和适应性免疫应答的主要特征

	固有免疫应答	适应性免疫应答
参与细胞	皮肤黏膜上皮细胞、巨噬细胞、中性粒细胞、肥大细胞、树突状细胞、NK 细胞、ILC2、NKT 细胞、γδT 细胞、B1 细胞	CD4⁺ Th1 细胞、T2 细胞、T17 细胞、Tfh 胞、Treg 细胞、CD8⁺、CTL、B2 细胞
效应分子	补体、细胞因子、抗菌蛋白、酶类物质、穿孔素、颗粒酶、FasL	特异性抗体、细胞因子、穿孔素、颗粒酶、FasL
作用时相	即刻～96 小时	96 小时后
识别受体	模式识别受体/有限多样性抗原识别受体（系基因直接编码）较少多样性	特异性抗原识别受体（胚系基因重排后产生），具有高度多样性
识别特点	直接识别 PAMP/DAMP 及靶细胞表面某些特定表位分子或 CD1 提呈的脂类/糖类抗原，具有泛特异性	识别 APC 表面 MHC 分子提呈的抗原或 FDC 表面捕获的抗原分子，具有高度特异性
作用特点	募集活化后迅速产生免疫效应，没有免疫记忆功能，不发生再次应答	经克隆选择、增殖分化为效应细胞后发挥免疫作用，具有免疫记忆功能，可发生再次应答
维持时间	较短	较长

目标检测

1. 简述 PRR 与 PAMP 的概念。
2. 简述巨噬细胞主要生物学功能。
3. 简述 NK 细胞机制。
4. 比较固有免疫应答和适应性免疫应答的主要特征。

（曹伟娟）

书网融合……

微课   本章小结   题库

第十五章　免疫耐受

学习目标

1. 掌握　免疫耐受形成的机制。
2. 熟悉　免疫耐受与临床医学的关系。
3. 了解　免疫耐受的形成条件。
4. 能够理解免疫耐受对机体的重要作用。
5. 具有用稳定的、适当调节的观点去分析、解决问题的能力。

免疫的本质是区分"自己"和"非己"：一方面，对外来抗原刺激产生应答以清除抗原物质；另一方面，对自身组织细胞表达的抗原表现为"无反应性"以免发生自身免疫病。免疫系统对特定抗原的这种"免疫无反应"状态称为免疫耐受（immunological tolerance）。免疫耐受可天然形成，如机体对自身组织抗原的免疫耐受；也可为后天诱导，如人工注射某种抗原后诱导的获得性耐受。诱导耐受形成的抗原称为耐受原（tolerogen），同一抗原物质既可以是耐受原，也可以是免疫原，取决于抗原的理化性质、剂量、进入宿主的途径、机体遗传背景及生理状态等因素。

第一节　免疫耐受的形成 微课

在胚胎发育期，未成熟的 T、B 细胞遭受抗原刺激，无论是自身抗原还是外来抗原，均会形成对所接触抗原的免疫耐受，出生后如再遇相同抗原，免疫系统不予应答，或不易应答。原则上，这种免疫耐受是长期持续的，不易被破坏。在后天生活中，本来具有应答能力的 T 细胞和 B 细胞克隆也可以受到多种因素的影响而失去对抗原的反应能力，获得免疫耐受。这种免疫耐受可持续一段时间，但可能会随着诱导因素的消失而逐渐解除，使得免疫系统重新具备对相应抗原的免疫应答能力。

一、胚胎期及新生期接触抗原所致的免疫耐受

1945 年，Owen 首次报道了胚胎期接触同种异型抗原所导致的免疫耐受现象。他观察到异卵双胎小牛由于胎盘血管相互融合，导致血液自由交流而彼此相容的自然联体共生现象。出生后，两头小牛体内同时存在两种不同血型抗原的红细胞而互不排斥，构成红细胞嵌合体。将其中一头小牛的皮肤移植给另一头小牛，不发生排斥。但将无关小牛的皮肤移植给此小牛，则发生排斥反应。Medawar 等猜想是在胚胎期接触的同种异型抗原诱导了免疫耐受的产生。为求证这一猜想，他成功建立了人工诱导免疫耐受小鼠膜型。该实验不但证实了 Owen 的观察，而且揭示了当体内的免疫细胞处于早期发育阶段而尚未成熟时，可人工诱导对"非己"抗原产生免疫耐受。

二、后天接触抗原导致的免疫耐受

后天接触到的某些抗原在一定条件下也可能诱导耐受形成，后天免疫耐受的形成受抗原和机体两方

面因素的影响。

（一）抗原因素

1. 抗原剂量　抗原剂量对免疫耐受的形成起着重要作用。研究发现，给小鼠注射不同剂量的牛血清白蛋白（BSA），低剂量和高剂量均不能诱导特异性抗体的产生，只有适宜剂量的 BSA 才能引发高水平的抗体产生。抗原剂量过低和过高引起的免疫耐受分别称为低带耐受和高带耐受。低剂量抗原不足以激活 T 和 B 细胞，无法诱导免疫应答；而高剂量抗原可能导致应答细胞凋亡或产生调节性 T 细胞，从而抑制免疫应答，造成无应答状态。

2. 抗原类型和剂型　天然可溶性蛋白中存在单体分子和聚体分子。直接用 BSA 蛋白免疫小鼠可以产生抗体，而预先去除聚体后再免疫小鼠则会导致耐受，不产生抗体。这是因为蛋白单体不易被 APC 摄取和呈递给 T 细胞，因此无法辅助 B 细胞产生相应的抗体。

3. 抗原的免疫途径　口服抗原易导致全身耐受，其次为静脉注射、腹腔注射、肌内注射，皮下或皮内注射最难诱导免疫耐受。

4. 抗原持续存在　持续存在于体内的抗原易导致免疫耐受并可持续较长时间。

5. 抗原表位特点　在特定宿主中可能更倾向于诱导免疫耐受。如用鸡卵溶菌酶（HEL）蛋白免疫 H－2^b 小鼠时产生的耐受现象。已知 HEL 蛋白的 N 端氨基酸构成的表位能够激活调节性 T 细胞 Treg，而其 C 端氨基酸构成的表位则激活 Th。通过自然免疫 HEL 蛋白，Treg 细胞被激活，抑制了 Th 细胞的功能，导致免疫耐受，无法产生抗体。如果删除 HEL 蛋白 N 端的三个氨基酸，将丧失其激活 Treg 细胞的表位，而使 Th 细胞被激活，辅助 B 细胞产生抗体。这种能够激活 Treg 细胞的抗原表位被称为耐受原表位（tolerogenic epitope）。

（二）机体因素

个体对特定抗原的免疫应答或免疫耐受还受到机体免疫系统发育的成熟状态、免疫功能状态、遗传背景以及所处的环境因素等多个方面的影响。

1. 年龄和发育阶段　一般而言，免疫耐受在胚胎期最容易形成。其次是新生期，而成年动物产生免疫耐受比较困难，且产生的耐受也不持久，这主要与免疫系统的发育成熟程度有关。

2. 生理状态　单独应用抗原诱导成年个体的免疫耐受通常不容易成功，但与免疫抑制措施结合使用可以诱导免疫耐受。常用的免疫抑制药物包括抗 CD3、CD4、CD8 抗体等生物制剂，以及环磷酰胺、环孢素、糖皮质激素等。已证明上述药物与抗原联合应用可以诱导免疫耐受，并且是同种异体器官移植手术中用于延长移植物存活的有效措施。

3. 遗传背景　某些遗传背景的个体对特定抗原表现为先天耐受。例如，一些个体对乙肝疫苗不产生抗体，或与其 MHC 遗传背景有关。

第二节　免疫耐受机制

免疫耐受可以根据其形成时期的不同，分为中枢耐受和外周耐受。中枢耐受是指在胚胎期和出生后 T、B 细胞发育过程中，对自身抗原形成的耐受。外周耐受是指成熟的 T、B 细胞在遇到内源性或外源性抗原时不产生免疫应答，表现出免疫耐受。这两种耐受的成因和机制有所不同。

一、中枢耐受

在胸腺和骨髓中，造血前体细胞分化为 T 和 B 细胞。在这些细胞输出到外周之前，新产生且尚未完全成熟的淋巴细胞经历复杂的阴性选择过程，通过克隆清除来建立对自身抗原的耐受。

（一）T 细胞中枢耐受的建立

T 细胞在胸腺发育过程中，通过编码 TCR 的 V 区基因片段的随机重排，产生能够识别不同抗原的 TCR，其中包括识别自身抗原的 TCR。在 T 细胞发育的后期，新产生的单阳性细胞迁移到胸腺髓质区，若其表达的 TCR 与胸腺上皮细胞（thymic epithelial cell，TEC）或胸腺 DC 表面表达的自身抗原肽 – MHC 分子复合物呈高亲和结合，将导致细胞凋亡，相应的克隆被清除，称为克隆清除（clonal deletion）。另外，部分自身反应性 T 细胞与对应的自身抗原结合后可能发展成具有免疫抑制特性的 Treg，称为自然发生的 Treg。上述不同的命运可能与 TCR 信号强度有关，高强度信号倾向于诱导细胞凋亡，而稍低强度的信号更易诱导 nTreg 的产生。T 细胞中枢耐受异常与自身免疫病的发生密切相关。

自身抗原分为两类：一类是广泛存在于体内各组织细胞中的自身抗原，另一类是只在特定组织中表达的组织特异性抗原（tissue – specific antigen，TSA）。目前研究认为，发育中的淋巴细胞通过自身免疫调节因子（autoimmune regulator，AIRE）实现对 TSA 的耐受。AIRE 是一种转录调控分子，可驱使很多原本仅在外周组织表达的自身抗原，如胰岛素、甲状腺球蛋白、腮腺蛋白等在胸腺髓质区上皮细胞（medullary thymic epithelial cell，mTEC）异位表达。这些异位表达的自身抗原可以直接由 mTEC 提呈给胸腺 T 细胞，或在 mTEC 凋亡后由胸腺 DC 摄取提呈给胸腺 T 细胞，进而诱导自身反应性 T 细胞的凋亡和克隆清除。

（二）建立 B 细胞中枢耐受

阴性选择同样发生在 B 细胞的发育过程中。未成熟 B 细胞表面首次表达功能性 BCR 复合物并遭遇到自身抗原时，如果它们表达的 BCR 与自身抗原结合亲和力较高，就可能导致细胞凋亡和克隆清除。然而，一部分自身反应性 B 细胞，在受到自身抗原刺激后可能重新启动免疫球蛋白基因重排，重排一个新的轻链基因，产生具有新 BCR 的 B 细胞克隆，不再对自身抗原产生应答，这个过程被称为受体编辑。

二、外周耐受

淋巴细胞发育过程中的阴性选择并非是万无一失的。实际上，仍有相当数量的自身反应性 T、B 细胞克隆未被有效清除，并输出至外周。针对这些逸出外周的自身反应性淋巴细胞，机体有多种机制抑制其自身反应性，从而维持自身免疫耐受。

（一）克隆清除

当自身反应性淋巴细胞在外周遇到自身抗原时，持续且高水平的抗原刺激会导致 T 细胞被反复激活，T 细胞随后上调 Fas 及其配体 FasL 的表达，而 Fas 与自身或邻近细胞表达的 FasL 结合后，将激活受体介导的细胞凋亡通路，该机制称为活化诱导的细胞凋亡。同样地，如果高水平的自身抗原导致 B 细胞受体广泛交联，但缺乏 T 细胞提供的辅助信号，B 细胞也会被诱导发生凋亡。

（二）免疫忽视

如果自身抗原的表达水平很低，或者与 TCR 或 BCR 的亲和力较低，将无法有效激活相应的 T 或 B 细胞，称为免疫忽视。需要注意的是，如果自身抗原的水平或共刺激信号的强度发生显著改变，这些潜伏的自身反应性细胞可能从免疫忽视状态转变为免疫应答状态。

（三）克隆失能或失活

在外周，自身反应性 T、B 细胞常以克隆失能或失活状态存在。T 细胞的克隆失能可能由多种原因引起，其中最常见的是由不成熟 DC 呈递自身抗原所致。在这种情况下，尽管有 TCR 识别 MHC – 多肽复合物产生的第一信号，但不成熟的 DC 低表达共刺激分子，且不能产生 IL – 12，不能为 T 细胞提供第二信号。所以，T 细胞无法充分激活，反而被诱导进入一种克隆失能状态，以至于后来即使在有第二信号的条件下，对抗原刺激也不产生反应。

B 细胞对胸腺依赖性抗原的应答需要 T 细胞的辅助。如果自身抗原特异性的 T 细胞处于失能状态，相应的 B 细胞即使在适宜的抗原刺激下也无法被有效激活，呈现免疫无反应的状态。此外，当 B 细胞长期暴露于可溶性抗原时也会失能，因为可溶性抗原通常以单体形式存在，虽然能与 B 细胞表面的 BCR 结合，但无法引发 BCR 的交联，从而导致 B 细胞失能。

（四）免疫调节细胞的作用

多种免疫调节细胞在外周耐受形成的过程中发挥作用。其中一类是 Treg，包括在胸腺发育过程中自然产生的 nTreg 和在外周诱导产生的 iTreg。nTreg 通过主要细胞间的直接接触发挥免疫抑制作用，而 iTreg 则通过分泌 IL – 10 和 TGF – β 等细胞因子来发挥免疫抑制功能。

除调节性 T 细胞以外，近年来还发现了多种其他类型的免疫调节细胞，如调节性 B 细胞（Breg）、调节性 DC 和骨髓来源的抑制性细胞（myeloid – derived suppressor cell，MDSC），它们也可能在维持外周免疫耐受中发挥一定的作用。

（五）免疫豁免部位的抗原在生理条件下不引发免疫应答

机体的某些部位非常特殊，如脑和眼前房。将同种异体组织移植到这些部位通常不会引发排斥反应，移植物可长期存活。因此，这些部位被称为免疫豁免部位（immunologically privileged site）。产生免疫豁免效应的原因主要有以下几个方面：①生理屏障（如血 – 脑屏障）阻止隔离部位的细胞进入淋巴循环和血液循环，同时免疫效应细胞也不能进入这些隔离部位；②局部微环境易于诱导免疫偏离，促进 Th2 型反应并抑制 Th1 型反应；③通过表达 Fas 配体，诱导 Fas⁺ 淋巴细胞凋亡；④产生以 TGF – β 为主的抑制性细胞因子，或通过表达 PD – 1 配体来抑制 T 细胞应答。

第三节 免疫耐受与临床医学

免疫耐受与多种临床疾病的发生、发展及转归密切相关。一方面，失去对自身抗原的生理性耐受是发生自身免疫病的根本原因；另一方面，对病原体抗原和肿瘤抗原的病理性耐受则可能阻碍正常免疫防御和免疫监视功能的有效发挥，导致慢性持续性感染和肿瘤的发生发展。在临床实践中，对于自身免疫病，期望能够重建对自身抗原的生理性耐受；而对于慢性感染和肿瘤，则期望能够打破病理性耐受，恢复正常免疫应答，以有效清除病原体和杀伤肿瘤细胞。在器官移植中，为防止移植物被排斥，常大量使用免疫抑制剂，但此举会造成免疫功能普遍降低。更好的策略应该是设法诱导抗原特异性免疫耐受，使受者的 T、B 细胞对供者的器官组织特异抗原耐受，但仍维持对其他外来抗原的反应能力。打破或建立免疫耐受的一些方法策略已经应用于临床实践，但更多的尝试还处于临床前和临床试验阶段。

一、诱导免疫耐受

由于对生理状态下免疫耐受，特别是外周耐受的建立和病理情况下免疫耐受丧失的机制尚缺乏透彻的研究，人工诱导免疫耐受很大程度上仍然是实验性尝试。

1. 口服或静脉注射抗原 口服抗原可在肠道黏膜局部诱导特异性免疫应答，同时可能抑制全身性应答。例如，给小鼠饲喂碱性髓鞘蛋白（MBP）后，肠道局部 CD4$^+$T 细胞产生的 TGF - β 及 IL - 4 等细胞因子，能诱导抗原特异性 B 细胞产生 IgA 类抗体，同时通过诱导 Treg 而抑制全身应答，使小鼠对实验性自身免疫性脑脊髓炎（EAE）诱导产生抵抗。然而，临床试验显示该策略的疗效非常有限。此外，静脉注射可溶性蛋白抗原不易被 APC 摄取，而且不能有效诱导抗原受体交联，故不仅不导致淋巴细胞活化，反而易引起耐受。

2. 使用变构肽拮抗（altered peptide ligands） 将 T 细胞表位肽中与 TCR 直接接触部位的氨基酸进行替换，获得的变构肽能模拟表位肽与 MHC 分子形成复合物，并被 TCR 识别，但不能有效启动 TCR 下游的信号转导而激活特异性 T 细胞。因此，它们有可能用作自身免疫病的治疗。例如，使用变构肽格拉替雷来治疗多发性硬化症患者，可以明显减轻疾病症状并延缓疾病进展。

3. 阻断共刺激信号 除抗原受体介导的信号外，T、B 细胞活化都需要共刺激信号，通过阻断共刺激信号能诱导出对多种抗原的耐受，如用 CTLA - 4/Ig 融合蛋白阻断 CD80/86 - CD28 之间相互作用，用抗 CD40L 抗体阻断 CD40 - CD40L 之间相互作用，以及用 CD58/IgG1 融合蛋白阻断 CD2 - CD58 之间相互作用等。其中，CTLA - 4/Ig 和 CD58/IgG1 已分别获批用于类风湿关节炎和银屑病的治疗。

4. 诱导免疫偏离 通常情况下，自身免疫性组织损伤是由 Th1 或 Th17 细胞介导，而 Th2 型应答具有保护作用。因此，科学家已尝试使用一些细胞因子诱导免疫反应向 Th2 型偏离，并抑制 Th1 和 Th17 细胞分化和功能。

5. 骨髓和胸腺移植 在小鼠实验中，在同种异型器官移植前，通过输注供体骨髓细胞等方法建立供受者微嵌合体，可诱导出稳定持久的免疫耐受状态，既能预防移植物抗宿主反应又能延长移植物存活时间。在系统性红斑狼疮等自身免疫病患者中，伴随多种自身抗原特异 T 细胞及 B 细胞的活化，造血微环境和造血干细胞受到损伤，给患者移植骨髓及胚胎胸腺，可部分建立正常免疫系统的网络调节功能，减轻自身免疫病。

6. 过继输入抑制性免疫细胞 在体外扩增 Treg，然后再输入到受者体内，有利于自身免疫病的控制。

二、克服免疫耐受

慢性感染和肿瘤患者常因免疫抑制分子表达过度、共刺激分子缺失或 Treg 细胞水平升高导致免疫耐受。通过靶向这些分子或细胞有可能打破免疫耐受，恢复免疫应答。

1. 检查点阻断 由 CTLA - 4、PD - 1 等免疫负调控分子构成的免疫检查点有利于防止过度应答导致的免疫损伤，但其过度活化也参与了肿瘤和慢性感染的病理发生。肿瘤免疫治疗的一项重要进展，就是 CTLA - 4 和 PD - 1 阻断抗体的临床应用。大规模临床试验显示，约15% 和30% 的患者对 CTLA - 4 和 PD - 1 抗体治疗有良好反应。该类抗体已被批准用于治疗转移性黑色素瘤等疾病。此外，还有许多针对其他免疫抑制性受体的抗体或小分子药物正处在不同的临床试验阶段。

2. 激活共刺激信号 利用共刺激分子 CD40、4 - 1BB、GITR、OX - 40 等的激动性抗体能增强抗原特异性的 T 细胞应答。

3. 抑制调节性 T 细胞功能 利用抗 CD25 或 CTLA - 4 抗体，可以部分去除体内的 Treg 细胞，从而增强免疫应答。

4. 增强 DC 的功能 未成熟的 DC 具有诱导免疫耐受的功能，通过免疫佐剂（如 BCG）和 TLR 配体（如 TLR9 配体 CpG）的刺激能促进 DC 的成熟，上调细胞表面的 MHC Ⅱ 类分子和共刺激分子 B7 的表达，使耐受信号转变为激活信号。

5. 合理使用细胞因子及其抗体　IFN – γ 能诱导 APC 上调 MHC Ⅱ 类分子，增强抗原加工和提呈能力。IFN – γ 或其诱导的 Mφ 产生的 IL – 12 能促进 Th1 应答，增强效应性 CTL 产生。联合使用 GM – CSF 和其他细胞因子，既能诱导粒/单核细胞生成，又能促使 DC 功能成熟，用于抗肿瘤免疫治疗。肿瘤细胞常产生抑制免疫应答的 TGF – β，可以使用抗 TGF – β 抗体进行治疗。

目标检测

答案解析

1. 简述免疫耐受的特点及其生物学作用。
2. 试述免疫耐受形成的主要机制。
3. 简述建立和打破免疫耐受的意义。

（曹伟娟）

书网融合……

微课　　　　　本章小结　　　　　题库

第十六章　免疫调节

学习目标

1. 掌握　免疫细胞的免疫调节作用。
2. 熟悉　免疫分子的免疫调节作用。
3. 了解　其他形式的免疫调节作用。
4. 能够理解各级免疫调节的作用及免疫调节对人体的重要意义。
5. 具有用相对稳定的、适当调节的观点去分析、解决问题的能力。

免疫调节（immune regulation）是指免疫应答过程中，免疫分子间、免疫细胞间、免疫系统与机体其他系统间相互作用，构成一个相互协调、相互制约的调节网络，使机体免疫应答处于合适的强度与水平，从而维持机体的内环境稳定。免疫调节贯穿整个免疫应答全过程，由多种免疫分子、免疫细胞和机体多个系统共同参与。

第一节　免疫分子的免疫调节作用 📱微课

抗原、抗体、补体、细胞因子以及膜表面分子等多种免疫分子，在免疫系统中都具有免疫调节作用。

一、抗体或免疫复合物对免疫应答的调节作用

（一）免疫复合物的免疫调节作用

免疫复合物（immune complex，IC）是由抗体与抗原形成的复合物，IC可以通过激活补体系统形成抗原 - 抗体 - 补体复合物，两种复合物可与FDC表面的Fc受体和补体受体相互作用，持续提供抗原供B细胞识别，从而诱发免疫应答。此外，特异性抗原刺激产生的抗体还能对体液免疫应答产生抑制作用，称为抗体负反馈调节作用。其机制包括：①抗体与抗原结合，促进吞噬细胞对抗原的吞噬调理，使抗原在体内快速被清除，从而削弱抗原对免疫活性细胞或免疫记忆细胞的刺激作用，减少抗体产生；②特异性IgG抗体与BCR竞争性结合抗原，产生阻断作用，抑制抗原对B细胞的激活；③受体交联效应：IC可以通过其抗原成分与BCR结合，抗体的Fc段与同一B细胞表面的FcγRII b（CD32）结合，产生抑制信号，阻断B细胞增殖分化和产生抗体。

（二）独特型的免疫调节作用

独特型抗体（抗抗体）主要通过削弱和增强第一抗体Ab1的免疫应答来调节机体免疫功能。以独特型和抗独特型抗体的相互识别为基础，免疫系统内部构成网络，相互识别、相互刺激和相互制约对免疫系统进行调节。

二、补体对免疫应答的调节作用

补体活化后产生的活性片段可以通过多个途径增强免疫应答：①C3b、C4b 和 iC3b 能结合中性粒细胞或 Mφ 表面的相应受体（CR1、CR3 或 CR4），发挥免疫调理作用，促进吞噬细胞对表面黏附 C3b、C4b 和 iC3b 的病原微生物进行吞噬调理；②C3d、C3dg、iC3b 以及 C3b－Ag－Ab 复合物能与 B 细胞表面的 CR2（CD21）结合，促进 B 细胞的活化，进而增强体液免疫应答；③APC 可以通过其表面的 CR2 与抗原－抗体－C3b 复合物结合，提高抗原呈递效率。

补体系统自身具有抑制补体过度活化的负反馈调节机制，这种机制能够保证补体在清除病原体、调节炎症反应和介导细胞毒作用方面发挥有效作用的同时，严格把控补体活化的强度和持续时间，避免无节制的消耗，也避免过度活化和对自身组织的损伤。

三、免疫细胞表面活化性受体和抑制性受体的免疫调节

（一）免疫细胞激活信号转导的调控

1. 信号转导中两类功能相反的分子　免疫细胞的活化信号转导涉及蛋白质磷酸化过程。磷酸化和去磷酸化是作用相反但可以相互转化的过程，分别由蛋白酪氨酸激酶（protein tyrosine kinase，PTK）和蛋白酪氨酸磷酸酶（protein tyrosine phosphatase，PTP）所促成。蛋白激酶和蛋白磷酸酶分别参与活化信号及抑制信号的传递。

PTK 和 PTP 需要被募集到细胞膜内侧，并聚集在受体跨膜分子附近才能发挥功能。这一过程依赖于受体或受体相关分子胞内段上的两种结构：免疫受体酪氨酸激活基序（immunoreceptor tyrosine－based activation motif，ITAM）和免疫受体酪氨酸抑制基序（immunoreceptor tyrosine－based inhibition motif，ITIM）。ITAM 或 ITIM 分别募集 PTK 或 PTP，分别传递活化信号或抑制信号。

2. 免疫细胞活化中存在两类功能相反的免疫受体　活化性受体的胞内段通常携带 ITAM 结构，而抑制性受体的胞内段携带 ITIM 结构。这样就在同一个免疫细胞中形成了两种相互对立的信号转导途径：活化性受体的 ITAM 募集 PTK，通常启动激活信号的转导；而抑制性受体的 ITIM 募集 PTP，通常终止激活信号的转导。

这两类受体的表达时相有所不同，即 ITIM 的募集和激活往往发生在免疫细胞行使功能活化之后。一旦抑制信号被启动，活化信号转导通路就会被阻断。因此，生理性的反馈调节特点：是既能保证正向信号的充分发挥，引起免疫细胞的活化并发挥功能，又能通过负向信号在一定的范围内使免疫应答保持适度。

（二）各种免疫细胞的抑制性受体及其反馈调节

1. 共刺激分子对 T 细胞增殖的反馈　调节 T 细胞的激活需要双重信号。第一信号来自 TCR 与 pMHC 的结合；第二信号来自共刺激分子和其配体的结合。共刺激分子家族成员中，有的行使正向激活作用，有的发挥负向调节功能。

能激活 T 细胞的共刺激分子是 CD28，带有 ITAM；具有抑制作用的共刺激分子主要包括 CTLA－4 和 PD－1 等，胞内有 ITIM。CTLA－4 的配体是 CD80/CD86，PD－1 的配体是 PD－L1/PD－L2。CD80/CD86、PD－L1/PD－L2 都表达在 APC 表面。CD28 和 CTLA－4 的配体分子都是 CD80/CD86。CD28 在免疫应答早期能与 CD80/CD86 结合产生激活信号。CTLA－4 在 T 细胞被激活后约 24 小时被诱导性表达。由于 CD80/CD86 和 CTLA－4 结合的亲和力明显高于 CD28，当 CTLA－4 表达增高，便优势结合

CD80/CD86。因而在免疫应答的晚期，原有的激活信号被 CTLA－4 与 CD80/CD86 结合传递的抑制信号所取代，产生对 T 细胞活化的负反馈调节。PD－1 和 PD－L1/PD－L2 相互作用也可导致活化 T 细胞的失活。上述反馈机制体现了免疫调节的一个规律：有激活就有抑制；先激活，后抑制。针对已经出现的、高水平特异性免疫应答的下调机制，有利于防止过度免疫应答，也与诱发免疫应答的抗原被逐步清除而无需高强度应答有关。

2. B 细胞通过 FcγRⅡb 受体实施对特异性体液应答的反馈调节　BCR 是 B 细胞活化性受体，介导抗原识别信号的转导。抑制性受体 FcγRⅡb 胞内段带有 ITIM。FcγRⅡb 发挥抑制作用需要和 BCR 发生交联。参与交联的主要有两种成分：抗 BCR 的 IgG 抗体（即抗抗体）和 IC。抗抗体的抗原结合部位识别 BCR，Fc 段则和同一 B 细胞表面的 FcγRⅡb 结合。对于 IC，BCR 识别并结合其抗原表位，复合物中抗体部分通过其 Fc 段结合 FcγRⅡb 而启动抑制信号转导。FcγRⅡb 被激发而启动抑制信号转导，使抗体的产生受到抑制。

3. 杀伤细胞抑制性受体调节 NK 细胞活性　NK 细胞受活化性和抑制性受体的调控，详见第十四章。

第二节　免疫细胞的免疫调节机制

一、调节性 T 细胞的免疫调节功能

Treg 具有抑制免疫应答、维持自身免疫耐受以及预防自身免疫病等功能，在治疗自身免疫病、肿瘤和器官移植排斥反应等方面有应用前景。

Treg 的免疫调节机制主要包括五个方面。①Treg 激活后能够抑制 T 细胞的代谢水平；②Treg 表达高亲和力 IL－2 受体，通过竞争性消耗 IL－2，导致 T 细胞凋亡，从而发挥免疫抑制作用；③Treg 你通过细胞间接触对靶细胞发挥抑制作用，同时也能分泌抑制性细胞因子如 IL－10 和 TGF－β 等，抑制细胞的活化和增殖；④Treg 能够以颗粒酶 B 或穿孔素依赖的方式杀伤效应 T 细胞或 APC，从而抑制免疫应答；⑤Treg 还能通过减弱共刺激信号和抑制抗原提呈作用等方式对 APC 负向调节。

二、Th1、Th2 和 Th17 的免疫调节功能

Th1 和 Th2 是效应性 T 细胞，同时也有免疫调节功能。Th1 产生的 IFN－γ 能够激活胞内转录因子 T－β 的表达，T－β 可以促进 IFN－γ 基因的转录而抑制 IL－4 基因的转录；相反，Th2 产生的 IL－4 能激活 Th2 亚群专一性转录因子 Gata－3，后者促进 IL－4 基因的转录而抑制 IFN－γ 基因的转录。这样的结果是 Th1 和 Th2 可以相互调节。

Th17 分泌大量 IL－17A、IL－17F 和 IL－22，通过诱导中性粒细胞的局部浸润和炎症反应，在清除胞外病原体和抗真菌感染中发挥重要作用。Th17 分泌的细胞因子能作用于多种免疫或非免疫细胞，发挥免疫调节功能，并在组织炎症和自身免疫病的发生过程中扮演重要角色。

三、M2 型巨噬细胞的免疫调节功能

Mφ 是一类具有可塑性和多能性的细胞群体，在不同的微环境中表现出明显的功能差异。根据其活化状态和功能表现，巨噬细胞可分为 M1 型和 M2 型 Mφ。M1 型 Mφ 通过分泌促炎性细胞因子和趋化因

子，以及专职提呈抗原，参与正向免疫应答，发挥免疫防御和监视功能；M2 型 Mφ 的抗原提呈能力较弱，主要通过分泌抑制性细胞因子如 IL–10 和 TGF–β 等来下调免疫应答，在免疫调节中发挥重要作用。在肿瘤逃逸性微环境中，Mφ 会转化为肿瘤相关的 M2 型 Mφ，并在肿瘤免疫逃逸中发挥重要作用。

第三节 免疫调节的其他形式

一、活化诱导的细胞死亡对效应细胞的调节

活化诱导的细胞死亡（AICD）指在免疫细胞活化并发挥免疫效应后，诱导的一种自发性细胞凋亡的过程。是一种高度特异性的生理性反馈调节，只针对被抗原活化并发生克隆扩增的免疫细胞，目的是限制抗原特异性淋巴细胞克隆的容量。

AICD 的机制是在免疫细胞活化后，Fas 表达增加。活化的 T 细胞和 NK 细胞大量表达和分泌 FasL，FasL 与免疫细胞表面的 Fas 结合，从而诱导细胞凋亡。

二、神经–内分泌–免疫系统的相互作用和调节

免疫系统在发挥功能时常与其他系统，特别是神经和内分泌系统发生相互作用。如紧张和压力可以加速免疫相关疾病的进程，内分泌失调也影响免疫性疾病的发生和发展。

神经内分泌系统和免疫系统之间的调节网络是通过神经递质、神经肽、内分泌激素、细胞因子及其各自受体之间的相互作用实现的。淋巴组织和淋巴器官也受相应的神经支配。神经细胞和内分泌细胞可以分泌多种细胞因子直接作用于免疫细胞。同时，几乎所有的免疫细胞都能表达神经递质受体和内分泌激素受体。

通过神经–内分泌–免疫系统的相互调节，可以实现免疫功能的平衡和调节。例如，压力对免疫系统的影响是通过神经内分泌途径实现的。压力刺激可以导致肾上腺皮质激素（如皮质醇）的分泌增加，而皮质醇可以抑制免疫系统的功能，降低炎症反应和免疫细胞的活化。这种抑制作用有助于维持机体的内稳态，并防止过度炎症反应。

另一方面，免疫系统的活动也可以影响神经内分泌系统。免疫细胞可以分泌细胞因子，如白细胞介素和肿瘤坏死因子，这些细胞因子可以影响神经递质的合成和释放，从而调节神经传递的过程。

三、免疫应答的遗传调控

针对特定抗原的刺激，不同个体对免疫应答的差异表明免疫应答受到遗传背景的严格控制。主要的遗传因素是 MHC 基因的多态性，它控制着免疫应答水平。由于 T 细胞识别的抗原是与 MHC I 类分子或 MHC II 类分子结合的抗原肽，因此 MHC 分子的多态性限制了 T 细胞的激活过程。不同个体携带不同类型的 MHC 等位基因，它们表达的 MHC 分子与特定抗原肽结合的能力也不同，从而导致不同个体之间免疫应答的强度和程度存在显著差异。

此外，自然选择也在群体水平上参与免疫调节。在特定环境中，一些个体更适应环境条件。这些个体携带的优势基因会对机体的免疫应答水平进行调节，并影响免疫应答过程。在长期的自然选择压力下，优势基因得到保留，导致它们在人群中的频率增加，从而整体上提高了人群对环境的适应能力。

答案解析

目标检测

1. 探究 Treg 细胞在免疫应答调节中的作用。
2. 何为 AICD？AICD 在免疫调节中的作用如何？

（曹伟娟）

书网融合……

微课

本章小结

题库

第十七章　超敏反应

学习目标

1. 掌握　各型超敏反应的概念和主要特点。
2. 熟悉　各型超敏反应的临床症状。
3. 了解　各型超敏反应发生机理。
4. 能够根据疾病的特点将超敏反应进行归类。
5. 具有过犹不及、中庸之道即为合适的理念。

超敏反应（hypersensitivity），又称为变态反应（allergy），是指机体受到某些抗原的持续刺激或再次接触相同抗原时，出现生理功能紊乱或组织细胞损伤为主的异常适应性免疫应答。根据超敏反应的发生机制和临床特点，将其分为Ⅰ型（速发型）型、Ⅱ型（细胞毒型）、Ⅲ型（免疫复合物型）、Ⅳ（迟发型）。

第一节　Ⅰ型超敏反应

Ⅰ型超敏反应，又称过敏反应，其主要特点是：①由 IgE 介导，引发肥大细胞、嗜碱性粒细胞和嗜酸性粒细胞等释放生物活性介质，导致局部或全身反应；②发作快，消退也快；③常引起机体生理功能紊乱，少部分可发生组织细胞损伤；④具有明显的个体差异和遗传倾向。

一、参与Ⅰ型超敏反应的主要成分

（一）变应原

变应原（allergen）是指能够诱导机体产生 IgE，并引起Ⅰ型超敏反应的抗原物质，可以是蛋白质或与蛋白质结合的小分子半抗原物质。常见的变应原有：①药物或化学性变应原，如青霉素、磺胺、普鲁卡因、有机碘化合物等；②吸入性变应原，如花粉颗粒、尘螨排泄物、真菌菌丝和孢子、昆虫毒液、动物皮毛等；③食入性变应原，如奶、蛋、鱼虾、蟹贝等食物蛋白或肽类物质；④某些酶类物质，如尘螨中的半胱氨酸蛋白和细菌酶类物质。

（二）IgE 及其受体

1. IgE　变应原诱导特异性 IgE 产生是Ⅰ型超敏反应的先决条件。IgE 主要由呼吸道和消化道黏膜下固有层淋巴组织中的浆细胞产生。这些部位也是变应原易于侵入并引发Ⅰ型超敏反应的部位。变应原激活特异性 Th2 细胞产生细胞因子（如Ⅱ-4、IL-5 等），诱导特异性 B 细胞发生 IgE 类别转换并增殖和分化成产生 IgE 的浆细胞。

IgE 是亲细胞抗体，可以在不结合抗原的情况下，通过其 Fc 段与肥大细胞或嗜碱性粒细胞表面的高亲和力 IgE Fc 受体（FcεRI）结合，使机体处于致敏状态。

2. IgE 受体　与 IgE Fc 段特异性结合的受体有两种，即 FcεR Ⅰ 和 FcεR Ⅱ。FcεR Ⅰ 是高亲和力受体，主要在肥大细胞和嗜碱性粒细胞中高水平表达；而 FcεR Ⅱ 为低亲和力受体，分布广泛。

（三）肥大细胞、嗜碱性粒细胞和嗜酸性粒细胞

1. 肥大细胞和嗜碱性粒细胞　肥大细胞和嗜碱性粒细胞在形态上非常相似，都起源于骨髓髓样前体细胞。肥大细胞主要分布在呼吸道、胃肠道和泌尿生殖道的黏膜上皮以及皮肤下的结缔组织内靠近血管处。嗜碱性粒细胞主要分布在外周血中，数量较少，可被招募到超敏反应部位发挥作用。两种细胞都高表达 FcεRI，胞质中含有嗜碱颗粒，颗粒中存储已合成的生物活性介质。细胞活化时除了释放这些预先存储的介质，还产生细胞因子和脂类介质。

2. 嗜酸性粒细胞　主要存在于呼吸道、消化道和泌尿生殖道黏膜下的结缔组织中，而在外周血中仅存在少量。嗜酸性粒细胞的细胞质含嗜酸性颗粒，这些颗粒中存储已合成的嗜酸性粒细胞阳离子蛋白、主要碱性蛋白、嗜酸性粒细胞产生的神经毒素、过氧化物酶和胶原酶等物质。当嗜酸性粒细胞被激活后，还产生炎性细胞因子。

二、发生机制 📱微课

（一）机体致敏

变应原进入机体后，会激活变应原特异性 B 细胞产生 IgE 抗体，IgE 以高亲和力与肥大细胞或嗜碱性粒细胞表面的 FcεRI 受体结合，形成致敏的肥大细胞或嗜碱性粒细胞，使机体处于致敏状态。这种致敏状态通常可以持续数月甚至数年，如果长时间不接触相应的变应原，致敏状态逐渐消失。

（二）IgE 受体交联引发细胞活化

处于致敏状态的机体再次接触相同的变应原时，变应原与结合在肥大细胞或嗜碱性粒细胞表面两个或以上的 IgE 抗体特异性结合，多个 FcεRI 受体会发生交联形成复合物，从而启动细胞的活化信号。该活化信号通过 FcεRI 胞质区的 ITAM 基序引发，经过多种信号分子的转导，最终导致细胞的活化和颗粒的释放。

（三）生物活性介质介导的效应

不同的生物活性介质在 Ⅰ 型超敏反应中发挥着不同的生物学效应。

1. 组胺　是一种小分子量的血管活性胺。与组胺受体结合后，使毛细血管扩张、通透性增加，平滑肌收缩，黏膜分泌腺分泌增多。其作用短暂，很快被血浆或嗜酸性粒细胞释放的组胺酶灭活。

2. 细胞因子　主要有 IL-4、IL-5、IL-6、IL-13 及 IL-33 等，可以分别促进 Th2 应答和 B 细胞产生 IgE 类别转换。进一步诱导淋巴细胞、单核-巨噬细胞及粒细胞，释放多种细胞因子和其他炎症介质。IL-5 是嗜酸性粒细胞最重要的激活剂。

3. 脂类介质　前列腺素 D2（PGD2）、白三烯（LTC4、LTD4、LTE4）与平滑肌细胞和白细胞上的受体结合，促使平滑肌收缩。白三烯能强烈而持久地收缩支气管平滑肌，也可促进黏膜腺体分泌，使毛细血管扩张、通透性增加，是引起支气管持续痉挛的主要介质。血小板活化因子（PAF）主要参与迟发相反应，可凝集活化血小板，使之释放活性胺类，增强和扩大 Ⅰ 型超敏反应。还可以收缩支气管平滑肌，并趋化和活化中性粒细胞、嗜酸性粒细胞和血小板等。

4. 激肽原酶　可将血浆中激肽原转换成激肽类物质，其中缓激肽能引起平滑肌缓慢收缩，血管强烈扩张和局部毛细血管通透性增加并趋化嗜酸性粒细胞和中性粒细胞。

（四）局部或全身性 I 型超敏反应发生

活化的肥大细胞和嗜碱性粒细胞释放的生物活性介质作用于效应组织和器官，引发局部或全身性的超敏反应。根据效应发生的时相和持续时间的长短，可以将其分为速发相反应和迟发相反应两种类型。

速发相反应通常在再次接触变应原后数秒钟内发生，持续数小时。主要由组胺、前列腺素等介质引起，以毛细血管扩张、血管通透性增加、平滑肌收缩和腺体分泌增加为特点。迟发相反应发生在变应原再次刺激后 4~6 小时，持续 1~2 天或更长。主要有新合成的细胞因子引起。它表现为局部炎症反应，特征是嗜酸性粒细胞（约占30%）、中性粒细胞、巨噬细胞、Th2 细胞和嗜碱性粒细胞的浸润。迟发相反应在特应性皮炎和哮喘等疾病中常见，组织中主要浸润的细胞包括嗜酸性粒细胞和 Th2 细胞，也有 Th1 和 Th17 细胞的参与。肥大细胞释放的中性粒细胞趋化因子可以招募中性粒细胞到达反应部位，并释放溶酶体酶等物质，参与迟发相反应（图2-17-1）。

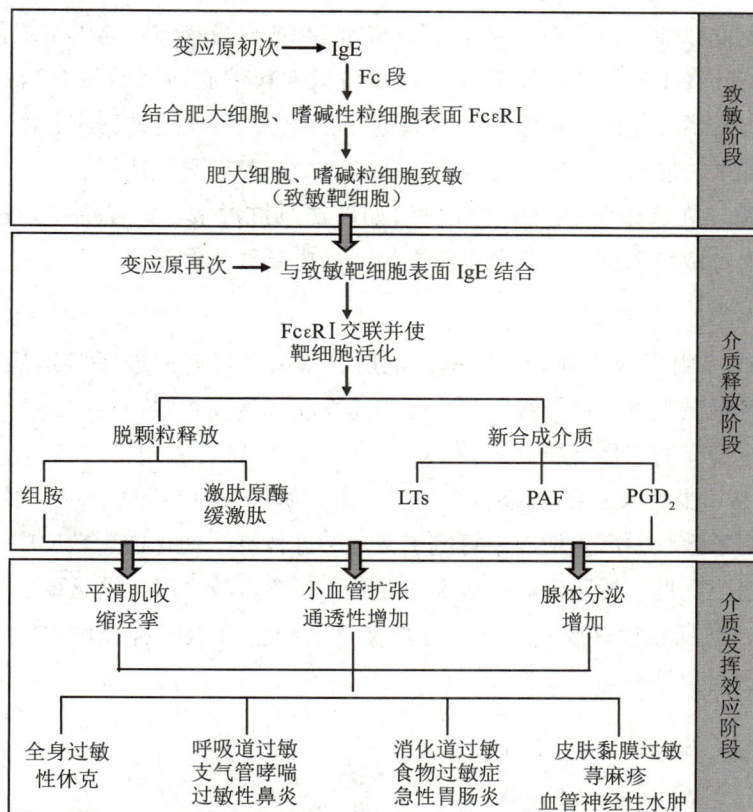

图 2-17-1　I 型超敏反应的发生机制

三、遗传与环境因素

I 型超敏反应性疾病的发生与个体遗传因素及所处的环境密切相关。

（一）遗传因素

I 型超敏反应性疾病是由多个基因参与的复杂疾病。与该疾病相关的是位于 5Q31-33 的一组基因群，与促进 IgE 类别转换、嗜酸性粒细胞存活和肥大细胞增殖有关，其中包括编码多种细胞因子的基因。此外，位于 11Q12-13 的基因编码高亲和性 FcεRIβ 亚单位也与哮喘和湿疹的发生密切相关。

（二）环境因素

研究发现，环境因素和遗传因素各自占哮喘发生风险的 50%。增加超敏反应概率的环境因素主要包括儿童早期接触病原体、接触动物和土壤微生物以及建立正常肠道菌群不足。卫生假说认为，儿童早期接触相对较差卫生状况的环境，特别是易于引起感染的环境，有利于预防变态反应性哮喘的发生。这一假说的机制主要是由于儿童早期接触微生物，容易激活 Th1 应答和 Th1 细胞因子的产生，同时诱导 Treg 的产生来抑制 Th2 细胞及相关细胞因子的产生，从而阻断 IgE 抗体的产生。

四、常见临床疾病

（一）全身过敏反应

1. 药物过敏性休克　青霉素过敏引发最为常见，此外头孢菌素、链霉素、普鲁卡因等也可引起。青霉素本身并不具有免疫原性，但其降解产物青霉噻唑醛酸或青霉烯酸与体内组织蛋白结合形成共价结合物，刺激机体产生特异性 IgE 抗体，使肥大细胞和嗜碱性粒细胞对其致敏。当机体再次接触青霉素时，青霉噻唑醛酸或青霉烯酸蛋白与细胞表面的 IgE 交联结合，引发过敏反应，严重者可导致过敏性休克甚至死亡。使用青霉素时应当在使用前临时配制，放置 2 小时后避免使用。

2. 血清过敏性休克　在临床应用动物免疫血清如破伤风抗毒素、白喉抗毒素进行治疗或紧急预防时，部分患者可能发生过敏性休克，严重者可能在短时间内导致死亡。

（二）局部过敏反应

1. 呼吸道过敏反应　由于吸入花粉、尘螨、毛屑、真菌等过敏原或呼吸道病原微生物感染引起，过敏性鼻炎和过敏性哮喘最常见。过敏性哮喘可分为速发相和迟发相两种类型，其特征是局部出现嗜酸性粒细胞和中性粒细胞浸润的炎症反应。

2. 消化道过敏反应　少数人在摄入鱼、虾、蟹、蛋、奶等食物后可能发生过敏性胃肠炎，导致恶心、呕吐、腹痛和腹泻等症状，严重情况下可能引发过敏性休克。消化道过敏反应的发生与肠道菌群失调、破坏肠道天然免疫耐受性、胃肠道黏膜表面分泌型 IgA 含量减少以及缺乏蛋白水解酶等因素有关。

3. 皮肤过敏反应　包括急性荨麻疹、特应性皮炎（湿疹）和血管神经性水肿等，可能由药物、食物、肠道寄生虫或冷热刺激等引起。

五、防治原则

（一）确定变应原，避免再接触

通过询问过敏史和进行皮肤试验来确定过敏原，并采取措施避免接触，是预防 I 型超敏反应最有效的方法。皮肤试验通常是将可能引起过敏反应的物质稀释后皮内注射到受试者的前臂内侧，观察 15～20 分钟后的反应。如果在注射区域出现直径大于 1 厘米的风团，则表示皮试呈阳性，提示为过敏原。

（二）脱敏治疗

脱敏治疗是一种过敏性疾病特异性免疫防治方法。

1. 异种免疫血清脱敏疗法　对于那些抗毒素皮试阳性但必须使用的患者，可采用小剂量、短间隔（20～30 分钟）、多次注射抗毒素血清的方法进行脱敏治疗。其原理是通过多次注射小剂量的抗毒素血清，逐步使体内的致敏靶细胞分期分批脱敏，最终完全解除致敏状态。再次大剂量注射抗毒素血清时就不会引起过敏反应。但这种脱敏效果是暂时的，一段时间后机体可能会重新对抗毒素产生过敏反应。

2. 特异性变应原脱敏疗法 对于已经确定并难以避免接触的变应原，如花粉、尘螨等，可以采用小剂量、间隔较长时间、反复多次皮下注射的方法进行脱敏治疗。其原理是：①改变抗原进入途径，诱导机体产生特异性的 IgG 或 IgA 类抗体，降低 IgE 抗体的应答；②通过 IgG 类封闭抗体与相应变应原结合，阻断变应原与致敏靶细胞上的 IgE 结合；③诱导特异性 Treg 产生免疫耐受；④诱导 Th2 型免疫应答转向 Th1 型应答，减少 IgE 类抗体的产生。

（三）药物治疗

1. 抑制生物活性介质合成和释放 如阿司匹林、色甘酸钠、肾上腺素、儿茶酚胺等。

2. 拮抗生物活性介质的作用 如苯海拉明、氯苯那敏、异丙嗪、阿司匹林等。

3. 改善效应器官反应性 肾上腺素可缓解支气管平滑肌痉挛，还可收缩外周毛细血管，提高血压，在抢救过敏性休克时起重要作用。葡萄糖酸钙、氯化钙、维生素 C 等可解痉，并降低毛细血管通透性，减轻皮肤黏膜的炎症反应。

（四）免疫生物疗法

根据细胞因子调控 IgE 产生和 IgE 介导的 I 型超敏反应的机制，治疗 I 型超敏反应的免疫生物方法包括：使用人源化抗 IgE 单克隆抗体，抑制肥大细胞和嗜碱性粒细胞释放介质，治疗持续性哮喘；使用抗 IL－5 抗体抑制 IL－5 的活性，用于治疗高嗜酸性粒细胞综合征，也用于哮喘的治疗；将重组 IL－12 等 Th1 型细胞因子与变应原共同免疫，可以使 Th2 型免疫应答向 Th1 型转换，降低 IgE 的产生。

第二节 Ⅱ 型超敏反应

Ⅱ 型超敏反应又称细胞毒型超敏反应或细胞溶解型超敏反应，特点是特异性的 IgG 或 IgM 类抗体与细胞表面和细胞外基质抗原结合后，在补体、吞噬细胞和 NK 细胞的参与下，引发以靶细胞溶解或组织损伤为主的病理性免疫反应。

一、发生机制

（一）Ⅱ 型超敏反应的靶抗原

Ⅱ 型超敏反应的靶抗原可以是：①正常同种异型抗原，如 ABO 血型抗原、Ph 抗原、HLA 抗原；②某些外源性抗原与正常组织细胞存在共同抗原，如 A 群链球菌与心瓣膜、肾小球间存在的共同抗原；③感染或理化因素改变的自身组织细胞和细胞外基质抗原；④结合在自身组织细胞表面的药物抗原或抗原－抗体复合物。

（二）损伤机制

1. 调理和吞噬作用杀伤靶细胞 特异性抗体与靶细胞表面抗原结合后，通过激活补体经典途径溶解靶细胞。

2. 炎症损伤 抗体与靶细胞抗原的结合激活补体，产生 C3a 和 C5a，募集中性粒细胞和 Mφ，分别与细胞表面表达的 IgG Fc 受体、C3a 受体和 C5a 受体结合，激活吞噬细胞，释放溶酶体酶和反应性活性氧等生物活性物质，导致组织损伤。

3. ADCC 作用 IgG 与靶细胞结合后，其 Fc 段与 NK 细胞、吞噬细胞表面的 FcγR 结合，介导杀伤靶细胞（图 2－17－2）。

变应原 ——— ① 位于靶细胞表面的同种异型抗原
② 吸附到细胞上的外来抗原或半抗原
③ 修饰或改变的自身抗原
④ 异嗜性抗原

刺激↓

机体

产生↓

IgG、IgM

激活补体   结合吞噬细胞   结合NK细胞   刺激或阻断作用

溶解靶细胞   调理作用   ADCC作用

靶细胞操作   靶细胞功能改变

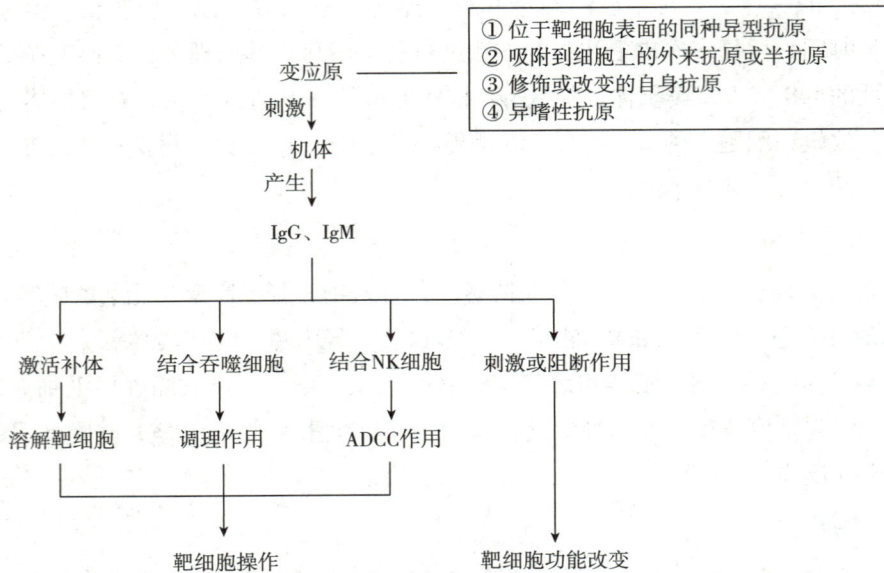

图 2 - 17 - 2 Ⅱ型超敏反应的机制

二、临床常见疾病

1. 输血反应   多见于 ABO 血型不符的输血时，供血者血型抗原与受血者血清中的天然抗体结合，导致补体激活和溶血反应。反复输血还可能诱导机体产生抗血小板或抗白细胞抗体，导致非溶血性输血反应。

2. 新生儿溶血症   当 Rh^- 阴性的母亲在妊娠、流产或分娩过程中接触到 Rh^+ 的胎儿红细胞时，母体会产生抗 Rh 的 IgG 类抗体。当再次怀孕且胎儿血型仍为 Rh^+ 时，抗体穿过胎盘进入胎儿体内，导致溶血反应，引发流产、死胎或新生儿溶血症。

3. 自身免疫性溶血性贫血   甲基多巴类药物或病毒等感染会导致红细胞膜表面成分发生改变，刺激机体产生特异性抗体。这些抗体与改变的红细胞表面成分结合，激活补体并导致自身免疫性溶血性贫血。

4. 药物过敏性血细胞减少症   某些半抗原药物，如青霉素、磺胺药物、安替比林、奎尼丁和非那西汀与血细胞膜蛋白或血浆蛋白结合，成为完全抗原。这些药物引发机体产生针对药物的特异性抗体，抗体与红细胞、粒细胞或血小板结合，或与药物形成抗原 - 抗体复合物后与具有 FcR 的血细胞结合，导致药物性溶血性贫血、粒细胞减少症或血小板减少性紫癜。

5. 肺出血 - 肾炎综合征（Goodpasture 综合征）   患者产生针对肺泡和肾小球基底膜非胶原 NC1 蛋白的特异性 IgG 类抗体，这些抗体与抗原在基底膜结合，激活补体或通过调理吞噬破坏组织细胞，导致肺出血和肾炎。该综合征的机制通常是由病毒、药物、有机溶剂等对肺泡基底膜的损伤引发自身免疫抗体。

6. 甲状腺功能亢进症（Graves 病）   抗甲状腺刺激素（TSH）受体的 IgG 类自身抗体能与甲状腺细胞的 TSH 受体高亲和力结合，刺激甲状腺细胞持续分泌过量的甲状腺素，导致甲状腺功能亢进症。

7. 其他疾病   包括抗乙酰胆碱受体的自身抗体与受体结合，减少受体数量，干扰乙酰胆碱的作用，导致重症肌无力的发生。

第三节　Ⅲ型超敏反应

Ⅲ型超敏反应又称免疫复合物型超敏反应或血管炎性超敏反应，是由抗原与抗体结合形成中等大小的可溶性免疫复合物（IC），沉积在局部或全身的多个毛细血管基底膜后，通过激活补体系统，在中性粒细胞、血小板、嗜碱性粒细胞等效应细胞的参与下，引发以充血水肿、局部坏死和中性粒细胞浸润为主要特征的炎症反应和组织损伤。

一、发生机制

（一）可溶性免疫复合物的形成和沉积

在血液循环中，可溶性抗原与相应的抗体结合形成可溶性IC。在正常情况下，机体通过单核－巨噬细胞进行吞噬以清除这些IC。然而某些情况下，可溶性IC无法有效清除，便沉积于毛细血管基底膜上，引起炎症反应和组织损伤。

导致免疫复合物沉积的机制包括：

1. 免疫复合物的特殊理化性质导致不被清除　①抗原与抗体的比例影响免疫复合物的大小：当抗原与抗体的比例适当时，会形成大分子IC，容易被吞噬清除；抗原（或抗体）过剩时则形成小分子IC，可从肾小球滤过；只有当抗原和抗体在一定比例下形成约1000kD的中等分子IC时，才不容易被清除，从而沉积于组织部位；②IC的量过大、持续存在或吞噬细胞功能异常或缺陷，无法有效清除IC；③IC的理化特性（如荷电性、结合价、亲和力等）影响IC的形成和沉积。

2. 机体清除免疫复合物能力降低　IC的清除主要依靠调理吞噬和免疫黏附作用，若补体、补体受体或FcγR存在缺陷，清除IC的能力降低，导致大量的IC存在于血液中。

3. 血管通透性等因素　在血管通透性增加的部位，IC更容易渗透到毛细血管基底膜并沉积。血管内高压与涡流均有利于IC沉积。

（二）免疫复合物沉淀引起的组织损伤

1. 补体的作用　IC通过经典途径激活补体，产生补体裂解片段C3a和C5a。C3a和C5a与肥大细胞或嗜碱性粒细胞表面的相应受体结合，导致组胺等活性介质的释放，使局部毛细血管通透性增加，引起白细胞渗出物和水肿。

2. 中性粒细胞的作用　聚集中性粒细胞不仅吞噬IC，还释放多种溶酶体酶，包括蛋白水解酶、胶原酶和弹性纤维酶等，水解血管及局部组织，导致组织损伤。

3. 血小板和嗜碱性粒细胞的作用　活化嗜碱性粒细胞释放的PAF损伤组织，引起局部血小板聚集和激活，促进血栓形成，导致局部出血和坏死。此外，活化的血小板还可以释放血管活性胺类物质，加剧水肿和渗出（图2-17-3）。

二、常见临床疾病

（一）局部免疫复合物病

1. Arthus反应　给家兔经皮下多次免疫注射马血清，在注射部位出现剧烈炎症反应，称为Arthus

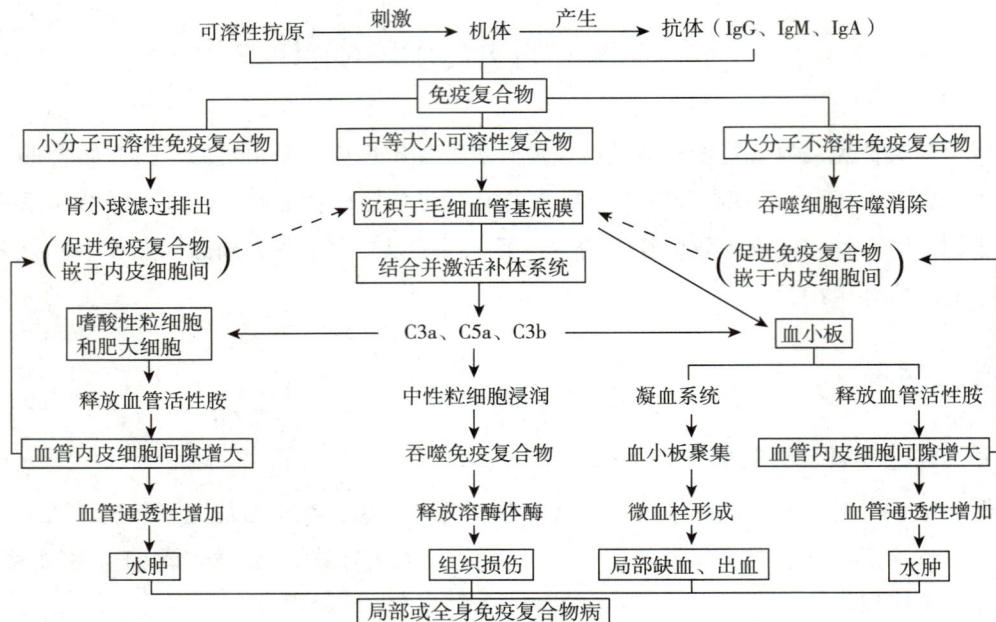

图 2-17-3　Ⅲ型超敏反应的发生机制

反应。其机制是多次注射异种蛋白刺激机体产生大量抗体，局部注射的抗原与抗体结合成 IC，沉积在局部血管基底膜，导致病理损伤。

2. 类 Arthus 反应　胰岛素依赖型糖尿病患者反复注射胰岛素后，机体可产生相应的抗胰岛素抗体和胰岛素结合为 IC，可在注射部位出现类似 Arthus 反应的炎症反应。长期吸入抗原性粉尘、真菌孢子等物质后，再次吸入相同抗原也可在肺泡间形成免疫复合物，引起过敏性肺泡炎。

（二）全身性免疫复合物病

1. 血清病　通常发生在初次大量注射抗毒素（异种动物血清，如抗破伤风毒素和抗蛇毒血清）后的 7～14 天后。主要临床症状包括发热、皮疹、淋巴结肿大、关节肿痛和一过性蛋白尿等。这是由于患者体内新产生的抗毒素抗体与大量尚存的抗毒素结合形成中等分子 IC 免疫复合物所致。临床上，大剂量使用青霉素、磺胺类药物等也可能引起血清病样反应。

2. 链球菌感染引起的肾小球肾炎　通常发生在 A 群溶血性链球菌感染后的 2～3 周后。抗链球菌抗体与链球菌可溶性抗原结合形成循环 IC，沉积在肾小球基底膜上，导致 IC 性肾小球肾炎。IC 性肾小球肾炎也可在其他病原微生物如葡萄球菌、肺炎双球菌、乙型肝炎病毒或疟原虫感染后发生。

第四节　Ⅳ型超敏反应

Ⅳ型超敏反应又称迟发型超敏反应（delayed type hypersensitivity，DTH），是由效应 T 细胞介导的、以单个核细胞浸润为主要特征的炎症反应。通常在再次接触抗原后的 24～72 小时出现。Ⅳ型超敏反应属于细胞免疫应答。

一、诱导Ⅳ型超敏反应的靶抗原

引起Ⅳ型超敏反应的抗原主要包括病毒、胞内寄生菌（如结核分枝杆菌、麻风杆菌）、寄生虫和细胞抗原（移植细胞）等。这些抗原物质被 APC 摄取并加工成抗原肽，形成抗原肽 - MHC Ⅰ / Ⅱ 类分子复合物，并表达在 APC 的表面，以供特异性 T 细胞识别，激活和分化为效应 T 细胞。

二、发生机制

（一）Th 细胞介导的炎症反应和组织损伤

受抗原激活的效应 Th1 细胞可释放多种细胞因子，如 TNF - α、IFN - γ、LT - α（TNF - β）和趋化因子 MCP - 1 等。TNF - α 和 LT - α 会增加局部血管内皮细胞上黏附分子的表达，MCP - 1 则趋化单核细胞，促使 Mφ 和淋巴细胞聚集至抗原部位，引起组织损伤；IFN - γ 和 TNF - α 可以激活 Mφ，进一步释放促炎细胞因子 IL - 1 和 IL - 6 等，加剧炎症反应。Th1 细胞还可以通过 FasL 杀伤表达 Fas 的靶细胞。另外，Th17 细胞产生的 IL - 17 可以募集单核细胞和中性粒细胞到达抗原部位并参与组织损伤。

（二）CTL 介导的细胞毒作用

效应 CTL 与靶细胞相互作用后被活化，通过释放穿孔素和颗粒酶途径，或通过 FasL/ Fas 途径，致使靶细胞凋亡（图 2 - 17 - 4）。

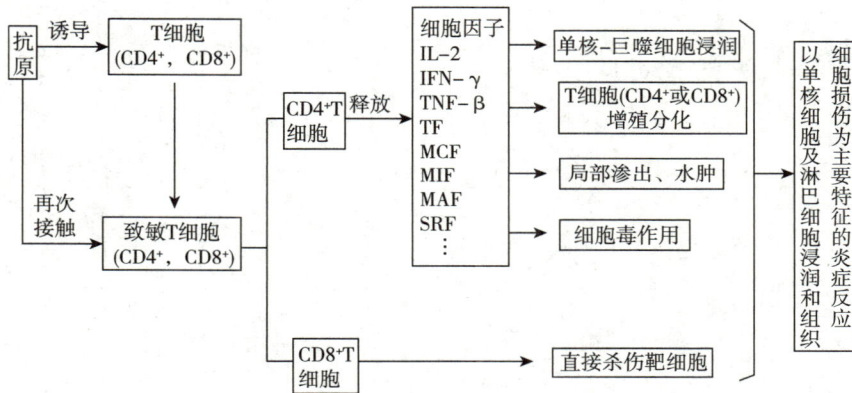

图 2 - 17 - 4　Ⅳ型超敏反应的发生机制

三、临床常见疾病

1. 结核病　结核病是典型的感染性迟发型超敏反应性疾病。胞内感染结核分枝杆菌的 Mφ 在 Th1 释放的 IFN - γ 作用下被活化，清除结核杆菌。若结核杆菌抵抗 Mφ 的杀菌效应，则会发展为慢性感染，形成肉芽肿。结核菌素试验是典型的实验性迟发型超敏反应。

2. 接触性皮炎　接触性皮炎是典型的接触性迟发型超敏反应。油漆、染料、农药、化妆品和某些药物（磺胺和青霉素）等小分子半抗原，与皮肤角蛋白、胶原蛋白或细胞结合成为完全抗原，或朗格汉斯细胞摄取并加工呈递给 T 细胞，刺激致敏淋巴细胞产生，当机体再次接触相应抗原后，即诱发 DTH，出现皮肤红肿、瘙痒、疱疹和糜烂等症状。

3. 其他　DTH 在移植排斥反应、类风湿关节炎、溃疡性结肠炎和多发性硬化症、银屑病等疾病的发生、发展中起主要作用。

目标检测

答案解析

1. 青霉素引起的过敏性休克属于哪一种过敏反应类型？简要阐述其发生机制。
2. 试比较四型超敏反应的特点。

（支雅军）

书网融合……

微课　　　　　　本章小结　　　　　　题库

第十八章　自身免疫病

学习目标

1. 掌握　自身免疫病的概念和类型。
2. 熟悉　自身免疫病的主要特点。
3. 了解　自身免疫病的发生机制及临床症状。
4. 能够理解免疫系统在自身免疫病发生过程中的作用。
5. 具有拒绝自我攻击的开阔心态。

正常情况下，机体的免疫系统具有区别"自己"和"非己"的能力，对非己抗原能够发生免疫应答，对自身抗原则处于无应答或微弱应答状态，即为免疫耐受（immunological tolerance）。在免疫耐受状态下，一定量的自身反应性 T 细胞（autoreactive T lymphocytes）和自身抗体（autoantibody）普遍存在于所有个体的外周免疫系统，有利于协助清除衰老变性的自身成分，对维持免疫自稳（immunolo gical homeosta－sis）具有重要的意义，称为自身免疫（autoimmunity）。在一些遗传因素和环境因素等内因和外因诱发下，自身免疫耐受状态被打破或自身免疫性细胞调节异常，免疫系统对自身抗原产生持续迁延的免疫应答，引发自身组织细胞损伤或功能异常而导致的临床病症，称为自身免疫病（autoimmune disease，AID）。

第一节　自身免疫病的诱发因素及机制 微课

自身免疫病的发生受多种相关因素的影响。一般认为，其发生是由遗传因素和环境因素相互作用的结果。自身抗原的改变和免疫系统的异常导致自身免疫耐受的终止和破坏，从而引起自身反应性淋巴细胞的活化、自身抗体和（或）自身反应性 T 细胞的生成，最终破坏表达相应自身抗原的靶器官和组织，导致自身免疫病的发生。

一、自身抗原的改变

环境因素（如感染、化学物质或药物）、物理因素（如寒冷、潮湿、日晒）以及局部组织损伤等可导致自身抗原释放或性质改变，进而诱发自身免疫应答。

1. 免疫隔离部位抗原的释放　免疫豁免部位（如脑、睾丸、眼球、心肌和子宫等）中的一些自身抗原成分，在免疫系统发育过程中与免疫系统相对隔离，针对这些隔离自身抗原的淋巴细胞克隆未被清除，而存在于外周免疫器官中。在手术、外伤或感染等情况下，隔离抗原可以释放入血液和淋巴液，与免疫系统接触，激活自身反应性淋巴细胞，从而导致 AID 的发生。例如，眼外伤可能导致眼晶状体蛋白释放入血液和淋巴液，刺激机体产生相应的自身抗体或特异性 CTL，攻击健侧眼组织，引发自身交感性眼炎。

2. 自身抗原的改变　生物、物理、化学以及药物等因素可以改变自身抗原的性质，刺激机体产生免疫应答，导致 AID 的发生。例如自身免疫病中的类风湿因子（rheumatoid factor，RF）是针对发生抗原性改变的自身 IgG 产生的 IgM 类自身抗体。RF 和变性的自身 IgG 形成的 IC 可以引发包括类风湿关节炎等多种的 AID。

3. 分子模拟　一些微生物具有与人体细胞或细胞外成分相同或相似的抗原表位，在感染人体后激发针对微生物抗原的免疫应答，还能攻击含有相同或类似表位的人体细胞或细胞外成分，这种现象称为分子模拟。分子模拟可能导致多种 AID 的发生。例如，A 型溶血性链球菌细胞壁 M 蛋白抗原与人肾小球基底膜、心肌间质和心瓣膜具有相似的表位，感染该菌时产生的特异性抗体，能与肾脏和心脏部位的相似表位发生交叉反应，导致急性肾小球肾炎和风湿性心脏病的发生。

4. 表位扩展　一个抗原可能具有多个表位，包括优势表位和隐蔽表位。优势表位，也称为原发表位，是抗原分子首先激发免疫应答的表位。隐蔽表位，也称为继发表位，通常隐藏在抗原内部或密度较低，是在抗原分子后续刺激免疫应答的表位。表位扩展指免疫系统首先对抗原的优势表位产生免疫应答，若未能及时清除抗原，可能相继对隐蔽表位发生应答。表位扩展是自身免疫疾病发生和发展的机制之一。

在自身免疫病的进程中，随着免疫系统对自身组织的持续损伤，表位扩展使得隐蔽的自身抗原不断受到新的免疫攻击，导致疾病迁延不愈不断加重。在系统性红斑狼疮（SLE）等多种 AID 中，可以观察到表位扩展现象。

二、免疫系统异常

多种环境因素和遗传因素能引起免疫耐受紊乱，导致免疫系统功能异常，从而引发自身免疫性疾病。

1. 自身反应性淋巴细胞清除异常　自身反应性 T 细胞（或 B 细胞）在胸腺（或骨髓）中经历阴性选择而被克隆清除。如果胸腺或骨髓微环境基质细胞存在缺陷，阴性选择过程发生障碍，导致自身反应性 T、B 细胞的清除异常，从而产生对自身抗原的免疫应答，导致 AID。

2. 免疫忽视的破坏　指免疫系统对低水平抗原或低亲和力抗原不发生免疫应答的现象。在胚胎发育过程中，免疫忽视使得针对低水平表达或低亲和力自身抗原的淋巴细胞克隆得以保留，进入外周免疫系统，维持对自身抗原的反应性。多种因素可能打破这种免疫忽视，例如，在微生物感染时，DC 可被激活并表达高水平的共刺激分子，如果该 DC 呈递被免疫系统忽视的自身抗原，就可能激活自身反应性 T 细胞克隆，导致自身免疫病。

3. 淋巴细胞的多克隆激活　某些病原微生物成分或超抗原可以多克隆激活淋巴细胞。如果自身反应性 B 细胞被多克隆激活，就会产生自身抗体，导致 AID。一些 G⁻ 细菌和多种病毒（如巨细胞病毒、EB 病毒和 HIV 等）可以通过这种机制引发自身免疫性疾病。

4. 活化诱导的细胞死亡障碍　免疫应答都以大部分效应淋巴细胞的死亡（AICD）、少数效应淋巴细胞分化为记忆淋巴细胞为结局。AICD 相关基因缺陷时，细胞凋亡不足或缺陷，效应淋巴细胞因不能被有效清除而长期存在，易患 AID。例如 Fas 基因突变可发生系统性自身免疫综合征（systemic autoimmunity syndrome），其临床表现与 SLE 相似。

5. 免疫调节细胞功能异常　免疫调节细胞包括调节性 T 细胞（Treg）和抑制性 B 细胞（Breg），它们在控制免疫应答和维持免疫平衡方面起着重要作用。如果这些免疫调节细胞的功能异常，导致其数量或活性减少，免疫系统可能会失去对自身反应的调节，引发自身免疫病。

6. MHCⅡ类分子表达异常　除专职 APC 外，正常细胞几乎不表达 MHCⅡ类分子。若某些因素使非专职 APC 表达较高水平的 MHCⅡ类分子，这些细胞就可能利用 MHCⅡ类分子将自身抗原提呈给自身反应性 T 细胞，使之激活导致 AID，正常人的胰岛 β 细胞不表达 MHCⅡ类分子，而 IDDM 患者表达高水平的 MHCⅡ类分子。

三、遗传因素

遗传因素与 AID 的易感性密切相关。当同卵双生子中的一个人发生 IDDM 时，另一个人发生同样疾病的机会为 35%～50%；而异卵双生子之间发生同样疾病的机会仅为 5%～6%。多数 AID 受到多个易感基因的影响，其中影响最大的是 HLA 基因。然而，有些基因如 AIRE 基因，单一突变就足以导致 AID 的发生。

在环境因素的作用下，AID 相关基因通过影响机体对自身免疫的耐受性以及自身免疫应答的水平，促进 AID 的发生和发展。

1. HLA 基因与自身免疫病的相关性　HLA-DR3 与重症肌无力、系统性红斑狼疮（SLE）、胰岛素依赖性糖尿病（IDDM）、突眼性甲状腺肿等相关；HLA-DR4 与类风湿关节炎、寻常性天疱疮、IDDM 相关；HLA-B27 与强直性脊柱炎相关；HLA-DR2 与肺出血肾炎综合征、多发性硬化症（MS）相关；HLA-DR5 与桥本甲状腺炎相关。HLA 与人类 AID 易感性可能的机制如下。

（1）影响胸腺选择机制　MHCⅡ类分子在胸腺的阴性选择过程中，通过呈递自身肽诱导自身反应性 T 细胞凋亡。某些特定 HLA 分子的抗原结合槽无法有效结合自身抗原肽，导致相应的自身反应性 T 细胞无法被有效清除。这些自身反应性 T 细胞的异常活化将引起自身免疫病。例如，HLA-DR3 和 HLA-DR4 分子的抗原结合槽与胰岛相关的自身肽亲和力较低，导致对胰岛细胞特异性 T 细胞的阴性选择不彻底，这种个体发生 IDDM 的易感性是不携带 HLA-DR3 和 HLA-DR4 基因个体的 25 倍。

（2）影响抗原呈递作用　HLA 分子在免疫应答过程中通过抗原呈递作用来激活效应 T 细胞。某些特定 HLA 分子能够与类似自身抗原的病原体抗原肽更有效地结合，从而以分子模拟的方式引发自身免疫病。HLA-B27 能够更强烈地结合和呈递类似自身抗原的病毒抗原肽，在病毒感染后更容易激活自身反应性 CTL 细胞，导致脊柱细胞损伤，引发强直性脊柱炎。

2. 非 HLA 基因与自身免疫病的相关性　非 HLA 基因可以通过影响自身免疫系统的功能、调节免疫应答的信号通路以及自身免疫病发生的炎症反应等方面，与 AID 的易感性和发展相关。与 AID 相关的非 HLA 基因有：自身抗原基因（如 AIRE 基因）、固有免疫相关基因（如 NOD2 基因）、信号和转录因子基因（如 PTPN22 基因）、细胞因子及受体基因（如 IL-23R 基因）、淋巴细胞调控基因（如 CTLA-4 基因）和补体基因（如 C1q 基因）等。

四、其他因素

1. 性别因素　某些 AID 与性激素相关。例如，MS 和 SLE 在女性的易感性比男性高 10～20 倍，强直性脊柱炎在男性中的易感性约为女性的 3 倍。

2. 年龄因素　AID 常见于老年人，儿童罕见发病。60～70 岁以上的老年人中，超过 50% 的人可以检测到自身抗体。这可能是因为老年人的胸腺功能低下或衰老导致免疫系统功能紊乱，从而更容易发生 AID。

第二节　自身免疫病的病理损伤机制

AID 的病理损伤机制是自身抗体和（或）自身反应性 T 淋巴细胞所介导的、对自身细胞或自身成分发生的免疫应答，与超敏反应的发生机制相同。

一、自身抗体介导的自身免疫病（Ⅱ超敏反应）

1. 自身抗体直接介导的病理损伤　自身抗体与自身细胞膜成分结合后，通过Ⅱ型超敏反应引发自身细胞的破坏。这种损伤机制可以通过多种途径实现，包括①激活补体系统导致细胞溶解；②补体片段招募中性粒细胞引发炎症介质释放和细胞损伤；③补体片段通过调理吞噬作用促进吞噬细胞损伤自身细胞；④NK 细胞通过 ADCC 杀伤自身细胞等。

2. 自身抗体介导的细胞功能异常　针对细胞表面受体的自身抗体可以模拟配体的作用或者竞争性阻断配体，导致细胞和组织功能紊乱，引发 AID。例如针对促甲状腺激素受体的自身抗体可以模拟该受体的作用，导致甲状腺功能亢进；由抗乙酰胆碱受体的自身抗体引起的重症肌无力。

3. 自身抗体与自身抗原形成免疫复合物介导的组织损伤（Ⅲ型超敏反应）　自身抗体与相应的自身抗原结合形成 IC，在局部或全身多个部位的毛细血管基底膜沉积并激活补体，引发Ⅲ型超敏反应。例如，SLE 就是由大量的 IC 沉积在多个部位引起的全身性 AID。

二、自身免疫疾病中的自身反应性 T 细胞介导的损伤（Ⅳ型超敏反应）

在某些条件下，自身反应性 T 细胞可以引发 AID。$CD4^+$ Th1 细胞和 $CD8^+$ CTL 细胞是参与此类型组织损伤的效应细胞，其病理损伤机制属于Ⅳ型超敏反应。例如，在 IDDM 患者体内存在自身反应性 CTL 细胞，它们持续杀伤胰岛 β 细胞，导致胰岛素分泌严重不足；在 MS 患者体内存在特异性 Th1 细胞，针对髓鞘碱性蛋白（MBP）的自身反应性 T 细胞可以浸润脑组织，引起中枢神经系统的炎症损伤。

第三节　自身免疫疾病的分类和基本特征

一、自身免疫疾病的分类

AID 可以分为器官特异性 AID 和全身性 AID。器官特异性 AID 是指患者的病变一般限于某个特定的器官，是由对该器官特定靶抗原的自身免疫反应引起的。全身性 AID 也被称为系统性 AID，是由对多个器官和组织的靶抗原的自身免疫反应引起的，患者的病变可以出现在多个器官和组织中，病变范围广泛，表现出各种相关的临床体征和症状。

二、自身免疫疾病的基本特征

自身免疫疾病具有以下基本特征。

1. 患者体内可以检测到高水平的自身抗体和（或）自身反应性 T 细胞。

2. 自身抗体和（或）自身反应性 T 细胞介导针对自身细胞或自身成分的免疫反应，导致组织细胞的损伤或功能障碍；疾病的严重程度与自身免疫反应的强度相关；使用免疫抑制剂治疗有效。

3. 通过血清或淋巴细胞的转移可以被动地传播疾病，使用自身抗原或自身抗体可以在动物模型中复制出具有类似病理变化的自身免疫疾病。

4. 多数 AID 的发生病因不清，具有一定的遗传倾向，与性别和年龄相关（女性和老年人更容易患病）。

第四节　自身免疫病的防治原则

治疗 AID 的理想方法是重新恢复免疫系统对自身抗原的免疫耐受，迄今尚未实现这一目标。目前，在治疗 AID 主要需要采取以下原则：去除引起免疫耐受异常的因素，抑制自身免疫应答，重建对自身抗原的特异性免疫耐受。

一、去除引起免疫耐受异常的因素

1. 预防和控制微生物感染　多种微生物可诱发 AID。通过使用疫苗和抗生素来控制微生物感染，特别是持续性感染，可以降低某些 AID 的发生率。

2. 谨慎使用药物　对可能引发 AID 的药物要谨慎使用。例如，某些小分子药物如青霉素和头孢菌素可以吸附到红细胞表面，使其具有免疫原性，刺激机体产生抗体，从而引发 AID。

二、抑制对自身抗原的免疫应答

1. 应用免疫抑制剂　免疫抑制剂是现下治疗 AID 的有效药物。皮质激素可以通过抑制炎症反应来减轻 AID 的症状。

2. 应用抗细胞因子及其受体的抗体或阻断剂　例如，用 TNF-α 单抗治疗类风湿关节炎；用可溶性 TNF 受体/Fc 融合蛋白和 IL-1 受体拮抗蛋白（IL-1Ra）治疗类风湿关节炎。

3. 应用抗免疫细胞表面分子抗体　使用抗体来阻断相应免疫细胞的活化，或清除自身反应性 T、B 细胞克隆，可以抑制自身免疫应答。例如，抗 MHC Ⅱ 类分子的单抗可以抑制 APC 的功能；抗 CD3 和抗 CD4 的单抗可以抑制自身反应性 T 细胞的活化。

4. 应用单价抗原或表位肽　使用自身抗原的单价抗原或表位肽可以特异性地结合自身抗体，阻断抗体与自身细胞的结合。

三、重建对自身抗原的免疫耐受

理想的自身免疫病治疗方法是重新建立对自身抗原的特异性免疫耐受，但由于免疫耐受的机制及免疫系统的复杂性，目前尚无可行的方法完全实现这一目标。然而，一些研究和治疗方向正在探索中，以期能够实现对自身抗原的特异性免疫耐受的重建。

1. 通过口服自身抗原诱导免疫耐受　口服自身抗原有利于诱导肠相关淋巴组织（GALT）产生对自身抗原的免疫耐受，抑制 AID 的发生。如临床尝试以口服 Ⅱ 型胶原的方法，预防和治疗类风湿关节炎。

2. 通过模拟胸腺阴性选择诱导免疫耐受　胸腺基质细胞表达的自身组织特异性抗原是胸腺阴性选择中诱导自身反应性 T 细胞凋亡的关键分子。现已尝试通过 DC 表达自身组织特异性抗原模拟阴性选择来清除自身反应性 T 细胞。

四、其他

脾脏切除是治疗自身免疫性溶血性贫血、自身免疫性血小板减少性紫癜和自身免疫性中性粒细胞减少症的一种疗法。通过补充维生素 B_{12} 可治疗由抗内因子自身抗体引起的恶性贫血。

答案解析

目标检测

1. 探讨自身免疫病的病理损伤机制。
2. 简述自身免疫病的基本特征及其表现。
3. 列举自身免疫病的治疗原则。

（魏军军）

书网融合……

微课　　本章小结　　题库

第十九章　免疫缺陷病

PPT

学习目标

1. **掌握**　免疫缺陷病的主要特点；免疫缺陷病的概念和类型。
2. **熟悉**　免疫缺陷病的概念和类型。
3. **了解**　免疫缺陷病的发生机制及临床症状。
4. 能够理解免疫系统平衡对机体保持正常状态的重要意义。
5. 具有主人翁精神，理解个体对于整体的重要作用。

免疫缺陷病（immunodeficiency disease，IDD）是免疫系统先天发育不全或后天损害而使免疫细胞的发育、增殖、分化和代谢异常并导致免疫功能不全所出现的临床综合征。主要临床表现为对病原体（细菌、病毒、真菌）甚至条件性病原微生物高度易感；对自身免疫病及超敏反应性疾病易感；某些肿瘤特别是淋巴细胞恶性肿瘤的发生率增高。免疫缺陷病按病因不同分为原发性免疫缺陷病（primary immuno-deficiency disease，PIDD）和获得性免疫缺陷病（acquired immunodeficiency disease，AIDD）两大类。

第一节　先天性免疫缺陷疾病

PIDD 又称为先天性免疫缺陷病（congenital lmmunodeficiency disease，CIDD），是由免疫系统的遗传缺陷或先天发育不全引起的疾病，常见于婴幼儿。2011 年，WHO 和国际免疫学联合会（IUIS）联合组织的会议将 PIDD 分为八大类，包括 T、B 细胞联合免疫缺陷病、以抗体缺陷为主的免疫缺陷病、吞噬细胞数量和（或）功能先天性免疫缺陷病、补体缺陷病、已经定义明确的免疫缺陷病、免疫失调性免疫缺陷病、固有免疫缺陷病和自身炎性反应性疾病引起的免疫缺陷病。

一、T、B 细胞联合免疫缺陷病

联合免疫缺陷病（combined immunodeficiency disease，CID）是一种同时累及机体细胞免疫和体液免疫的 PIDD。T、B 细胞的分化和发育涉及多种分子，其中任何一个分子的基因突变都可能引起免疫缺陷病。重症联合免疫缺陷病（severe combined immunodeficiency disease，SCID）是由 T 细胞发育异常和（或）B 细胞发育不全引起的，包括了 T^-B^+SCID、T^-B^-SCID 等 20 多种疾病。SCID 通常在新生儿和婴幼儿时期发生，易导致严重感染，如肺炎、脑膜炎等。

（一）T 细胞功能缺陷，B 细胞正常的重度联合免疫缺陷病（T^-B^+SCID）

在 T^-B^+SCID 患者血液中，T 细胞数量显著减少，NK 细胞数量减少或正常，B 细胞数量正常，但血清中的 Ig 水平降低。这种疾病中，X 性联遗传的 T^-B^+SCID 占 40%，它是由于细胞因子受体亚单位 γc 链缺陷造成的 T 细胞和 NK 细胞的发育停滞。因此，即使 B 细胞数量正常，但由于缺乏 T 细胞的辅助作用，体液免疫功能仍然存在缺陷，这种疾病的特征是严重的呼吸道感染、慢性腹泻和夭折。

（二）T 细胞和 B 细胞均缺乏的重度联合免疫缺陷病（T⁻B⁻SCID）

T⁻B⁻SCID 是一种常染色体隐性遗传疾病，其特征是循环淋巴细胞极度减少，各种 Ig 缺乏。其中，腺苷脱氨酶（adenosine deaminase，ADA）缺陷占 SCID 的 10% ~ 15%。ADA 缺陷导致细胞内 dATP 或 dGTP 的积聚，抑制 DNA 合成所需的核糖核苷酸还原酶，影响淋巴细胞的生长和发育。临床上表现除免疫系统缺陷病的典型特征外，还可能出现耳聋、行为障碍、肋软骨异常和肝毒性等症状。导致 T⁻B⁻SCID 的缺陷基因还包括重组活化基因（RAG1/RAG2）等。

二、以抗体缺陷为主的原发性免疫缺陷病

这是一类以抗体生成及抗体功能缺陷为特征的疾病，患者血清 Ig 减少或缺乏，出生后 7 ~ 9 个月开始发病。患者易感肿瘤和自身免疫病，易感有荚膜的化脓性细菌，但对真菌和病毒则不易感。

1. X 连锁无丙种球蛋白血症（X – linked agammaglobulinemia，XLA） 即 Bruton 病，由参与未成熟 B 细胞分化和成熟 B 细胞活化的 Bruton 酪氨酸激酶（Btk）基因异常引发，属 X 连锁遗传病。特点是：外周成熟 B 细胞、浆细胞及各类 Ig 显著减少或缺如，多于出生 6 ~ 9 个月开始发病，出现反复化脓性细菌感染；注射丙种球蛋白能控制感染，但因无法诱导呼吸道 SIgA 使鼻部、肺部感染极易复发。

2. 普通变异型免疫缺陷病（common variable immunodeficiency，CVID） 是一种常见的低丙种球蛋白血症，又称成人型或迟发性低丙种球蛋白血症，为一组遗传方式不定、病因不明确、主要影响抗体合成的 PIDD。患者体内 IgG 和 IgA 水平明显降低，IgM 可能正常或下降，伴 B 细胞数量正常或降低，但较 XLA 为轻。临床表现多样，幼年和成人均可发病，患者易反复细菌感染，部分有自身免疫病、淋巴组织增生和（或）肉芽肿病。

三、吞噬细胞数量和功能先天性免疫缺陷病

吞噬细胞缺陷包括吞噬细胞数量减少和功能障碍。患者的临床表现是反复感染化脓性细菌，特别是机会菌，轻者可能仅限于皮肤感染，而重者则可能感染重要器官，威胁生命。

（一）X 连锁慢性肉芽肿病（X – linked chronic granulomatous disease，CGD）

CGD 是一种常见的吞噬细胞功能缺陷性疾病，其原因是呼吸爆发缺陷。大多数患者为 X 连锁遗传。疾病表现为严重和反复的化脓性感染，在淋巴结、肺等多个器官形成化脓性肉芽肿。CGD 的病因是细胞色素 b – β 亚单位（CYBB）基因突变，导致中性粒细胞和单核 – 巨噬细胞缺乏 NADPH 氧化酶，无法有效地杀灭被吞噬的细菌，使得这些细菌得以存活并通过吞噬细胞在全身传播。慢性感染可导致吞噬细胞在局部聚集，并持续刺激 CD4⁺T 细胞，进而募集和激活更多的巨噬细胞，形成肉芽肿。

（二）孟德尔式易感分枝杆菌病（Mendelian susceptibility to mycobacterial disease，MSMD）

MSMD 是一种罕见的常染色体隐性遗传性综合征，由 IL – 12/IL – 23/IFN – γ 及其受体或信号转导分子缺陷引起。MSMD 患者易受到低毒力的分枝杆菌属细菌（如非结核分枝杆菌、环境分枝杆菌等）的感染，对结核分枝杆菌尤其易感。

四、补体缺陷病

补体缺陷病常属常染色体隐性遗传疾病，补体固有成分、调节蛋白或补体受体中任一成分均可发生缺陷。当补体固有成分缺乏时，患者可能表现出 SLE 样综合征、抗感染功能低下，尤其是化脓性细菌感

染。补体调节蛋白或补体受体存在缺陷时，患者的抗感染能力下降。

（一）遗传性血管神经性水肿

遗传性血管神经性水肿是一种常见的补体缺陷病，由于 C1INH 基因缺陷导致。补体调节蛋白缺乏，导致 C2 裂解产生过多的 C2a，进而导致血管通透性增加。表现为反复发作的皮肤和黏膜水肿，如果水肿发生在会厌，可能导致窒息死亡。

（二）阵发性夜间血红蛋白尿

阵发性夜间血红蛋白尿的发病机制涉及编码糖基磷脂酰肌醇（GPI）的 pig－α 基因翻译后修饰缺陷。补体调节成分衰变加速因子（DAF/CD55）和膜反应性溶破抑制物（MIRL/CD59）是补体溶细胞效应的抑制因子，通过 GPI 锚定在细胞膜上。由于 GPI 合成障碍，患者的红细胞无法锚定 DAF 和 MIRL，导致补体介导的溶血。临床表现包括慢性溶血性贫血、全血细胞减少以及静脉血栓形成，同时晨尿中可能出现血红蛋白。

五、其他免疫缺陷病

X 连锁淋巴组织增生综合征（XLP），是 AICD 相关基因缺陷而导致免疫失调性疾病。因 AICD 缺陷导致自身免疫性克隆收缩受阻。

第二节　获得性免疫缺陷病 📱微课

AIDD 是指由于感染、肿瘤、理化等因素导致免疫功能暂时或永久性受损的疾病。该病在人群中的发病率较高，各个年龄组人群都可发病。

一、引发获得性免疫缺陷病的因素

1. 感染因素　许多病原体，包括病毒、细菌、真菌和寄生虫等常损伤免疫细胞功能，病情持续也使机体的防御功能下降。例如，HIV 感染引起的艾滋病就是感染因素引发的获得性免疫缺陷病的代表。

2. 恶性肿瘤　免疫系统肿瘤如霍奇金淋巴瘤、淋巴肉瘤、各类急慢性白血病以及骨髓瘤等，在发生淋巴细胞增殖异常的同时伴随着免疫功能缺陷。

3. 射线和药物　射线、细胞毒性药物和免疫抑制剂等可以损伤免疫系统，大剂量或长期应用会导致机体免疫功能严重抑制甚至出现免疫缺陷，增加机会性感染和肿瘤的发病率。

4. 营养不良　营养不良常常导致继发性免疫缺陷病。缺乏维生素 A、B_6、B_{12} 和叶酸会显著抑制 T 和 B 细胞的功能；缺乏维生素 B_1、B_2、H 和 P 会影响 B 细胞的功能；锌、铁和硒的缺乏会影响 T 细胞的功能；而维生素 B_2、B_6、铁和铜的缺乏则会抑制中性粒细胞和巨噬细胞的功能。

5. 其他因素　AIDD 还可以继发于肝肾功能不全性疾病、库欣综合征、糖尿病、大面积烧伤等疾病。

二、获得性免疫缺陷综合征

获得性免疫缺陷综合征（AIDS）是一种临床综合征，由人类免疫缺陷病毒（HIV）感染并破坏机体的 $CD4^+T$ 细胞和单核－巨噬细胞，导致机体细胞免疫严重缺陷。患者容易发生机会性感染、恶性肿瘤和神经系统病变等并发症。目前尚无能够预防 HIV 感染的有效疫苗，也没有根治 AIDS 的方法。但是，已经开发出多种有效的抗病毒药物来控制 HIV 感染。

（一）HIV 的分子生物学特征

HIV 是一种逆转录病毒，分为 HIV - 1 和 HIV - 2 两个亚型。其中，95% 的 AIDS 病例由 HIV - 1 引起，而 HIV - 2 的致病能力较弱，病程较长，症状较轻，主要在非洲西部地区流行。

（二）HIV 的致病机制

1. HIV 感染免疫细胞的机制　HIV 主要侵犯宿主的 $CD4^+$ 细胞（T 细胞、DC、单核 - 巨噬细胞和神经胶质细胞等）。HIV 感染的机制是通过其外膜糖蛋白 gp120 与宿主细胞膜表面的 CD4 分子结合，使病毒膜蛋白变构，暴露出新的位点与靶细胞膜表面的趋化因子受体（如 CXCR4 或 CCR5）结合，导致 gp120 构象改变暴露出 gp41，gp41 的 N 末端疏水序列（融合肽）直接插入靶细胞膜，进而使病毒胞膜与细胞膜融合，使病毒核衣壳进入细胞内并进行复制。

2. HIV 损伤免疫细胞的机制　HIV 对免疫细胞的损伤机制是通过在靶细胞内进行复制，可以直接或间接地对免疫细胞造成伤害。

（1）$CD4^+T$ 细胞　是 HIV 在体内感染的主要靶细胞。在艾滋病患者中，$CD4^+$ 细胞的数量减少，且功能改变，包括分泌 IL - 2 能力的下降、IL - 2 受体表达的降低以及对各种抗原刺激的应答能力减弱等。HIV 感染损伤 $CD4^+T$ 细胞的机制包括：

1）HIV 直接杀伤靶细胞：①病毒大量复制以出芽方式释放，导致细胞膜损伤；②抑制细胞膜磷脂合成，影响细胞膜功能；③HIV 感染导致 $CD4^+T$ 细胞融合形成多核巨细胞，促进细胞死亡；④病毒增殖产生未整合的病毒 DNA 和核心蛋白在细胞质大量积聚，干扰细胞的正常代谢；⑤HIV 感染损伤骨髓的前体细胞，导致造血细胞生成障碍。

2）HIV 间接杀伤靶细胞：①HIV 诱导感染细胞产生细胞毒性细胞因子来抑制正常细胞生长因子；②HIV 诱导产生特异性 CTL 或抗体，通过细胞毒作用或 ADCC 效应杀伤感染的 $CD4^+T$ 细胞；③HIV 编码超抗原样产物，引起表达 TCRVβ 链的 $CD4^+T$ 细胞死亡。

3）HIV 直接诱导细胞凋亡：①HIV 感染 DC 表面的 gp120 与 T 细胞表面 CD4 分子交联，导致细胞内 Ca^{2+} 升高，导致细胞凋亡；②gp120 与 CD4 分子发生交联，促使靶细胞表达 Fas，通过 Fas/FasL 途径诱导凋亡；③HIV 编码的 tat 蛋白可提高 $CD4^+T$ 细胞对 Fas/FasL 效应的敏感性。

（2）B 细胞　HIV gp41 的羧基末端肽可引发多克隆 B 细胞激活，导致高丙种球蛋白血症并产生多种自身抗体。由于 B 细胞功能紊乱以及 Th 功能缺陷，患者的抗体应答能力下降。

（3）巨噬细胞　HIV 感染单核 - 巨噬细胞，可以损伤其黏附和杀菌功能，同时减少细胞表面的 MHCⅡ类分子表达，使其抗原呈递能力下降。巨噬细胞能被 HIV 感染但不易死亡，成为 HIV 的避难所。HIV 可以随着 Mφ 在全身范围内游走播散。

（4）DC　HIV 感染使组织和外周血 DC 数目大幅度减少。DC 通过 Fc 受体结合病毒 - 抗体复合物，其表面成为 HIV 的贮存库，不断感染外周免疫器官内 Mφ 和 $CD4^+T$ 细胞，致使外周免疫细胞受损。

3. HIV 逃避免疫攻击的机制　HIV 感染后，病毒可以通过多种机制逃避免疫系统的识别和攻击，以便在宿主体内长期存活。

（1）表位变异与免疫逃逸　HIV 的抗原表位频繁发生变异，影响 CTL 的识别，产生逃避免疫攻击的病毒株。HIV 抗原表位氨基酸的改变使其能够逃避中和抗体的作用。

（2）树突状细胞与免疫逃逸　DC 表面的 DC - SIGN（dentritic cell - specific intracellular adhesion molecule – 3 – grabbing non – integrin）是 HIV 的受体，可特异性、高亲和力地与 gp120 结合，使 DC 摄取病毒颗粒且使 HIV 免于失活。在适当的条件下，DC 可直接或间接地将病毒颗粒传递给 CD4$^+$T 细胞，从而增加病毒的感染率。

（3）潜伏感染与免疫逃逸　HIV 感染细胞后也可以进入潜伏状态，此时细胞表面并不表达 HIV 蛋白，有利于逃避宿主免疫系统的识别和攻击。HIV 的 Nef 蛋白可以降低细胞表面 CD4 和 MHC 分子的表达，影响 CTL 的识别和攻击能力。

（三）HIV 诱导的机体免疫反应

HIV 感染机体后，逐渐破坏机体的免疫系统，特别是细胞免疫系统。然而，在感染的不同阶段，机体免疫系统可通过不同的反应机制来抑制病毒的复制。

1. 体液免疫反应　HIV 感染后，机体可以产生多种抗病毒抗体。

（1）中和抗体　HIV 的中和抗体通常针对病毒的包膜蛋白，可以阻断病毒在淋巴器官中的传播。然而，由于诱发中和抗体的抗原表位通常被遮蔽，故体内中和抗体效力通常较低。低效力的抗体使得 HIV 的抗原表位逐渐变异。多数抗包膜抗体无法识别完整病毒，而且中和抗体通常为毒株特异性，不具备广泛的交叉反应性，一旦抗原表位发生突变，中和作用就会失效。

（2）抗 p24 壳蛋白抗体　CD4$^+$T 细胞下降及出现艾滋病症状通常伴随抗 p24 抗体的消失。

（3）抗 gp120 和抗 gp41 抗体　主要是 IgG 类抗体，通过 ADCC 损伤感染的细胞。

2. 细胞免疫反应　机体主要依靠细胞免疫应答来抵御 HIV 感染。

（1）CD8$^+$T 细胞反应　HIV 感染特异性地激活 CD8$^+$T 细胞，杀伤 HIV 感染的靶细胞。HIV 感染者体内都存在包膜蛋白特异性 CTL（细胞毒性 T 淋巴细胞）。CD8$^+$CTL 可以显著抑制 HIV 在 CD4$^+$T 细胞中的复制，其细胞毒作用和血浆病毒水平与病程和预后密切相关：在急性期，机体不断产生特异性抗体和 CTL，抑制 HIV 复制；在疾病晚期，CD4$^+$T 细胞数量不断下降，HIV 特异性 CTL 也减少，病毒数量大幅增加。

（2）CD4$^+$T 细胞反应　HIV 刺激下的 CD4$^+$T 细胞可以分泌多种细胞因子，辅助体液免疫和细胞免疫。在无症状期，艾滋病患者外周血淋巴细胞主要分泌 IL – 2 和 IFN – γ；在出现临床症状后，主要分泌 IL – 4 和 IL – 10。这表明 Th1 型细胞免疫对宿主具有保护作用。

（四）临床分期及免疫学特征

HIV 感染的临床过程可以分为急性期、潜伏期、症状期和 AIDS 发病期。在每个阶段，机体的免疫学特征会有所不同。

1. 急性期　HIV 感染后 3~6 周，无明显症状或可能包括发热、皮疹、淋巴结肿大和流感样症状。在这个阶段，病毒复制迅速，血浆病毒载量高，CD4$^+$T 细胞计数可能会暂时下降。

2. 潜伏期　指从急性期到症状期之间的时间段，通常持续半年至十年不等。在此阶段，病毒复制减缓，病毒载量下降，但仍然存在。机体的免疫系统会进行抗病毒的细胞免疫反应，特别是 CD8$^+$T 细胞的活化和增殖。CD4$^+$T 细胞计数相对稳定，但缓慢下降。

3. 症状期　CD4$^+$T 细胞计数持续下降，病毒载量逐渐增加。免疫功能减弱，机体容易受到各种感染和肿瘤的侵袭。出血 AIDS 相关症状，包括长期或反复发作的发热、盗汗、体重下降、慢性腹泻、淋巴结肿大等。

4. AIDS 发病期　AIDS 是艾滋病最严重的阶段，是机体免疫系统极度受损的结果。CD4$^+$T 细胞计数持续下降至极低水平，病毒复制极其活跃。患者出现广泛机会性感染、肿瘤、肾衰竭、恶液质及中枢神经系统变性等并发症。机会性感染是 AIDS 患者死亡的主要原因。

（五）免疫学诊断

免疫学诊断是用于检测艾滋病的方法，主要包括检测病毒抗原（HIV 抗原检测）、抗病毒抗体（抗 HIV 抗体检测）、病毒核酸（HIV 核酸检测）、免疫细胞数目（$CD4^+$ 和 $CD8^+$ T 细胞计数）和功能等多个方面。

（六）预防和治疗

1. 预防 主要的预防措施包括宣传教育、控制并切断传播途径（如禁毒、控制性行为传播）、对血液和血制品进行严格检验和管理、防止医院交叉感染等。迄今为止，尚未成功研制出有效的 HIV 疫苗。HIV 易发生基因突变，使得疫苗抗原难以确定，并且病毒的抗原性可能发生巨大改变，因此疫苗对不同感染者的保护作用有限。此外，HIV 感染的致死性和缺乏合适的动物模型也是疫苗研发的难点。

2. 治疗 艾滋病的治疗策略是采用不同药物联合抑制病毒复制，阻止疾病的进展。高效抗逆转录病毒疗法（即鸡尾酒疗法）是目前临床上最有效的早期抗 HIV/AIDS 治疗方案，通过联合应用逆转录酶抑制剂和蛋白酶抑制剂，可使血浆病毒量减少至极低水平。抗逆转录病毒治疗已经改变了艾滋病的疾病进程，显著减少机会性感染和肿瘤等并发症的发生。除抗逆转录病毒疗法，还有一些新型免疫治疗方法正在研究中，如将编码 HIV 阻断肽的基因导入患者体内，以增强免疫系统对 HIV 的抵抗力。

第三节　免疫缺陷病的实验室诊断和治疗原则

一、实验室诊断方法

免疫缺陷病的临床表现和免疫学特征复杂，因此实验室诊断需要采用多种综合性的检测方法。常用检测方法包括：①外周血淋巴细胞计数；②淋巴结和直肠黏膜活检；③骨髓检查，观察淋巴细胞和浆细胞的发育和增生情况；④免疫学检测，包括测定免疫球蛋白浓度、抗体功能、T/B 细胞缺陷试验、吞噬细胞缺陷试验、补体缺陷试验等；⑤分子生物学方法，通过染色体 DNA 测序，发现基因突变或缺失片段，为原发性免疫缺陷病（PIDD）的准确遗传学诊断提供依据。

二、治疗原则

免疫缺陷病的治疗原则主要包括以下方面。

1. 抗感染治疗 感染是导致 IDD 患者死亡的主要原因，因此使用抗生素、抗真菌药物、抗原虫药物、抗支原体药物和抗病毒药物来控制和预防感染是重要的治疗手段之一。

2. 免疫制剂及酶替代疗法 抗体缺陷是 PIDD 最常见的症状之一，患者可以通过长期输注免疫球蛋白（IgG）进行替代治疗，预防细菌感染。此外，酶替代疗法也可用于治疗某些类型的 PIDD。

3. 免疫重建治疗 针对不同类型和致病机制的 PIDD，可以进行胸腺、骨髓或干细胞移植以实现免疫重建，可达到长期甚至永久性的治疗效果，相对于替代疗法更为持久有效。

4. 基因疗法 基因疗法在理论上是治疗由淋巴细胞前体细胞基因缺陷导致的 PIDD 的理想方法。已经成功应用于一些疾病的治疗，如 $SCID-X_1$、ADA-SCID、CGD 和 WAS 等。

目标检测

1. 简述免疫缺陷病的分类及共同特点。
2. 简述 AIDS 的发病机制。

（沈　勇）

书网融合……

微课　　　　　　　本章小结　　　　　　　题库

第二十章　肿瘤免疫

1. 掌握　免肿瘤免疫诊断和免疫治疗。
2. 熟悉　机体抗肿瘤的免疫效应及肿瘤的免疫逃逸机制。
3. 了解　肿瘤抗原的分类和特征。
4. 能够理解免疫系统在肿瘤的发生过程中的作用。
5. 具有防癌抗癌意识。

肿瘤是严重威胁人类健康的重大疾病。免疫系统与肿瘤的发生密切相关。一方面，免疫系统通过多种免疫效应机制杀伤和清除肿瘤细胞；另一方面，肿瘤细胞通过多种机制来对抗或逃避免疫系统的攻击和清除。肿瘤免疫学是研究肿瘤抗原、机体对抗肿瘤的免疫应答以及肿瘤的免疫逃逸、肿瘤的免疫诊断和免疫防治的科学领域。

第一节　肿瘤抗原

肿瘤细胞具有与正常组织细胞不同的抗原成分。明确肿瘤抗原的成分有助于肿瘤的诊断和治疗，并且可用于制备肿瘤防治性疫苗。肿瘤免疫学理论的阐述和应用依赖于对肿瘤抗原的明确认识。肿瘤抗原是指在细胞癌变过程中新出现或者是肿瘤细胞异常或过度表达的抗原物质。

一、肿瘤抗原的分类和特征

肿瘤抗原的分类方式目前尚不统一，主要根据其特异性和与肿瘤发生情况的关联性进行分类。

（一）根据肿瘤抗原的特异性分类

1. 肿瘤特异性抗原（tumor specific antigen，TSA）　指肿瘤细胞特有的或只存在于某种肿瘤细胞而不存在于正常细胞的抗原。TSA 是在 20 世纪 50 年代通过使用化学致癌剂诱发的肿瘤在同种小鼠的移植排斥实验中发现的。因此，也被称为肿瘤特异性移植抗原（tumor specific transplantation antigen，TSTA）或肿瘤排斥抗原（tumor rejection antigen，TRA）。理化因素和病毒诱发的肿瘤抗原多属于肿瘤特异性抗原。

2. 肿瘤相关抗原（tumor - associated antigen，TAA）　指在肿瘤细胞和正常细胞组织中都能够表达，但在细胞癌变时其含量明显增加的抗原。TAA 表现出的变化主要是在数量上的增加，而没有严格的肿瘤特异性。

（二）根据肿瘤抗原产生的机制分类

1. 突变基因或癌基因的表达产物　癌基因或突变的抑癌基因所表达的蛋白分子如果与正常蛋白不同且具有免疫原性时，可被视为肿瘤抗原。例如，突变的 p53 和癌基因产物 Ras 等都属于这类肿瘤抗原。物理因素、化学因素、病毒感染或自发突变等都可以引起基因突变，突变的机制包括点突变、染色体易位、DNA 碱基对缺失以及病毒基因的插入。该类肿瘤抗原是在细胞癌变过程中新合成的蛋白质分子，机体尚未对其形成自身免疫耐受，因此可诱导机体产生特异性免疫应答。

2. 致癌病毒表达的肿瘤抗原　某些肿瘤是由病毒感染引起的，例如 B 细胞淋巴瘤和鼻咽癌的发生与 EB 病毒（Epstein Barr virus，EBV）相关。病毒将其基因组 DNA 或 RNA 整合到宿主基因中，导致细胞发生恶性转化并表达新的肿瘤抗原，这些抗原称为病毒肿瘤相关抗原。例如，与 EB 病毒相关的 EBNA－1 抗原，以及人类乳头状瘤病毒（HPV）引发的宫颈癌的 E6 和 E7 抗原等。同一种病毒引发的不同类型肿瘤（不论其组织来源或动物种类），都可以表达相同的抗原且具有较强的免疫原性。

3. 异常表达的细胞蛋白　指某些抗原在正常细胞中表达（没有基因突变），但在肿瘤细胞中表达异常。例如，人正常黑色素细胞中表达的抗原 MART，在人黑色素瘤细胞中会高度表达。通过 CTL 或单克隆抗体鉴定的人类肿瘤抗原大多属于这类抗原。该类抗原在正常细胞中的表达极低，未诱导机体对其产生免疫耐受，因此可能引起机体的免疫应答。这类抗原的产生机制包括以下几种。

（1）肿瘤睾丸抗原（cancer testis antigen，CTA）的异常表达　CTA 在机体出生后只表达于睾丸或卵巢等生殖母细胞，由于生殖细胞不表达 MHC Ⅰ 类分子，所以在正常情况下不会被 CTL 杀伤。然而，CTA 可在多种肿瘤细胞激活并表达，且能诱导 CTL 或抗体的应答。如黑色素瘤相关抗原（melanoma－associated antigen，MAGE）和黑色素瘤 B 抗原（B melanoma antigen，BAGE）等。

（2）表达某抗原的基因异常扩增　例如，Her2/Neu 是一种原癌基因，其表达的 Her2 蛋白在多种恶性肿瘤尤其是乳腺癌细胞中过度表达，针对该类抗原的抗体对于高表达 Her2 的肿瘤具有良好的疗效，并已经应用于临床治疗。

（3）异常表达的组织特异性分化抗原　组织特异性分化抗原是组织细胞在分化成熟的不同阶段表达的特定组织细胞抗原。不同来源和不同分化阶段的细胞可以表达不同的分化抗原。一些肿瘤细胞能表达某些特定的正常组织细胞中表达的分化抗原。此类抗原通常不能引发强烈的免疫应答，但表达在肿瘤细胞表面的分化抗原可以作为肿瘤治疗的靶分子。例如 CD20 是 B 细胞表面的分化抗原，在一些非霍奇金淋巴瘤和胸腺瘤患者中可以检测到 CD20 的表达。靶向 CD20 的基因工程抗体（商品名为 Rituxan）可以通过多种机制杀伤表达 CD20 的肿瘤细胞，已经成为全球首个被批准用于临床治疗非霍奇金淋巴瘤的单克隆抗体。另外，前列腺特异抗原（prostate specific antigen，PSA）是前列腺癌早期诊断、监测和预后判断的重要血清标志物。

（4）异常表达的胚胎抗原　胚胎抗原是指在胚胎发育阶段由胚胎组织产生的正常成分，在胚胎后期减少，出生后逐渐消失或仅存微量；但当细胞恶变时，又可重新合成而大量表达，比如肝癌细胞产生的甲胎蛋白（alpha－fetoprotein，AFP），以及结肠癌细胞表达的癌胚抗原（carcinoembryonic antigen，CEA），已作为肿瘤血清标志物成为肿瘤诊断、复发和预后判断的常规辅助性指标。

4. 异常糖基化修饰引起的肿瘤细胞蛋白及其产物　多种肿瘤细胞表面通常过量表达或表达结构异常的糖脂（如神经节苷脂）或糖蛋白（如黏蛋白）。这类肿瘤抗原不仅可以用作肿瘤的诊断标志物，还可以成为肿瘤免疫治疗的靶分子。

二、肿瘤细胞的免疫原性

尽管某些肿瘤细胞会表达肿瘤抗原，但大多数肿瘤细胞的免疫原性较弱，难以诱导机体产生针对这些抗原的特异性免疫反应。AFP 和 CEA 是研究最为深入的两种胚胎抗原，因在胚胎期出现过，宿主对它们已经形成免疫耐受，故难以引起宿主免疫系统对其产生免疫反应。然而，通过氨基酸突变以改变

CEA 结构，可以增强 CEA 的免疫原性。比如将改变结构的 CEA 与高效免疫佐剂合用，可以诱导出较强的抗肿瘤免疫反应。

第二节　机体抗肿瘤的免疫效应机制 🅔微课

机体的免疫功能与肿瘤的发生和发展关系密切。当宿主的免疫功能受到抑制或低下时，肿瘤的发病率会增加。同时，随着肿瘤的生长，肿瘤患者的免疫功能也会受到肿瘤的抑制，两者之间互为因果，双方的消长直接影响着肿瘤的发生和发展。

一、宿主对肿瘤的免疫应答特点

机体抗肿瘤免疫应答的发生和强度不仅取决于肿瘤自身的免疫原性，还受到宿主免疫功能和其他因素的影响。尽管肿瘤细胞能表达肿瘤抗原，但患者产生的抗肿瘤免疫应答通常无法有效清除肿瘤细胞，这表明由肿瘤抗原引发的免疫应答缺乏特异性或不足以消除肿瘤。由于肿瘤细胞的组织来源和发生方式各不相同，诱发的抗肿瘤免疫应答也会有所不同。机体对肿瘤抗原可引发固有免疫应答和适应性免疫应答。固有免疫应答在抗肿瘤作用中扮演了第一道防线的角色，而适应性免疫应答则发挥特异性抗肿瘤作用。一般认为，细胞免疫是抗肿瘤免疫的主要力量，而体液免疫通常在某些情况下起到协同作用，因此宿主对肿瘤的免疫效应是细胞免疫和体液免疫的综合结果。

二、机体抗肿瘤的主要免疫效应机制

（一）免疫效应细胞的抗肿瘤作用

适应性免疫效应细胞如 CD8$^+$CTL、CD4$^+$Th1 以及固有免疫细胞如 NK 细胞、Mφ、γδT 细胞和 NKT 细胞等，都参与了机体对抗肿瘤的免疫作用。其中，CD8$^+$CTL 和 CD$^+$Th1 的免疫应答对抗肿瘤效应十分重要。

1. T 细胞介导的特异性抗肿瘤免疫

（1）CTL 的抗肿瘤作用　CTL 是抗肿瘤免疫的主要效应细胞。凋亡或坏死肿瘤细胞释放出抗原，被 APC（如 DC）摄取后加工并呈递给 CD4$^+$T 细胞或 CD8$^+$T 细胞，促使这两类 T 细胞活化和增殖。当肿瘤细胞高表达共刺激分子时，可以直接递呈抗原给 CD8$^+$T 细胞，刺激其合成 IL-2，增殖分化为具有特异性肿瘤杀伤功能的 CTL，该途径称为 CD8$^+$T 细胞的直接激活。当肿瘤细胞不表达或低表达共刺激分子时，CD8$^+$T 细胞需要 CD4$^+$Th 细胞的辅助才能被激活，这被称为 CD8$^+$T 细胞的间接激活。CTL 主要通过穿孔素-颗粒酶途径和 Fas-FasL/TNF-TNFR 途径（即死亡受体途径）对突变细胞或肿瘤细胞进行特异性杀伤。

（2）Th 细胞的抗肿瘤作用　CD4$^+$Th 细胞在 CD8$^+$CTL 激活中起到重要的辅助作用，其自身也能产生细胞因子和趋化因子间接参与抗肿瘤免疫效应。趋化因子能够募集 CTL 和 Mφ 等至肿瘤局部发挥作用；IFN 可以激活 Mφ 并增强其对肿瘤细胞的吞噬和杀伤作用；此外，TNF 能直接诱导肿瘤细胞凋亡并诱导肿瘤血管坏死等。CD4$^+$Th1 细胞也可以直接杀伤肿瘤细胞。

2. 固有免疫细胞的抗肿瘤效应　固有免疫细胞也在抗肿瘤过程中发挥着重要的作用，包括 NK 细胞、Mφ、γδT 细胞和 NKT 细胞等。

（1）NK 细胞的抗肿瘤作用　NK 细胞是早期抗肿瘤的重要细胞，也是抗肿瘤的第一道防线。NK 细

胞在趋化因子作用下迁移到肿瘤局部。由于突变细胞或肿瘤细胞表面的 MHC I 类分子表达缺失或降低，不能与 NK 细胞表面的 KIR 结合，不启动杀伤抑制信号；但其表面糖类配体可与 NK 表面的活化性受体 KAR 结合，从而激活 NK 细胞并发挥杀伤效应。NK 细胞可通过四种方式杀伤靶细胞，包括直接杀伤（释放穿孔素、颗粒酶）、FAS/FASL 途径、ADCC 作用和释放细胞因子（IL－1、IL－2、IFN－γ）扩大杀瘤作用。

（2）Mφ 的抗肿瘤作用　Mφ 在肿瘤免疫中具有双重作用。一方面，Mφ 作为专职性 APC 通过提呈肿瘤抗原诱导机体特异性抗肿瘤免疫应答，活化的 Mφ 能非特异吞噬或通过 ADCC 作用杀伤肿瘤细胞，也能通过分泌 TNF、NO 等细胞毒性因子间接杀伤肿瘤细胞。另一方面，Mφ 可被肿瘤细胞分泌的某些因子驯化，成为免疫抑制性肿瘤相关 Mφ（TAM），可促进肿瘤的进展。

（二）免疫效应分子在抗肿瘤过程中的作用

免疫细胞产生的多种免疫效应分子和酶类分子也参与机体的抗肿瘤作用。

1. 抗体在抗肿瘤免疫中的作用　B 细胞受到肿瘤抗原的刺激后分泌具有抗肿瘤作用的抗体，这些抗体通过以下机制发挥抗肿瘤作用：①激活补体系统溶解肿瘤细胞；②介导 NK 细胞发挥 ADCC 效应杀伤肿瘤细胞；③调理吞噬作用介导 Mφ 吞噬清除肿瘤细胞；④封闭肿瘤细胞表面的特定受体，抑制肿瘤细胞的生长。

需要注意的是，由于肿瘤抗原的免疫原性较弱，肿瘤患者体内自然产生的抗体并不是抗肿瘤免疫的主要效应因素。事实上，在某些情况下，肿瘤特异性抗体可能反而干扰特异性肿瘤细胞的杀伤作用，这种具有促进肿瘤生长的抗体被称为增强抗体（enhancing antibody）。此外，抗体还可能改变或剥夺肿瘤细胞的黏附特性，促进肿瘤细胞的转移。

2. 其他免疫效应分子在抗肿瘤免疫中的作用　IFN、TNF、补体分子以及许多酶类也具有非特异性的抑制或杀伤肿瘤细胞的功能。

第三节　肿瘤的免疫逃逸机制

肿瘤免疫编辑学说（cancer immunoediting）是目前广泛接受的肿瘤免疫逃逸理论。根据该理论，肿瘤的发展可以分为三个阶段，即清除期（elimination phase）、平衡期（equilibrium phase）和逃逸期（escape phase）。

首先清除期，机体的免疫监视功能通过抗肿瘤免疫效应机制发挥作用，清除突变细胞，使机体保持健康；其次平衡期，免疫系统和肿瘤细胞之间的相互作用处于平衡状态，免疫系统选择性地消灭一部分肿瘤细胞，而另一部分肿瘤细胞通过突变等机制逃避免疫系统的杀伤。肿瘤细胞在平衡期通过不断改变和重塑自身特征的过程被称为肿瘤免疫编辑。最后逃逸期，肿瘤细胞具备了抵抗免疫系统清除的能力，并发展为具有临床表现的肿瘤。肿瘤的免疫逃逸机制非常复杂，涉及肿瘤细胞自身、肿瘤微环境和宿主免疫系统等多个方面。

一、肿瘤细胞所具有的逃避免疫监视的能力

肿瘤细胞具有多种逃避免疫监视的能力。

1. 肿瘤细胞的肿瘤抗原缺失和抗原调变　肿瘤细胞的抗原可能与正常蛋白差异很小，免疫原性较弱，无法有效引发机体产生抗肿瘤免疫应答。在机体抗肿瘤免疫的压力下，肿瘤细胞表达的肿瘤抗原减

少或缺失，使得肿瘤细胞逃避免疫识别和杀伤，即抗原调变。

2. 肿瘤细胞 MHC I 类分子表达低下 肿瘤细胞表面的 MHC I 类分子通常表达缺陷或低下，导致肿瘤细胞无法递呈肿瘤抗原，无法引导 CTL 细胞杀伤肿瘤细胞。

3. 肿瘤细胞缺乏共刺激分子 肿瘤细胞可能缺乏共刺激分子，却表达共抑制分子，影响 T 细胞的活化和免疫应答，进而导致机体对肿瘤产生免疫耐受。

4. 肿瘤细胞表达或分泌某些抑制疫因子 肿瘤细胞还可以表达或分泌一些免疫分子，如生长因子和免疫抑制因子，抑制机体的抗肿瘤免疫功能。

5. 肿瘤细胞主动诱导调节性免疫细胞的产生 肿瘤细胞可主动诱导患瘤机体产生 Treg 和 MDSC 等，进一步抑制机体的抗肿瘤免疫应答。

6. 肿瘤细胞的抗凋亡作用 肿瘤细胞可通过高表达抗凋亡分子或低表达凋亡诱导分子来抵抗 CTL 等诱导的凋亡，从而逃避杀伤。

二、肿瘤微环境的作用

肿瘤微环境包含多种成分，可以同时抑制和促进肿瘤细胞的分化、增殖和转移，也能抑制和促进机体免疫细胞的分化、功能和效应。其中包括免疫效应细胞、免疫效应分子以及各种免疫抑制性细胞（如调节性 T 细胞、髓系抑制细胞、肿瘤相关巨噬细胞）和免疫抑制分子等。肿瘤与微环境之间是互相依存和互相促进的关系，同时也存在互相拮抗和互相斗争。一些个体形成肿瘤的原因之一是肿瘤微环境促进了肿瘤细胞的生长，并保护肿瘤细胞免受免疫效应细胞的清除。

三、宿主免疫功能的影响

宿主免疫功能的状态也对肿瘤细胞的免疫逃逸起着关键作用。当宿主免疫功能低下时，比如长期使用免疫抑制剂、感染 HIV 等，或者 APC 功能低下或缺陷，或体内存在一定量的"增强抗体"时，都有利于肿瘤逃避宿主免疫系统的攻击。此外，肿瘤细胞本身产生的免疫抑制因子及其诱导产生的免疫抑制细胞也会导致宿主免疫功能下降或免疫抑制，从而在免疫应答诱导和效应等多个环节抑制机体的抗肿瘤免疫反应。

第四节　肿瘤免疫诊断和免疫防治

一、肿瘤的免疫诊断

通过使用生化和免疫学技术来检测肿瘤抗原、抗肿瘤抗体或其他肿瘤标记物，可以辅助肿瘤患者的诊断和评估肿瘤的状态。最常用的肿瘤免疫诊断方法是检测肿瘤抗原，例如通过 AFP 水平的检测来诊断原发性肝细胞癌，CEA 的检测升高有助于结直肠癌的诊断，CA199 的检测有助于胰腺癌的诊断，PSA 的检测有助于前列腺癌的诊断。除了在血清或其他体液中检测肿瘤标志物外，对细胞表面肿瘤标志物的检测也越来越受到重视。例如，检测淋巴瘤和白血病细胞表面的 CD 分子有助于淋巴瘤和白血病的诊断和分类，为治疗提供有价值的线索。此外，通过将放射性核素如 ^{131}I 与特异性抗肿瘤单抗结合后从静脉或腔内注入体内，可以清晰地显示和追踪肿瘤的形态和转移，已经应用于肿瘤诊断。动态检测和评估肿瘤抗原、抗肿瘤抗体或其他肿瘤标记物的水平也有助于判断肿瘤患者的预后。

二、肿瘤的免疫治疗

根据机体产生的抗肿瘤免疫效应机制，肿瘤免疫治疗可以分为主动免疫治疗和被动免疫治疗两大类。

1. 肿瘤的主动免疫治疗　肿瘤的主动免疫治疗是利用肿瘤抗原的免疫原性，采用各种有效的方法激活针对肿瘤抗原的免疫反应。例如，向荷瘤机体注射具有免疫原性的肿瘤疫苗，如灭活的疫苗、变异的疫苗和抗特定抗体的疫苗，有助于引发抗肿瘤免疫反应。其中一些备受关注的方法包括蛋白多肽疫苗、基因修饰疫苗和 DC 疫苗。蛋白多肽疫苗是利用化学合成或基因重组方法制备的肿瘤抗原多肽或多肽与佐剂等的融合蛋白。基因修饰疫苗是把某些细胞因子基因、共刺激分子基因、MHC I 类分子基因等导入肿瘤细胞，制备具有增强免疫原性的疫苗。由于 DC 具有较强的抗原处理和呈递能力，因此可用已知的肿瘤抗原或肿瘤细胞，甚至包含已知和未知肿瘤抗原的裂解物，在体外对患者的 DC 进行致敏，然后将携带肿瘤抗原信息的 DC 疫苗免疫荷瘤机体，诱导有效的抗肿瘤免疫反应。这种类型的疫苗已经在临床上获批。

应用主动免疫疗法的前提是肿瘤具有免疫原性，并且宿主具有较好的免疫功能状态，以确保疫苗免疫后能激发宿主产生抗肿瘤免疫反应。这类方法对于清除手术后残留的微小转移瘤灶和隐匿瘤，以及预防肿瘤复发和转移具有良好的效果。

2. 肿瘤的被动免疫治疗　被动免疫治疗是给机体输注外源性免疫效应物质，包括抗体、细胞因子和免疫效应细胞等，由这些外源性的免疫效应物质在宿主体内发挥抗肿瘤作用。被动免疫治疗不依赖于宿主自身的免疫功能状态，能够迅速展现治疗效果。

基因工程抗体治疗肿瘤是肿瘤免疫治疗领域最引人瞩目的进展之一。具有确切疗效的多种基因工程抗体已经应用于临床。例如，Herceptin 用于治疗乳腺癌，靶向抗原是人类表皮生长因子受体 – 2（Her – 2）；Rituxan 用于治疗 B 细胞淋巴瘤，靶向抗原为 CD20；Erbitux 用于治疗转移性结直肠癌，靶向抗原为表皮生长因子受体。将抗体与某些能够直接杀伤肿瘤细胞的物质（如毒素、化疗药物、放射性核素等）结合使用，有望获得更好的疗效。

体内应用细胞因子能够增强机体的抗肿瘤免疫功能，也可以直接作用于肿瘤细胞发挥抗肿瘤作用。临床上常用的基因工程细胞因子包括 IL – 2、IFN – α 以及与骨髓移植联合应用的 G – CSF 和 GM – CSF。此外，通过体外扩增和激活的免疫效应细胞也可用于被动免疫治疗，包括细胞因子诱导的杀伤细胞（CIK）、肿瘤浸润淋巴细胞（TIL）、肿瘤抗原特异性 CTL 和活化的单核 – 巨噬细胞等。这些细胞可以在体外经过处理后再输注到患者体内，对肿瘤产生一定的抗肿瘤效果。目前，嵌合抗原受体（chimeric antigen receptor，CAR）修饰的 T 细胞（CAR – T）疗法在白血病治疗中取得了巨大成功。该疗法将能够识别肿瘤相关抗原的单链抗体（ScFv）与 T 细胞的活化基序结合，通过基因转染使得 T 细胞具备更强的靶向性和杀伤活性。最新研发的 CAR 可共刺激分子胞内段，能够更有效地激活 T 细胞。然而，在实体瘤治疗方面，CAR – T 疗法的效果尚不理想，需要进一步突破。

3. 肿瘤免疫检查点治疗　解除肿瘤患者的免疫抑制状态来治疗肿瘤是肿瘤免疫治疗理论和应用方面的最大突破，最突出的进展是免疫检查点疗法。免疫检查点分子，如 CTLA – 4 和 PD – 1，是一类免疫抑制性分子，它们在肿瘤发生和发展过程中起到调节免疫反应的作用，以避免对正常组织的损伤。免疫检查点疗法通过调节 T 细胞活性，采取靶向共抑制或共刺激信号等多种方式，来提高抗肿瘤免疫反应。在临床治疗肿瘤方面，针对 CTLA – 4 和 PD – 1 以及其配体 PD – L1 的抗体已经取得了显著的治疗效果，被视为肿瘤免疫治疗领域的重要里程碑。

三、对病原体所致肿瘤的预防

已经确认多种病原体感染与某些肿瘤的高发有关，例如 HBV 或 HCV 感染与原发性肝癌、HPV 感染与宫颈癌、EBV 感染与鼻咽癌、HTLV – 1 感染与成人 T 细胞白血病等。通过制备相关的病原体疫苗或者探索新的干预方法，有望降低这些肿瘤的发生。HPV 疫苗在预防宫颈癌方面的应用是肿瘤预防新近的成功的案例。20 世纪 80 年代初，我国在肝癌高发地江苏省启东市进行的 HBV 疫苗接种不仅降低了乙型肝炎的发病率，也显著减少了肝癌的发生率。

目标检测

答案解析

1. 简述肿瘤抗原的分类及各类肿瘤抗原的主要特征。
2. 简述机体抗肿瘤免疫的效应机制。
3. 试分析肿瘤细胞免疫逃逸的机制。

（沈　勇）

书网融合……

微课　　　　　本章小结　　　　　题库

第二十一章　移植免疫

学习目标

1. 掌握　移植免疫病的概念和类型。
2. 熟悉　移植免疫病的主要特点。
3. 了解　移植免疫的发生机理及临床症状。
4. 能够理解免疫系统在移植免疫病的发生过程中的作用。
5. 具有开放包容的心态。

　　移植是一种利用异体（或自体）的正常细胞、组织或器官来替代病变或功能缺损的细胞、组织或器官，以维持和重建机体生理功能的方法。随着组织配型技术、器官保存技术和外科手术方法的不断改进，以及高效免疫抑制剂的问世，移植已成为治疗多种终末期疾病的有效手段。

　　在器官移植学中，提供移植物的个体称为供者，而接受移植的个体称为受者。根据移植物的来源以及供受者之间免疫遗传背景的差异，移植可分为以下四种类型：①自体移植（autologous transplantation）：移植物来自受者自身，不会发生排斥反应。②同系移植（syngeneic transplantation）：指移植物来自与受者基因完全相同或基本近似的个体，例如同卵双胞胎之间的移植或近交系动物之间的移植，一般不会发生排斥反应。③同种（异体）移植（allogeneic transplantation）：指移植物来自与受者同种不同遗传基因的个体，临床上常见的移植类型，一般均发生排斥反应。④异种移植（xenogeneic transplantation 或 xeno–transplantation）：指不同物种个体之间的移植，由于异种动物之间遗传背景差异较大，移植后可能会发生严重的排斥反应。同种异体移植是目前临床上组织器官移植的主要类型，因此本章将重点介绍同种异体移植所涉及的免疫学问题。

第一节　同种异体移植物诱导免疫应答的机制

　　移植排斥的核心是免疫应答，引起移植排斥反应的抗原统称为移植抗原。在同种异体移植中，移植抗原是同种属不同个体间由等位基因差异而表达的多态性产物，即同种异型抗原 T 细胞是导致同种异体排斥的关键细胞，也是主要效应细胞。其中，以 CD4$^+$ T 细胞的作用更为重要。

一、同种异型抗原的类型和特点

　　移植抗原决定组织器官移植后的相容性，故又称为组织相容性抗原或组织相容性分子。

（一）主要组织相容性抗原

　　主要的组织相容性抗原是 MHC 分子，人类的 MHC 分子即人类白细胞抗原（HLA），是能引起强烈和快速排斥反应的抗原。由于 MHC 具有高度多态性，供者和受者之间的 MHC 分子通常是不完全相同的，这种差异是引发急性移植排斥反应的主要原因。

（二）次要组织相容性抗原

次要组织相容性抗原（minor histocompatibility antigen，mHA）是能引起较弱而缓慢排斥反应的组织相容性抗原。主要包括两类：一是性别相关的 mHA 抗原，即由雄性动物的 Y 染色体基因编码的产物，在精子、表皮细胞和脑细胞表面主要表达；二是常染色体编码的 mHA 抗原，人类中包括 HA – 1 ~ HA – 5 等。该类抗原有些在所有组织细胞中表达，有些仅在造血细胞和白血病细胞中表达。在 HLA 完全相同的供受者之间进行移植时，mHA 是引发移植物抗宿主反应（graft versus host reaction，GVHR）的主要原因。

（三）其他参与排斥反应发生的抗原

一些同种异型抗原可因受者体内存在相应的抗体而导致移植排斥反应。人类 ABO 血型抗原主要分布在红细胞表面，也表达在肝脏、肾脏和血管内皮细胞表面。当供受者之间的 ABO 血型不匹配时，受者血清中的血型抗体可以与供者移植物的血管内皮细胞表面的血型抗原结合，激活补体并引发血管内皮细胞损伤和血管内凝血，导致超急性排斥反应。

二、移植排斥反应的免疫机制

同种异体细胞、组织或器官移植排斥反应，本质是针对异体移植抗原（主要是 HLA 抗原）的适应性免疫反应，包括 T 细胞介导的细胞免疫和 B 细胞介导的体液免疫等机制。

（一）T 细胞介导的细胞免疫

1. T 细胞对同种异型抗原的识别　同种反应性 T 细胞是参与同种异体移植排斥反应的关键效应细胞，可以通过直接和间接途径识别同种异型抗原。

（1）直接识别（direct recognition）　受体 T 细胞直接识别移植物上表达的完整 MHC 分子，无需受者的 APC 加工提呈抗原。此种识别是同种异基因移植免疫特有的，其基础为哺乳动物个体内，存在着占 T 细胞总数的 1% ~ 10% 的同种异型抗原反应 T 细胞。其过程为移植物中的过客白细胞（主要是 DC 和 Mφ 等 APC）与受者的 T 细胞接触，将供者的 APC 表面的外来抗原肽 – 供者 MHC 分子或供者自身肽 – 供者 MHC 分子提呈给受者的同种异型抗原反应性 T 细胞，诱发移植排斥反应。直接识别所引发的排斥反应具有速度快、强度大的特点。在移植的早期的急性排斥反应中起重要作用。

（2）间接识别（indirect recognition）　是受者 T 细胞识别自身 APC 加工提呈的来自供者 MHC 的抗原肽。间接识别机制在急性排斥反应的中、晚期以及慢性排斥中起重要作用。间接识别的机制类似于一般抗原递呈的机制。

2. 同种反应性 T 细胞的活化　同种反应性 T 细胞的活化需要双信号刺激：TCR 识别 APC 上的完整 MHC 分子或抗原肽 – MHC 分子产生第一信号；T 细胞上的共刺激分子受体与 APC 表面的共刺激分子相互作用为 T 细胞的活化提供第二信号。在双信号刺激下，同种反应性 T 细胞增殖、分化成效应性 CD4[+] 和 CD8[+] 的 T 细胞，进而发挥免疫效应。

3. 同种反应性 T 细胞的效应功能

（1）CD8[+] CTL 介导的效应　CD8[+] CTL 是同种异体移植排斥反应中的主要效应机制之一。CTL 通过识别供体 MHC Ⅰ 类分子而激活。CTL 不仅可以识别供体 APC 表面的完整 MHC 分子，还可识别供体血管内皮细胞上的 MHC 分子。激活的 CTL 增殖和分化为效应性 CTL，通过释放穿孔素、颗粒酶和死亡受体途径，导致移植细胞的凋亡或死亡，引发急性排斥反应。

（2）CD4[+] Th 及其亚群在移植排斥中的作用　不同的 Th 细胞亚群在移植排斥反应中的作用并不相

同：① Th1 细胞通过分泌 IL－2、IFN－γ 和 TNF－α 等促炎细胞因子，招募单核－巨噬细胞等炎症细胞，导致迟发型超敏反应性炎症损伤；② Th17 细胞可以释放 IL－17，进而招募中性粒细胞，促进局部组织产生炎症因子和趋化因子（如 IL－6、IL－8、MCP－1 等），并表达基质金属蛋白酶，介导炎症细胞浸润和组织破坏。

（二）B 细胞介导的体液免疫应答

受体的 MHC 可以作为抗原激活 B 细胞介导的体液免疫应答，产生针对同种异型抗原的抗体，并与 MHC 抗原结合形成抗原－抗体复合物，激活补体系统，直接溶解靶细胞。释放的补体片段导致移植物局部炎症反应的加重。参与这种作用的抗体主要产生是 IgM，在超急性排斥反应中最为典型，在肾移植中最常见。

第二节　移植排斥反应的临床类型

同种异型移植排斥反应可分为宿主抗移植物反应（host versus graft reaction，HVGR）和移植物抗宿主反应（graft versus host reaction，GVHR）两大类。HVGR 是指受者免疫系统对供者移植物产生的排斥反应，常见于一般器官移植。GVHR 是指移植物中的免疫细胞对受者组织器官产生的排斥反应，主要出现在免疫组织或器官的移植，如同种异型骨髓移植、造血干细胞移植和胸腺移植等。

一、宿主抗移植物反应

根据移植排斥反应的快慢和病理变化特点，GVHR 可以分为超急性排斥反应、急性排斥反应和慢性排斥反应。

（一）超急性排斥反应

超急性排斥反应是指移植器官与受者血管接通后的数分钟至 24 小时内发生的排斥反应。其机制是受者体内预先存在的抗供者组织抗原的抗体介导的体液免疫反应。预存抗体包括针对供者的 ABO 血型抗原、血小板抗原、HLA 抗原和血管内皮细胞抗原的抗体。这些抗体与移植物的组织抗原结合，激活补体系统，导致血管炎症和血栓形成，最终引起移植器官的缺血、变性和坏死。这种排斥反应多见于多次输血、多次妊娠、长期血液透析或再次移植的个体，对免疫抑制药物治疗的效果较差。

（二）急性排斥反应

急性排斥反应是器官移植中最常见的排斥反应，通常在移植术后数天至 2 周发生，其中 80%～90% 的病例发生在术后 1 个月内。随着时间的推移，排斥反应的强度逐渐减弱。急性排斥反应由 T 细胞介导的细胞免疫和 B 细胞介导的体液免疫共同参与。病理表现为组织和器官实质性细胞的坏死，并伴有淋巴细胞和 Mφ 的浸润。

（三）慢性排斥反应

慢性排斥反应是指发生在移植后数月甚至数年的排斥反应，是影响移植器官长期存活的主要障碍。慢性排斥反应的发生机制尚不完全清楚，并且对免疫抑制治疗不敏感，因此成为影响移植物长期存活的主要原因。慢性排斥反应的病变特征包括组织结构损伤、纤维增生和血管平滑肌细胞增生，导致移植器官功能逐渐丧失。

二、移植物抗宿主反应

GVHR 是同种异型骨髓移植和造血干细胞移植后出现的移植物免疫细胞针对宿主组织器官产生的排斥反应。这是骨髓移植后常见的并发症，它限制了移植的成功率，甚至对患者的生命构成威胁。根据临床表现和病理改变，GVHD 可以分为急性 GVHD 和慢性 GVHD。

1. 急性 GVHD　移植后数天或 2 个月内发生的 GVHD。在病理上，急性 GVHD 表现为细胞凋亡、死亡和炎症细胞的浸润，主要导致皮肤、肝脏和肠道等多个器官的细胞损伤。临床上的表现包括皮疹、黄疸、腹泻等症状，严重者可能导致皮肤和肠道黏膜剥落，甚至导致死亡。急性 GVHD 主要由 Th1 和 Th17 介导的炎症反应以及 CTL 介导的细胞毒效应引起，NK 细胞、DC、Mφ 和中性粒细胞也参与了这个过程。

2. 慢性 GVHD　慢性 GVHD 是最为严重也是长期影响移植后患者生存质量的并发症。在移植后生存超过 100 天的患者中，20%～70% 会发生慢性 GVHD。慢性 GVHD 的发病机制目前还不清楚，纤维增生性改变可能发生身体所有器官。

第三节　移植排斥反应的防治原则 ⓔ微课

器官移植手术的成败很大程度上取决于对移植排斥反应的防治。主要原则包括严格选择供者、抑制受者的免疫应答、诱导移植免疫耐受以及进行移植后的免疫监测等。

一、供者的选择

在选择供者时，需要进行一系列检测，以尽可能选择较理想的供者。

1. 检查红细胞血型抗原　供者的 ABO、Rh 血型抗原应与受者相同或符合输血原则。

2. 检测受者血清中的预存抗体　通过交叉细胞毒试验，检测受者血清中是否含有针对供者淋巴细胞的预存细胞毒抗体，以预防超急性排斥反应的发生。

3. HLA 基因配型　HLA 型别匹配程度是决定供、受者间组织相容性的关键因素。不同 HLA 基因座位产物对移植排斥的影响各不相同。常规检测 HLA－DR、HLA－B 和 HLA－A 基因座位上的 6 个基因，采用 PCR 相关技术或直接测序方法进行检测。

4. HLA 交叉配型　由于 HLA 分型技术难以检测出某些同种抗原的差异，故进行交叉配型尤为重要，尤其是在骨髓移植中。

二、移植物和受者的预处理

1. 移植物预处理　在实质脏器移植中，尽可能清除移植物中的过客白细胞有利于减轻或防止急性排斥反应。在同种骨髓移植中，为预防 GVHD 可预先清除骨髓移植物中的 T 细胞。

2. 受者预处理　在实质脏器移植时，若供、受者间 ABO 血型不相符可能会导致强烈的移植排斥反应。为了克服 ABO 屏障进行器官移植，需要对受者进行预处理，如血浆置换术去除受者体内的抗体、免疫抑制疗法等。

三、移植后排斥反应的监测

对移植后的患者进行免疫监测非常重要，早期发现和诊断排斥反应，对及时采取防治措施具有重要指导意义。

1. 体液免疫的检测　检测指标包括血型抗体、HLA 抗体、供者组织细胞抗体以及血管内皮细胞抗体等的检测，这些抗体的存在预示着可能发生排斥反应。

2. 细胞免疫的检测　包括参与细胞免疫的相关细胞数量、功能和细胞因子水平的检测。动态监测细胞免疫水平对于早期发现急性排斥反应和与病毒感染的鉴别诊断非常重要。

3. 补充免疫的检测　检测受者体内供者特异性抗体和补体水平，以评估免疫应答和排斥反应的风险。

四、免疫抑制剂的应用

1. 免疫抑制治疗　为了抑制受者的免疫应答，减少移植排斥反应的发生，常规使用免疫抑制药物，如糖皮质激素、环孢素 A、他克莫司等。

2. 中草药类免疫抑制剂　某些中草药（如雷公藤、冬虫夏草等）具有明显免疫调节或免疫抑制作用，已试用于器官移植排斥反应的防治。

五、诱导免疫耐受的方法

在移植领域，诱导持久稳定且无需药物的特异性免疫耐受是迫切需要解决的问题。免疫耐受具有明显的优势，可以大幅度减少免疫抑制剂的使用量，降低机会性感染和药物中毒的风险。

（一）诱导中枢耐受的方法

1. 针对胸腺诱导免疫耐受　通过向胸腺内注射供者抗原或进行同种胸腺移植来诱导耐受。

2. 建立同种异基因嵌合状态诱导免疫耐受　同种异基因嵌合状态指在同种移植受者体内检测到供者细胞或遗传物质的现象。通过两种方法实现：①使用大剂量全身放射线照射，建立同种异基因造血干细胞嵌合体；②持续使用免疫抑制剂，并多次向宿主输注供者骨髓细胞，建立混合嵌合体。

（二）诱导外周耐受的方法

1. 阻断共刺激通路诱导同种反应性 T 细胞失能　通过使用 CTLA－4/Ig 融合蛋白与 APC 上的 CD80/CD86 结合，竞争性地阻断 CD28 共刺激通路，从而抑制 T 细胞的活化；另外，应用抗 CD40L 单抗可阻断 CD40L－CD40 共刺激通路，抑制 T 细胞和 B 细胞的活化。

2. 转输耐受性 DC　某些耐受性 DC 亚群低表达共刺激分子和 MHC Ⅱ类分子，能分泌具有免疫抑制作用的细胞因子和效应分子。通过在体外诱生此类 DC，并将其过继输入给受者，有助于诱导移植耐受。

3. 转输 Treg　特异性抗原识别的 Treg 能够抑制 T 细胞介导的同种移植排斥反应，从而诱导移植物的长期耐受。Treg 具有抑制同种反应性 CTL 的细胞毒作用，并且能直接或间接降低 DC 表达的共刺激分子和黏附分子，抑制同种反应性 T 细胞的活化、增殖，并诱导其失能或凋亡。

4. 转输髓源性抑制细胞和骨髓来源的间充质干细胞　骨髓源性抑制细胞（MDSC）可以在体外扩增并通过多种途径抑制免疫功能。过继输入 MDSC 能够显著抑制同种异基因皮肤移植的排斥反应。间充质干细胞（MSCs）是一种存在于人体多种组织和器官间质中的成体干细胞，能抑制效应性 T 细胞、B 细胞、NK 细胞和 DC 的分化、增殖或功能，同时也能诱导 Treg 的产生。

目标检测

答案解析

1. 试分析同种异型抗原的直接识别与间接识别机制的区别。
3. 简述同种异基因移植排斥反应的防治原则。

（魏军军）

书网融合……

微课　　　　本章小结　　　　题库

第二十二章　免疫防治

PPT

学习目标

1. 掌握　疫苗的种类和应用。
2. 熟悉　机体特异性免疫的获得方式。
3. 了解　免疫学防治及其相关生物制品的用途。
4. 能够理解疫苗的在传染病防治中的重要作用。
5. 具有根据特异性免疫的方式思考疫苗使用和研发的思维。

免疫学理论和技术在医学中广泛应用，取得了显著成果。新型疫苗和免疫治疗新方法的研究工作蓬勃发展，具有广阔的应用前景。

第一节　免疫预防　微课

根据特异性免疫原理，采用人工方法将免疫原或免疫效应物质注入机体，使其获得特异性免疫力，以达到预防疾病的目的，称为免疫预防。免疫预防是控制和消灭传染病的重要手段。免疫预防的应用范围也扩展到传染病以外的其他领域，疫苗的概念和应用也得到了进一步的拓展。

获得适应性免疫的方式包括自然免疫和人工免疫两种。自然免疫主要是指机体感染病原体后获得的适应性免疫，还包括胎儿或新生儿通过胎盘或乳汁从母体获得的抗体。人工免疫是人为地使机体获得适应性免疫，包括两种方式：人工主动免疫是通过接种疫苗来使机体主动产生适应性免疫应答，从而预防或治疗疾病；人工被动免疫是给予人体注射含有特异性抗体（如抗毒素）的制剂，使机体获得适应性免疫应答，以用于治疗或紧急预防疾病。

一、疫苗制备的基本要求

人工主动免疫的主要措施是接种疫苗。疫苗（vaccine）是接种后能使机体对相应疾病产生免疫力的生物制剂类的统称。疫苗制备的基本要求包括以下方面。

1. 安全性　疫苗通常被用于健康人群，尤其是儿童的免疫接种。因此，疫苗的设计和制备必须确保安全性。灭活疫苗的微生物应彻底灭活，避免无关蛋白和内毒素的污染。活疫苗的菌种需要具备遗传稳定性，无复活突变和致癌性。此外，优先选择口服接种或尽量减少注射次数。

2. 有效性　疫苗应具有强烈的免疫原性，即接种后能引起保护性免疫，增强人群的抗感染能力。在疫苗设计中必须考虑两个问题：一是保护性免疫是以体液免疫为主还是细胞免疫为主，或者兼具两者；二是疫苗能否引起长期持久的显著免疫记忆。

3. 实用性　疫苗的可接受性对于达到接种人群的高覆盖率非常重要。在确保免疫效果的前提下，应尽量简化接种程序，例如采用口服疫苗、多价疫苗和联合疫苗等。同时，要求疫苗易于保存和运输，并且价格低廉。

二、疫苗种类及其发展

疫苗的发展经历了不同代的演变。第一代疫苗包括灭活疫苗、减毒活疫苗和类毒素。第二代疫苗则由微生物的天然成分制成，或通过基因重组产生的重组蛋白疫苗。第三代疫苗的代表是基因疫苗。随着免疫学、生物化学、生物技术和分子微生物学的发展，疫苗的研制进入了新的阶段。

1. 灭活疫苗　也称为死疫苗。是选用免疫原性强的病原体，在经过人工培养后，通过理化方法进行灭活制备。优点是易于制备，较稳定，易保存。灭活疫苗主要通过诱导特异抗体的产生来提供免疫保护，但需要多次接种以维持抗体水平。然而，由于灭活病原体无法进入宿主细胞内进行增殖，并且不能诱导细胞免疫反应，其免疫效果有一定的局限性。

2. 减毒活疫苗　也称为活疫苗，使用减毒或无毒力的活病原微生物制备而成。优点是接种剂量小，免疫效果好，一次注射可得 3～5 年甚至更长时间的免疫保护作用。减毒活疫苗能诱导体液免疫反应和细胞免疫。但需要注意的是，减毒活疫苗在体内存在回复突变的风险，尽管这种情况在实践中非常罕见。因此，免疫缺陷者和孕妇一般不宜接种活疫苗。

3. 类毒素　是细菌的外毒素经过人工脱毒制备而成。这种处理使得外毒素失去毒性，但保留免疫原性，接种类毒素疫苗后能够诱导机体产生抗毒素。

4. 亚单位疫苗　是根据有效免疫原成分制备的疫苗。亚单位疫苗可减少无效组分所致的不良反应，毒性显著降低。

5. 结合疫苗　是将细菌荚膜多糖连接到其他抗原或类毒素上，使其成为能够引发 T 细胞和 B 细胞联合免疫的复合抗原。这种疫苗能够显著提高免疫效果。已经获得批准使用的结合疫苗包括 b 型流感杆菌疫苗、脑膜炎球菌疫苗和肺炎球菌疫苗等。

6. DNA 疫苗　是用编码病原体有效免疫原的基因与细菌质粒构建成重组体，经注射等途径进入机体，重组质粒可转染机体细胞，使其表达可诱导有效保护性免疫应答的抗原，以诱导机体产生适应性免疫。DNA 疫苗在体内可持续表达，引发体液免疫和细胞免疫，维持时间长，是疫苗研制的发展方向之一。

7. 重组载体疫苗　是将编码病原体有效免疫原的基因插入载体（减毒的病毒或细菌）基因组中，接种后随疫苗株在体内的增殖，表达所需的抗原。目前使用最广的载体是痘苗病毒，用其表达的外源基因很多，已用于甲型和乙型肝炎、麻疹、单纯疱疹、肿瘤等疫苗的研究。重组载体疫苗在应对 COVID - 19 疫情中取得了显著的进展。

（二）新型疫苗的发展

为满足需求，人们开发了多种新型疫苗。合成肽疫苗是根据有效免疫原的氨基酸序列设计合成的免疫原性多肽，旨在用最小剂量的免疫原性肽段来激发有效的适应性免疫反应。食用疫苗是通过转基因方法将编码有效免疫原的基因导入可食用植物细胞的基因组中，使免疫原能够在植物的可食部分稳定地表达和积累，从而通过食用植物来实现免疫接种的目的。黏膜疫苗是可以通过黏膜途径接种的疫苗，不仅能诱导黏膜局部免疫，还能诱导全身免疫。透皮疫苗是将抗原和佐剂接种到完整的皮肤表面，通过表皮中的朗格汉斯细胞识别、加工抗原并呈递给 T 细胞，从而引发强烈的体液免疫和细胞免疫反应。治疗性疫苗是一种具有治疗作用的新型疫苗，主要用于慢性感染、肿瘤、自身免疫病和移植排斥等患者，具备治疗和预防的双重功能。初次免疫 - 加强免疫策略是指顺序接种两种不同类型但来自同一抗原的疫苗，能够刺激机体产生强烈的细胞免疫反应，常用的方案包括 DNA 疫苗与重组载体疫苗的联合或 DNA 疫苗（或重组载体疫苗）与蛋白类疫苗的联合接种。

三、疫苗的应用

随着疫苗的发展和应用范围的扩大，它已经不再仅仅是预防传染病的工具，而是成为有前途的治疗性制剂。

1. 抗感染和计划免疫　计划免疫是根据特定传染病的监测和人群免疫状况分析，有计划地使用疫苗进行免疫接种，以预防相应的传染病。在我国，儿童计划免疫常用的疫苗种类已从"五苗七病"增加到了 15 种传染病。

2. 抗肿瘤　某些肿瘤的发生与病原微生物感染密切相关，因此相关的疫苗被视为肿瘤疫苗。例如，EB 病毒疫苗可预防鼻咽癌，人乳头瘤病毒疫苗可预防宫颈癌。治疗性疫苗则是根据肿瘤免疫学理论，通过增强机体的抗肿瘤免疫应答或直接杀伤肿瘤细胞来达到治疗目的的疫苗，包括肿瘤抗原疫苗和肿瘤抗原负载的树突状细胞疫苗等。

第二节　免疫治疗

免疫治疗是利用免疫学原理，并根据疾病发生的机制，通过人为干预或调整机体的免疫功能来治疗疾病的方法。免疫治疗可以根据免疫增强或抑制、主动或被动免疫治疗、特异或非特异免疫治疗等不同方法进行分类，这些分类方法之间存在交叉。随着生物技术的发展，已经能够制备多种重组细胞因子或免疫细胞用于临床治疗，这些进展使免疫治疗的概念得到更新。免疫治疗的基本策略是从分子、细胞和整体水平来干预或调整机体的免疫功能。

一、分子治疗

分子治疗是指向机体输入分子制剂，以调节机体的免疫应答，包括使用抗体、细胞因子以及微生物制剂等。

（一）分子疫苗

治疗性疫苗包括肿瘤抗原疫苗和微生物抗原疫苗。通过人工合成的肿瘤相关抗原多肽能激活特异性 T 细胞，诱导特异性 CTL 的抗瘤效应。另外，乙型肝炎多肽疫苗也可以诱导针对乙型肝炎病毒感染的免疫效应。

（二）抗体

1. 多克隆抗体　传统方法制备的抗原免疫动物血清制剂，可分为以下两类。

（1）抗感染的免疫血清　抗毒素血清主要用于治疗和紧急预防由细菌外毒素引起的疾病。人免疫球蛋白制剂主要用于治疗丙种球蛋白缺乏症和预防麻疹、传染性肝炎等疾病。

（2）抗淋巴细胞丙种球蛋白　用人 T 细胞免疫动物制备的免疫血清分离出纯化免疫球蛋白，将其注入人体，在补体的参与下使 T 细胞溶解。该制剂主要用于器官移植受者，防止移植排斥反应的发生，延长移植物的存活时间，也用于治疗某些自身免疫病。

2. 单克隆抗体（单抗）　单克隆抗体结构均一、特异性高、少或无交叉反应，目前已获应用且前景广阔，用于治疗肿瘤、自身免疫疾病、感染性疾病、心血管疾病以及抗移植排斥等。

（1）抗细胞表面分子的单克隆抗体　这些抗体可识别免疫细胞表达的目标分子，通过补体的参与使细胞溶解。例如，抗 CD20 单克隆抗体可选择性地破坏 B 细胞，已被用于治疗 B 细胞淋巴瘤。应用针对免疫细胞检查点分子 PD－1、CTLA－4 的单克隆抗体，阻断它们对免疫应答的抑制作用，已成为有效的抗肿瘤免疫治疗手段，在晚期黑色素瘤、非小细胞肺癌、头颈鳞状细胞癌等实体瘤的治疗方面取得了显著疗效。

（2）抗细胞因子的单克隆抗体　TNF－α 是重要的炎症介质。抗 TNF－α 单克隆抗体能特异阻断 TNF－α 与其受体的结合，减轻炎症反应。已成功用于治疗类风湿关节炎等慢性炎症性疾病。

（3）抗体靶向治疗　利用肿瘤特异性单克隆抗体作为载体，将放射性核素、化疗药物或毒素等细胞毒性物质靶向输送到肿瘤病灶，从而特异地杀伤肿瘤细胞，减少对正常细胞的损害。

（三）细胞因子

1. 细胞因子治疗　重组细胞因子已用于治疗肿瘤、感染和造血障碍等疾病。例如，IFN－α 在毛细胞白血病的治疗中显示出显著的疗效；G－CSF 和 GM－CSF 被用于治疗不同类型的粒细胞缺乏等疾病。

2. 细胞因子及其受体的拮抗疗法　通过抑制细胞因子的产生、阻断细胞因子与相应受体的结合，或者阻碍结合后的信号传导，拮抗细胞因子的生物学效应。例如，重组的可溶性 TNF 受体类型 I（rsTN-FRI）可以减轻类风湿关节炎引起的炎症损伤，也可以缓解感染性休克。

二、细胞治疗

细胞治疗是指向机体输入细胞制剂，以激活或增强机体特异性免疫应答。包括使用细胞疫苗、干细胞移植、免疫细胞转移等。

（一）细胞疫苗

1. 肿瘤细胞疫苗　灭活瘤苗是通过射线或抗代谢药物等物理化学方法处理自体或同种肿瘤细胞，抑制其生长能力，保留其免疫原性。

2. 基因修饰的瘤苗　通过基因修饰方法改变肿瘤细胞的遗传特性，降低其致瘤性，增强免疫原性。例如，将编码 HLA 分子、共刺激分子（如 CD80/CD86）以及细胞因子（如 IL－2、IFN－γ、GM－CSF）的基因转染到肿瘤细胞，注入体内的瘤苗将表达这些免疫分子，从而增强抗肿瘤效应。

3. DC 疫苗　使用肿瘤提取物抗原或肿瘤抗原多肽等体外刺激 DC，或者通过携带肿瘤相关抗原基因的病毒载体转染 DC，然后再输注给患者。这种方法可以有效激活特异性的抗肿瘤免疫应答。目前已经批准在临床上使用的是携带前列腺特异性抗原（PSA）的自体 DC 疫苗。大部分基于 DC 疫苗的治疗方法仍处于临床前试验阶段。

（二）过继免疫细胞治疗

自体淋巴细胞通过体外激活、增殖后回输患者，直接杀伤肿瘤或激发机体抗肿瘤免疫效应，称为过继免疫细胞治疗。过继免疫细胞治疗得到了快速发展，其中包括 TIL、CAR－T、TCR－T 和 BiTE 等类型的治疗方法，已经在临床试验中展现出良好的效果。其中，针对白血病抗原 CD19 分子的 CAR－T 治疗已经获得批准并应用于临床。

（三）干细胞移植

干细胞移植已经成为治疗肿瘤、造血系统疾病、自身免疫病等的重要治疗手段。移植所用的干细胞可以来自骨髓、外周血或脐血，分离 CD34$^+$ 干/祖细胞。也可以进行自体干细胞移植。

三、生物应答调节剂与免疫抑制剂

（一）生物应答调节剂

生物应答调节剂（biological response modifiers，BRM）是具有促进免疫功能的制剂。通常对免疫功能正常的人没有影响，但对免疫功能异常尤其是免疫功能低下的人具有促进作用。BRM 广泛应用于肿瘤、感染、自身免疫病和免疫缺陷病等治疗。制剂包括治疗性疫苗、单克隆抗体、细胞因子、微生物及其产物、人工合成分子等。

某些化学合成药物和中药制剂也具有免疫促进的作用。例如，左旋咪唑能够激活吞噬细胞的吞噬功能，促进 T 细胞产生 IL-2 等细胞因子，增强 NK 细胞的活性。黄芪多糖、人参多糖等中药提取物也可以促进淋巴细胞转化，增强细胞的免疫功能。

1. 微生物制剂　微生物制剂包括卡介苗（BCG）、短小棒状杆菌、链球菌低毒菌株、丙酸杆菌、金葡菌肠毒素超抗原、伤寒杆菌脂多糖等，具有佐剂作用或免疫促进作用。比如 BCG 能够活化 Mφ，增强其吞噬和杀菌能力，促进 IL-1、IL-2、IL-4、TNF 等细胞因子的分泌，增强 NK 细胞的杀伤活性。

2. 胸腺肽　从小牛或猪胸腺提取的可溶性多肽混合物，包括胸腺素、胸腺生成素等，对胸腺内 T 细胞的发育起到辅助作用。因胸腺肽无种属特异性且无明显的副作用，常被用于治疗细胞免疫功能低下的患者，比如病毒感染和肿瘤等。

（二）免疫抑制剂

免疫抑制剂（immunosuppressants）能抑制机体的免疫功能，以减轻或预防过度免疫反应。在器官移植、自身免疫疾病治疗和某些免疫介导的疾病（如风湿性关节炎）中得到广泛应用。

1. 化学合成药物

（1）糖皮质激素　具有显著的抗炎和免疫抑制作用，可有效抑制单核 - 巨噬细胞、T 细胞和 B 细胞的活性。常用于治疗炎症、超敏反应性疾病和移植排斥反应。

（2）环磷酰胺　属于烷化剂抗肿瘤药物，主要通过抑制 DNA 复制和蛋白质合成，阻止细胞分裂。T、B 细胞在活化后进入增殖和分化阶段时对烷化剂敏感，环磷酰胺可以抑制体液免疫和细胞免疫，主要用于治疗自身免疫病、移植排斥反应和肿瘤。

（3）硫唑嘌呤　属于嘌呤类抗代谢药物，主要通过抑制 DNA 和蛋白质的合成，阻止细胞分裂，从而对细胞免疫和体液免疫产生抑制作用。常用于预防和治疗移植排斥反应。

2. 微生物制剂

（1）环孢素（新山地明）　是真菌代谢产物的提取物，现已能通过化学合成获得。主要通过阻断 T 细胞内 IL-2 基因的转录，抑制 IL-2 依赖的 T 细胞活化，是治疗移植排斥反应的首选药物。

（2）他克莫司　他克莫司属于大环内酯抗生素，是真菌产物。其作用机制与环孢素相似，但作用比环孢素的强 10~100 倍，且对肾脏的毒性较小，在抗移植排斥反应的治疗中有良好的效果。

（3）吗替麦考酚酯（骁悉）　是一种强效的新型免疫抑制剂，它是麦考酚酸的 2 - 乙基酯类衍生物。体内代谢后形成的麦考酚酸能够抑制鸟苷的合成，选择性地阻断 T 和 B 淋巴细胞的增殖，用于治疗移植排斥反应和自身免疫病。

（4）西罗莫司　是抗生素类的免疫抑制剂，可能通过阻断 IL-2 诱导的 T 细胞增殖而选择性地抑制 T 细胞的活性，用于抗移植排斥反应的治疗。

目标检测

答案解析

1. 简述疫苗的种类和发展方向。
2. 试比较人工主动免疫、人工被动免疫和人工过继免疫的功能特点。

（唐振强）

书网融合……

微课   本章小结   题库

参考文献

［1］李凡，徐志凯．医学微生物学［M］．9版．北京：人民卫生出版社，2020．

［2］吴正吉，宋长芹．病原生物与免疫学［M］．2版．北京：中国医药科技出版社，2021．

［3］张雄鹰，樊卫平．微生物学与免疫学［M］．2版．北京：中国医药科技出版社，2022．

［4］汪晓静，谷存国．病原生物与免疫［M］．北京：中国医药科技出版社，2022．

［5］周庭银，章强强．临床微生物学诊断图解［M］．4版．上海：上海科学技术出版社，2017．

［6］张凤民，肖纯凌，彭宜红．医学微生物学［M］．4版．北京：北京大学医学出版社，2019．

［7］徐志凯，郭晓奎．医学微生物学［M］．2版．北京：人民卫生出版社，2021．

［8］严杰．医学微生物学［M］．3版．北京：高等教育出版社，2017．

［9］景涛，吴移谋．病原生物学［M］．4版．北京：人民卫生出版社，2019．

［10］罗恩杰．病原生物学［M］．6版．北京：科学出版社，2020．

［11］沈关心，徐威．微生物学与免疫学［M］．8版．北京：人民卫生出版社，2019．

［12］郝钰，万红娇，邝枣园．医学免疫学与病原生物学［M］．5版．北京：科学出版社，2022．

［13］曹雪涛．医学免疫学［M］．7版．北京：人民卫生出版社，2018．

［14］安庆云，姚智，李殿俊．医学免疫学［M］．4版．北京：北京大学医学出版社，2018．

［15］周光炎．免疫学原理［M］．4版．上海：上海科学技术文献出版社，2018．

［16］曹雪涛．免疫学前沿进展［M］．4版．北京：人民卫生出版社，2017．

［17］龚非力．医学免疫学［M］．4版．北京：科学出版社，2014．